TRAITÉ PRATIQUE

DES

MALADIES VÉNÉRIENNES.

Les auteurs et l'éditeur de cet ouvrage se réservent le droit de le traduire ou de le faire traduire en toutes langues. Ils poursuivront, en vertu des lois, décrets et traités internationaux, toutes les contrefaçons ou toutes traductions faites au mépris de leurs droits.

Le dépôt légal de cet ouvrage a été fait à Paris le 11 octobre 1852, et toutes les formalités prescrites par les traités sont remplies dans les divers États avec lesquels la France a conclu des conventions littéraires.

Ouvrages de M. le Dr MAISONNEUVE

qui se trouvent chez LABÉ, éditeur.

1° **LEÇONS CLINIQUES SUR LES AFFECTIONS CANCÉREUSES**, professées à l'hôpital Cochin; recueillies et publiées par le Dr Alexis FAVROT.

Première partie, comprenant les affections cancéreuses en général; in-8°, avec planches lithographiées; 1852. Prix : 2 fr. »

2° **LE PÉRIOSTE ET SES MALADIES,** in-8°; 1839. Prix : 2 fr. 50

3° **DE LA COXALGIE,** in-4°; 1844. Prix : 4 fr. 50

4° **DES TUMEURS DE LA LANGUE,** in-4°; 1848. Prix : 3 fr. 50

5° **DES OPÉRATIONS APPLICABLES AUX MALADIES DE L'OVAIRE,** in-4°; 1850. Prix : 3 fr. 50

Paris. — RIGNOUX, Imprimeur de la Faculté de Médecine, rue Monsieur-le-Prince, 31.

TRAITÉ PRATIQUE

DES

MALADIES VÉNÉRIENNES,

CONTENANT

UN CHAPITRE SUR LA SYPHILISATION,

ET SUIVI

D'UN FORMULAIRE SPÉCIAL;

PAR

J.-G. MAISONNEUVE,

Docteur en Médecine,
Chirurgien de l'hôpital Cochin,
Membre de la Société de Chirurgie, etc.

H. MONTANIER,

Docteur en Médecine,
Médecin du Bureau de Bienfaisance
du 4e Arrondissement.

----●●●----

PARIS.

LABÉ, ÉDITEUR, LIBRAIRE DE LA FACULTÉ DE MÉDECINE,
PLACE DE L'ÉCOLE-DE-MÉDECINE, 23 (ancien n° 4).

1853

PRÉFACE.

Quoique bannie encore de l'enseignement officiel à Paris, l'étude de la syphilis a, depuis quelques années, pris une importance considérable.

On commence à s'apercevoir que cette affection, qui touche à presque toute la nosologie, qui mêle son élément spécifique à la plupart des maladies chroniques, qui frappe l'enfant aussi bien que l'adulte et le vieillard, qui trouble les familles et compromet la perpétuation des races, qui joue enfin un si grand rôle dans l'histoire de l'homme, n'est point indigne de fixer l'attention des esprits les plus élevés.

Déjà cette impulsion nouvelle a produit de nombreux travaux, et nous pouvons dire sans exagération que, parmi les diverses branches des sciences médicales, il n'en est point dont les progrès aient été plus considérables et dont surtout les découvertes thérapeutiques aient eu plus de rétentissement et d'importance.

Mais ces travaux et ces découvertes n'ont point encore été coordonnés en un ouvrage didactique.

M. Ricord, qui, par son immense talent, a tant fait pour la propagation des idées nouvelles, et auquel surtout il appartenait d'écrire un livre classique sur la syphilis, n'a publié que des fragments.

a

Son *Traité de l'inoculation*, ses *Notes sur le Traité des maladies syphilitiques* de Hunter, ses *Lettres sur la syphilis*, si utiles au médecin déjà versé dans la connaissance des maladies vénériennes, ne sont guère à la portée des élèves, et ne sauraient leur être utiles.

Que reste-t-il ensuite en fait d'ouvrages sur la syphilis ? — Un traité de *Swediaur*, déjà vieilli ; — un livre de *M. Lagneau*, jadis justement célèbre, mais écrit sous l'influence de doctrines qui n'ont plus guère aujourd'hui cours dans la science ; — un manuel de *M. Gibert*, auquel nous adresserons le même reproche ; — trois énormes volumes de *M. Richond des Brus* sur la non-existence du virus vénérien, et dont nous ne parlerons pas ; — un traité de *M. Desruelles*, fort bien fait d'ailleurs, mais tellement empreint de la doctrine du Val-de-Grâce, qu'il est impossible aujourd'hui de le lire autrement que par curiosité ; — un ouvrage de *Jourdan*, écrit dans le même esprit ; un livre de *M. Baumès*, de Lyon, où se trouvent d'excellentes choses à côté d'opinions tout à fait insoutenables ; — enfin quelques autres manuels peu importants,

En présence de cette pénurie, nous avons cru rendre service aux praticiens et aux élèves en coordonnant, dans un traité complet des maladies vénériennes, toutes les découvertes modernes.

Les idées que nous professons sont, à très-peu de chose près, celles de M. Ricord, et les modifications que nous leur avons fait subir sont presque toutes de détail. Nous avons étudié, autrement qu'on ne l'a fait jusqu'à ce jour, le *chancre induré*, que nous avons décrit en tête des accidents secondaires ; — nous n'avons pas non plus décrit le *bubon*, comme on le fait ordinairement, et c'est aussi dans les accidents secondaires que nous avons placé le *bubon indolent*, la *pléiade ganglionnaire* des auteurs. Nous avons étudié, sous le nom de *scrofuloïdes*, une classe entière de maladies confondues par tous les auteurs avec les scrofules proprement dites ; nous avons mis à la fin du formulaire général la méthode de traitement que nous préférons dans les cas principaux d'affections vénériennes ; nous avons pensé que les praticiens nous sauraient gré de cette innovation. Le lecteur enfin notera quelques autres modifications, qui, sans être aussi importantes, ne lui paraîtront pas cependant, nous l'espérons, manquer entièrement de valeur.

Nous avons voulu que notre ouvrage fût surtout utile aux étudiants ; mais nous avons fait aussi tous nos efforts pour que le praticien le consultât avec fruit. Sans laisser entièrement de côté les questions de théorie et d'histoire, nous nous sommes plus spécialement attachés au côté pratique de la question que nous voulions traiter. *Être utile, tel a été notre but.*

Septembre 1852.

HISTORIQUE ET BIBLIOGRAPHIE.

Les *maladies vénériennes* sont de deux ordres : les *maladies vénériennes non syphilitiques* (blennorrhagie, épididymite, etc.), et les *maladies vénériennes syphilitiques* (chancres, bubons, affections de la peau, des muqueuses, des os, etc.). — Les premières ont été de tout temps connues et étudiées ; on en trouve la description claire et précise non-seulement dans les médecins grecs, latins et arabes, mais encore dans les livres mosaïques, où, à chaque pas, reviennent les mots de *gonorrhée*, de *pertes de semence*, de *pertes blanches chez la femme*, etc. Pour cette classe d'affections, il n'y a donc pas de contestation possible ; *de tout temps*, elles ont désolé l'humanité.

Mais il s'en faut bien qu'il soit aussi facile d'établir l'origine des secondes, c'est-à-dire des maladies vénériennes syphilitiques ou vérole. Sur ce point, les opinions sont très-partagées, et nous trouvons dans les deux partis les noms les plus recommandables. Pour les uns, la vérole a de tout temps été le partage de l'espèce humaine : les plus célèbres de ceux-ci sont Alazar, Zacutus Lusitanus, Guy Patin, Becket, Platner, et l'illustre Hunter ; pour les autres, la vérole est d'origine récente et ne remonte pas au delà de la seconde moitié du 15ᵉ siècle, soit qu'elle ait été, comme quelques-uns le croyaient, le résultat de l'influence fâcheuse des constellations, soit qu'elle ait été rapportée d'Amérique par les soldats de Christophe Colomb. Nous citerons parmi les fauteurs de cette opinion Pinctor, Grundbeck, Alex. Benedetti, Cataneo, J. de Vigo, Massa, Fallope, Fernel, Ulrich de Hutten, Oviedo, et surtout Astruc, Van Swieten et Bosquillon.

Nous ne nous arrêterons pas à chercher quelle est de ces deux

opinions celle qui offre le plus de probabilité , car la solution
de cette question ne pourrait nous offrir qu'un très-médiocre
intérêt. Qu'importe, en effet, que le mal vienne d'ici ou de là,
qu'il soit plus jeune ou plus vieux : il existe malheureusement,
et c'est là tout ce qu'il nous importe de savoir. Laissons aux
bibliophiles, que cette question peut intéresser, le soin de
l'élucider, et, pour nous, contentons-nous de suivre la marche du fléau à travers ses diverses périodes , depuis l'époque
où il a été bien étudié, c'est-à-dire depuis la fin du 15ᵉ siècle.

C'est à cette date, en effet, qui coïncide avec la découverte
de l'imprimerie, la réformation, et le grand mouvement de
troupes qui se produisit lors des fameuses guerres d'Italie.,
qu'il faut fixer la première connaissance un peu précise de la
vérole; car, malgré tout, nous ne saurions en trouver une
description ni dans la Bible, qui parle bien, à propos du saint
roi David , de douleurs atroces dans les os, ni dans la maladie
de Job, ni dans une célèbre épidémie décrite par Hippocrate
(liv. 3 des *Épidémies*, sect. 3), ni dans quelques passages mal
interprétés de Galien, d'Horace , de l'histoire Lausiaque, etc.
Nous le répétons, c'est à la date de **1494** environ qu'il faut
rapporter la connaissance précise de la vérole.

Pour prouver combien, même à cette époque, on était peu
fixé sur la cause ou l'origine de ce mal , il suffit de dire que
les divers peuples s'accusèrent mutuellement de l'avoir apportée, et, comme elle frappa surtout d'abord en Italie, où
des hommes de toutes les nations se trouvaient réunis dans
les camps, les Italiens l'appelèrent *mal français ;* les Français, *mal napolitain ;* quelques-uns, *mal espagnol.* Ce ne
fut que quelque temps après que les expressions de *mal vénérien,* de *gorrhe,* de *vérole,* de *grosse vérole ,* etc., furent
communément employées dans la science. Plus tard encore
(1530), Fracastor inventa le mot *syphilis* dans un poëme
très-célèbre intitulé : *Syphilis , sive morbus gallicus, carmen,* etc.

D'ailleurs, si nous nous en rapportons aux descriptions que

nous ont laissées les auteurs de ce temps, la vérole d'alors était bien différente de ce que nous la voyons aujourd'hui. Elle frappait avec une intensité vraiment épouvantable; les peuples étaient dans la consternation; on ne savait pas, on ne pouvait pas deviner d'où venait le mal et par où il était entré dans l'économie; ce fut comme une véritable épidémie, et des plus meurtrières. Nous l'avons déjà vu, on accusa les astres de produire ce fléau, on accusa l'air, on accusa les attouchements les plus simples; on supposa que l'haleine d'un homme, que sa parole, que les vêtements qui l'avaient touché, etc., étaient capables de communiquer la maladie. On fut assez longtemps avant de se rendre parfaitement compte de son mode exact de communication; et, disons-le même, ce n'est que de nos jours seulement qu'on a parfaitement apprécié la contagion des divers accidents de la vérole.

Au début, la syphilis se montra principalement sous forme de *pustules* (dénomination adoptée par tous les auteurs d'alors), qui couvraient presque tout le corps, et donnaient au malade un aspect vraiment repoussant. Voici une description empruntée à Fracastor (1) :

« Le mal, lorsqu'il commença à se faire sentir parmi nous, se manifestait ordinairement par ces accidents : les malades étaient tristes, las et abattus; ils avaient le visage pâle; il venait à la plupart des ulcères aux parties honteuses. Ces ulcères étaient opiniâtres; quand on les avait guéris en un endroit, ils paraissaient dans un autre, et c'était toujours à recommencer. Il s'élevait ensuite sur la peau des pustules avec croûtes : elles commençaient dans les uns par attaquer la tête, et c'était le plus ordinaire; dans les autres, elles paraissaient ailleurs. D'abord elles étaient petites, ensuite elles augmentaient peu à peu jusqu'à la grosseur d'une coque de gland. Dans quelques-uns, ces pustules étaient petites et sèches; dans

---

(1) *De Morbo gallico.* — V. Astruc, *Traité des maladies vénériennes*, liv. I, chap. 13.

d'autres, elles étaient grosses, humides...; elles s'ouvraient toujours au bout de quelques jours et rendaient continuellement une quantité incroyable d'une liqueur puante et vilaine. Dès qu'elles étaient ouvertes, c'étaient autant de vrais ulcères phagédéniques qui consumaient non-seulement les chairs, mais même les os. Ceux dont les parties supérieures étaient attaquées avaient des fluxions malignes qui rongeaient tantôt le palais, tantôt la trachée-artère, tantôt le gosier, tantôt les amygdales; quelques-uns perdaient les lèvres, d'autres le nez, d'autres les yeux, d'autres toutes les parties honteuses. Il venait à un grand nombre, dans les membres, des tumeurs gommeuses qui les défiguraient;... mais, comme si cela n'eût pas suffi, il survenait encore dans les membres de grandes douleurs.... »

Grundbeck (1), Jean Lemaire, dans son poëme (2), en traçent un tableau plus hideux encore, quoique fort ressemblant à celui de Fracastor. Voici quelques vers de Lemaire :

> Mais en la fin, quand le venin fut meur,
> Il leur naissait de gros boutons sans fleur,
> Si trez hideulz, si laits et si enormes,
> Qu'on ne vit onc visaiges si difformes ;
> N'onc ne receut si trez mortelle injure
> Nature humaine en sa belle figure.
> Au front, au col, au menton et au nez,
> Onc on ne vit tant de gens boutonnez.....

La forme pustuleuse du début de la maladie ne saurait donc être contestée ; à ces pustules, s'ajoutaient, surtout pendant la nuit, des douleurs ostéocopes intolérables, qui persistaient un temps fort long. — Jusque vers 1525, la syphilis sévit avec la même intensité et les mêmes symptômes ; seulement, vers 1514, Jean de Vigo, pour la première fois, signale les exostoses et les caries (3). Peu à peu cependant le

---

(1) *Libellus J. Grundbekii mentulagra, alias morbo gallico,* 1503.

(2) *Les Trois comptes intitulés de Cupido et d'Atropos;* Paris, 1528.

(3) *Chirurg. pratic.,* lib. **v,** cap. **i.**

mal s'adoucit, les ravages deviennent moins terribles, la médication est plus sûre ; malades et médecins ont maintenant le temps de s'occuper un peu scientifiquement de ce triste fléau. On commença donc à s'apercevoir que la vérole était une maladie réellement contagieuse, se communiquant le plus habituellement par les rapprochements sexuels, ne pouvant pas se développer spontanément. On admit longtemps encore cependant que la sueur, les vêtements, etc. etc., pouvaient la transmettre. A proportion qu'on étudia mieux la syphilis, on put lui attribuer un assez grand nombre de symptômes que jusqu'alors on ne lui avait pas rapportés. — Nicolas Massa, le premier (1), signale l'apparition des *bubons* (1532), et Fracastor note l'*alopécie* comme un des symptômes ordinaires (*loc. cit.*).

Bientôt, avec les travaux remarquables de Fernel (2), une nouvelle période commence. Déjà Vigo avait établi un commencement de différence entre les signes actuels de la vérole et ceux qui, sous son influence, se développperont dans la suite ; il avait même adopté l'expression de *vérole confirmée* pour désigner ces derniers. Fernel entre plus avant et plus scientifiquement dans cette voie, il décrit parfaitement la vérole ; il montre ce qu'elle est au moment où elle attaque l'individu, et la marche qu'elle va suivre ensuite pour infecter l'économie toute entière ; car, dit-il, *le mal vénérien est une maladie cachée de toute l'économie.*

A cette époque, les maladies vénériennes sont donc parfaitement connues dans leurs principales manifestations : chancres, bubons, taches à la peau, ulcères, alopécie, douleurs des os, caries, exostoses. Cependant le tableau n'est pas encore complet, et il ne se complétera que de nos jours par la découverte des affections syphilitiques des organes internes.

Après les auteurs dont nous avons déjà cité les travaux im-

____

(1) *De Morbo gallico*, lib. i, cap. 7.
(2) *De Luis venereæ curatione ;* Francfort, 1581

portants, ceux qui ont le plus contribué à élucider la question des maladies vénériennes sont Boerhaave, Van Swieten, Astruc, Fabre, Plenck, Hunter, Bell, Swediaur, les Cullerier, Jourdan, Bertin, Lagneau, Wallace, et surtout M. Ricord.

A quelle cause faut-il rapporter cette intensité extrême de la vérole à la fin du 15e siècle? Plusieurs explications se présentent à l'esprit, sans qu'il soit possible d'en trouver une parmi elles, qui offre une complète certitude.

La plupart des auteurs se sont accordés à reconnaître qu'un génie épidémique particulier a influencé la syphilis. — Nous avons, pour notre compte, une peine extrême à comprendre comment une affection virulente, qui ne se communique et ne peut se communiquer que par le contact direct, dans des circonstances déterminées (si ce n'est dans les cas de syphilis héréditaire), qui par conséquent doit être indépendante des temps, des lieux, des variations d'atmosphère, etc. etc., pourrait se présenter avec les caractères d'une épidémie (par inadvertance et par habitude, nous nous servons aussi quelquefois de cette expression). Il est vrai que la maladie sévit avec une telle force, qu'elle semblait épidémique; mais ne peut-on pas trouver à cela une autre explication?

Les symptômes de la vérole, en 1494 et dans les années suivantes, présentent, dans un grand nombre de cas, les caractères plus ou moins tranchés des *maladies morveuses et farcineuses.* Quelques auteurs, et entre autres M. Ricord, ont pensé dès lors que la morve et le farcin s'étaient, en quelque sorte, ajoutés à la syphilis, pour lui communiquer son effroyable intensité. Or il est à remarquer que, selon Lafosse (1), c'est au siége de Naples, en 1494, que se seraient déclarés les premiers cas de morve sur les chevaux. — D'autres observateurs ont vu dans cette prétendue épidémie un mélange de vérole et de *typhus des camps.* Ce ne

---

(1) *Traité sur le véritable siége de la morve des chevaux*, 1749.

sont là que des hypothèses qui ne nous paraissent pas faciles à démontrer.

On trouverait plus aisément l'explication du fait dans la supposition que la vérole aurait été apportée d'Amérique par les soldats de Christophe Colomb , et déposée sur un terrain vierge jusqu'alors. — On comprend assez bien ainsi, en effet, comment le fléau , frappant sur des individus jusqu'alors complétement indemnes, aurait produit ces ravages dont nous ne voyons plus guère aujourd'hui qu'un faible spécimen. La vérole , en effet, semble aller s'affaiblissant de plus en plus, à proportion que les générations vieillissent.— Il semble que le père vérolé transmette à son enfant une sorte d'immunité contre le mal syphilitique. La vérole d'aujourd'hui n'est déjà plus ce qu'elle était au dernier siècle , ni même au commencement de celui-ci , et on peut, en quelque sorte , espérer de la voir disparaître complétement, si rien ne vient de nouveau lui donner une fâcheuse impulsion.

Dans cette hypothèse, on a bien un peu de peine à comprendre comment la syphilis a pu se propager avec une rapidité tellement grande, qu'en moins de quatre ans, elle couvrait la surface entière de l'Europe. Ce fait toutefois peut encore s'expliquer, et par les mouvements de troupes qui se produisirent dans ce temps-là, et qui mettaient en communication rapide tous les peuples et toutes les classes de la société, et par le relâchement des mœurs, si notable à la fin du moyen âge.

Quoi qu'il en soit, nous ne voulons pas nous prononcer d'une manière précise sur l'une ou l'autre de ces suppositions ; car, pour faire partager notre opinion, quelle qu'elle soit, il faudrait nous livrer à une dissertation qui nous forcerait à sortir des limites que nous nous sommes imposées. Ceux de nos lecteurs qui seraient désireux de connaître plus à fond ce qui a trait à l'histoire de la syphilis consulteront avec beaucoup de fruit et d'intérêt les livres de Hunter, d'Astruc et de Bosquillon.

Nous nous contenterons, pour terminer cet article, d'indiquer par ordre chronologique les principaux ouvrages publiés sur les maladies vénériennes.

15ᵉ siècle.

Joseph Grundbek. — *Libellus mentulagra, alias morbo gallico;* 1496.

A. Benedetti. — *De Omn. a cap. ad calc. morbis;* 1496.

Nicolas Leoniceno. — *De Morbo gallico,* 1497 ; dédié à Jean-François de La Mirandole.

16ᵉ siècle.

Gaspardo Torrello. — *De Dolore in pudendagra,* 1500.

Jacques Cataneo. — *De Morbo gallico,* 1505.

Ulrich de Hutten. — *De Morbi gallici curatione per administrationem ligni guaiaci,* 1519.

Jacques de Béthencourt. — *Nouveau carême de pénitence, et purgatoire du mal vénérien;* Paris, 1527.

P.-A. Mathiole. — *De Morbo gallico,* 1535.

A. Musa Brassavole. — *De Morbo gallico ;* Venise, 1553.

Gabriel Fallope. — *De Morbo gallico,* 1560.

J. Fracastor. — *De Contagionibus et contagiosis morbis et eorum curatione;* Venise, 1546 ; Lyon, 1550. *Syphilis, sive de morbo gallico ;* Vérone, 1530. *Syphilis, sive morbus gallicus, carmen,* etc.

J. Fernel. — *De Luis venereœ curatione,* etc. ; Venise, 1546 ; Padoue, 1580 ; Francfort, 1581. Traduit en français par Michel Lelong ; Paris, 1633.

Mariano Santo. — *De Ardore urinæ et difficultate meiendi;* Venise, 1558.

Aloys Luisini. — *De Morbo gallico, omnia quæ extant apud omnes medicos cujuscumque nationis, qui vel integris libris, vel quoque alio modo hujus affectus, curationem methodice aut empirice tradiderunt,* etc.; Venise, 1566-7. Nouvelle édition, 1599; édition de Boerhaave, 1728. Cette curieuse collection comprend cinquante-neuf auteurs, dont les principaux sont Leoniceno, Montesauro, J. Cataneo, Ulrich de Hutten, J. de Vigo, J. Fracastor, Brassavola, N. Massa, Fallope, P.-A. Mathioli, A.-T. Petronius.

17ᵉ siècle.

N. de Blegny. — *L'Art de guérir les maladies vénériennes,* etc.; Paris, 1673; La Haye, 1683; Lyon, 1692; Amsterdam, 1696.

Grube. — *Diss. de gonnorrhea;* Leyde, 1666.

S. Chilling. — *Diss. de gonorrhea;* Leipzig, 1614.

C. Musitano. — *De Lue venerea;* Naples, 1689. Traduit en français par J. Devaux; Trévoux, 1711.

18ᵉ siècle.

J. Zeller. — *Diss. de gonorrhea virulenta in utroque sexu;* Tubingue, 1700.

Alexis Littre. — *Observations sur la gonorrhée,* dans les *Mémoires de l'Académie royale des sciences,* 1711.

D. Turner. — *Practical treatise on the venereal disease;* London, 1717. *Sommary of the ancient writers on the venereal disease,* 1739.

W. Cockburne. — *The symptoms, nature, cause and*

cure of a gonorrhea; London, 1715, 1719, 1728. Traduit en latin; Leyde, 1717, et en français par J. Devaux; Paris, 1730.

Boerhaave.—*Tractatus de lue venerea ;* La Haye, 1738. Trad. en français, avec ce titre : *Système de M. H. Boerhaave sur les maladies vénériennes, avec des notes,* etc., par J. Offrai de la Mettrie; 1735.

Astruc. — *De Morbis venereis, libri sex*; Paris, 1736. Traduit en français par A. Jault, 1740, et par A. Louis, 1777. Cette dernière traduction est de beaucoup préférable à la première. Le livre d'Astruc est un de ceux qui méritent le plus d'être consultés, à cause surtout de l'érudition de l'auteur, et des nombreux renseignements qu'on y trouve sur la plupart des questions qui ont trait aux *maladies vénériennes.*

Wan Swieten.—Dans *Comment. in Boerhaave aphor.*

Allen. — *De Fluoris albi charactere et notis quibus cum gonorrhea convenit vel differt, et utriusque curatione*; Leyde, 1751.

Daran.—*Traité complet de la gonorrhée virulente des hommes et des femmes, où l'on fait voir les différentes manières de la traiter,* etc. etc.; Paris, 1756.

P. Fabre.— *Essai sur les maladies vénériennes,* etc. ; Paris, 1758. — *Traité des maladies vénériennes,* nouvelle édit. corrigée et considérablement augmentée ; 1765. — 4ᵉ édit., 1782.

Horn. — *Dissertatio de gonorrhea maligna;* Halle, 1759.

W. Fordyce.— *A review of the venereal disease and its remedies* ; London, 1767, 1772 , 1777, 1785.

De Horne. — *Examen des principales méthodes d'administrer le mercure pour la guérison des maladies vénériennes;* Paris, 1769-1779.

F. Balfour. — *Dissertatio de gonorrhea virulenta;* Édimbourg, 1767.

W. Ellis. — *An essay on the cure of venereal gonor-*

rhea, on a new method, withe some observations on glett; London, 1771.

J.-V. Plenck. — *Doctrina de morbis venereis;* Vienne, 1779-1787.

J.-C. Tode. — *Von Tripper in Ansehung seiner Natur und Geschcithe;* Copenhague, 1774. — *Nötige Erinnerungen für Aerzte die den Tripper heilen wollen;* Copenhague, 1777.

F. Hoffmann. — *Epistola de gonorrheæ virulentæ indole vere venerea;* Iena, 1778.

Duncan. — *Medical cases, selected from the records of the public dispensary at Edinburgh,* etc. ; Edinburgh, 1778.

P. Clare. — *A new and easy method of curing the male venerea by the introduction of mercury into the system,* etc.; London, 1780.

Cirillo. — *Osservazioni pratiche intorno alla lue venerea;* Naples, 1783. Traduit par Aubert; Paris, an XI.

F.-X. Swediaur. — *Practical observations on the more obstinate and inveterate venereal complaints;* London, 1784. — *Traité complet sur les symptômes, les effets, la nature et le traitement des maladies syphilitiques;* Paris, 1798. — Dernière édition, 1817. — *Pharmacopœia syphilitica;* Paris, an XII.

C.-G. Gruner. — *Aphrosidiacus, sive de lue venerea, in duas partes divisus, quarum altera continet ejus vestigia in veterum auctorum nominentis obvia, altera quos Luisinus temere omisit scriptores,* etc. Iena, 1789.— Cette collection, qui est un supplément à la collection de Luisinus, contient 64 auteurs.

J. Hunter. — *A treatise on the venereal disease;* London, 1786. Traduit en français par M. Richelot, avec notes de M. P. Ricord; Paris, 1845, 1851.

Girtanner. — *Abhandlung über die venerische Kran-*

kheiten. — *Traité des maladies vénériennes;* Gottingue, 1788.

B. Bell. — *Treatise on gonorrea virulenta and lues venerea;* Edinburgh, 1793, 1797. Traduit en français, avec notes et additions par BOSQUILLON ; Paris, an X (1802).

J. Adams. — *Observations on morbid poisons;* London, 1795-1807.

Grossmann. — *Observationes et cogitata de gonorrhea et ulceribus venereis;* Iena, 1798.

19ᵉ siècle.

Lagneau. — *Traité pratique des maladies syphilitiques,* 5ᵉ édition; Paris, 1828.

Capuron. — *Aphrodisiographie, ou Tableau de la maladie vénérienne,* 1807.

R.-J.-H. Bertin. — *Traité de la maladie vénérienne chez les nouveau-nés, les femmes enceintes et les nourrices;* Paris, 1810.

Hernandez. — *Essai analytique sur la non-identité des virus gonorrhoïque et syphilitique;* Toulon, 1812.

P. Petit-Radel. — *Cours de maladies syphilitiques ou histoire des affections, tant aiguës que chroniques, dérivées d'une infection vénérienne,* etc. ; Paris, 1812.

R. Carmichael. — *An essay on the venereal diseases, wich have been confunded with syphilis,* etc.; Dublin, 1814.

Jourdan. — *Traité complet des maladies vénériennes, contenant l'exposition de leurs symptômes et de leur traitement rationnel d'après les principes de la médecine organique;* Paris, 1826.

Richond des Brus. — *De la non-existence du virus vénérien,* etc. ; Paris, 1826.

P. Boyer. — *Traité pratique de la syphilis;* Paris, 1836.

Wallace. — *A treatise on the venereal disease and its varieties ;* London, 1835, 1838.

Desruelles. — *Traité pratique des maladies vénériennes*, etc. etc.; Paris, 1836.

Lucas-Championnière. — *Recherches pratiques sur la thérapeutique de la syphilis, ouvrage fondé sur des observations recueillies dans le service et sous les yeux de M. Cullerier* ; Paris, 1836.

C. Gibert. — *Manuel pratique des maladies vénériennes;* Paris, 1837.

P. Ricord. — *Traité pratique des maladies vénériennes, ou Recherches critiques et expérimentales sur l'inoculation appliquée à l'étude de ces maladies ;* Paris, 1838. — *Clinique iconographique de l'hôpital des Vénériens* ; Paris, 1842-1852.—*Lettres sur la syphilis,* extraites de *l'Union médicale ;* Paris, 1852.

Herbert Mayo. — *A treatise on syphilis* ; London, 1840.

Baumès.—*Précis théorique et pratique sur les maladies vénériennes ;* Paris et Lyon, |1840.

A. Cazenave. — *Traité des syphilides*, etc. ; Paris, 1843.

Reynaud. — *Traité pratique des maladies vénériennes* ; Toulon, 1845.

De Barbe. — *Traité théorique et pratique de la syphilis* ; Paris, 1847.

Bertherand. — *Précis des maladies vénériennes, de leur doctrine et de leur traitement* ; Strasbourg et Paris, 1852.

L. Bassereau. — *Traité des affections de la peau symptomatiques de la syphilis* ; Paris, 1852.

On consultera aussi avec beaucoup de fruit les articles de Cullerier, dans le *Dictionnaire universel des sciences médicales* et dans le *Journal général de médecine.*

TRAITÉ

DES

MALADIES VÉNÉRIENNES.

INTRODUCTION.

La blennorrhagie et le chancre sont-ils deux manifestations différentes d'une même cause ?

Existe-t-il un ou plusieurs virus syphilitiques ?

Il y a vingt ans, ces questions étaient encore à peu près insolubles. Parmi les syphilographes, les uns admettaient l'identité de la blennorrhagie et du chancre, les autres la rejetaient ; mais cela par raisonnement, presque par instinct, sans qu'à l'appui de ses arguments, aucun d'eux apportât des preuves positives. C'est seulement depuis les travaux de M. Ricord et de son école, que ce point de doctrine est réellement élucidé. Quelques auteurs cependant, et beaucoup de médecins, conservent encore des doutes à cet égard ; mais chacun sait combien il en coûte à certains esprits pour abandonner les opinions qu'ils ont longtemps soutenues. — Pour nous, voulant, dans cette introduction, nous borner en grande partie au rôle d'historiens et de critiques, nous allons rapporter sommairement les diverses opinions qui ont eu, et qui ont encore aujourd'hui, cours dans la science, et nous essayerons en peu de mots de démontrer où est l'erreur, où la vérité.

Dans cet exposé historique, nous ne remonterons pas au delà d'Astruc, et nous nous bornerons à rappeler les opinions de celui-ci, de Hunter, de Bell; nous parlerons en passant des expériences d'Hernandez, et nous arriverons enfin à l'époque actuelle. Là nous aurons surtout à parler des travaux de M. Ricord luttant seul contre toute une école représentée par MM. Cazenave, Lagneau, Gibert, Vidal, etc.

Pour Astruc, la vérole confirmée est le résultat de la gonorrhée, aussi bien que du chancre. Pourquoi cela? Astruc ne s'en informe même pas; c'était l'opinion régnante à l'époque où il vivait, et il la reproduit. Observateur patient, médecin très-érudit, connaissant à fond tout ce qui avait été dit et fait avant lui, Astruc a écrit, sur les affections vénériennes, un livre remarquable surtout par la variété des connaissances et la clarté du style; mais ce n'est qu'une sorte de compendium pratique ; les points de doctrine, les opinions controversables sont à peu près complétement négligées. Astruc accepte les faits, mais il ne les discute pas ; il croit que la blennorrhagie donne naissance à la vérole confirmée, et il le dit : voilà tout. Son opinion ne peut donc pas être d'un bien grand poids.

Pour Hunter, c'est toute autre chose. Hunter, esprit éminemment observateur en même temps que théorique, ne se contente pas de voir et de relater ce qu'il a vu; il lui faut l'explication des faits et leur interprétation. A cause de tout cela, et encore plus à cause des grands services qu'il a rendus à la science dans la question des maladies syphilitiques, nous devons nous arrêter longtemps à son opinion et la discuter avec soin.

«Si on ne faisait attention, dit Hunter, qu'aux signes extérieurs de la gonorrhée et du chancre, nul doute qu'on n'en fît deux maladies distinctes, causées par deux virus différents ; mais, comme ces deux maladies donnent également naissance à la vérole, on est bien forcé de les considérer comme reconnaissant un seul et même virus.» — A l'appui de son opinion, Hunter parle des voyages de Willis, de Bougainville, qui, dit-il, portèrent la vérole à Otaïti. Comme un chancre n'aurait pu, selon lui, exister pendant ce long trajet sans causer des désordres très-graves, sans désorganiser presque la verge, ils ne peuvent l'y avoir portée que sous forme de blennorrhagie. Cet argument n'en est pas un, et, à lui seul, nous pensons qu'il ferait fort peu de partisans à l'opinion de Hunter.

Mais il rapporte ensuite l'observation suivante, qui serait probante, plus évidemment, si elle ne manquait pas des détails les plus importants. Nous citons textuellement : — «M*** contracta deux fois la gonorrhée, et fut guéri chaque «fois sans l'emploi du mercure. Deux mois après chacune «de ces maladies, il fut pris des symptômes de la syphilis «constitutionnelle. La première fois, ces symptômes con-«sistèrent dans des chancres de la gorge, qui furent com-«battus avec succès par l'usage externe du mercure ; la se-«conde fois, la syphilis constitutionnelle se manifesta par «des pustules cutanées, contre lesquelles on eut recours «également aux frictions mercurielles, et qui furent gué-«ries» (1). — Nous le répétons, cette observation manque de détails ; qui nous dit que cet homme n'avait pas eu pré-

____

(1) *OEuvres de Hunter*, traduites par Richelot, t. II, p. 172.

cédemment des chancres ? que la blennorrhagie n'était pas entretenue par des chancres *larvés*, etc. etc. Aujourd'hui que l'inoculation est venue éclaircir ce point de la science, aujourd'hui que les propositions contraires à celles de Hunter ont été prouvées mille et mille fois, cette observation ne doit-elle pas être rejetée parmi celles qui ne prouvent rien ?

L'expérience suivante serait bien autrement concluante si elle n'était isolée, et si le chirurgien anglais avait tenu compte des chancres de l'intérieur du canal de l'urèthre.— Hunter fit deux piqûres, l'une sur le gland, l'autre sur le prépuce, avec une lancette chargée de pus vénérien provenant d'une gonorrhée. Quelques jours après, il survint, aux points piqués, de la démangeaison ; la partie devint rouge et humide ; elle s'épaissit ensuite et offrit une petite tache. La tache fut cautérisée plusieurs fois, jusqu'à ce qu'enfin elle guérit. En même temps survinrent des bubons, et, plus tard, des ulcérations aux amygdales et des taches à la peau. (*Loc. cit.*, p. 560 et suiv.) Cette expérience, au premier abord, paraît probante ; elle ne l'est plus autant quand on veut bien l'examiner à fond ; et d'abord, comme l'observe M. Babington, commentateur de Hunter, les plaies produites par les eschares suivirent une toute autre marche que celle que suit ordinairement le chancre ; si bien que M. Babington croirait presque que le virus vénérien a été communiqué aux petites plaies par le caustique lui-même. — Pour nous, tout en admettant, ce qui n'est pas prouvé, que les choses aient été régulièrement exécutées, et que Hunter ne se soit pas fait d'illusion sur la nature ou la succession des accidents, nous pensons que cette obser-vation perd entièrement sa valeur par l'ignorance où Hun-ter était de l'existence des chancres larvés. En effet, qui nous dit que la prétendue blennorrhagie ne fût pas le résultat d'un chancre du canal ?

Ces faits là d'ailleurs ne sont pas si concluants, même pour Hunter, qu'il ne se croie obligé d'expliquer son opinion ; et, disons-le, Hunter, ce grand génie, emprisonné dans sa théorie d'où il n'ose pas sortir, est obligé d'ergoter pour se donner à lui-même un semblant de raison. Puisque la gonorrhée et le chancre, dit-il, sont les effets du même poison, pourquoi cette différence dans la forme de la maladie ? Et il invoque alors l'action des surfaces *sécrétantes* et *non sécrétantes*, dont les unes sont dévolues au chancre, et les autres à la gonorrhée, comme si le chancre ne pouvait pas exister partout! — Pourquoi, se demande-t-il encore, si le *poison* est le même dans le chancre et dans la gonorrhée, pourquoi ces deux formes morbides ne s'observent-elles pas sur la même personne ? et comme cette objection le presse, *il soupçonne que l'existence de l'une de ces irritations a pour effet général de prévenir le développement de l'autre ;. si bien que si, par hasard, ce qui n'est pas fort rare, on observe sur le même individu, et en même temps, un chancre et une gonorrhée, cela vient ou de ce que la sympathie de l'urèthre n'a point été éveillée par le chancre, ou de ce que cette sympathie a cessé et a permis au virus syphilitique de développer, dans la partie qui en a subi l'influence, son action morbide spécifique.* (*Loc. cit.,* p. 174.)

Voilà à quels raisonnéments en est réduit Hunter, un des plus vastes génies du dernier siècle, un des esprits les plus perspicaces et les plus logiques. Ce qui arrive ici à Hunter arrivera toujours fatalement à l'homme qui voudra faire plier les faits devant la théorie, au lieu d'incliner celle-ci devant les faits. Au lieu de preuves, il en sera réduit aux conjectures; — au lieu d'arguments, il ne pourra fournir que des arguties.

Examinons maintenant les opinions de B. Bell, qui sont la contre-partie de celles de J. Hunter. Sans doute Bell est bien inférieur à Hunter; il n'y a point de comparaison à établir entre l'ouvrage de l'un et celui de l'autre; quelquefois, en lisant le *Traité de la gonorrhée virulente*, cette pensée nous venait involontairement, que Bell n'avait fait un livre que pour réfuter Hunter et prendre une partie de sa gloire (nous aimons à croire que cela n'est pas). Quoiqu'il en soit, dans la question qui nous occupe, là où Hunter s'était trompé, Bell a vu juste; on va en juger.

Presque tous les médecins, dit Bell, reconnaissent que, tandis que le chancre infecte à peu près toujours l'économie toute entière, la blennorrhagie, au contraire, ne l'infecte à peu près jamais; et cependant les parties malades, dans la blennorrhagie, sont beaucoup plus étendues que dans le chancre. — *Première différence*.

Si la gonorrhée et le chancre sont la même chose, on devrait voir très-fréquemment des gonorrhées contractées avec des personnes portant des chancres et réciproquement. Or, dit Bell, les partisans de la doctrine d'un virus unique reconnaissent eux-mêmes que ces cas sont fort rares, «et quant à moi, ajoute-t-il, j'ai apporté beaucoup «d'attention à cet objet, et dans le petit nombre de cas qui «auraient pu former des exceptions, j'ai trouvé, après «avoir fait les recherches les plus exactes, qu'une personne «infectée de la gonorrhée, l'avait gagnée d'une autre évi-«demment attaquée de cette maladie, et que les chancres «avaient été communiqués par d'autres individus unique-«ment affectés de chancres.—*Seconde différence.*» (*Traité de la gonorrhée virulente,* trad. de Bosquillon, t. Ier, p. 5.)

On a dit que la blennorrhagie n'entraînait pas après elle la vérole, parce que le virus était emporté par l'écoulement abondant qui se fait par le canal de l'urèthre, et que les signes d'infection générale ne manquaient pas de se montrer toutes les fois qu'on arrêtait brusquement l'écoulement. Bell répond à cet argument par la pratique de toute sa vie; on sait qu'il avait l'habitude d'arrêter brusquement l'écoulement par des injections, et cependant il n'a pas observé un seul cas de cette nature.

Bell, en passant, critique la théorie de Hunter sur les surfaces sécrétantes et non sécrétantes; c'est là, dit-il, une opinion plus ingénieuse que solide.

Si le chancre et la gonorrhée sont la même chose, dit encore Bell, le chancre devrait exister beaucoup plus souvent que la gonorrhée, car on comprend facilement que les parties externes de la verge s'imprègnent de virus, tandis que l'on comprend plus difficilement qu'il pénètre dans l'intérieur du canal; et cependant la gonorrhée est au chancre, au moins, comme 3 est à 1. — En outre, ajoute-t-il, la gonorrhée devrait presque toujours se terminer par la vérole, et le chancre par la gonorrhée, car la matière que fournit l'urèthre, dans la gonorrhée, passe sans cesse sur le gland et le prépuce, et celle d'un chancre pénètre quelquefois dans l'intérieur de l'urèthre. — Or cela ne s'observe presque jamais. — Bell cite à ce propos plusieurs cas de chancres de l'intérieur de l'urèthre qui n'ont donné naissance à aucune blennorrhagie. Les excoriations même du gland et du prépuce, qui accompagnent la gonorrhée, ne deviennent jamais des chancres, s'il n'y a bien réellement qu'une gonorrhée.

Aux exemples d'inoculation de Hunter, Bell en oppose de diamétralement opposés. Non-seulement le pus de la gonorrhée inoculée ne donna pas lieu à un chancre, mais même le pus d'un chancre introduit dans le canal de l'urèthre ne donna lieu qu'à un peu d'inflammation.

«J'ajouterai enfin, dit-il, que si ces deux maladies étaient «de la même nature, et produites par la même contagion, «les remèdes avantageux dans l'une devraient l'être éga-«lement dans l'autre. L'on a remarqué, au contraire, que «ceux qui sont les plus efficaces contre la gonorrhée n'a-«vaient aucune vertu contre la vérole. Ainsi le mercure, «le seul remède vraiment utile contre la vérole, est plutôt «nuisible qu'efficace contre la gonorrhée ; et, tandis que le «régime et le temps suffisent souvent pour venir à bout «d'une gonorrhée, la vérole va toujours s'aggravant si on «l'abandonne à elle-même ; aussi aucun médecin expéri-«menté n'oserait-il conseiller cette dernière pratique.»

On vient de le voir, Bell, conséquent avec les faits et avec ses doctrines, n'a pas eu la moindre peine à triompher dans cette question. Évidemment, pour tout esprit non pré-venu, Bell est dans la vérité, Hunter dans l'erreur. Cependant cela ne suffit pas ; un argument appelle un argument contraire, les questions spéculatives peuvent toujours être envisagées sous deux points de vue diamétralement opposés. Il est fort douteux qu'on s'accorde jamais en philosophie, malgré les montagnes de livres écrits sur se sujet. — Il en devait être de même sur la question qui nous occupe, et il en a été ainsi jusque dans ces derniers temps. Personne n'ayant saisi le côté matériel de la question, le côté palpable irréfutable, on devait discuter, on ne devait pas s'entendre : c'est ce qui arriva. De même que Hunter n'avait pas convaincu Bell, celui-ci ne put pas convaincre Swediaur.

Nous ne nous arrêterons pas sur les idées de ce dernier,

pas plus que sur celles des Cullerier oncle et neveu ; notre but n'est pas de faire un historique complet. Nous ne nous arrêterons pas non plus à Hernandez, qui ne fit qu'entrevoir la vérité, sans savoir en tirer les conséquences, et nous arriverons immédiatement à M. Ricord et à l'école qui le combat. — Ici l'horizon va tout à coup s'agrandir ; ce ne sont plus seulement quelques faits interprétés de telle ou telle façon, quelques données théoriques discutables et discutées ; c'est une doctrine toute entière, complète, basée à la fois sur l'observation des faits et sur les règles de la pathologie générale, une doctrine qui a eu le bonheur et l'honneur d'appeler à elle toute la jeune génération médicale de la France et de l'Europe entière.

Quand M. Ricord entra, il y a vingt ans, à l'hôpital des Vénériens, il y entra sans doute avec les idées qui régnaient alors dans la science, les acceptant ou les subissant, et ne se doutant pas, selon toute probabilité, qu'il y ferait une vraie révolution. Mais déjà alors il avait, ce que beaucoup n'ont pas, le désir de voir, d'examiner, de contrôler ; combien qui acceptent les idées du maître, sans jamais s'assurer si elles sont fondées ou non ! M. Ricord voulut savoir si ce qu'on lui avait appris était bien ce qui existe ; pour cela, il dut apporter à l'examen des malades un soin, une attention ignorés jusqu'alors.

Avant lui, rien n'était plus simple que d'examiner les organes génitaux d'une femme malade. Avec les doigts, on entr'ouvrait la vulve, et pourvu que celle-ci ne présentât rien d'anormal, la femme était déclarée guérie. Quant au vagin, quant à l'utérus, c'étaient de ces contrées lointaines que les investigateurs les plus hardis ne songeaient point à explorer. Aussi les femmes déclarées guéries à l'hôpital des Vénériens étaient-elles, dans la ville, de nouvelles sources d'infection, et ne tardaient-elles pas à rentrer à l'hôpital.

M. Récamier venait d'exhumer le speculum ; M. Ricord ne tarda pas à l'appliquer à l'examen des femmes suspectes. Aucune malade n'entrait dans son service, ou n'en sortait, sans avoir été passée au speculum. Ce fut là, on le comprend, un progrès immense ; de ce coup seul, le diagnostic et la thérapeutique des maladies vénériennes avaient fait un pas énorme.

En second lieu, M. Ricord apporta à l'examen extérieur des malades un soin inconnu jusqu'à lui. Convaincu que le chancre pouvait pousser partout, il le chercha partout ; non pas seulement sur les organes génitaux et l'anus, mais sur toute la peau, aux mains, aux lèvres, à la face, au pénis, au périnée, etc. etc.

M. Ricord était convaincu que le chancre et la blennorrhagie sont deux affections distinctes. — Il fallait le prouver ; comment ? — Par des raisonnements ? Hunter, Bell, Swediaur, etc., y avaient usé leur dialectique ; il aurait fait comme eux. Il essaya de reprendre les inoculations de Bru, de Hernandez, etc. etc. ; il fit et refit cent fois les mêmes expériences, il les varia de toutes les façons, tantôt avec du muco-pus blennorrhagique, tantôt avec le pus des chancres indurés, non indurés ou phagédéniques, tantôt avec le pus des accidents secondaires ou tertiaires, et il arriva à pouvoir poser en principe les points suivants :

1° La blennorrhagie et le chancre sont deux affections entièrement distinctes.

2° La blennorrhagie est une affection contagieuse, mais non virulente, et seulement inflammatoire.

3° Le chancre est toujours le produit d'un virus particulier.

4° La blennorrhagie simple ne donne jamais naissance à la vérole.

5° Le chancre donne toujours naissance à la vérole, quand il s'indure.

6° Le chancre non induré (1) est une maladie locale qui n'est jamais accompagnée de vérole constitutionnelle.

7° Le chancre est le seul point d'origine de la vérole.

8° Il n'y a de contagieux, dans la syphilis, que le pus des accidents primitifs, c'est-à-dire du chancre, qu'il soit cutané, lymphatique, ou ganglionnaire, et qu'il soit simple, induré, ou phagédénique.

9° Aucun accident consécutif n'est contagieux.

10° La blennorrhagie simple peut se produire spontanément, et ne reproduit jamais que la blennorrhagie.

11° Le chancre est toujours fatalement le produit d'un chancre.

12° Il n'y a qu'un seul virus syphilitique.

C'est là, avons-nous dit, le résultat de milliers d'expériences, variées de toutes les façons, recommencées cent fois, et se reproduisant toujours de la même manière. — Ainsi jamais, quoi qu'en ait dit l'école physiologique, et M. Richond des Brus entre autres, jamais on n'a vu la vérole se produire de toutes pièces ; toujours le chancre a précédé le chancre ; — jamais le pus d'un chancre inoculé dans des conditions convenables n'a manqué de donner naissance à un chancre ; — jamais le pus des accidents consécutifs, pus de l'ecthyma secondaire, du rupia, des exostoses suppurées, des tumeurs gommeuses, jamais ce pus

---

(1) Ce que l'on appelle *chancre induré*, on devrait plus exactement l'appeler *chancre avec induration* (voir l'art. *Chancre*). Dans cette introduction cependant, nous emploierons indistinctement ces deux expressions.

n'a donné naissance soit au chancre primitif, soit aux accidents secondaires qui l'avaient fourni ; — toujours on voit le chancre induré suivi de la vérole confirmée, jamais le chancre non induré, etc. etc. — Un seul fait, au premier abord, pourrait sembler être une exception aux lois posées :

— Dans certains cas, le pus s'écoulant par le canal de l'urèthre, le pus de la blennorrhagie, si on veut l'appeler ainsi pour un instant, donne, par l'inoculation, naissance à un véritable chancre, et consécutivement à la vérole.

Mais cette exception n'est qu'apparente ; elle a pu induire en erreur les observateurs anciens, elle ne devait pas longtemps abuser M. Ricord, déjà prévenu d'ailleurs par Hernandez. — Il n'est pas très-rare de rencontrer des chancres qui siégent au méat urinaire, moitié en dedans, moitié en dehors du canal de l'urèthre ; d'autres, un peu plus profondément situés, arrivent jusqu'à la fosse naviculaire ; on les aperçoit encore en écartant fortement les deux lèvres du méat. Ces faits amenaient nécessairement et tout simplement à supposer que des chancres pouvaient siéger plus profondément, et de manière à être tout à fait hors de la portée de la vue. Les résultats de l'inoculation avaient porté M. Ricord à admettre ces chancres larvés, ou chancres de l'urèthre, niés par tous les auteurs, et il a été assez heureux pour en rencontrer, sur le cadavre, deux cas qu'il a montrés à l'Académie de médecine. Ainsi s'expliquaient tout naturellement ces cas de blennorrhagies inoculables même entre les mains du chirurgien de l'hôpital du Midi, ces blennorrhagies étant liées à l'existence de chancres du canal.

La doctrine de M. Ricord et ses expériences donnèrent naissance à une levée de boucliers contre lui ; il fut attaqué de toutes parts, quelquefois avec talent, toujours avec vigueur. Sa doctrine était trop bien assise pour qu'elle pût même être entamée ; il lui suffit pour cela d'en bien assigner les limites. — Ne me faites pas dire, déclare-t-il à ses adversaires, ce que je ne dis ni ne pense ; je ne vous demande que cela, et je vous serai reconnaissant de lutter avec moi. — Voici ce que j'établis bien, une fois pour toutes :

1° Non, la blennorrhagie simple ne produit pas le chancre ; non, elle n'est pas syphilitique.

2° Oui, la blennorrhagie due à la présence d'un chancre larvé peut inoculer le chancre ; oui, elle est syphilitique.

3° Oui, le chancre est toujours inoculable à sa période de progrès ou d'état.

4° Non, le chancre n'est pas inoculable à sa période de réparation, c'est-à-dire quand il est transformé en ulcère bénin.

5° Oui, le pus du bubon est inoculable lorsqu'on le prend dans le ganglion suppuré lui-même ;

6° Non, il n'est point inoculable lorsque, au lieu de prendre ce pus dans le ganglion suppuré, on prend le pus du tissu cellulaire environnant, lequel pus n'est que celui d'un phlegmon simple.

Laissez-moi, ajoute-t-il, vous dire aussi quelques propositions que j'ai pu établir d'après toutes mes inoculations :

1° Un premier accident vénérien déjà guéri ou existant encore, à quelque période que ce soit de sa durée, n'empêche pas d'en contracter d'autres, et le nombre des inoculations successives possibles ne saurait être limité.

2° Tout individu actuellement infecté, et sous l'influence seulement de symptômes primitifs dans une région, ne voit jamais se développer sur d'autres points de son économie des symptômes semblables aux premiers ; à moins d'une contagion nouvelle due au contact du premier pus, ou communiquée par un autre individu.

3° Les accidents secondaires ou d'infection générale n'empêcheront jamais le malade de contracter d'autres accidents primitifs.

4° Enfin la fréquence de la vérole constitutionnelle n'est, en aucune façon, en raison directe du nombre des accidents primitifs développés à une même époque. (Ricord, *Traité pratique des maladies vénériennes, ou Recherches critiques et expérimentales sur l'inoculation appliquée à l'étude de ces maladies*, p. 79, 80.)

Ces principes posés, M. Ricord pouvait répondre victorieusement à toutes les objections faites de bonne foi; celles-ci du reste n'ont pas manqué. On n'a pas seulement contesté certains points de cette doctrine, on les a tous attaqués; on s'en est pris d'abord à l'inoculation. Disons quelques mots de cette pratique.

De l'inoculation.

Lorsqu'on s'est parfaitement assuré que le chancre offre toutes les conditions désirables de succès, c'est-à-dire pendant sa période de progrès ou de *statu quo*, on prend une gouttelette de pus avec la pointe d'une lancette, et on l'introduit sous l'épiderme, absolument comme pour l'inoculation de la vaccine. Voici ce qui se passe ensuite : — « Dans les premières vingt-quatre heures, le point piqué, comme dans la vaccine, rougit ; du second au troisième jour, il se tuméfie un peu, et présente l'aspect d'une petite papule qu'entoure une auréole rouge ; du troisième au quatrième jour, l'épiderme, soulevé par un liquide plus ou moins trouble, prend la forme souvent vésiculeuse, offrant à son sommet un point noir résultat du dessèchement du sang de la petite piqûre ; du quatrième au cinquième jour, la sécrétion morbide augmente, devient purulente, la forme pustuleuse se dessine, et son sommet, en se déprimant, lui donne un aspect ombiliqué qui la rapproche de la pustule de la petite vérole. A cette époque, souvent l'auréole, dont l'étendue et l'intensité s'étaient accrues, commence à s'éteindre ou à diminuer, surtout si la maladie ne fait pas de progrès ; mais, à partir du cinquième jour, les tissus sous-jacents, qui souvent n'avaient encore subi aucune influence ou étaient seulement légèrement œdémateux, s'infiltrent et durcissent par l'épanchement d'une lymphe plastique qui donne au toucher la résistance, la sensation élastique de certains cartilages. Enfin ordinairement, à partir du sixième jour, le pus s'épaissit, la pustule se ride, et bientôt des croûtes commencent à se former. Si celles-ci ne sont point détachées, on les voit grandir par leur base, et, s'élevant par couches stratifiées, prendre la forme d'un cône tronqué à son sommet déprimé. Lorsqu'on détache les croûtes ou qu'elles tombent, on trouve dessous un ulcère qui, siégeant sur la base dure dont nous avons parlé, offre un fond dont la profondeur est représentée par toute l'épaisseur de la peau, et dont la surface blanche, d'un gris plus ou moins foncé, est formée par une matière lardacée, quelquefois pultacée, ou même de fausse membrane, qu'on peut détacher en l'abstergeant. Les bords de l'ulcération, à cette époque, nettement taillés comme par un emporte-pièce, parfaitement circulaires, sont cependant décollés dans une étendue plus ou moins grande, et offrent, à la loupe, de légères dentelures et une surface semblable à celle du fond ; leur marge, siége d'un engorgement et d'une induration pareille à celle de la base, présente une espèce d'anneau d'un rouge brun plus ou moins violacé, et qui, plus saillant que les parties voisines, relève ainsi les bords en les renversant un peu , ce qui , dans les premiers temps, donne un aspect infundibuliforme à ces ulcérations.» (*Loc. cit.*)

On attaqua l'inoculation par plusieurs côtés à la fois. Nous dirons seulement pour mémoire qu'on ne craignit pas de taxer d'immorale une pratique qui se présentait sous la protection des noms les plus grands et les plus honorables : Hunter, Bell, Bru, Cullerier, etc. etc. Or notez bien que beaucoup de ces rigoristes, qui n'avaient pas assez d'a-nathèmes pour la nouvelle méthode, osèrent inoculer le pus du chancre à un individu sain. Là certainement était l'immoralité : M. Ricord et son école n'ont jamais fait cela. Mais l'expérience avait surabondamment prouvé que la multiplicité des accidents primitifs n'ajoutait rien aux chances d'infections, et qu'il importait peu, quant au ré-sultat final, qu'un homme eût un ou plusieurs chancres. La morale la plus sévère ne pouvait rien trouver à re-dire à l'inoculation du malade lui-même. — Après avoir blâmé aussi fortement que notre conscience nous le com-mande l'inoculation faite d'un individu infecté à un indi-vidu sain , passons à d'autres attaques.

«L'inoculation , dit-on , est au moins inutile , les carac-«tères du chancre étant toujours assez tranchés pour qu'on «les reconnaisse facilement.» — Et quel est donc le signe, pathognomonique du chancre? Sa forme arrondie? cette forme manque très-souvent ; — sa base indurée? ce signe, excellent quand il existe, et ce n'est pas le plus souvent, est loin d'être infaillible, on ne l'observe pas seulement dans le chancre : ainsi rien n'est plus facile que d'obtenir une induration analogue, en appliquant du sublimé corrosif, de la pâte de Vienne, etc. , au milieu d'un groupe d'herpès ; — le bubon de l'aine ne prouvera pas davantage ; le bubon peut se montrer à la suite d'une blennorrhagie simple, à la suite des affections herpétiques de la verge ; l'engorgement ganglionnaire indolent, l'induration ganglionnaire, la *pléiade ganglionnaire*, qui accompagne toujours le chancre avec induration, peut être encore un signe trompeur ; car enfin il n'est pas de loi pathologique qui s'oppose à ce qu'un individu qui a naturellement les ganglions inguinaux développés, durs, ait en même temps des ulcérations bénignes de la verge. — Sera-ce l'aspect général du chancre qui nous le fera toujours reconnaître ? Pas davantage ; des plaies simples, des écorchures irritées chez des gens, comme on dit, à mauvaise charnure, l'ecthyma vulgaire, les éruptions ecthymateuses secondaires, etc., ressemblent souvent, à s'y méprendre, au chancre primitif. — Ainsi pas de signe pathognomonique. Redisons cependant, pour qu'on ne nous prête pas une pensée qui n'est pas la nôtre, que le plus souvent, en effet, rien n'est plus facile que de reconnaître un chancre ; mais les cas douteux, exceptionnels, rien ne peut les faire reconnaître, rien, si ce n'est l'inoculation.—Avez-vous affaire à un chancre, vous reproduirez le chancre ; n'avez-vous affaire qu'à une affection ordinaire, bénigne, votre inoculation ne produira rien, si ce n'est peut-être une petite pustule qui ne revêtira aucun des caractères du chancre, et qui durera à peine trois ou quatre jours. — Est-il nécessaire d'insister pour montrer tous les avantages que l'on peut retirer de l'inoculation, en dehors de la science pure, pour la solution de certaines questions de médecine légale ?

« Tout cela est fort bien, dit-on ; mais l'inoculation échoue assez souvent, même quand on a bien réellement affaire à un chancre. » Cela est vrai... ; mais quoi ! parce qu'un moyen n'est pas infaillible, et qu'*il n'est qu'excellent*, faut-il le rejeter? Est-ce que l'inoculation vaccinale réussit toujours; quelqu'un, pour cela, a-t-il pensé à la rejeter? — D'ailleurs, quand l'inoculation échoue, il ne faut pas toujours l'accuser elle seule, il faut souvent s'en prendre à l'opérateur. Il doit y avoir un certain nombre de cas où l'inoculation sera fatalement négative : si, au lieu de prendre le pus virulent, vous prenez, à côté, du pus phlegmoneux ordinaire ; si vous prenez le pus d'un chancre en voie de réparation ; si enfin, au lieu du pus d'un chancre, vous prenez le pus d'un ecthyma secondaire, très-certainement votre inoculation échouera, elle ne peut pas ne pas échouer. C'est à l'opérateur à bien asseoir son diagnostic, à bien faire son opération ; l'inoculation bien faite, dans les conditions bien déterminées, ne doit peut-être jamais échouer.

« L'inoculation est un moyen très-infidèle, dit-on encore, et qui ne remplit pas même le but que vous lui assignez, celui de distinguer les accidents primitifs des accidents secondaires ; car la blennorrhagie, « qui est bien certainement un accident primitif, n'est pas même inoculable. » — Cet argument aurait une valeur très-grande évidemment, si la blennorrhagie était réellement, comme certains auteurs le disent, un accident primitif de la vérole ; mais nous prouverons bientôt qu'il n'en est rien : aussi cet argument, que l'on croit tourner contre l'inoculation, est-il une des meilleures raisons que l'on puisse faire valoir en sa faveur. Sans l'inoculation, en effet, cette question de la blennorrhagie et du chancre serait peut-être insoluble ; tandis que, grâce à cette méthode d'expérimentation, elle est maintenant jugée.

M. Cazenave, un des hommes les plus versés dans l'étude des maladies de la peau, un homme de talent très-certainement, fait à la doctrine de l'inoculation la singulière objection que nous transcrivons ici littéralement : — « Ainsi non-seulement la preuve peut manquer quand il y « a évidemment syphilis, mais encore il n'y a pas de dé- « monstration possible. Si l'inoculation réussit, pour recon- « naître le caractère de la pustule inoculée il faudra quoi ? « une inoculation nouvelle, et ainsi jusqu'à l'infini. Et qu'on « n'objecte pas que le fait même du développement de cette « pustule inoculée est la preuve ! car toute inoculation peut « produire une pustule quelconque. Or, pour qu'elle soit caractéristique, il faut qu'elle soit *inoculable.* » (Cazenave, *Traité des syphilides,* Introduction.) — Cet argument est très-spécieux, et nous sommes assurés que les élèves de M. Cazenave ont fort applaudi en l'entendant ; mais nous avons peine à comprendre que le médecin de Saint-Louis l'ait fait imprimer. Disséquons-le un instant.

Dans quels cas l'inoculation est-elle réellement d'un très-grand secours? Dans les cas douteux. Ainsi, qu'un malade se présente portant un chancre au grand angle de l'œil, ou dans le conduit auditif externe, ou, comme on en a vu au moins un cas, au-dessous de l'ongle du gros orteil, on avouera sans peine, je l'espère, que le diagnostic pourra être quelque peu embarrassant. Le chancre aura de la peine à posséder là ses caractères classiques : forme parfaitement arrondie, bords taillés à pic, fond grisâtre, etc. etc. ; ces signes existeront bien plus ou moins, mais altérés, modifiés par la nature des tissus, par leur siége même. Et qu'on n'invoque pas ici le témoignage du malade; vous le lui donneriez en cent, qu'avec la meilleure volonté du monde il ne devinerait pas la cause de son mal. Mais avec le pus de cet ulcère d'un caractère douteux vous pratiquez, dans un lieu bien apparent, au milieu des circonstances les plus favorables, une inoculation à la suite de laquelle apparaît un ulcère bien arrondi, à bords taillés à pic, à fond grisâtre, etc., enfin le chancre classique ; et vous prétendez qu'il restera un doute, et que pour reconnaître ce second ulcère, il faudra faire une seconde inoculation, et puis une troisième. Allons donc ! — Mais, ajoutez-vous : « toute inoculation « peut produire une pustule quelconque. » Qui le conteste? Tout se borne uniquement à distinguer une *pustule quelconque* de la pustule qui, en crevant, va constituer le chancre ; et certes la chose n'est pas difficile. Outre les caractères assez saillants qui le plus souvent permettent de distinguer la vraie et la fausse pustule, laissez marcher l'une et l'autre huit jours, dix au plus : après ce temps, la fausse pustule, la *pustule quelconque*, sera flétrie, cicatrisée, guérie ; la vraie pustule, le chancre, continuera de marcher et de se développer avec ses caractères ; car jamais un chancre vrai ne s'est guéri spontanément dans l'espace d'un et même de deux septénaires.

« Tout cela ne prouve rien, ajoute encore M. Cazenave ; l'inoculation de l'homme malade à lui-même n'est pas une preuve. Est-ce qu'il n'y a pas des faits nombreux qui prouvent qu'une plaie quelconque, toute accidentelle, pratiquée sur une personne actuellement affectée de syphilis, peut se convertir en ulcère *caractéristique*. » — Nous n'hésitons pas à répondre : Non-seulement des faits pareils ne sont pas nombreux, mais ils n'existent pas ; nous défierions d'en montrer un bien réellement authentique. Les piqûres de sangsues dont on parle, qui se changent en chancre, sont des piqûres inoculées directement, et M. Ricord en a cité un exemple trop intéressant pour que nous ne le rapportions pas ici :

« A l'époque, dit M. Ricord, où j'avais un service de

«femmes, une malade affectée d'un chancre phagédénique
«de la vulve, avec suppuration abondante, fut prise d'une
«douleur à l'articulation tibio-tarsienne. Des sangsues fu-
«rent appliquées sur le point douloureux. Quelques jours
«après, la malade se plaignant à l'endroit des piqûres, il
«fut facile de reconnaître que quelques-unes avaient subi
«une complète transformation et qu'elles étaient devenues
«de véritables chancres. On put croire un moment à l'in-
«fluence de l'état général, et quelques élèves y crurent.
«Quant à moi, je n'eus point le moindre doute sur le mé-
«canisme de cette transformation : d'abord toutes les pi-
«qûres n'étaient pas ulcérées, première preuve; puis, la
«malade étant prise de semblables douleurs à l'articulation
«du côté opposé, une nouvelle application de sangsues fut
«faite, mais cette fois en garantissant les piqûres de tout
«contact compromettant, et cette fois aussi aucune des pi-
«qûres de ce côté n'éprouva la moindre transformation
«syphilitique.» (*Lettres sur la syphilis*, 11ᵉ lettre.)

Combien de fois d'ailleurs n'a-t-il pas été fait, dans le
même but, des piqûres à des individus infectés de vérole
constitutionnelle, soit avec une lancette propre, soit avec
une lancette chargée de pus non virulent, et même de pus
d'accidents secondaires et tertiaires, sans qu'il se produisît
rien d'analogue au chancre. Cette comparaison donc d'un
homme vérolé et d'une outre pleine de virus peut être une
figure de rhétorique extrêmement ingénieuse, mais pas
autre chose assurément.

On n'a pas seulement accusé l'inoculation d'être inutile,
on lui a reproché encore d'être dangereuse. — Ainsi, dit
M. Lagneau, on accroît d'autant plus les chances d'infection générale, qu'on inocule plus de chancres au malade.
M. Ricord a répondu à cela, et l'observation avait répondu

avant lui, que la fréquence de la vérole constitutionnelle n'est, en aucune façon, en raison directe du nombre des accidents primitifs développés à une même époque. Si, abandonnant la théorie, M. Lagneau veut s'en rapporter uniquement à la pratique, il ne sera pas longtemps à reconnaître la vérité de cette proposition. — De ce côté donc, pas de danger.

M. Lagneau accuse encore l'inoculation de produire des accidents graves, en ce sens qu'il peut arriver que l'on ne puisse, même par la cautérisation, arrêter la marche des chancres inoculés. — Cela est possible dans un très-petit nombre de cas, nous croyons même que cela est arrivé une ou deux fois. Une ou deux fois sur des millions d'inoculations ! Et cependant, Dieu nous garde d'atténuer cette objection ! elle est grave et très-sérieuse pour l'homme d'honneur, pour le praticien réellement médecin. Pour notre compte, nous ne nous pardonnerions jamais d'avoir causé inutilement de pareils accidents. Mais que prouve encore cela, même pour les consciences les plus timorées ? Cela prouve que l'on ne doit se servir de l'inoculation que dans les cas où elle peut réellement rendre un service au malade ou à la société. Parce que la saignée expose quelquefois à la phlébite, ce n'est pas une raison pour ne saigner jamais, mais c'en est une pour ne saigner que lorsqu'il y a indication formelle.

Nous croyons avoir rapporté toutes les objections, tous les reproches faits à l'inoculation, et si nous ne nous abusons pas, nous pensons en avoir fait ressortir toute l'inanité. — Si nous n'avons pas parlé de la différence qu'on a voulu établir entre la contagion directe, physiologique si l'on veut, et la contagion par inoculation, c'est que cet argument, presque entièrement abandonné aujourd'hui, nous a paru complétement dénué de valeur, et entièrement opposé à l'observation journalière. Que la vérole entre dans l'économie par les organes génitaux, à la suite du coït, ou bien par un baiser lascif, ou bien par un attouchement quelconque, ou par des actes anormaux, il importe peu ; la vérole est toujours la vérole, se montrant toujours avec les mêmes caractères, suivant la même marche, et aboutissant aux mêmes résultats.

La question de l'inoculation bien posée, passons maintenant à d'autres points de la plus haute importance ; et d'abord :

La blennorrhagie, comme le chancre, est-elle un accident syphilitique?

Nous avons déjà vu Hunter, Bell, et bien d'autres, essayer inutilement de résoudre cette question ; sans l'inoculation, en effet, elle est insoluble. Les raisons données pour ou contre, les preuves apportées dans un sens ou dans l'autre, ne peuvent amener qu'un seul résultat, le doute ; et cependant les ennemis de l'inoculation ne veulent pas la recevoir en témoignage. Pourquoi ?

«De ce que le muco-pus blennorrhagique, disent-ils, ne s'inocule pas, vous n'êtes pas en droit d'en conclure que la blennorrhagie n'est pas un accident syphilitique ; car, même selon vous, la pustule plate et d'autres accidents ne fournissent rien à l'inoculation, et cependant ce sont bien, vous en convenez, des accidents syphilitiques.» — Cette objection peut se décomposer en plusieurs, et nous n'y répondrons qu'après avoir établi en fait que les accidents primitifs seuls sont contagieux ; les accidents secondaires, jamais. Cette proposition, bien que contestée, est démontrée tous les jours, et par l'expérience et par l'expérimentation. On a beau avoir des rapports sexuels avec un individu atteint de plaques muqueuses, d'ulcères secondaires de la gorge, de syphilides quelconques, on ne sera pas infecté. Jamais non plus le pus de ces divers accidents ne donnera par l'inoculation un résultat positif. — S'il a été fait quelques expériences contradictoires, c'est qu'il y a eu erreur de diagnostic. On a pris pour des plaques muqueuses de véritables chancres se transformant, *in situ*, en plaques muqueuses, mais dont quelques points non transformés fournissaient encore un pus inoculable. D'autres fois, on n'a pas remarqué un chancre virulent siégeant au milieu de ces mêmes plaques muqueuses ; dans d'autres cas, et tout dernièrement encore, on a pris de vraies pustules de chancres primitifs pour des accidents secondaires, et on a pu se donner le facile plaisir de ruiner, en bloc, à l'aide d'un fait isolé, mal diagnostiqué, une doctrine assise sur des milliers d'expériences. — Non, les accidents secondaires ne sont pas contagieux ; n'étant pas contagieux, le raisonnement disait *a priori* qu'ils n'étaient pas inoculables, l'expérience a répondu à son tour qu'ils ne le sont pas.

Cela posé, la blennorrhagie est-elle un accident primitif ou un accident secondaire ? — Si elle est un accident secondaire, quel est l'accident primitif qui l'a précédée (1)? Si c'est un accident primitif, pourquoi par l'inoculation ne produit-elle pas le chancre ?

Pourquoi? Parce que la blennorrhagie n'est pas une

---

(1) Nous savons bien que quelques auteurs parlent encore de blennorrhagies secondaires, survenant, sans aucune cause actuelle, au milieu d'une vérole constitutionnelle. On nous permettra de ne pas parler de ce que nous n'avons jamais vu.

maladie syphilitique, mais une inflammation spéciale qui,
par l'inoculation, ne reproduit qu'elle-même, et seulement
sur certaines membranes muqueuses.

Si la blennorrhagie est syphilitique, comme le chancre,
pourquoi ne la traite-t-on pas toujours par le mercure?
Dira-t-on alors qu'il est des blennorrhagies syphilitiques et
d'autres qui ne le sont pas? Il est impossible d'asseoir sur
ce point un diagnostic quelque peu certain, sans le secours
de l'inoculation. Dira-t-on avec MM. Lagneau et Beaumès,
de Lyon, que la blennorrhagie est le produit d'un petit
virus syphilitique; qu'il faut peu de chose, un tout petit
traitement, pour en débarrasser l'économie (1)? M. Cazenave
répondra immédiatement que la blennorrhagie est la porte
la plus large par où passe la vérole constitutionnelle. Les
antagonistes de l'inoculation ne peuvent sortir de ce di-
lemme : ou bien ils doivent se déclarer incapables de diagnostiquer les blennorrhagies, et alors renoncer à les traiter; ou bien ils doivent toujours les traiter par le mercure:
— Ce qu'ils ne font pas, ce qu'ils ne peuvent pas faire,
parce que l'expérience de chaque jour leur démontre que
cela n'est pas nécessaire, et que c'est, au contraire, le
plus souvent nuisible.

Reprenons un peu cette division des blennorrhagies en
syphilitiques et en non syphilitiques, et voyons s'il est possible de les reconnaître. Quels signes en donne-t-on? Quels
signes en peut-on donner? Aucun. Ni l'intensité du mal,
ni sa persistance, ni l'abondance de l'écoulement, ni sa
couleur plus ou moins jaune, plus ou moins verte, rien, en

---

(1) C'est dans ces cas que M. Lagneau propose un demi-traitement ;
comme nous ne connaissons pas de demi-vérole, on nous permettra de ne
pas user de demi-traitement.

un mot, rien ne peut servir à établir un diagnostic certain ; et cependant la blennorrhagie, la blennorrhagie uréthrale surtout, est contagieuse. Oui, sans doute ; mais elle communique la blennorrhagie et pas autre chose, s'il n'existe pas de chancre larvé dans l'urèthre. Aussi ne pouvons-nous voir dans cette affection qu'une inflammation uréthrale analogue à celle qui constitue l'ophthalmie purulente. Sa propriété d'être contagieuse ne prouve en aucune façon qu'elle soit syphilitique, tant que la matière de l'écoulement, inoculée, ne fera que reproduire ce même écoulement sur une muqueuse, et qu'on ne verra point survenir la syphilis confirmée.

Nous disons donc, pour nous résumer, que l'inoculation seule a pu établir si la blennorrhagie était ou n'était pas un accident syphilitique.

Mais voici une autre objection, et celle-ci ne va pas surprendre le moins. Ceux qui méconnaissent à l'inoculation toute utilité, ne trouvent pas trop mauvais de l'invoquer dans cette occasion, et ils nous disent que dans certains cas, la blennorrhagie a pu reproduire le chancre. Pour le coup, la doctrine que nous professons serait bien morte ; mais examinons.

Rappelons d'abord l'existence irrécusable aujourd'hui des chancres larvés, siégeant plus ou moins profondément dans le canal de l'urèthre et dans l'intérieur de l'utérus.

Les partisans de l'inoculabilité de la blennorrhagie citent l'exemple de Hunter, que nous avons rapporté plus haut ; nous n'y reviendrons pas. — M. H. de Castelnau en a rapporté en détail une observation que nous allons citer toute entière, afin de conserver à l'objection toute sa puissance.

« Une femme de vingt-trois ans sentit, il y a quinze jours,

«deux boutons se développer à la grande lèvre ; en même
«temps, des flueurs blanches, qu'elle avait depuis quatre
«ans, devinrent plus abondantes et prirent une coloration
«jaunâtre. Entrée à Lourcine le 28 janvier, on trouve sur
«le bord libre de la grande lèvre deux saillies d'un rouge
«obscur, dont une offre, dans presque toute son étendue,
«une ulcération très-superficielle, rosée, et fournissant une
«sécrétion très-fluide et très-rare. On fait, avec la matière
«de cette sécrétion, deux inoculations à la cuisse droite.
«Le col utérin a 20 millimètres environ de diamètre an-
«téro-postérieur, et présente, dans toute sa surface, une
«ulcération granulée et rosée sur tous les points ; le vagin,
«et surtout le col, fournissent un écoulement muco-puru-
«lent jaune, assez abondant. Inoculation, par deux piqûres
«à la cuisse gauche, du liquide qui coule sur le col. (Cau-
«térisation de la cavité utérine, injections alumineuses.)

«Le 1er février. Sur chaque cuisse, une des inoculations
«seulement offre la pustule chancreuse. On essuie parfaite-
«ment avec de la charpie sèche la surface du col ; on va
«chercher dans la cavité utérine, à l'aide d'un pinceau
«délié, de la matière blennorrhagique, et l'on fait, avec
«cette matière, deux inoculations à la cuisse gauche.

«Le 4. Une de ces deux dernières inoculations a fourni la
«pustule caractéristique. Du reste, les jours suivants, les trois
«inoculations positives s'étendent et ont l'aspect de chancres
«indurés. (Traitement par le proto-iodure de mercure.)

«L'écoulement vaginal a presque disparu le 19 mars. A
«cette époque, l'ulcération du col a beaucoup diminué. La
«malade sort le 24.» (*Journal des connaissances médico-
chirurgicales*, année 1841.)

Voilà certainement une des expériences dont on a fait le
plus de bruit ; comment M. Castelnau et ceux qui s'en sont

appuyés n'ont-ils pas vu qu'elle péchait par la base. Est-ce là une blennorrhagie simple, ordinaire? Ne voit-on pas que la malade a contracté des chancres en même temps qu'une blennorrhagie; l'ulcération de la grande lèvre gauche n'est pas et ne peut pas être autre chose, et la preuve, c'est qu'elle a fourni un pus inoculable, lequel a reproduit un chancre. Qu'est-ce que l'ulcération granulée du col? Un chancre encore; un chancre se prolongeant peut-être dans la cavité du col, ou tout au moins existant en même temps qu'un chancre larvé de l'utérus, supposition plus que probable dans cette observation. — Et voilà le fait positif qu'on vient opposer à des milliers d'autres faits négatifs!

Mais des faits semblables il en existe non pas un, mais cent au moins; seulement, dans le plus grand nombre de cas, on a pu constater soit directement, soit par la dissection, soit par les symptômes, soit par l'induration quand elle survenait, l'existence du chancre larvé. Dans ceux où on n'a pu la constater, l'induction la plus sage, la plus modérée, et la plus logique n'autorise-t-elle pas à l'admettre?

Encore une objection: — On a observé des cas très-clairs, très-authentiques, où du pus de chancre déposé dans l'urèthre, donnait lieu non pas à des chancres, mais à une simple blennorrhagie. — Cela est vrai, et s'explique d'ailleurs facilement. On ne peut nier que le pus virulent du chancre n'agisse de deux manières bien distinctes: 1º le plus souvent, et toujours s'il y a une ulcération préalable, comme pus spécifique; 2º rarement, mais surtout quand il n'y a pas ulcération préalable, comme corps irritant, comme corps étranger. — On comprend dès-lors que, agissant de cette seconde manière, le pus chancreux déposé dans l'urèthre ne donne naissance qu'à une simple blennorrhagie, c’est-à-dire à une inflammation. Le corps étranger produit autour de lui d’abord une simple fluxion, puis une inflammation plus ou moins étendue. Alors l’écoulement commence ; si celui-ci emporte le pus virulent du chancre déposé dans le canal avant qu’il n’ait ulcéré les tissus, il n’y a qu’une simple blennorrhagie ; si, au contraire, ce pus n’est pas emporté, qu’il pénètre dans les tissus, après les avoir érodés, il y aura en même temps et une blennorrhagie et un chancre.

Nous n’avons pas encore fini avec les objections. — Si la blennorrhagie et le chancre ne sont pas identiques dans leur nature, comment doit-on expliquer le fait suivant de Vigarous, et les faits analogues qui se trouvent dans les livres ? — « Six jeunes gens, liés par l’amitié la plus étroite, « au sortir d’un souper très-peu frugal, eurent tour à tour « commerce avec la même fille, qui leur donna la vérole à « tous. Elle se manifesta chez quelques-uns avec les mêmes « symptômes, chez les autres par des symptômes différents. « Le premier et le quatrième (suivant l’ordre dans lequel ils « se présentèrent pour être traités) prirent des chancres et « des poulains ; le second et le troisième prirent chacun la « chaude-pisse ; des deux autres, l’un prit un chancre, et le « sixième prit un poulain. » D’abord, que nous sachions, Vigarous ne se servait pas du speculum ; nous ignorons donc entièrement, comme lui d’ailleurs, si la femme n’avait pas tout à la fois des chancres et une blennorrhagie ; d’un autre côté, avec la remarque que nous venons de faire sur le pus du chancre, nous pouvons on ne peut plus facilement nous rendre compte de faits qui semblent au premier abord inexplicables. Enfin n’avons-nous pas lieu d’être étonnés qu’on aille déterrer dans de vieux auteurs qui observaient très-superficiellement, qui n’avaient pas nos moyens d'investigation, des faits qui, si on en croyait les médecins dont nous combattons la doctrine, se rencontreraient tous les jours encore. Jusqu'à ce qu'on ait mis sous nos yeux des faits bien authentiques, nous sommes donc autorisés à négliger l'observation de Vigarous et celles qui lui ressemblent.

Cependant on possède quelques faits incontestables d'hommes ayant contracté de véritables chancres avec des femmes qui n'en avaient aucune trace, et qui portaient tout au plus de simples écoulements leucorrhéiques non inoculables. — Devant ces faits exceptionnels, M. Ricord, à l'exemple de Hernandez, avait admis que la femme servait uniquement de véhicule au pus; il suppose que du pus chancreux étant déposé dans le vagin intact d'une femme, par un homme porteur d'un chancre, est repris là, dans un second coït, par un autre individu, qui s'en trouve infecté à son tour, tandis que la femme reste indemne. Celle-ci, d'après cette supposition, aurait tout simplement servi de réceptacle au pus. — On s'est beaucoup récrié, M. Cazenave surtout, contre une telle interprétation. Avec des suppositions et des hypothèses, a-t-on dit, il n'est rien qu'on ne fasse. Malheureusement M. Cullerier, chirurgien de Lourcine, a eu la curiosité de savoir ce qu'il pouvait y avoir de vrai dans cette exorbitante supposition du chirurgien de l'hôpital du Midi. Il a donc pris du pus chancreux et l'a déposé dans le vagin d'une première malade, où il l'a laissé pendant quelque temps; puis il a repris ce pus avec précaution et l'a inoculé sur une seconde femme. Or, tandis que celle-ci avait la pustule caractéristique, la seconde n'avait absolument rien. Ainsi il est très-vrai qu'avec des hypothèses bien faites, on explique une foule de choses; il suffit tout simplement de ne supposer que ce qui est rationnel, ce qui se déduit naturellement des observations et des faits antérieurs.

On pourrait croire que nous en avons fini avec les objections ; pas du tout. — « Si tout ce que vous professez est bien vrai, nous dit-on, comment se fait-il que l'on observe souvent des véroles qui ne reconnaissent pour symptômes primitifs qu'une blennorrhagie ? » — Et d'abord, nous commençons par le reconnaître, oui il est un certain nombre de blennorrhagies qui sont suivies de vérole constitutionnelle ; mais nous n'admettons pas, il s'en faut, avec MM. Cazenave et Lagneau, que la blennorrhagie soit l'accident primitif le plus fréquent de la vérole constitutionnelle. — Nous maintenons, au contraire, que la vérole constitutionnelle succède à peine une fois sur mille à la blennorrhagie, et dans ces cas exceptionnels, nous disons et maintenons que, si la blennorrhagie a donné lieu à la vérole, c'est qu'elle était compliquée d'un chancre larvé du canal de l'urèthre ou du col de l'utérus. Chaque fois qu'on a bien cherché, chaque fois qu'on a pu ou voulu reconnaître l'existence du chancre, la chose a encore été assez facile pour qu'il ne puisse plus aujourd'hui subsister de doutes à cet égard. Si, malgré leur rareté bien positive, quoi qu'on ait dit, les cas de syphilis succédant à la blennorrhagie paraissent plus fréquents au premier abord, c'est que les cas de blennorrhagie, à Paris seulement, sont, dans une période de vingt ans, non pas de plusieurs mille, mais de plusieurs centaines de mille. Si on admettait les opinions de Hunter, des Cullerier, de M. Lagneau, de M. Cazenave, etc., les véroles, déjà très-fréquentes, le seraient cent et mille fois plus. — Comment donc ces auteurs ont-ils pu arriver à une pareille exagération ?

Nous en trouvons l'explication dans une singulière opinion de M. Cazenave. M. Cazenave se croit mieux placé à l'hôpital Saint-Louis, pour étudier la syphilis, que M. Ricord, par exemple, à l'hôpital du Midi. Nous n'inventons pas, car voici les propres paroles de M. Cazenave : — « Là « (à l'hôpital Saint-Louis) j'étais plus favorablement placé « que si je me fusse trouvé dans un établissement consacré « spécialement au traitement des maux vénériens primitifs, « où il ne m'aurait pas été permis d'apprécier complétement « le développement graduel et successif des symptômes spé- « ciaux de la syphilis. » — C'est se faire une étrange idée des services de l'hôpital des Vénériens. Est-ce qu'on n'y voit pas un très-grand nombre de malades porteurs d'accidents secondaires et tertiaires? Est-ce que les chefs de service n'ont pas le droit, et ils en usent souvent, d'y garder les malades jusqu'à l'apparition des accidents secondaires? Est-ce qu'une foule de malades qui y ont été guéris des accidents primitifs n'y rentrent pas ensuite porteurs d'accidents secondaires et tertiaires? Est-ce qu'enfin, dans la pratique civile, on ne peut pas suivre la syphilis dans toutes ses manifestations, dans son évolution la plus complète? — Qu'est-ce donc qui pourrait faire pencher la balance en faveur de l'hôpital Saint-Louis? Serait-ce le dire du malade? Il le faut bien, car on n'a guère que lui pour faire l'histoire antérieure de la syphilis constitutionnelle. L'histoire ainsi faite a permis d'établir — que les accidents secondaires peuvent survenir trente et même quarante ans après les accidents primitifs ; — que la vérole débute d'emblée par les accidents secondaires et même tertiaires ; — que certains accidents consécutifs sont inoculables ; — qu'il y a des bubons virulents d'emblée, etc. etc. C'est donc avec le dire du malade qu'on fait la science ; voyons un peu la valeur de ce témoignage.

Presque tous les malades, et surtout les femmes, trompent

ou essayent de tromper leurs médecins ; ils n'aiment pas à avouer qu'ils ont eu un chancre et des bubons , ce qui est pour eux le signe de la vérole, mais ils avouent volontiers un simple échauffement contracté avec des individus parfaitement sains , disent-ils. Pour les uns, c'est une question de pruderie ; pour les autres, une question d'amour-propre ; pour les femmes, c'est l'un et l'autre , et il s'y joint, en outre , un certain sentiment de pudeur. Une femme avoue très-bien des flueurs blanches, elle n'y fait pas la moindre difficulté ; pour lui faire avouer qu'elle a eu un chancre, il faut que vous l'y forciez , et alors même elle cherche des biais ; vous ne lui ferez jamais avouer qu'elle a eu autre chose qu'une écorchure. — En dehors du mauvais vouloir, il y a une autre cause d'erreur. Les malades n'ont jamais su, ou bien ils ont depuis longtemps oublié qu'ils ont eu des chancres. Les femmes qui ont eu des chancres vaginaux ou utérins sont bien autorisées à l'oublier ; les hommes qui ont eu des chancres partout ailleurs qu'aux organes génitaux, chancres qu'ils ont pris pour de simples boutons ulcérés, sont bien autorisés aussi à ne pas s'en souvenir deux ans, dix ans, vingt ans après. Parmi ceux même qui ont eu des chancres des organes génitaux extérieurs, beaucoup ne croient avoir eu qu'une simple écorchure, oubliée, ou qu'ils ne jugent pas à propos de rappeler. Enfin ceux qui ont eu chancres et blennorrhagie, et qui le savent, parleront plus volontiers de celle-ci que de ceux-là, parce que la blennorragie plus longue, plus douloureuse, a laissé dans leur esprit un souvenir ineffaçable ; ils ne parleront des chancres que si vous les poussez un peu. Il suffit de rappeler un instant ses souvenirs pour voir que tout ce que nous disons là est parfaitement vrai. — Telle est donc la valeur du témoignage des ma-

lades ; pour qu'elle ne fût pas tout à fait nulle, il faudrait que le médecin, arrivant avec un esprit de doute, les
pressât un peu et ne se contentât pas de leur premier témoignage. Ce n'est pas là la disposition d'esprit de M. Cazenave et de son école : que lui importe de trouver un
chancre dès qu'il a mis le doigt sur une blennorrhagie,
puisque la blennorrhagie, selon lui, est un des accidents
primitifs de la vérole, tout comme le chancre.

Ce n'est donc pas avec le dire du malade qu'on peut faire
une histoire vraie ; c'est cependant ainsi que Hunter la
faisait ; c'est ainsi que M. Cazenave et M. Lagneau la font.
Aussi ne trouve-t-on dans leurs observations, très-nombreuses d'ailleurs, aucun caractère de certitude, rien qui
commande la conviction, rien qui soit à l'abri de la critique ; il suffit d'ouvrir les livres de ces auteurs pour s'assurer que nous n'exagérons rien. M. Beaumès, dans son
Traité des maladies syphilitiques, cite cinq observations
qui paraissent, au premier abord, plus concluantes ; ce sont
cinq cas de blennorrhagie, suivis d'accidents consécutifs ;
mais ces cinq cas eux-mêmes ne sont pas entourés, il s'en
faut, des précautions nécessaires pour ébranler notre conviction. Ainsi *un* des malades de M. Beaumès avait eu des
chancres antérieurs ; ne peut-on pas leur rapporter les accidents actuels ? Dans *deux* autres cas, l'inoculation n'ayant
pas été faite, nous devons, nous, en présence des accidents
secondaires, admettre des chancres larvés. Un *quatrième*
malade portait, à notre avis, et nous parlons d'après l'observation de M. Beaumès, un chancre du nez. Chez lui seulement les accidents secondaires furent précoces ; mais cette
précocité n'est pas un fait extrêmement rare. — Le *cinquième* malade enfin donna des résultats négatifs à l'inoculation. Nous avons admis précédemment que cela pouvait

arriver quelquefois, bien qu'il y eût chancre larvé ; mais encore ici, même sans cette restriction, le chirurgien de Lyon ne saurait triompher complétement, car il a oublié de noter depuis quand durait l'écoulement, ce qui ne nous permet pas de savoir si le chancre uréthral n'était pas dans la période de réparation.

De cette première partie de la discussion, nous devons conclure :

1° Que la blennorrhagie simple n'est pas un symptôme de syphilis ;

2° Qu'elle n'est pas le produit d'un virus analogue au virus chancreux ;

3° Qu'elle est une simple inflammation ;

4° Que si quelquefois (une fois sur mille) elle paraît être le point de départ de la vérole constitutionnelle, c'est qu'elle est alors compliquée d'un chancre larvé.

La vérole débute toujours par un chancre.

On vient de voir que d'après les résultats obtenus par l'inoculation, d'après aussi l'observation clinique, nous avons pu émettre, avec M. Ricord, les trois propositions suivantes :

Le chancre est toujours le point d'origine de la vérole.

Le chancre, sans induration, est un accident local, qui n'est jamais accompagné de vérole constitutionnelle.

Pour qu'il y ait vérole, il faut que le chancre s'indure.

Il avait fallu plus de dix ans d'études et d'observations à M. Ricord pour affirmer ces points de sa doctrine, et les affirmer d'une manière aussi péremptoire. Depuis aucun fait n'est venu contredire ces règles, et il suffit d'étudier quelque temps attentivement, sans idées préconçues, pour s'assurer de la vérité de ces propositions. — Néanmoins les partisans de l'ancienne doctrine n'ont pas voulu les accepter, et ils ont soutenu, quand même, leurs vieilles idées; ils ont prétendu de leur côté :

Que la vérole constitutionnelle pouvait naître d'emblée, sans chancre antérieur;

Que le chancre, loin d'être jamais une affection locale, est toujours, dès son apparition, la manifestation de la diathèse syphilitique;

Que par conséquent il n'est pas nécessaire que le chancre s'indure pour qu'il y ait vérole constitutionnelle.

En supposant que le raisonnement donnât à leurs assertions un semblant de raison, les faits leur ont toujours donné tort. Ils ont beau dire que la doctrine nouvelle est désastreuse, qu'en donnant au médecin une fausse sécurité elle peut causer au malade les plus grands détriments, ils ne peuvent apporter aucune preuve à l'appui de ces assertions.

Tous ces auteurs admettent, pour soutenir leur opinion, qu'il existe, entre l'application du virus et ses manifestations extérieures, un temps plus ou moins long qui varie de 4 à 20 et 40 jours, et qu'ils ont appelé l'*incubation*. Cette incubation est l'hypothèse la moins soutenable. — Quand on fait une inoculation, on voit que depuis le moment où le virus est appliqué, juqu'au moment où la pustule caractéristique se montre, il se développe une série non interrompue de phénomènes, qui constituent l'*évolution* du chancre (voir p. 14 et 15). — On a dit que cette évolution ne prouvait rien, parce qu'on opérait sur des individus déjà infectés, et que chez eux cette infection première empêchait justement l'incubation, mais qu'elle se montre toujours chez les individus contagionnés pour la

première fois. Cela n'est pas exact; où voyons-nous trace
d'incubation dans l'expérience de Hunter, que nous avons
citée plus haut? où, dans celle de Bell? le jeune homme qui
en fait le sujet n'avait jamais eu ni blennorrhagie ni syphilis, et cependant cinq ou six jours après l'inoculation, il
existait déjà un chancre enflammé et très-douloureux dans
le canal de l'urèthre. Cinq ou six jours, c'est précisément le
temps qu'il faut pour qu'un chancre arrive à son évolution complète; il n'y a donc pas là trace d'incubation. Il
en est de même dans les expériences de M. Robert de
Welz, et dans celle que M. Vidal (de Cassis) lui-même a
renouvelée le 1er novembre 1849; et cependant, selon ce chirurgien, il s'agissait d'un ecthyma secondaire. — Non, la
nature, bien consultée, bien interprétée, ne saurait montrer une incubation quelconque dans les symptômes de la
syphilis primitive. Comment donc a-t-on pu croire à cette
prétendue incubation? En interrogeant le malade au lieu
d'interroger la nature, comme nous le disions il n'y a qu'un
instant. Parce qu'il s'est écoulé 8, 10, 20, 30 jours entre
le coït prétendu infectant et le moment où le malade s'a-
perçoit de son chancre, on en conclut qu'il y a eu 8, 10,
20, 30 jours d'incubation. Singulière façon de faire de la
science que d'accepter ainsi le dire du premier venu! Combien d'individus ne rencontre-t-on pas qui, affectés de
chancres déjà anciens, ne s'en doutent seulement pas et
ne se plaignent que d'une chaude-pisse ou de bubons
coexistants !

Il est donc pour nous bien démontré que cette prétendue
incubation n'est qu'une création pure et simple de l'esprit;
si elle existait en effet, comme dans le vaccin, comme
dans la variole, etc., il est facile de comprendre que le
chancre ne serait jamais une affection locale, et qu'il im-

porterait peu, pour les accidents consécutifs, que le chancre fût avec induration ou non. — Mais, après ce que nous avons dit, après l'examen des faits, la doctrine que nous professons reste tout entière sur ce point comme sur tous les autres. — On peut donc reléguer parmi les faits mal observés ceux de bubons virulents d'emblée, ceux de vérole constitutionnelle d'emblée, et de beaucoup d'autres dont il est inutile de nous occuper ici plus longtemps.

On ne peut avoir qu'une seule fois un chancre avec induration, et par conséquent une seule fois la vérole constitutionnelle.

Les médecins antérieurs à notre époque, et beaucoup de nos contemporains, M. Cazenave entre autres, ont admis qu'on pouvait avoir plusieurs fois la vérole constitutionnelle. Selon cet auteur, une vérole constitutionnelle s'ajouterait à une autre vérole constitutionnelle, et ainsi de suite à l'infini ; c'est encore une assertion démentie par les faits. Depuis longtemps nous cherchons inutilement, avec M. Ricord, un individu ayant eu à deux époques différentes un chancre induré, et nous sommes encore à en trouver. Dernièrement M. Diday, chirurgien en chef de l'Antiquaille de Lyon, a porté le défi qu'on lui fournît un cas bien authentique d'un individu ayant eu deux fois la vérole constitutionnelle, et nous ne croyons pas que personne ait répondu à son défi.

On comprend d'ailleurs facilement cette loi ; elle est la même pour toutes les diathèses. La vérole constitutionnelle est une diathèse dont on guérit, ou sous le coup de laquelle on reste sa vie durant. Une fois guéri, on a acquis à son égard une immunité aussi longue que la vie. N'en est-il pas de même de la variole, du vaccin, etc.? Seulement nous accordons facilement, quoiqu'il n'y en ait pas encore d'exemple dans la science, que, de même que pour la variole, un individu pourra exceptionnellement avoir deux fois la syphilis constitutionnelle.

Cela ne prouve pas qu'un individu, ayant déjà eu un chancre induré, ne puisse pas gagner d'autres chancres (on peut être inoculé indéfiniment); seulement ceux-ci ne s'indureront pas, et par conséquent ne donneront pas lieu aux accidents constitutionnels.

Existe-t-il un ou plusieurs virus syphilitiques?

Nous avons déjà dit que la blennorrhagie n'était pas le produit d'un virus analogue au virus chancreux; il nous reste à examiner si le virus syphilitique proprement dit est toujours un, toujours le même.

Certains auteurs ont admis deux virus, d'autres trois, Carmichaël en a admis quatre; et certes, en présence de la diversité d'aspect et de forme des chancres, on est bien autorisé à se demander s'ils sont tous de la même nature. Ainsi pourquoi certains chancres s'indurent-ils, pourquoi d'autres ne s'indurent-ils pas? Pourquoi les uns sont-ils serpigineux, les autres gangréneux, les autres phagédéniques?— Il y a là bien certainement une inconnue. Suffit-il d'invoquer les tempéraments divers, l'individualité, l'idiosyncrasie? Non, pas entièrement du moins; car, tandis qu'un malade aura eu deux, trois chancres non indurés, le quatrième pourra s'indurer, un cinquième être phagédénique, et ainsi de suite. La science n'est pas encore complète sur ce point; il faut des relevés statistiques nombreux et bien faits, pour pouvoir arriver sur ce sujet à une conviction entière. Ces relevés statistiques n'ont jamais été faits, et ne pourront probablement de longtemps l'être d'une manière bien complète ; il faudrait en effet, pour obtenir un résultat, connaître toujours l'origine du chancre qu'on a sous les yeux, examiner la source où il a été puisé, en un mot connaître et comparer le chancre de l'homme et le chancre de la femme, et noter alors si, dans tous les cas, le chancre induré donne naissance à un autre chancre induré, le chancre phagédénique à un autre chancre phagédénique, le chancre non induré à un autre chancre non induré. — On comprend que si toujours les chancres de même nature se reproduisaient entre eux, on serait en droit d'en conclure qu'il y a autant de virus divers que de variétés de chancres ; que si, au contraire, les chancres se reproduisent indistinctement, si un chancre induré chez la femme donne naissance à un chancre non induré chez l'homme, un chancre phagédénique à un chancre induré, on sera forcé de conclure qu'il n'y a qu'un seul virus, modifié par les individualités différentes.

Et si on considère bien les chancres dans leur évolution et leur marche, on a déjà de fortes raisons de se ranger à cette dernière opinion. Ainsi on a pu apprécier jusqu'à un certain point les causes du phagédénisme, et on a vu que cette forme de l'infection survenait principalement chez les individus adonnés à la boisson, ou chez ceux qui sont le plus directement soumis aux causes débilitantes de la misère. — Nous savons de même que le chancre induré ne s'observe qu'une seule fois sur le même individu, et que si on peut avoir des chancres à l'infini, au moins tous ceux qui viennent après le chancre induré ne s'indurent jamais. D'après cela, il n'existerait donc pas plusieurs virus, mais un seul modifié suivant le tempérament, les habitudes, la manière d'être du malade.

Nous devons faire observer, si on voulait se livrer aux recherches statistiques que nous avons signalées, que l'inoculation de l'homme malade à lui-même ne saurait rien prouver. On le comprendra de reste, en faisant attention que la question qu'il s'agit tout d'abord d'écarter, c'est celle des influences individuelles.

En résumé donc, cette question de l'unicité du virus n'est pas encore complétement élucidée ; jusqu'à plus ample informé, nous resterons dans le doute, tout en penchant cependant pour *un virus unique*.

En résumé, et comme conclusion, nous croyons avoir démontré dans cette introduction :

1° Que la blennorrhagie et le chancre sont deux affections distinctes non-seulement par leurs symptômes, mais aussi par leur nature.

2° Que le chancre est la seule porte d'entrée de la syphilis dans l'économie.

3° Que dans l'état actuel de la science, on est encore fondé à admettre qu'il n'y a qu'un seul virus syphilitique.

Il était nécessaire d'avoir établi ces diverses propositions avant d'entrer dans l'étude classique des maladies vénériennes ; car, sans cela, nous nous serions vus obligés de nous interrompre à chaque pas et de couper notre description, pour établir les divers points qui ont fait le sujet de notre introduction.

De la syphilisation.

Quand on écrit sur une science comme la science médicale, c'est-à-dire une science incomplète, vague en beaucoup de points, obscure sur une foule d'autres, *inélucidable* très-probablement sur beaucoup, on écrit pour le présent, on n'engage jamais l'avenir. Les faits que nous avons observés l'ont été avec bonne foi, sans arrière-pensée, sans esprit de système; le temps aura beau passer sur eux, il ne les changera pas, ils resteront ce qu'ils sont. Mais, avec le temps, de nouvelles voies pourront être découvertes, de nouveaux chemins tracés; de nouveaux faits viendront s'ajouter aux anciens, et ceux-ci jetant un jour nouveau, l'explication des premiers pourra changer, leur interprétation être différente. Cela arrivera peut-être pour la syphilis; encore une fois, nous n'engageons pas l'avenir.

Et quand nous disons que cela arrivera pour la syphilis, peut-être nous trompons-nous, peut-être devrions-nous dire que cela est arrivé. — Qui n'a pas lu avec étonnement ces faits de syphilisation rapportés par M. C. Sperino? Qui n'avait pas été frappé au moins des expériences de M. Auzias-Turenne sur l'inoculation du chancre de l'homme au singe? — N'y a-t-il pas là de quoi bouleverser tous les systèmes élevés jusqu'à présent sur la syphilis? Peut-être!

Hunter, Turnbull, les Cullerier, M. Ricord, et mille autres, avaient inutilement essayé d'inoculer la syphilis aux animaux; on en avait naturellement conclu que la syphilis était propre à l'homme. Eh bien! un jour, M. Auzias annonce qu'il a réussi à pratiquer cette inoculation sur le singe, et pour qu'il n'y ait pas de contestation possible, un expérimentateur hardi, M. R. de Welz, s'inocule lui-même avec le pus fourni par la pustule du singe, et il lui survient un vrai chancre induré. C'était donc bien un chancre que portait le singe. Seulement le chancre seul ne constitue pas la vérole; il faut pour cela, nous l'avons dit et redit, il faut qu'il s'indure. Or on n'a pas encore pu obtenir de chancre induré sur le singe. — On en peut donc conclure, avec MM. Cullerier et Ricord, que le singe n'a servi que de lieu de transplantation au chancre : du pus y a été déposé, mais le singe ne l'a pas absorbé. Le chancre est resté un ulcère local, il n'y a pas eu vérole.

Cela est vrai, et nous concluons comme MM. Ricord et Cullerier; cependant ne peut-il pas se faire qu'on arrive à produire un chancre induré chez les animaux? Attendons.

M. Auzias-Turenne avait noté que les chancres inoculés à l'animal se développaient d'autant moins qu'il en avait eu davantage, le second se développant moins que le premier, le troisième moins que le second, et ainsi de suite. Il en avait conclu qu'il arrivait un moment où l'animal, sursaturé de virus syphilitique, *syphilisé*, comme il dit, était inapte à contracter un nouveau chancre; il était désormais assuré contre la vérole, et cela sans qu'aucun chancre se fût induré. — Ce résultat était diamétralement opposé à cette loi posée par M. Ricord, et que nous avons rapportée, à savoir : qu'un premier accident vénérien déjà guéri ou existant encore, à quelque période que ce soit de sa durée, n'empêche pas d'en contracter d'autres, et le nombre des inoculations successives possibles ne saurait être limité. — Il est vrai que M. Ricord concluait de trois, cinq, dix inoculations au plus. C'était quelque chose déjà; ce n'était pas assez, à ce qu'il paraît, et nous allons le voir.

M. Sperino n'a pas craint d'expérimenter sur la femme les idées de M. Auzias et s'est fait publiquement le champion de cet cette théorie. Quoi qu'il en soit, voici les expériences de M. Sperino et les résultats qu'il dit avoir obtenus. — Il a pris pour sujets d'étude cinquante-deux prostituées atteintes d'accidents primitifs ou secondaires, et leur a inoculé le pus soit de leurs propres ulcères, soit des ulcères d'une autre malade, prenant toujours très-grand soin que ces ulcères fussent en voie de progrès. — L'inoculation a été répétée chez la même malade une ou deux fois par semaine, et chaque fois sur trois ou quatre points distincts; — tandis que les premiers chancres se développaient naturellement, et comme nous l'avons indiqué, les autres, dit ce chirurgien, devenaient successivement de plus en plus petits et superficiels, de moins en moins enflammés et douloureux. — Après huit ou dix inoculations, en moyenne, les nouvelles ne produisaient plus qu'une petite pustule qui durait à peine cinq ou six jours; à partir de ce moment, les inoculations suivantes restaient sans résultat. — Mais le fait qui surprendra peut-être le plus, c'est que, sous l'influence de ces inoculations, sans traitement aucun, il dit avoir vu guérir très-rapidement des syphilides et des ulcérations secondaires de la gorge, etc. De toutes ses expériences, M. Sperino croit pouvoir conclure que :

Un certain nombre de chancres, inoculés successivement à des femmes, a rendu celles-ci réfractaires à toute inoculation ultérieure;

Ce nombre considérable de chancres n'aurait pas une seule fois, sur près de cinquante-deux cas, produit la syphilis constitutionnelle (bien entendu, les chancres ne furent pas cautérisés, et on n'administra ni mercure ni iode);

Des symptômes préexistants de syphilis constitutionnelle auraient été guéris par l'effet seul de ces inoculations réitérées. (Voy. *Gaz. méd. de Paris*, 1851, p. 480.)

Malgré ces assertions précises nous pensons qu'il ne faut pas se hâter de conclure. Ces faits ont-ils été bien observés, l'interprétation qu'on en donne ne pourrait-elle pas être toute différente? — Nous l'ignorons encore, mais nous ne pouvons pas tarder à avoir une solution définitive.

En attendant, nous maintenons ce que nous avons dit, nous contentant seulement de réserver l'avenir, et prêts à modifier nos opinions, si les faits le réclament (1).

PLAN ET DIVISIONS DE L'OUVRAGE.

Les maladies que nous allons maintenant étudier sont toutes des *maladies vénériennes*, car *toutes* elles reconnaissent pour cause ordinaire les rapprochements sexuels; mais, pour être conséquents avec nos idées, qui ne sont elles-mêmes que la déduction logique des faits bien observés et bien interprétés, nous sommes obligés de diviser cette grande famille des maladies vénériennes en deux classes bien distinctes.

Les unes, toujours maladies locales, sont uniquement bornées aux symptômes actuels et aux tissus qu'elles affectent; elles ne jettent jamais dans l'économie de germe morbide susceptible de se développer plus tard, d'infecter l'or-

---

(1) Cet article était sous presse, quand s'est ouverte à l'Académie de médecine la discussion sur la syphilisation. — On trouvera à la fin du volume tout ce qui se rapporte à cette importante question.

ganisme tout entier, et de donner naissance enfin à une affection constitutionnelle générale : ce sont

Les maladies vénériennes non syphilitiques.

Les autres, maladies toujours primitivement locales, peuvent, après un temps plus ou moins long, imprégner l'économie tout entière et donner lieu à un empoisonnement général ; elles reconnaissent pour cause première un virus spécial : ce sont

Les maladies vénériennes syphilitiques.

Dans la première classe, se rangent la blennorrhagie et les affections qui en sont la conséquence (épididymite, arthrite, ophthalmies, etc. etc.) ; dans la seconde, le chancre et ses suites (bubons, induration, syphilides, ulcérations, exostoses, périostoses, iritis, etc. etc.).

PREMIÈRE PARTIE.

MALADIES VÉNÉRIENNES NON SYPHILITIQUES.

CHAPITRE PREMIER.

DE LA BLENNORRHAGIE.

(Synonymie : *gonorrhée, chaude-pisse, uréthrite, vaginite, uréthro-vaginite*, etc.)

Le mot *blennorrhagie,* dans son acception étymologique, signifie *écoulement de mucus* (βλεννα, mucus, et ῥἐω, je coule). Il peut donc s'appliquer à tout écoulement de mucus, quelle que soit la membrane qui le fournisse ; aussi a-t-on souvent donné ce nom aux flux muqueux des yeux, des fosses nasales, des oreilles, etc. Cependant, depuis Swediaur, il est principalement consacré à désigner l'écoulement qui se produit par l'urèthre chez l'homme, par le vagin et l'urèthre chez la femme. Même avec cette restriction, il ne donne pas une idée exacte de la maladie, l'écoulement n'étant pas formé seulement de mucus, mais bien de muco-pus ; on a donc cherché de nouveaux mots pour exprimer la maladie dont nous nous occupons ici, et on a proposé ceux d'uréthrite et de balanite chez l'homme, d'uréthrite, de vaginite et d'uréthro-vaginite, chez la femme.

On peut voir, par cette variété de dénominations, qu'il n'est pas toujours facile de remplacer un nom même mauvais ; dans ce cas, il en fallait cinq pour un. Aussi presque tout le monde aujourd'hui s'accorde-t-il à conserver l'expression de blennorrhagie.

La blennorrhagie attaque également l'un et l'autre sexe : chez l'homme, elle a pour siége le canal de l'urèthre, ou seulement la muqueuse du gland et du prépuce ; chez la femme, le canal de l'urèthre, le vagin, la vulve et l'utérus. Ce sera pour nous la base d'autant de divisions et de subdivisions.

§ Ier.

DE LA BLENNORRHAGIE CHEZ L'HOMME.

1° Blennorrhagie uréthrale.

La blennorrhagie uréthrale est une affection principalement caractérisée par un écoulement de muco-pus par le canal de l'urèthre, et par une douleur plus ou moins intense lors de l'émission des urines.

Causes. — C'est ordinairement à la suite d'un coït impur et par le fait d'une contagion directe, que la blennorrhagie se développe : le pus blennorrhagique sécrété par la muqueuse génito-urinaire, se trouvant en contact avec une muqueuse saine, y développe une inflammation spéciale qui reproduit la maladie. — Cette origine cependant n'est pas la seule, et l'on voit encore la blennorrhagie se développer sous l'influence de causes variées, qui toutes ont pour effet commun de produire une inflammation de la muqueuse uréthrale ; telles sont : l'introduction des bougies ou de tout autre corps étranger dans l'urèthre, — la masturbation poussée à l'excès, — l'abus du coït, — le coït au moment où les femmes ont leurs règles, pendant l'écoulement des lochies, ou bien quand elles sont incommodées par des flueurs blanches, — les injections irritantes dans le canal. — On a dit, et on dit tous les jours, que la blennorrhagie peut être occasionnée par la présence d'un cancer ulcéré ou d'une simple ulcération de l'utérus ; comme les précédentes, ces causes doivent être rangées parmi les causes exceptionnelles, qui n'agissent que lorsqu'une autre cause prédisposante vient s'y ajouter. Il en serait de même de certaines circonstances atmosphériques qui ont pu déterminer des épidémies de blennorrhagie, comme nous les voyons produire des épidémies d'ophthalmies blennorrhagiques (Blas, de Magdebourg). — Les gonflements de la prostate, — les rétentions d'urine, — les rétrécissements de l'urèthre, — les calculs engagés dans ce canal, et même les calculs de la vessie, — la présence d'ascarides dans le rectum, — le travail de la dentition chez les enfants, — l'usage immodéré des asperges et de la bière, donnent aussi lieu quelquefois à des blennorrhagies. Nous n'admettons pas, parmi ces causes, la diathèse syphilitique, reconnue cependant par beaucoup d'auteurs ; nous nous sommes déjà suffisamment expliqués sur ce point (voir l'Introduction).

Siége. — La blennorrhagie uréthrale a toujours son siége dans la muqueuse de l'urèthre, mais ce n'est pas toujours dans le même point de ce canal ; dans le plus grand nombre des cas, c'est à la partie antérieure, dans ce qu'on nomme la *fosse naviculaire*. Il est facile de s'en assurer en pressant la verge d'arrière en avant; c'est seulement lorsqu'on arrive à ce point, que l'on voit sortir le muco-pus. Cette inflammation cependant peut occuper tous les points du canal; elle arrive quelquefois jusqu'à la prostate, et même jusqu'à la vessie : on en a la preuve dans les rétrécissements de l'urèthre, qui peuvent occuper tous les points de ce canal, et qui reconnaissent presque toujours pour cause des blennorrhagies antérieures. — Astruc croyait, à tort, que le siége de la blennorrhagie était dans les glandules de l'urèthre, les glandes de Cowper, la prostate, etc., sans que le reste de la muqueuse fût affecté.—B. Bell avait fait une division très-arbitraire et admettait à la blennorrhagie quatre siéges, dont un était dans la vessie. Bell prenait des complications pour des symptômes.

Symptômes. — Après un coït suspect, dans un intervalle qui varie habituellement entre un et quinze jours, la blennorrhagie se montre avec les symptômes suivants : — Ordinairement, le troisième ou le quatrième jour après le coït, le malade ressent à l'orifice du canal, et quelquefois sur tout le gland, une démangeaison qui n'est pas sans avoir quelque chose d'agréable et même de voluptueux; les lèvres de l'orifice du canal ne tardent pas à devenir rouges et même un peu tuméfiées. Bientôt l'écoulement survient: ce n'est d'abord que du mucus un peu plus abondant qu'à l'ordinaire qui lubréfie le canal et s'arrête à l'orifice, dont il colle les deux bords; il ne tarde pas à prendre peu à peu l'aspect purulent, et bientôt il semble uniquement formé par du pus bien lié. — Celui-ci peut se présenter sous divers aspects : tantôt blanc et comme crémeux, il est le plus souvent jaunâtre, et quand la maladie parait plus intense, il devient verdâtre. — Cet écoulement de mucos-pus est plus ou moins abondant, suivant que la maladie est plus ou moins violente ; cependant ni sa coloration ni son abondance ne peuvent, quoi qu'on en ait dit, rien faire présumer de certain sur le plus ou moins de durée de la maladie. — Lorsque l'écoulement se montre, le malade ressent dans l'urèthre une douleur ordinairement très-vive, surtout pendant l'émission des urines ; cette douleur est quelquefois à ce point intolérable que les malades, quand ils le peuvent, font tous leurs efforts pour retenir les urines ; mais, comme assez souvent il y a en même temps un peu de cystite, ils sont tourmentés par le besoin d'uriner à tout instant, sans pouvoir s'en empêcher.— La verge est rouge, tuméfiée, mais molle et souple, comme dans une demi-érection. Le gland est rouge, la peau tendue, luisante ; les lèvres de l'orifice du canal sont fortement gonflées, excoriées quelquefois, ainsi que le gland. Les érections sont fréquentes, la nuit surtout, et extrêmement douloureuses ; il existe parfois un priapisme que le médecin doit attentivement surveiller, car il peut, dans certains cas, se terminer par la gangrène. — En même temps, le canal de l'urèthre est plus ou moins rétréci, le jet de l'urine n'est plus aussi gros, aussi net, il s'éparpille. Certains malades, qui ne souffrent pas ou presque pas pendant qu'ils urinent à plein jet, éprouvent en rendant les dernières gouttes des douleurs intolérables. Il se fait dans certains cas de petites hémorrhagies par le canal de l'urèthre, surtout dans ce qu'on nomme la *chaude-pisse cordée*, dont nous parlerons tout à l'heure. Au bout d'un temps plus ou moins long, sous l'influence du traitement ou par le bénéfice seul de la nature, les symptômes s'amendent: la douleur devient moins forte, et bientôt presque nulle ; l'écoulement, moins abondant, perd les caractères du pus pour redevenir muqueux, tarit enfin, et le malade est guéri.

Telle est la marche ordinaire de cette maladie ; mais si, dans ses caractères essentiels les plus apparents, elle est toujours la même, toujours une, que de nuances, que de variétés, n'offre-t-elle pas! Que d'embarras ne donnera-t-elle pas au jeune médecin peu exercé ou inattentif! Il n'est pas très-rare de voir de vraies blennorrhagies engendrées par des vaginites qui ne sont nullement douloureuses, quoique l'écoulement soit abondant, purulent, jaune et même verdâtre : ce ne sont, pour le malade, que de simples échauffements contractés avec des femmes saines ; il n'y fait pas attention, cela doit guérir tout seul et très-vite. Que le médecin ne s'y laisse pas tromper ; cette forme de la maladie mérite son attention aussi bien que toute autre. — D'autres fois la douleur n'est pas en rapport avec l'écoulement, celui-ci étant très-médiocre, et celle-là très-intense ; ce sont en général ces formes de la maladie qui durent le plus. — Dans certains cas, la blennorrhagie revêt les caractères d'une affection inflammatoire des plus vives : la verge est énormément tuméfiée, très-douloureuse ; la douleur s'étend aux bourses, aux aines, à l'anus ; il se fait quelquefois de petits abcès sur le dos du pénis : ceux-ci sont ordinairement précédés par des traînées d'angioleucite. — Dans certains cas encore, et surtout chez les personnes à chairs molles et flasques, à tempérament lymphatique, la blennorrhagie débute d'une manière chronique : la douleur est nulle ou presque nulle, l'écoulement peu abondant et presque entièrement muqueux. Dans ces cas, qui sont toujours très-longs, les malades accusent invariablement non pas un coït récent, mais une blennorrhagie antérieure datant quelquefois de dix ans, ou bien une vérole précédente ; cette dernière opinion est partagée par les médecins, qui admettent comme cause de la chaude-pisse la diathèse vérolique. Le jeune médecin doit se défier de ces explications ; s'il se donne la peine de chercher attentivement, il trouvera la fausseté de cette prétendue étiologie, en découvrant un coït récent et quelque peu suspect.

Chaude-pisse cordée. — Une des formes qui mérite plus particulièrement de fixer notre attention, est celle qu'on désigne vulgairement sous le nom de *chaude-pisse cordée.* Cette expression est trop juste, trop exacte, pour que nous essayions de la changer. La blennorrhagie ne devient guère *cordée* que dans la forme la plus inflammatoire, quoique, selon Hunter, il puisse y avoir une forme spasmodique. Toujours est-il que, dans ces cas, les érections sont excessivement douloureuses, et très-fréquentes, surtout la nuit. La verge ne peut pas se redresser, elle est courbée en arc de cercle dont la concavité regarde en bas (1). Nous l'avons dit, la douleur est horrible, au point que les malades saisissent instinctivement leur verge pour

______

(1) Voici comment est produite cette courbure : le canal de l'urèthre, dur, enflammé, forme une sorte de corde le long de la partie inférieure de la verge, et ne peut pas suivre les corps caverneux dans leur développement pendant l'érection ni même la demi-érection ; alors, tandis que la partie dorsale du pénis tend à s'allonger et s'allonge effectivement, la partie inférieure se recourbe, et la verge forme un véritable arc de cercle. — Selon Hunter, la *cordée,* ainsi qu'il l'appelle, serait produite par une extravasation de lymphe coagulable dans les cellules du tissu réticulaire. Cette lymphe, faisant adhérer alors ces cellules, « enlève au corps spongieux de l'urèthre sa faculté d'extension, et le rend incapable de suivre l'accroissement de volume des corps caverneux, d'où il résulte une incurvation de la verge pendant l'érection » (*).

(*) *Œuvres de Hunter,* traduct. de Richelot, t. II, p. 214.

en augmenter la courbure, de manière à arrêter l'effet de
l'érection ; quelques-uns l'appliquent contre un meuble dur
et résistant, et d'un violent coup de poing rompent, comme
ils disent, la corde : cette imprudence, suivie il est vrai
d'un prompt soulagement, occasionne toujours des hémorrhagies plus ou moins abondantes, et devient souvent
la cause d'un rétrécissement de l'urèthre très-difficile à
guérir.

Marche. — Durée. — Terminaison. — Comme
toutes les affections inflammatoires, la blennorrhagie offre
dans sa marche trois périodes : une période ascendante, une
période d'état, une période descendante. La première dure
ordinairement 15 jours, et peut se prolonger 20 et même 25
jours ; il est difficile de préciser la durée de la période d'état,
qui est en général d'assez courte durée ; la période de déclin
dure à peu près autant que la période ascendante. Au total,
cette maladie, abandonnée à elle-même, a une durée d'environ 30, 40 ou 60 jours. Mais ici l'art est d'une efficacité
incontestable : on sait qu'on peut faire avorter la blennorrhagie en 24 ou 48 heures ; convenablement traitée, par la
méthode que nous indiquerons bientôt, elle ne doit pas
durer plus de 15 à 20 jours. — Elle peut se terminer franchement ou passer à l'état chronique, forme sous laquelle
il est toujours très-difficile de la guérir.

Diagnostic. — L'existence de la blennorrhagie uréthrale chez l'homme est toujours facile à constater, il est
donc inutile d'insister sur ce point. Malheureusement il n'est
pas aussi facile de reconnaître si cette affection est simple ou
compliquée de la présence d'un chancre uréthral ; et cependant cette question est du plus haut intérêt, surtout au

point de vue du pronostic. Nous y reviendrons plus tard, quand nous traiterons du chancre, et nous renvoyons le lecteur à cette partie de notre livre (voir art. *Chancre*). Il serait bon aussi de reconnaître la cause directe de la blennorrhagie, mais il n'est pas toujours aisé de remonter à cette cause. Il est très-utile aussi d'étudier attentivement le tempérament du malade, pour reconnaître ce qui, dans la blennorrhagie, doit être rapporté à la scrofule, aux tubercules, à une syphilis antérieure, etc. etc.

Pronostic. — Si le pronostic de la blennorrhagie est toujours bénin par rapport à la vie du malade, il est cependant assez sérieux par les suites qu'entraîne fréquemment cette affection. Sans parler des troubles dont une semblable maladie peut être l'occasion dans l'intérieur des familles, de ce qu'elle présente d'incommode et de dégoûtant, elle est fréquemment le point de départ d'inflammations douloureuses de la vessie, de l'épididyme, et du testicule lui-même; elle peut donner lieu à des arthrites graves, à des ophthalmies redoutables; enfin elle est la cause la plus ordinaire des rétrécissements de l'urèthre. Il faut que le jeune médecin sache bien tout cela, pour n'être point pris à l'improviste et pour ne point encourir les reproches qu'on ne manquerait pas de lui adresser, s'il n'avait pas su à temps avertir le malade de l'apparition possible de ces accidents.

Traitement. — Si toutes les blennorrhagies se ressemblent au premier coup d'œil, elles sont loin de s'accommoder d'un traitement unique; en effet, la guérison de ces maladies est bien souvent une pierre d'achoppement même pour le médecin le plus exercé. — Une autre cause encore de l'insuccès ou de la lenteur du traitement, c'est l'idée où sont les malades que les blennorrhagies se guérissent toutes de la même façon, et qu'un remède banal leur convient toujours indistinctement ; par suite de cette idée, ils ne vont chez le médecin que lorsque l'écoulement dure déjà depuis un temps assez long : or la blennorrhagie est d'autant plus difficile à guérir qu'elle a duré davantage. — Pour simplifier autant que possible la tâche du médecin, nous allons exposer avec soin les traitements qui conviennent dans les différentes nuances et dans les diverses phases de cette affection, sans nous perdre dans des détails oiseux, mais sans négliger aucune considération, aucune donnée importante.

Nous dirons d'abord quelques mots d'une méthode presque généralement employée il y a quelques années, et qu'un certain nombre de praticiens mettent encore en usage ; nous voulons parler de la méthode dite de *temporisation*. — Un préjugé généralement répandu dans le public veut qu'on laisse durer l'écoulement pendant un certain temps avant d'essayer de l'arrêter : la guérison prompte, dit-on, expose à des accidents nombreux, dus à ce que l'humeur viciée reflue dans le sang et infecte ainsi l'économie tout entière. Quoique professée par Hunter et par quelques hommes du plus grand mérite, cette opinion ne soutient pas l'examen. Dans la blennorrhagie, comme dans toutes les inflammations aiguës des muqueuses, comme d'ailleurs dans toutes les maladies aiguës, on doit guérir le plus vite possible. Quoi qu'il en soit, voici ce traitement, tel qu'on le formulait sous l'influence de cette idée erronée.

Pendant toute la durée de l'écoulement, le malade devait s'en tenir aux tisanes simplement délayantes ou légèrement diurétiques, telles que l'infusion de fleurs de mauve, de guimauve, la décoction de graine de lin, d'orge, de chiendent, de fraisier, la tisane de gomme arabique, etc. etc., additionnées d'une légère quantité de sel de nitre. Quelques médecins avaient une tisane différente pour chaque période de la maladie ; cela était puéril, mais pouvait faire croire aux ressources thérapeutiques du praticien. Pendant qu'il buvait cette tisane, le malade devait faire usage d'une nourriture légère, viandes blanches, légumes, etc. etc., s'abstenir de vin pur, de liqueurs alcooliques, de café, etc. A la fin de la maladie, quelques médecins ordonnaient de petites injections médiocrement irritantes ou astringentes ; mais le plus grand nombre rejetaient des *moyens aussi incendiaires*. Enfin quelques-uns, considérant la blennorrhagie comme une vérole mitigée, faisaient faire un petit traitement mercuriel. — En d'autres termes, on abandonnait à elle-même la maladie réelle, et l'on faisait un traitement pour une affection imaginaire ; le tout durait de 4 à 6 semaines. — Dans les formes très-inflammatoires, on avait recours aux bains, aux sangsues, à la saignée même, et à la diète.

Nous devions ce traitement au Val-de-Grâce ; aujourd'hui peu de médecins le mettent en usage, et l'on se hâte avec raison de supprimer la maladie par des moyens plus efficaces. — Nous ne croyons pas pouvoir mieux faire pour donner une idée du traitement actuellement en usage, que de résumer une note de M. Ricord sur ce sujet (*OEuvres de Hunter,* traduction de M. Richelot, t. II, p. 260 et suiv.).

Il divise le traitement en abortif, palliatif, et curatif.

«**Méthode abortive.** Tant qu'il n'y a pas de signe de

«vive inflammation, au premier, au deuxième, au troisième
«jour, et même plus tard, les injections au nitrate d'argent
«à haute dose, 0,50, 1 gram. et plus, sur 30 gram. d'eau,
«en même temps que le cubèbe ou le copahu à l'intérieur,
«suffisent quelquefois pour arrêter net l'écoulement. Quand
«l'état inflammatoire est franchement établi, cette méthode
«serait nuisible, au lieu d'être utile.

«**Traitement palliatif.** Voici en quoi il consiste pen-
«dant la période aiguë de la blennorrhagie : Repos général
«de l'individu, mais, par-dessus tout, repos local de la partie
«malade; usage d'un suspensoir pendant la marche et la
«station droite; régime sévère, en rapport toutefois avec les
«forces de l'individu et l'intensité du mal; éviter les exci-
«tants de tout genre, et plus particulièrement les liqueurs,
«la bière, les asperges, etc. ; boissons rafraîchissantes abon-
«dantes, au goût du malade; entretenir la liberté du ven-
«tre; bains entiers, bains locaux, lotions, injections émol-
«lientes, etc. ; évacuations sanguines locales ou générales,
«suivant les cas et l'intensité du mal. — Lorsque l'état
«aigu cède, il faut abandonner ces moyens et passer au
«traitement curatif.

«**Traitement curatif.** Dans cette période, on s'a-
«dresse aux antiblennorrhagiques proprement dits. Ici deux
«ordres de moyens se présentent: moyens directs, moyens
«indirects. — 1° *Moyens directs.* La médication directe a
«pour but d'isoler les muqueuses malades en les empêchant
«de se toucher, de s'opposer au séjour ou à la stagnation
«des sécrétions morbides, et de modifier la vitalité de
«la membrane malade. Les moyens à l'aide desquels, chez
«l'homme, on pourrait remplir la première indication, pré-

«sentent de graves inconvénients : tels sont l'introduction
«dans l'urèthre de sondes, de bougies, de tentes, etc. ; il
«vaut donc mieux ne pas y avoir recours. Quant aux deux
«dernières indications, on y satisfait surtout par les injec-
«tions... M. Ricord préconise avec raison les injections au
«nitrate d'argent, et principalement la formule suivante :

Nitrate d'argent cristallisé. . . .   0,10
Eau distillée. . . . .   250 grammes.
                    Mêlez.

«On fera ces injections avec une seringue en verre termi-
«née par un bout en ivoire ; elles seront froides, et on les
«poussera dans toute la longueur du canal. On fera six in-
«jections par jour. Si l'écoulement augmente, s'il devient
«sanguinolent, on les suspendra pendant deux ou trois jours
«pour les reprendre ensuite. Il faut quelquefois augmenter
«graduellement la force de ces injections. «En donnant la
«préférence aux injections de nitrate d'argent, il ne faut
«cependant pas exclure les autres de la pratique ; et sou-
«vent nous avons retiré de grands avantages des injections
«avec l'acétate de plomb, quand le nitrate d'argent irrite
«sans bénéfice ; avec le zinc, quand les derniers restent sans
«effet ; avec le vin rouge chargé de tannin, lorsqu'il existe
«du relâchement et de l'atonie ; des injections laudanisées,
«quand on a besoin d'un astringent sédatif ; enfin de celles
«avec le sublimé, l'iode, l'iodure de fer, quand il faut
«obtenir une modification ou une perturbation plus pro-
«fonde, etc. etc.» — 2° *Moyens indirects*. On doit y re-
«courir en même temps qu'on se sert des injections, et quel-
«quefois même auparavant, quand l'urèthre est ou trop irrité
«ou trop irritable. «On peut les ranger, d'après leur plus
«ou moins d'efficacité, dans l'ordre suivant : copahu, cu-

«bèbe, térébenthine, purgatifs, diurétiques, astringents,
«toniques, iode, révulsifs cutanés, etc. » Le copahu paraît
«avoir une action antiblennorrhagique spéciale. Il agit sur
«l'estomac, les intestins, les voies urinaires, la peau, et,
«dans quelques cas, les centres nerveux. Sur l'estomac, il
«produit des rapports, des nausées, des vomissements, et
«même une véritable inflammation, tout cela en pure perte
«pour la blennorrhagie. — Dans le canal intestinal, il pro-
«duit des purgations ou la constipation, et aussi quelquefois
«un certain degré d'irritation ; il n'est pas cependant, même
«alors, sans une certaine utilité. — «Mais l'action spécifique
«du copahu a lieu surtout lorsqu'il est admis à traverser
«les voies urinaires, ce qui n'arrive que dans les cas où le
«canal intestinal a pu le tolérer. On a alors une véritable
«action topique : la substance active du copahu, mélangée
«à l'urine, agissant à la manière des injections (1).

« Cette action se manifeste par un peu d'augmentation dans
«la sécrétion de l'urine, dont l'odeur change en se combi-
«nant à celle du remède, par une excitation quelquefois
«assez vive du col de la vessie, qui entraîne de plus fré-
«quents besoins d'uriner, et enfin par une chaleur ordinai-
«rement accrue dans l'urèthre pendant l'émission. C'est
«vraiment ici qu'on reconnaît l'action presque spécifique du
«baume de copahu, et cela est tellement vrai, qu'on peut
«dire qu'il est aussi puissant contre la blennorrhagie *uré-
«thrale* des deux sexes, qu'il est nul pour les autres variétés
«de cette affection. — Le copahu détermine souvent des
«éruptions sur la peau ; on doit alors en suspendre immédia-
«tement l'usage. Enfin il agit quelquefois, mais rarement,

---

(1) Aussi a-t-on conseillé, mais sans grand succès, des injections avec
l'urine des malades qui font usage du copahu.

« sur les centres nerveux, qu'il congestionne plus ou moins.
« — On ne doit pas appliquer le copahu localement, et on ne
« doit le donner en lavement que par exception , car il est in-
« finiment moins efficace par l'intestin que par l'estomac. —
« Plus le copahu est pur, plus il a d'action. On doit donner
« la préférence aux capsules qui le contiennent en nature.—
« Quand le copahu purge trop, il faut l'associer aux opia-
« cés ; aux purgatifs légers, lorsqu'il constipe ; aux diuré-
« tiques, lorsqu'il est sans action sur la sécrétion urinaire.
« — (Ce n'est pas en commençant par de petites doses qu'on
« obtient les meilleurs effets ; on peut en donner de 8 à 10
« grammes par jour, et jusqu'à plus de 30 , selon les suscep-
« tibilités individuelles. Quand le copahu a produit son effet,
« il ne faut pas en suspendre l'emploi brusquement ; on doit
« aller par doses décroissantes.) Immédiatement après le
« copahu , et presque sur la même ligne , vient le poivre
« cubèbe, dont la dose est de 24 grammes à 30 et même
« 60 grammes par jour ; on l'unit souvent au copahu.— Les
« térébenthines sont bien moins efficaces ; — les purgatifs,
« les diurétiques, ne servent qu'à remplir certaines indica-
« tions ;—les astringents, les toniques, l'iode, etc., ne peu-
« vent être considérés que comme des moyens purement
« accessoires. »

Tels sont les sages et judicieux conseils du chirurgien de
l'hôpital du Midi ; cette méthode, généralement employée
aujourd'hui, compte un si grand nombre de succès, qu'il
n'est pas utile de plaider en sa faveur. Nous nous permet-
trons cependant tout à l'heure de lui faire quelques objections ; auparavant nous voulons mentionner une autre méthode de traitement très-efficace et très-vantée, surtout par
M. le professeur Velpeau :

« Ce traitement, dit M. Velpeau, est un véritable traite-

ment abortif ; il consiste dans l'administration simultanée
du cubèbe et du copahu. — Il est rare que l'on donne le
cubèbe seul ; il devrait alors être pris à de très-fortes doses,
10, 20 et même 30 grammes dans la journée. On le conçoit,
à cette dose, la poudre de poivre cubèbe est difficile à
prendre ; cependant, chez les personnes faibles, on doit le
préférer au copahu, ou du moins commencer par lui, et
pour cela on le fait avaler tout d'un trait, délayé dans de
l'eau tiède de tilleul, ou simplement dans de l'eau sucrée.
Ainsi administré seul, ce médicament doit être continué
longtemps.

« Le copahu est incontestablement plus efficace, mais il est
rebutant et n'est pas supporté par tous les estomacs, sous
quelque forme qu'on l'administre d'ailleurs (bols, capsules, etc. etc.) ; c'est ce qui a déterminé à administrer les
deux substances ensemble. On fait un mélange ainsi composé :

Baume de copahu. . . . .   15 à 20 grammes.
Poudre de poivre cubèbe. . . .   8 à 10   —
Magnésie. . . . .   q. s.
                    Mêlez.

Cette quantité doit durer deux ou trois jours, suivant le
tempérament de l'individu et la tolérance de l'estomac ; elle
peut même être prise en un seul jour.

« On supprime assez souvent l'écoulement avec une seule
de ces doses, pourvu que la maladie soit prise au début ;
mais, si l'on en reste là, il ne tarde point à reparaître, et
même plus intense. Voici alors comment il faut s'y prendre :
Au bout des deux ou trois jours qu'a duré la première dose,
on en recommence immédiatement une seconde ; à la fin de
cette deuxième dose, on s'arrête un jour, puis on en reprend une nouvelle qui doit durer un jour de plus que la

deuxième, et on se repose deux jours ; on prend alors une nouvelle dose qui doit durer un jour de plus que la troisième, et on s'arrête trois jours ; on passe ensuite à une autre, etc. etc. — Après ce laps de temps, qui a duré vingt jours environ, on peut supprimer tout traitement ; la blennorrhagie est définitivement guérie. — Le médecin doit insister auprès des malades pour leur faire suivre tout le traitement, car ceux-ci sont assez disposés à le cesser dès que l'écoulement a disparu. »

On voit que les partisans de cette méthode thérapeutique ne parlent pas des injections, qu'ils jugent en effet inutiles avec un pareil traitement.

Nous avons essayé souvent et le traitement de M. Ricord et celui que préconise le professeur de la Charité ; tous les deux nous ont parfaitement réussi. Si nous avions à choisir cependant, nous préférerions encore le dernier. Mais nous avons quelques observations légères à faire à l'un et à l'autre, celui de M. Ricord en premier lieu.

Nous nous expliquons difficilement pourquoi il insiste sur le traitement palliatif. Hors les cas où l'inflammation est excessive, il nous a toujours paru convenable de commencer immédiatement l'usage du copahu et du cubèbe ; seulement nous attendons quelque temps avant de faire des injections irritantes. Nous croyons que le temps consacré au traitement palliatif est un temps précieux perdu en pure perte. — Nous croyons aussi que le copahu gagne à être associé au cubèbe, et que ce mélange a beaucoup plus d'efficacité que le copahu seul ou le cubèbe seul ; il est d'ailleurs mieux supporté par l'estomac que le copahu pur. — Enfin nous n'avons eu que bien rarement à nous louer de la méthode abortive par les injections de nitrate d'argent à haute dose. En général cette méthode, au moins dans nos mains, a été plutôt nuisible qu'utile ; aujourd'hui nous y avons, pour notre compte, complétement renoncé.

La base du traitement de M. Velpeau est celle que nous avons adoptée dans notre pratique ; seulement nous négligeons certains préceptes inutiles, disons le mot, futiles. Cette durée du traitement limitée à l'avance, réglée, compassée à un jour, à une heure, à une minute près, ces temps d'arrêt tombant régulièrement et se limitant, s'allongeant, se raccourcissant avec une ponctualité chronométrique, tout cela nous a paru plus que superflu. — Mais ce que nous ne saurions trop louer dans cette médication, c'est l'usage simultané du copahu et du cubèbe donnés à haute dose, comme on a pu le voir.

Pour nous, en résumé, voici comment nous formulons notre méthode de traitement ; ce que nous allons dire s'applique aux cas d'intensité commune sans complications.

Dès le premier jour, nous faisons prendre une mixture composée de copahu et de cubèbe à très-haute dose, d'après la formule suivante :

<pre>
Copahu. . . . .   20 grammes.
Cubèbe.   10   —
Magnésie. . . . .   q. s.
</pre>

A prendre dans la journée : un tiers le matin, un tiers vers midi, un tiers en se couchant.

On reprend cette dose le lendemain et les jours suivants, jusqu'à ce que l'écoulement soit arrêté, et il n'est pas rare que ce soit le deuxième, le troisième ou le quatrième jour. — Mais alors, loin de suspendre le traitement, on le continue pendant huit jours ; seulement on prend une dose moitié moindre. — En même temps que l'on fait usage du mélange ci-dessus, et dès le premier jour, nous conseillons l'usage des injections astringentes ou irritantes. Les injections au nitrate d'argent de M. Ricord réussissent très-souvent ; cependant nous préférons la formule suivante :

$$\left. \begin{array}{l} \text{Tannin.} \ldots \ldots \ldots \\ \text{Sulfate de zinc.} \ldots \end{array} \right\} \ \bar{a}\bar{a} \quad \text{2 grammes.}$$

Eau. . . . . 400 —

Mêlez.
Faites quatre injections par jour.

L'usage de ces injections doit être continué aussi long-temps que celui de la mixture au copahu et au cubèbe ; on fera même prudemment en le continuant quelque temps encore.

Chaque fois que ce traitement a pu être supporté, il nous a toujours parfaitement réussi, et cela dans un temps très-court. Malheureusement tous les estomacs ne peuvent pas tolérer des doses aussi considérables de copahu et de cubèbe : ceux-ci donnent quelquefois lieu à des vomissements, à de la diarrhée, le mal ne se guérit pas, et il est alors très-difficile de faire prendre même de très-petites doses de copahu, sans que l'estomac et les intestins ne se révoltent aussitôt. — On ne peut pas dire *a priori* quels sont les individus qui supporteront le mieux l'usage du remède : nous avons vu des individus très-grêles, d'apparence extrêmement délicate, qui en faisaient usage sans s'en apercevoir ; et d'autres, au contraire, très-forts, très-robustes, digérant bien d'habitude, qui en étaient incommodés dès la première dose au point de devoir le suspendre. — Il nous a pourtant paru, et nous ne saurions trop expliquer pourquoi, que les malades dont l'estomac tolérait le moins facilement cette mixture étaient en général très-impressionnables, très-nerveux.

On voit que si nous vantons beaucoup ce traitement, nous en faisons aussi toucher du doigt les inconvénients. Toutefois les inconvénients que nous venons de signaler, ces accidents du côté de l'estomac et des intestins ; n'ont aucune suite si on a le soin d'interrompre immédiatement le remède pour le reprendre un ou deux jours après, mais à des doses beaucoup plus petites. Malgré ces précautions, il est encore quelques malades qui ne peuvent supporter le copahu, même aux doses les plus faibles. Dans ces cas, il convient de ne point insister davantage, et de recourir immédiatement aux injections, qui, à elles seules, et sans l'aide des balsamiques, peuvent très-bien guérir la blennorrhagie.

Bien que venant en seconde ligne dans le traitement de la blennorrhagie, les injections n'en sont pas moins des moyens fort recommandables : il nous est impossible d'aller plus loin sans en dire quelques mots. Nous ne voulons pas nous étendre longuement sur leurs avantages ; nous dirons seulement qu'elles peuvent très-bien, toutes seules, guérir les blennorrhagies ordinaires, et que, comme adjuvant du copahu et du cubèbe, elles sont d'un grand secours, hâtent la guérison, et, nous le croyons, la consolident. Nous ajouterons enfin que les injections sont le meilleur et peut-être le seul moyen de guérir des blennorrhagies anciennes, chroniques, et ces écoulements vulgairement connus sous le nom de *goutte militaire*. — Nous nous étendrons davantage sur ce qu'on a dit du danger des injections.

A en croire certains auteurs, l'usage des injections serait une pratique désastreuse, exposant aux plus graves accidents. Ainsi, disent-ils :

1° Les injections, poussant devant elles la matière blennorrhagique contagieuse, étendent la maladie et la prolongent.

Il s'en faut de beaucoup que cela soit prouvé. Nous ne savons pas parfaitement encore comment agit la matière blennorrhagique; mais nous pourrions presque affirmer, dès aujourd'hui, qu'elle n'agit pas de la façon qu'on semble le craindre ici, car nous n'avons encore jamais vu les faits donner même un semblant de certitude à cette opinion purement théorique.

2° Les injections donnent souvent lieu à l'inflammation du col de la vessie, et aux engorgements des épididymes.

Sans doute elles seront nuisibles et produiront des accidents si elles sont trop concentrées, si les matières que l'on emploie ne sont pas convenables, si on les fait à contre-temps ou à contre-sens, toutefois il ne faut pas en accuser les injections, mais le mode vicieux d'après lequel on les administre.

Enfin l'objection capitale, celle que font beaucoup de malades, est la suivante :

3° Les rétrécissements de l'urèthre sont causés par les injections. — Examinons ce reproche. — Quel est l'effet de l'inflammation sur toutes les muqueuses? La tuméfaction et l'engorgement de celles-ci, et, pour peu que l'inflammation soit intense ou se prolonge, la tuméfaction du tissu cellulaire sous-muqueux. Par conséquent, dans les canaux recouverts par une muqueuse, toute inflammation donnera lieu à un rétrécissement momentané de ces canaux. Dans l'œsophage, par exemple, le bol alimentaire éprouvera une certaine difficulté à passer; dans les bronches, il y aura un peu de dyspnée; dans l'urèthre, le jet de l'urine sera plus grêle; que l'inflammation cesse après une courte durée, tous les accidents cesseront aussi, et tout rentrera dans l'ordre, quel que soit le traitement mis en usage ; mais que cette inflammation se prolonge et devienne chronique, ne voit-on pas que la muqueuse, que le tissu cellulaire, peuvent rester indéfiniment engorgés, et que, s'il s'agit d'un conduit, d'un canal, celui-ci pourra, par ce fait seul, rester plus ou moins rétréci indéfiniment? C'est ce qui arrive au canal de l'urèthre dans les cas de blennorrhagies longues et rebelles ; guérissez promptement le mal par le copahu ou les injections, n'importe, et le malade n'est pas exposé aux rétrécissements ; que le mal se prolonge, au contraire, et passe à l'état chronique, et les rétrécissements sont à craindre, qu'on n'ait ou qu'on n'ait pas fait usage des injections. En résumé, on a mis sur le compte des injections ce qui n'est pas l'effet du mal ; qu'on étudie consciencieusement les faits sous ce point de vue, et on ne tardera pas à être entièrement convaincu de l'innocuité, disons mieux, de l'utilité des injections dans la maladie qui nous occupe. Nous ne prétendons pas dire que les injections empêchent directement les rétrécissements de l'urèthre, mais elles les empêchent chaque fois qu'elles guérissent promptement l'écoulement. — L'opinion contraire d'ailleurs n'est plus soutenue aujourd'hui que par le vulgaire et quelques médecins encore imbus de vieux préjugés.

En somme donc, l'usage des injections est toujours utile quand celles-ci sont prudemment et convenablement administrées.

Passons maintenant à quelques indications particulières. Dans certains cas, la blennorrhagie se présente avec des caractères inflammatoires tellement intenses, qu'il faut d'abord s'adresser au traitement antiphlogistique ; alors le repos, la diète, les sangsues, et même la saignée générale, les bains locaux et généraux, les injections émollientes et légèrement narcotiques, sont indiqués.—Lorsque l'inflammation sera calmée, on s'adressera aux moyens curatifs que nous avons énumérés plus haut. — C'est surtout dans la chaude-pisse cordée que ce traitement antiphlogistique trouve son application; cependant la *cordée*, comme dit Hunter, n'est pas toujours accompagnée d'un tel excès d'inflammation; dans ces cas donc, les antiphlogistiques pourront être négligés. — Mais la cordée, comme toutes les blennorrhagies très-inflammatoires, s'accompagne, surtout la nuit, d'érections fréquentes et horriblement douloureuses. On a indiqué plusieurs moyens de les empêcher, tels que l'immersion de la verge dans l'eau froide, l'application continuelle sur la verge de compresses froides. On a conseillé aussi au malade de se lever de son lit et de se promener quelque temps les pieds nus. Ces moyens doivent être rejetés; les sangsues réussiront souvent à calmer ces érections, mais un moyen encore plus simple et aussi sûr, c'est l'usage, tous les soirs, d'une ou deux des pilules suivantes :

Extrait d'opium. . . . . 1 part.
Camphre. . . . . 4 —
F. s. a. des pilules de 10 centigram.

On pourra joindre à ce moyen des injections émollientes dans lesquelles on ajoutera quelques gouttes de laudanum, des frictions avec le cérat opiacé seront aussi utiles dans ces cas; enfin on recommandera aux malades de ne pas coucher dans des lits trop mous, et surtout d'éviter le décubitus dorsal, rien ne disposant plus aux érections que le décubitus dans cette position.

Nous avons dit ailleurs qu'il survenait quelquefois, sur

le dos de la verge, des abcès, suite d'une lymphangite suppurée ; le médecin doit les ouvrir de bonne heure, et se hâter de donner issue au pus.

Tels sont les moyens qui conviennent dans les blennorrhagies aiguës ; bien administrés il suffiront dans presque tous les cas pour amener une prompte guérison. Toutefois, dans certains cas aussi, quels que soient les moyens employés, avec quelque discernement qu'on les ait mis en usage, la maladie passera à l'état chronique, et c'est alors que le traitement deviendra long, embarrassant, ennuyeux pour le malade et le médecin. — Nous allons nous occuper de cet état dans le paragraphe suivant.

2° De la blennorrhée.

(SYNONYMIE : *blennorrhagie chronique, suintement habituel, goutte militaire.*)

Définition. — La blennorrhée consiste dans un suintement peu abondant d'une matière mucoso-purulente, ténue, ressemblant à du petit-lait ; elle n'est point accompagnée de douleur, et lors même qu'elle succède à une blennorrhagie, elle n'est point contagieuse ; seulement elle peut, sous l'influence d'un excès de table, de coït ou de toute autre excitation un peu vive, passer de nouveau à l'état de blennorrhagie, et recouvrer en même temps la funeste propriété de se transmettre. — Dans la blennorrhée, le pus mélangé au mucus est toujours en petite quantité, relativement surtout à celui que l'on trouve dans la blennorrhagie franche.

Causes. — Lé traitement de la blennorrhée serait beaucoup moins rebelle, beaucoup plus simple, si on pouvait déterminer convenablement les causes du mal ; mais, malgré tout ce qu'on a dit et écrit à ce sujet, ce chapitre est bien loin d'être éclairci. On peut bien invoquer les tempéraments, les habitudes, les diathèses, etc., tout cela est facile ; mais l'homme le plus habile pourrait-il dire, *a priori*, que chez tel malade la blennorrhagie se terminera par la blennorrhée ; que chez un autre la blennorrhagie sera chronique d'emblée ? Non. Il y a des présomptions pour supposer que chez les individus lymphatiques, à cheveux blonds, à chairs molles et rosées, la blennorrhée surviendra ; mais cela n'est rien moins que certain, et on verra souvent apparaître cette forme de la blennorrhagie chez des individus robustes et sanguins, chez lesquels l'examen le plus scrupuleux ne peut faire reconnaître aucun vice héréditaire, aucune diathèse acquise. Après ce que nous avons dit dans notre introduction, nous ne rangerons pas parmi les causes de la blennorrhée la diathèse syphilitique. — Nous accuserons plus volontiers, dans les cas de ce genre, le tempérament ou une sorte de disposition catarrhale qui font que certains individus ont, sous l'influence de la moindre cause, des écoulements intarissables du nez, des bronches, etc. Que chez eux la muqueuse de l'urèthre soit affectée, et bientôt l'écoulement va devenir chronique. — Le plus souvent néanmoins, la blennorrhée est un état purement local ; ce qui le prouve, c'est qu'on voit souvent, sans qu'aucun traitement général ait été fait, cette affection guérie soit par une injection fortement irritante, soit par une nouvelle blennorhagie aiguë. Nous croyons cependant qu'il est un état général de l'économie qui entretient, en quelque sorte, indéfiniment ce suintement du canal de l'urèthre ; c'est cet état d'atonie, de faiblesse générale qui, chez l'homme, constitue l'anémie, et, chez la femme, la chlorose ou la chloro-anémie. — Enfin il est une cause assez fréquente et incontestable de la blennorrhée, c'est le rétrécissement de l'urèthre. Les maladies de la prostate peuvent aussi produire cet écoulement habituel. Il est souvent, au dire de M. Babington, causé par une altération de la sécrétion urinaire; dans ces cas, l'urine, trop acide ou trop alcaline, devient une cause permanente d'irritation, et produit, entre autre accidents, le suintement habituel. — Enfin les hémorrhoïdes et les vers intestinaux, chez les enfants, sont souvent des causes de blennorrhée.

Siége. — Il est tout aussi difficile de préciser le siége de la blennorrhée, que d'en déterminer la cause exacte. Nous pensons cependant qu'il est le même que celui de la blennorrhagie, et que les glandes de l'urèthre peuvent en être affectées aussi bien que le reste de la muqueuse.

Symptômes. — Dans la forme chronique de la blennor-rhagie, la douleur a complétement cessé; les érections se font naturellement, le passage des urines ne fait éprouver au malade aucune sensation de brûlure; la maladie consiste donc uniquement dans l'écoulement. En général, il est très-peu abondant, formé principalement de mucus, et contenant du pus en petite proportion. Ce pus peut se présenter sous deux états différents; tantôt les globules puru-lents sont intimement mélangés au mucus, et alors la matière de l'écoulement est légèrement jaunâtre, lactescente, homogène; tantôt les globules purulents sont isolés, par-faitement séparés, enveloppés de mucus comme d'une véritable coque. Dans ce dernier cas, l'écoulement est moins homogène, plus clair, plus transparent, et tache beaucoup moins le linge. — Cet écoulement est lui-même plus ou moins abondant ; tantôt ce n'est qu'une goutte qui colle le méat urinaire et s'échappe le matin quand on presse légèrement le gland (*goutte militaire*), tantôt l'écoulement est constant et s'observe à toute heure du jour, mais avec une médiocre intensité.

Selon Hunter, la matière de la blennorrhée serait fournie par la surface de l'urèthre et non par les glandules qui se trouvent dans ce canal ; c'est là très-certainement une erreur, l'écoulement mucoso-purulent de la blennorrhée est fourni, comme celui de la blennorrhagie, et par la surface de l'urèthre, et par les glandes, et même ce sont celles-ci qui, dans la blennorrhée, restent le plus longtemps malades, et fournissent la plus grande portion de matière purulente.

Le muco-pus de la blennorrhée est-il contagieux comme celui de la blennorrhagie ? Cette question est importante et méritait d'être élucidée ; or tous les auteurs se sont accordés pour reconnaître que la blennorrhée n'est nullement contagieuse ; quelquefois même le meilleur moyen de la guérir consiste dans les rapprochements sexuels. — Cependant, tout en reconnaissant qu'à l'état chronique et indolent, la blennorrhée ne se communique pas, et que le coït peut au contraire quelquefois la guérir, nous devons faire observer qu'assez souvent aussi le coït répété ranime l'inflammation et transforme la blennorrhée en une blennorrhagie contagieuse. Le médecin prudent devra donc toujours conseiller aux malades une extrême réserve vis-à-vis de leur femme, et les engager surtout à se tenir en garde contre le moindre symptôme d'exacerbation.

Nous avons dit que la blennorrhée était presque toujours

complétement indolore; quelques malades, cependant en très-petit nombre, éprouvent, lors de l'émission des urines, une légère douleur, quelques picotements. C'est là, dans certains cas, un signe que la blennorrhée a quelque tendance à repasser à l'état aigu. D'autres malades ressentent le long du canal, plusieurs fois dans la journée, des élancements, des fourmillements, qui les inquiètent beaucoup, malgré leur peu d'importance, et qui ne sont le plus souvent que des accidents névralgiques.—D'ailleurs il n'existe aucun trouble général, aucune altération de fonctions.

Abandonnée à elle-même, la blennorrhée n'a aucune tendance à s'arrêter; elle dure, en quelque sorte, indéfiniment. Cependant, dans certains cas, sans cause appréciable, ou bien sous l'influence d'un changement d'habitudes, de régime, de climat, etc. etc., elle s'arrête brusquement, mais elle récidive avec la plus grande facilité.

Diagnostic. — D'après ce que nous avons dit, le *diagnostic* ne sera jamais embarrassant. Toute la question se réduit à distinguer la cause du mal; on devra donc interroger le malade avec soin, bien consulter les antécédents, et le sonder si on soupçonne un rétrécissement de l'urèthre.

Pronostic. — Le *pronostic* doit toujours être assez sérieux; la blennorrhée est le plus souvent une maladie longue, quelquefois elle est rebelle à tous les traitements; elle tourmente le malade, mais surtout elle expose fréquemment aux rétrécissements de l'urèthre, ce que le médecin ne doit jamais oublier; qu'il n'oublie pas davantage d'en prévenir les malades, car ceux-ci sont assez portés à accuser le médecin quand ils ne devraient accuser que le mal.

Traitement. — Il n'est peut-être pas de maladie chronique dans le traitement de laquelle le médecin éprouve plus d'ennuis, plus de mécomptes, plus de déboires. Il n'en est peut-être pas, en effet, de plus insignifiante en apparence ; il n'en est pas dont le malade veuille être plus promptement débarrassé ; il ne comprend pas qu'un mal aussi léger résiste si longtemps aux ressources de l'art ; il est tenté d'accuser son médecin d'ignorance, et souvent, après s'être adressé à des confrères qui ne sont pas plus heureux, il passe entre les mains de quelque charlatan, et en fin de compte, revient, plus raisonnable, plus confiant, plus patient, mais avec un mal plus difficile à guérir, par cela seul qu'il a déjà duré plus longtemps. — Que le jeune médecin le sache donc bien, qu'il prévienne son malade, et qu'il se dispose à passer en revue tout l'arsenal de la thérapeutique sur cette matière.

Dans le traitement de la blennorrhée, ainsi que dans le traitement de la plupart des affections chroniques des muqueuses, il importe surtout de combattre la cause du mal ; c'est ainsi que les antivénériens, que les toniques, les amers, les dépuratifs, que la cessation d'habitudes vicieuses, que la dilatation d'un rétrécissement par les bougies, ont souvent suffi pour faire cesser des écoulements rebelles.

Mais il n'est pas toujours facile de saisir la cause première du mal, et, dans ce cas, le médecin en est réduit à une médication directe et trop souvent empirique, et c'est là justement ce qui constitue la plus grande difficulté de ce traitement.

En général, nous avons pu nous assurer que le meilleur moyen de guérir une blennorrhée consistait à la faire repasser pour un moment à l'état de blennorrhagie ; aussi plaçons-nous au premier rang de la médication à opposer à cette affection les injections irritantes et surtout les injections d'après la formule suivante :

Nitrate d'argent. 0,10
Eau distillée.. 30,00
Mêlez.
Une injection matin et soir.

Leur usage augmentera l'écoulement, au point de le rendre bientôt purulent, comme dans la vraie blennorrhagie ; mais, au bout de quatre ou cinq jours, quand on en aura cessé l'usage, on verra le plus souvent que la blennorrhagie aura disparu.

Si l'inflammation devient trop vive, on fera faire des injections avec l'eau de guimauve et on ordonnera un ou deux grands bains.

Tous les médecins ne voudront pas employer ce traitement, et surtout tous les malades ne voudront pas s'y soumettre ; on peut alors avoir recours aux injections purement astringentes, ou astringentes et légèrement irritantes tout à la fois. Nous recommandons encore ici, en première ligne, la formule que nous avons déjà indiquée dans la blennorrhagie (tannin, sulfate de zinc et eau). Si ces injections n'amènent pas de résultat satisfaisant, on aura recours au sulfate de zinc seul, au sublimé corrosif, à l'acétate de plomb, au sulfate de cuivre, etc., etc. (voir le Formulaire). — S'il faut encore renoncer à ce genre de moyens, on pourra faire des injections seulement avec du gros vin du Midi, la décoction de quinquina, de noix de galle, de roses de Provins, etc. etc. — Nous avons vu, dans quelques cas où tout avait été inutilement employé, l'eau froide seule réussir parfaitement.

Ces moyens variés échoueront souvent ; les mèches, les sondes, les bougies, la cautérisation, rendront, dans certains cas, d'éminents services. — Les *mèches*, uniquement formées de linge sec, seront introduites à l'aide d'une canule en gomme élastique et d'un mandrin ; on les renouvelle après chaque émission d'urine. Les *bougies* ou les *sondes*, enduites ou non de substances médicamenteuses, seront employées d'une manière temporaire ou à demeure ; dans le premier cas, il faudra les introduire dans l'urèthre, au moins deux fois par jour, pendant un quart d'heure chaque fois. Ces instruments auront trois modes d'action : ou bien ils activeront l'écoulement, qui tarira ensuite ; ou bien l'écoulement tarira sans avoir été préalablement augmenté, ou bien l'écoulement n'en sera nullement influencé. Dans ce dernier cas, on se trouvera bien d'enduire la bougie d'un peu d'onguent mercuriel, ou d'une pommade renfermant 1 grain de nitrate d'argent par gros d'axonge. — Pour les écoulements qui résistent, la plus puissante médication consiste encore dans la cautérisation par le nitrate d'argent (Ricord).

Enfin on a conseillé les vésicatoires ; les uns les ont appliqués au périnée, d'autres au devant des bourses ; dans ces derniers temps, on a conseillé de les mettre au genou. — On a conseillé aussi, comme moyen de traitement, les rapports sexuels. Dans beaucoup de cas, en effet, le coït met fin à ces longs écoulements ; nous en connaissons de nombreux exemples.

Hunter préconise beaucoup les bains de mer : il a raison, mais dans les cas surtout où il y a atonie, faiblesse générale, anémie en un mot. Dans ces cas, en effet, le meilleur traitement consiste dans les toniques, le fer, une bonne nourriture, l'exercice du cheval, etc. On voit souvent alors l'écoulement tarir à proportion que l'individu reprend du ton, des forces. Toutefois, même dans ces cas, les injections ne seront pas inutiles.

Enfin, dans aucun cas de blennorrhée, on ne devra imposer au malade un régime débilitant : il faudra, au contraire, lui conseiller de se bien nourrir, de boire du vin, de faire de l'exercice, etc. etc. Nous avons encore retiré de grands avantages des bains sulfureux.

3° De la balanite.

(SYNONYMIE : *blennorrhagie ou gonorrhée du gland et du prépuce, blennorrhagie ou gonorrhée bâtarde, balano-posthite,* etc.)

La balanite est l'inflammation du gland et du prépuce, ou de l'un de ces deux organes seulement.

Causes. — Les causes de la balanite sont celles de la blennorrhagie ordinaire, c'est-à-dire, dans la plupart des cas, un commerce impur. Il n'est pas rare toutefois de voir cette affection survenir dans le courant d'une blennorrhagie, quand le malade, négligeant les soins de propreté, laisse séjourner et croupir en quelque sorte le muco-pus de l'écoulement entre le gland et le prépuce. Cette maladie est plus fréquente chez les individus dont le gland est habituellement recouvert par le prépuce que chez ceux qui sont autrement conformés.

Symptômes. — Le gland et le prépuce, en partie ou en entier, isolément ou à la fois, sont d'abord le siége d'une légère inflammation. Ces parties sont rouges ; le gland est très-luisant, sec : le malade y éprouve une démangeaison plus ou moins forte ; bientôt l'inflammation augmente, des excoriations légères se forment par où s'échappe la matière blennorrhagique : nous disons la matière blennorrhagique, car elle a tous les caractères de celle-ci ; elle est, comme elle, formée de mucus et de pus, et, comme elle, elle est contagieuse. Si on presse le gland entre les doigts, on la voit suinter, comme la sueur qui s'échappe des pores de la peau. Ce sont surtout les cryptes muqueux situés derrière la couronne du gland qui sont le plus vivement affectés et qui fournissent la plus grande quantité de muco-pus. — Quand la balanite est le résultat d'un commerce impur, dans la plupart des cas au moins, elle existe sans écoulement par le canal de l'urèthre ; mais, comme nous venons de le dire, on la voit survenir quelquefois dans le courant d'une blennorrhagie aiguë. — Quand l'inflammation est médiocre, le prépuce peut encore se mouvoir sur le gland ; mais, dans le plus grand nombre des cas, ce repli, gonflé considérablement, ne peut plus se mouvoir sans des douleurs intolérables. Il peut se faire alors ou bien qu'on ne puisse plus ramener le prépuce derrière le gland, c'est ce qui constitue le *phimosis ;* ou bien, au contraire, qu'on ne puisse plus le ramener en avant du gland, et c'est alors un *paraphimosis* (1).

Marche, durée. — La marche de la balanite diffère peu de celle de la blennorrhagie, mais elle est ordinairement beaucoup moins longue, n'étant pas, comme elle, entretenue et exaspérée, à tout instant, par le passage des urines. Celle qui n'est causée que par la malpropreté est toujours prompte à guérir, si le malade prend soin de laver fréquemment les parties.

---

(1) Nous traiterons de ces deux accidents dans un appendice placé à la fin de l'ouvrage (voir l'article *Phimosis et paraphimosis*).

Diagnostic. — Pronostic. — Le diagnostic ne sera jamais embarrassant. Le pronostic ne peut être grave que dans les cas de phimosis et de paraphimosis.

Traitement. — Le traitement doit être ici entièrement local ; l'usage du copahu et du cubèbe serait complétement inutile. Si l'inflammation n'est que médiocrement intense, que l'on puisse découvrir le gland, et qu'il n'existe pas d'érosion, il suffira le plus souvent de laver, plusieurs fois dans la journée, les parties avec de l'eau blanche, l'eau de chaux, l'eau-de-vie, etc. etc. On interposera ensuite un linge sec entre le gland et le prépuce.—S'il existe des excoriations, on devra promener légèrement, sur les parties malades, la pierre infernale, et appliquer le linge sec.—S'il y a un phimosis, on fera très-souvent des injections, entre le gland et le prépuce, d'eau simple d'abord, pour emporter la matière de l'écoulement, puis avec l'eau blanche, l'eau de chaux, etc. etc. ; ou mieux encore on promènera légèrement, entre le gland et le prépuce, un crayon de nitrate d'argent. — L'usage des pommades émollientes serait toujours plus nuisible qu'utile. — L'inflammation est dans certains cas assez vive pour nécessiter le repos, une diète légère, l'usage des boissons émollientes, et quelquefois même des sangsues à la verge.

§ II.

DE LA BLENNORRHAGIE CHEZ LA FEMME.

—

(SYNONYMIE : *gonorrhée, uréthrite, vaginite*, etc.)

La blennorrhagie, chez la femme comme chez l'homme, est une affection des voies génito-urinaires, caractérisée par un écoulement plus ou moins abondant de muco-pus et souvent par une douleur plus ou moins intense soit pendant l'émission des urines, soit dans la marche, soit pendant le coït.

Siége. — La blennorrhagie peut affecter isolément ou à la fois la vulve, le vagin, l'urèthre, l'utérus ; elle peut encore donner lieu à des combinaisons diverses en attaquant soit le vagin et l'urèthre seuls, soit la vulve et l'urèthre, soit la vulve et le vagin, etc. etc. — Voici, d'après leur ordre de fréquence, les parties qui sont le plus souvent atteintes : 1° le vagin, 2° l'urèthre, 3° la vulve, 4° l'utérus.

Causes. — On a longtemps cru, et c'était l'opinion de Hunter, que la blennorrhagie de la femme était toujours produite par un virus particulier ; nous nous sommes expliqués ailleurs longuement sur la blennorrhagie, en tant que maladie syphilitique, nous n'y reviendrons pas ici ; nous nous contenterons de dire que, d'après notre opinion, si la blennorrhagie de la femme est le plus souvent le résultat de la contagion, on observe aussi un très-grand nombre de cas où cette blennorrhagie s'est produite sans contagion, à la suite par exemple, d'un coït trop fréquemment répété ou accompli dans des circonstances particulières. En d'autres termes, nous pensons que, de même qu'un homme peut être atteint de blennorrhagie après avoir eu des rapports sexuels avec une femme saine, de même une femme peut avoir une blennorrhagie à la suite de rapports avec un homme sain.

Symptômes. — Avant que l'on eût introduit dans la pratique des maladies vénériennes l'usage du *speculum*, on éprouvait, dans bien des cas, des difficultés insurmontables pour reconnaître si une femme était ou n'était pas atteinte de blennorrhagie. Comme le dit Hunter, il fallait le plus souvent s'en rapporter au témoignage soit de la malade, soit de l'homme qui était censé lui avoir communiqué le mal. Or comme, dans les affections vénériennes, les malades ont presque toujours une grande tendance à tromper le médecin, ou tout au moins à taire la vérité, on comprend combien de cas devaient rester douteux, et on s'explique ainsi le merveilleux d'un grand nombre d'observations publiées à cette époque. Depuis qu'on fait usage du speculum, il est toujours assez facile de reconnaître une blennorrhagie, de l'isoler, de la spécifier, de la séparer d'autres maladies analogues. On peut donc aisément tracer les symptômes de la maladie dont nous parlons.

Ils sont variés suivant le siége qu'occupe la blennorrhagie. Dans la *vaginite* proprement dite, si l'inflammation est bornée au vagin, les symptômes appréciables par la malade sont très-obscurs ou même nuls ; c'est dans ces cas que la blennorrhagie peut aisément passer inaperçue et que la malade peut l'être sans le savoir. En effet la douleur est nulle ou presque nulle, et il n'existe, pour tout symptômes, qu'un écoulement de muco-pus. Mais cet écoulement lui-même est un signe de bien peu de valeur, si l'on songe combien sont fréquents, dans les grandes villes surtout, les écoulements non blennorrhagiques des parties sexuelles, et que l'on nomme vulgairement *flueurs blanches*. Nous savons bien qu'il est un peu plus abondant, plus épais, plus jaune ou plus verdâtre, quelquefois même taché de sang ; mais ces signes sont-ils suffisants pour déclarer qu'il y a blennorrhagie ? et un médecin prudent voudrait-il jouer sa réputation et le repos d'une famille sur ces simples indices ? Le speculum lèvera tous les doutes : on verra la muqueuse vaginale rouge, enflammée, tuméfiée dans toute sa surface, ou par places seulement ; le plus souvent il existera des érosions, des ulcérations semblables à celles de la balanite chez l'homme ; les follicules souvent très-développés offriront un aspect granuleux. Ces signes seront très-suffisants pour diagnostiquer une vaginite, et on pourra faire avouer alors à la malade que le coït est douloureux dans ces circonstances.

Si c'est l'*urèthre* qui est le siége de la blennorrhagie (et nous ferons observer immédiatement qu'on ne l'a peut-être jamais vu seul malade), l'émission des urines sera douloureuse, beaucoup moins cependant que dans l'uréthrite de l'homme. Dans ces cas, si on presse contre l'arcade pubienne le canal de l'urèthre avec un doigt que l'on introduit dans le vagin et que l'on ramènera d'arrière en avant, on fera sortir une ou plusieurs gouttes de mucus purulent.

Lorsque c'est la *vulve* qui est le siége du mal, les symptômes sont plus apparents, plus faciles à reconnaître et plus difficiles à cacher pour la femme ; en effet, les grandes et les petites lèvres sont rouges, tendues, tuméfiées : elles sont souvent le siége d'un prurit incommode, et cette inflammation occasionne , dans beaucoup de cas , des désirs vénériens plus nombreux et plus irrésistibles. La marche , le plus léger frottement, sont pénibles. Les grandes et les petites lèvres peuvent être le siége d'érosions , d'ulcérations qui font beaucoup souffrir lors du passage des urines. Enfin il n'est pas rare de voir se développer dans ces organes des abcès extrêmement douloureux.

Quand l'*utérus* participe à la maladie, on observe sur le col , au museau de tanche, des ulcérations granulées qui ressemblent à des bourgeons charnus et qui persistent ordinairement pendant un temps assez long ; elles peuvent occuper les deux lèvres du col , quoiqu'on ait dit le contraire, et on les voit quelquefois se prolonger jusque dans l'intérieur de la cavité utérine. «Il n'est pas très-rare de voir passer ces granulations à l'état de véritables végétations» (Ricord). L'écoulement dans ce cas est liquide , visqueux, en flocons ou sous forme de glaires ; tandis que dans les autres variétés il est analogue à celui de la blennorrhagie chez l'homme. En général aussi, dans cette variété, il a une odeur plus forte , plus désagréable que dans les autres.

De même que toutes les variétés de la blennorrhagie chez la femme peuvent se trouver réunies , de même aussi ces divers ordres de symptômes peuvent se trouver unis, confondus. Le médecin , et même l'élève le moins avancé dans ses études , sauront très-bien suppléer à ce que nous ne disons pas ici.

Diagnostic.— Le diagnostic de la blennorrhagie aiguë chez la femme sera toujours assez facile, et, à moins d'être inattentif, on ne la confondra pas avec la leucorrhée. Dans celle-ci, le vagin présente un aspect, une coloration normales , toute l'affection consiste dans l'écoulement ; dans la blennorrhagie au contraire, le vagin est rouge, enflammé, souvent granulé et douloureux. Mais, dans aucun cas, on ne pourra déterminer, avec n'importe quel signe, si cette blennorrhagie est le résultat d'une infection précédente, c'est-à-dire si elle a été contractée avec un homme sain ou un homme malade.

Pronostic. — Il n'offre pas de gravité. Cependant il faut savoir que la blennorrhagie de la femme passe souvent à l'état chronique, par cela justement qu'elle est le plus souvent méconnue ou négligée. Nous pensons que la leucorrhée n'est bien souvent que cette blennorrhagie devenue chronique.

Traitement. — Le copahu et le cubèbe trouvent beaucoup moins souvent leur emploi dans la blennorrhagie de la femme que dans celle de l'homme ; le lecteur doit se rappeler que nous avons dit ailleurs que ces deux médicaments ne réussissent que dans la blennorrhagie uréthrale. Ce n'est que dans cette espèce qu'on peut en faire usage chez la femme ; dans les autres, ils seraient inutiles et peut-être nuisibles. La blennorrhagie vulvaire se guérit absolument comme la balanite chez l'homme, soit par des lotions avec des substances astringentes et légèrement irritantes, soit par la cautérisation légère avec le nitrate d'argent solide. — Dans la vaginite blennorrhagique, on doit combattre directement l'inflammation si elle est intense, puis avoir recours aux injections. Avant celles-ci cependant, nous préférerions le traitement de M. Ricord. — « Aussitôt que l'état aigu cède, dit cet éminent praticien, ou quand l'état chronique le précède ou le suit, le moyen qui m'a donné les plus heureux résultats, que j'ai le premier préconisé, et dans lequel j'ai été depuis imité, c'est l'emploi du nitrate d'argent soit solide, soit liquide. Dans le premier cas, on met les parties à découvert à l'aide de mon speculum brisé, et, en commençant par les régions profondes, on passe le nitrate d'argent sur toute l'étendue des parois vaginales en retirant l'instrument pour sortir. A la suite de ces cautérisations, on tient le vagin écarté par de la charpie sèche qui en isole les parois, comme dans le traitement de la balanite. Ces cautérisations sont suivies, le jour d'après, d'injections résolutives ou astringentes, répétées trois ou quatre fois par jour. L'application du nitrate d'argent solide réussit surtout, lorsque les follicules muqueux sont plus fortement affectés..... Il faut la répéter à trois ou quatre jours d'intervalle, si la maladie reste dans le *statu quo*, ou l'abandonner, si le flux s'aggrave ou tarit. Dans les autres cas, il suffit d'injections faites, deux à trois fois par jour, avec une solution de nitrate d'argent cristallisé, d'un demi-grain à un grain par once d'eau distillée.

«Dans tous les cas où les injections sont indiquées, l'action du liquide qui constitue celle-ci est bien plus efficace, lorsqu'il est maintenu en contact avec les tissus malades, à l'aide de tampons qui en sont imbibés. Du reste, on réussit souvent par l'usage de la charpie sèche introduite dans le vagin pour en isoler les parois.

«Quand la maladie a gagné l'utérus, les moyens que nous venons d'indiquer peuvent encore agir par continuité ou contiguïté de tissu; mais, il faut le dire, le plus souvent ils restent impuissants. Alors encore on peut espérer beaucoup de la cautérisation du col et de celle de sa cavité, à l'aide d'un crayon de nitrate d'argent qu'on y introduit avec toute la prudence nécessaire. On fait de la même manière des injections avec la solution de ce sel, aux doses que je viens de signaler.

« Le nitrate d'argent, employé convenablement dans ces cas, ne produit pas plus d'accidents qu'aucune autre méthode, et c'est faute d'avoir lu, vu ou compris, qu'on a pu le blâmer. » (Hunter, trad. de Richelot.)

Nous nous sommes souvent très-bien trouvés, dans la vaginite, des pansements secs avec la poudre d'amidon qu'on introduit deux fois par jour dans le vagin, le matin et le soir, après avoir fait des injections astringentes. Enfin un moyen (encore peu employé, mais dont la pratique se généralisera assurément de plus en plus, car il est très-efficace), un moyen très-puissant, disons-nous, consiste dans les irrigations continues d'eau froide. L'irrigateur imaginé par l'un de nous (Maisonneuve) convient parfaitement dans ces cas, et c'est, sans contredit, de tous les instruments de cette espèce, le plus commode et le plus simple.

CHAPITRE II.

MALADIES QUI SONT CAUSÉES PAR LA BLENNORRHAGIE.

---

§ Ier.

ÉPIDIDYMITE BLENNORRHAGIQUE.

—

(Synonymie : *orchite, engorgement du testicule, chaude-pisse tombée dans les bourses, testicule vénérien de quelques auteurs,* etc.)

On donne le nom d'épididymite blennorrhagique à l'inflammation de l'épididyme survenant presque toujours pendant le cours d'une blennorrhagie, et caractérisée par une douleur ordinairement très-vive, un gonflement considérable des parties malades, et le plus souvent par un épanchement de sérosité dans la tunique vaginale. Quelquefois, mais rarement, le testicule lui-même participe à l'inflammation.

Causes.— La cause première de l'épididymite blennorrhagique est toujours, comme son nom l'indique, la blennorrhagie. Mais les causes secondaires, occasionnelles, celles qui font que l'orchite se développe après telle blennorrhagie et non pas après telle autre, sont nombreuses et méritent de fixer notre attention. — La blennorrhagie uréthrale seule peut donner lieu à l'épididymite, la balanite ne saurait la provoquer dans aucun cas. Elle ne survient le plus souvent que lorsque l'écoulement a duré un certain temps, quinze jours au moins, souvent davantage ; or, comme dans ces cas l'inflammation a très-souvent gagné les parties postérieures de l'urèthre, il semble que ce soit là la circonstance la plus importante à noter ; en d'autres termes, il semble que l'épididymite ne survienne que lorsque les parties postérieures de l'urèthre ont été envahies par l'inflammation. — La maladie se propage alors le long du canal déférent jusqu'à l'épididyme. Comment se fait le transport de la maladie ? Arrive-t-il, dans quelques cas, que le testicule soit atteint par sympathie, sans cause matérielle cheminant le long du canal déférent, ainsi que le pense M. Ricord ? Ou bien, suivant M. Velpeau, y a-t-il toujours une cause matérielle se transportant d'un point à un autre ? Nous partageons ce dernier avis. Dans ces cas, en effet, il n'est pas rare de trouver le canal déférent dur, gonflé, douloureux : quelquefois cependant il paraît entièrement intact ; mais cela ne change pas notre opinion, et nous avons, pour l'expliquer, un fait complétement analogue : nous voulons parler des adénites qui succèdent à une écorchure, à une piqûre. Si le plus souvent les vaisseaux lymphatiques, qui se trouvent entre la piqûre et le ganglion, sont affectés, enflammés, il en est d'autres où ils ne paraissent nullement malades. Dans les cas où le canal déférent paraît sain, c'est que probablement la muqueuse seule est affectée, toujours légèrement. — Quant aux idées autrefois reçues que l'orchite était le fait d'une répercussion du virus, d'une métastase, elles sont aujourd'hui abandonnées par le plus grand nombre des praticiens instruits. Ces idées là d'ailleurs reposaient sur un fait mal observé : on admettait que l'épididymite ne survenait que dans les cas où l'écoulement s'arrêtait brusquement, ou bien dans ceux où il était sur le point de cesser. Les faits cliniques ne confirment pas la première opinion ; quant à la seconde, elle trouve son explication naturelle dans ce fait que l'orchite ne survient jamais qu'au déclin d'une blennorrhagie. — M. Rochoux a soutenu que ce que nous appelons orchite n'est qu'une inflammation de la *tunique vaginale* et méritait le nom de *vaginalite*. M. Rochoux avait été trompé par l'épanchement qui se fait dans la tunique vaginale. Mais cet épanchement lui-même, lequel n'est certes pas toute la maladie, lequel même n'est pas constant, s'explique tout naturellement d'après la théorie que nous reproduisons ici. En effet, l'inflammation ne se borne pas au canal déférent, elle envahit bien vite l'épididyme, gagne la tunique vaginale, et quelquefois même le corps du testicule, comme elle gagne très-souvent la plèvre quand le tissu pulmonaire est affecté, et, de même que dans ce dernier cas il se fait un épanchement pleural, il se fait aussi dans l'épididymite un épanchement vaginal.

Si l'épididymite se montre presque toujours pendant le cours d'une blennorrhagie, on la voit cependant, dans quelques cas exceptionnels, survenir alors que celle-ci a déjà cessé depuis un temps plus ou moins long. Il est probable que, dans ces cas, la prostate ou les vésicules séminales étaient encore le siége d'une irritation ou d'un certain degré d'inflammation. Ce que nous avons dit jusqu'à présent n'explique pas pourquoi l'orchite survient dans tel cas, et non pas dans tel autre. On a l'explication de ce fait dans les circonstances au milieu desquelles se trouve le malade et la maladie. Ainsi une marche longue et pénible, alors surtout que le malade ne porte pas de suspensoir, la danse, l'équitation, un refroidissement, une rétention trop prolongée des urines, le coït, des érections longtemps continuées et sans éjaculation, le refroidissement des bourses, l'usage de boissons ou d'aliments échauffants, sont les causes occasionnelles les plus ordinaires de l'épididymite. On a accusé les injections de produire cette maladie : cela peut arriver, mais beaucoup plus rarement qu'on ne l'a dit, et seulement quand elles sont trop irritantes ou faites d'une manière intempestive. On a fait le même reproche au cubèbe et au copahu ; nous ne saurions partager cette opinion. M. Velpeau a reconnu, dit-il, que l'orchite apparaissait dans certains cas où l'on donnait le cubèbe à une période avancée de la maladie ; qu'en outre, chez les individus affectés d'orchite à l'état de résolution, l'inflammation reprend un certain degré d'acuité, si le malade se met à l'usage des balsamiques : que si, par contre, l'emploi des balsamiques n'exaspère pas la maladie, il en favorise la résolution. Le testicule gauche est le plus souvent malade. Il est infiniment rare que l'épididymite soit double ; mais, dans quelques cas, on la voit passer brusquement de gauche à droite ou de droite à gauche : alors le premier testicule malade guérit dès que le second se prend ; c'est ce que M. Ricord appelle *épididymite à bascule*.

Symptômes. — Le premier symptôme appréciable de l'épididymite blennorrhagique est une douleur d'abord obtuse et un gonflement peu sensible de l'épididyme ; celui-ci augmente promptement de volume, et dans un certain nombre de cas, le testicule lui-même se trouve pris ; au bout de quelque temps, deux, trois, quatre, cinq jours, quelquefois davantage, le testicule paraît deux ou trois fois plus gros qu'à l'état normal ; alors la douleur augmente d'une manière très-marquée, et dans certains cas, elle devient insupportable. Il y en a d'autres, mais ce sont les moins nombreux, où elle reste, pendant tout le cours de la maladie, assez légère, assez obtuse, pour que les malades ne soient pas même obligés de garder le repos. Dans le plus grand nombre des cas, cette douleur est tellement aiguë, qu'elle empêche entièrement le sommeil, et que le patient, étendu sur son lit, ne peut faire aucun mouvement sans pousser des cris. Le système nerveux peut être fortement ébranlé; et cependant cette inflamation si douloureuse est rarement accompagnée de fièvre intense. Quelquefois cependant la réaction fébrile est vive, et il existe des symptômes analogues à ceux de l'étranglement herniaire, hoquets, vomissements, gêne dans la défécation, péritonite, etc. Ces derniers signes s'observent surtout, et peut-être uniquement, dans les cas où il y a réellement orchite. Ainsi que nous l'avons dit, le testicule peut sembler deux et trois fois plus gros qu'à l'ordinaire; cette augmentation peut dépendre seulement du gonflement de l'épididyme, ou de celui-ci et du testicule; mais très-souvent il se fait un épanchement de sérosité dans la tunique vaginale, alors il est très-facile de sentir la fluctuation. Enfin la transparence de la tumeur ne laisse aucun doute au médecin attentif. Lorsque, par une ponction, on donne issue au liquide épanché, on s'assure facilement, par le volume actuel du scrotum, que cet épanchement ne formait que la plus petite partie de la tumeur, le reste est constitué par l'épididyme et le tissu cellulaire engorgés. Quant au corps du testicule lui-même, on le trouve 95 fois sur 100 enchâssé dans l'épididyme, et on peut s'assurer qu'il a conservé la forme, la position, et la consistance de celui qui est resté sain. Mais, quand il participe à l'inflammation, les douleurs sont intolérables, la fièvre est intense, on observe quelquefois des symptômes d'étranglement; le testicule perd promptement son élasticité normale, devient dur en totalité ou en partie, et est comme confondu au milieu d'une masse de tissu homogène et induré. Chez quelques malades, la peau du scrotum conserve son aspect normal; chez d'autres, elle devient rouge, tendue, luisante; les couches sous-jacentes sont aussi, dans certains cas, atteintes par l'inflammation, infiltrées et engorgées. Pendant la maladie, la sécrétion du sperme est ralentie ou tout à fait supprimée, ou, au contraire, augmentée; les désirs vénériens surexcités ou nuls. Le liquide fécondant est ordinairement sécrété avec ses caractères normaux, mais quelquefois il est mêlé de sang et même de pus.

Marche. — Durée. — Terminaison. — La *marche* de l'orchite est toujours aiguë; dans beaucoup de cas, la maladie arrive à son plus haut point d'acuité en trois ou quatre jours; le plus souvent toutefois ce n'est qu'au bout d'un septénaire qu'elle a acquis toute son intensité. Le *summum* de la douleur coïncide avec le développement complet de la tumeur. Arrivée à ce point, la maladie reste stationnaire pendant trois, quatre, six jours; la tumeur conserve son volume, et la douleur continue d'être aussi forte. Mais bientôt celle-ci diminue, elle est plus obtuse; la peau est moins sensible, moins rouge; la tumeur est moins tendue. Au bout de peu de jours, le scrotum semble se fendiller, l'épiderme s'enlève sous forme d'écailles, la tumeur n'est plus douloureuse; le testicule, l'épididyme, reprennent leur position normale; celui-ci cependant reste encore dur mais régulier; le mal est guéri après une durée moyenne de quinze à vingt-cinq jours. La *résolution* est la *termi-*

naison la plus ordinaire ; elle se fait de la circonférence au centre. La *suppuration* est une terminaison rare, mais qu'on observe pourtant quelquefois ; elle se fait le plus souvent dans le tissu cellulaire, aux environs du testicule ; quelquefois, très-rarement, dans le testicule même. Le foyer est parfaitement limité par un cercle induré que l'on sent facilement et qui permet de le distinguer aisément du corps même du testicule. Selon M. Velpeau, la suppuration, au lieu de former des abcès, s'établit assez souvent sous forme d'infiltration, de foyers multiples disséminés, très-petits, qui, en se concrétant, finissent par constituer l'état tuberculeux du testicule chez quelques malades ; nous ne saurions partager cette manière de voir sur la genèse du testicule tuberculeux. Le passage de l'état aigu à l'état chronique, l'atrophie ou l'hypertrophie du testicule, sont des terminaisons tellement rares de l'épididymite, qu'elles ne peuvent être considérées que comme des exceptions. Nous ne sachons pas qu'il existe aucun exemple de terminaison de l'épididymite par gangrène.

Diagnostic. — Pronostic. — Nous ne dirons rien du *diagnostic*, qui ne saurait être jamais incertain ; la cause et la marche de la maladie seront plus que suffisantes pour la caractériser. Quant au *pronostic*, dans le plus grand nombre des cas, il n'offre rien de grave ; tout au plus reste-t-il quelquefois une induration de l'épididyme, induration que quelques médecins et la plupart des malades considèrent comme l'origine du squirrhe : heureusement cette crainte n'offre rien de fondé. M. Gosselin a signalé l'orchite comme une cause assez fréquente d'impuissance. Cet accident est rare et ne peut arriver que dans le cas très-exceptionnel où les deux testicules sont atteints à la fois ou successivement, et où l'inflammation a produit l'oblitération des voies spermatiques (1).

Traitement. — Bien que la maladie qui nous occupe offre, en général, peu de gravité, elle est cependant presque toujours si douloureuse, le malade demande si instamment d'en être débarrassé avec promptitude, qu'elle est une de celle où l'on a le plus varié les ressources thérapeutiques. Une foule de moyens ont été essayés et vantés tour à tour, et tour à tour ont été oubliés ou rejetés. Sans nous arrêter à passer en revue toutes ces tentatives de la médecine expérimentale, nous allons formuler le traitement le plus généralement adopté aujourd'hui, parce qu'il est le plus convenable et le plus simple.

Si l'épididymite est légère et sans complication; si la douleur est peu intense, et la réaction médiocre, il suffira, dans la plupart des cas, de faire garder au malade le repos au lit, dans la position horizontale; les bourses relevées par un suspensoir, ou mieux par un tampon appliqué entre les cuisses (on fait ce tampon avec une serviette convenablement pliée), des cataplasmes laudanisés souvent renouvelés, une diète légère, et quelques bains compléteront le traitement.

Mais, si la douleur est vive, les bourses rouges et enflées,

---

(1) Pour un certain nombre de praticiens, l'épididymite blennorrhagique est un signe certain d'infection syphilitique, et un motif plus que suffisant pour mettre en usage les préparations mercurielles. C'est toujours par suite d'idées préconçues que ces médecins en sont arrivés à adopter une pareille opinion. Non, l'épididymite n'est pas un symptôme de la syphilis; non, l'épididymite *seule* n'est jamais *suivie* des accidents secondaires ou tertiaires. Ajoutons que le pus de l'orchite qui suppure n'est jamais inoculable.

la réaction générale intense, les moyens précédents ne suffi-ront plus. Dans ce cas, plus encore que tout à l'heure, on de-vra recommander le repos au lit, ordonner une diète sévère; on pourra pratiquer une saignée du bras; mais, dans tous les cas, on devra appliquer des sangsues en nombre assez con-sidérable, et sur le trajet du cordon plutôt que sur le testicule lui-même; on laissera couler le sang pendant plusieurs heures, et à cet effet, on fera mieux d'appliquer les sangsues en deux fois, à deux heures d'intervalle; il convient quelquefois d'en répéter l'application au bout de deux ou trois jours, si l'in-flammation n'a pas l'air de s'éteindre franchement. C'est dans ces cas surtout qu'il est utile de tenir les bourses relevées. Beaucoup de praticiens, et surtout beaucoup de malades, sans l'avis du médecin, ont l'habitude d'appliquer sur les bourses des topiques répercussifs, les *boues ferrugineuses* froides, ou des compresses imbibées d'alun, de sulfate de fer, etc. Ces moyens sont toujours nuisibles au début de l'orchite, et ne conviennent que lorsque, l'inflammation étant calmée, la résolution commence; à ce moment aussi, les purgatifs sont souvent utiles : on devra préférer les salins aux dras-tiques. Si la résolution était trop lente à s'opérer, on de-vrait mettre en usage les onctions mercurielles, les onc-tions avec les pommades iodurées, les emplâtres de Vigo *cum mercurio*, de ciguë, etc. Pendant toute la durée du traitement, les grands bains tièdes seront toujours utiles, principalement pour calmer les douleurs .

Tels sont les moyens thérapeutiques les plus ordinaire-ment employés; mais, même avec leur secours, le mal est toujours assez long à guérir; et l'épididymite dure, en moyenne, de 14 à 20 jours. Il nous reste à parler d'un autre ordre de moyens qu'on pourrait appeler abortifs, et qui consiste dans la compression et les mouchetures.

La *compression*, mise en usage, pour la première fois, par M. Fricke, de Hambourg, il y a une vingtaine d'années, se pratique de la manière suivante : elle se fait à l'aide de bandelettes de sparadrap de Vigo *cum mercurio* disposées circulairement sur l'organe malade. La première est placée le plus haut possible au-dessus des parties tuméfiées, de manière à envelopper le cordon; la deuxième, placée au-dessous, s'imbrique sur la première, et recouvre aussi l'organe malade ; la troisième, la quatrième, se placent de la même manière, les unes au-dessous des autres, jusqu'à la partie inférieure du testicule. On comprime alors de nouveau la partie inférieure avec de nouvelles bandelettes disposées de bas en haut, en sautoir, et croisées pour former une sorte de pannier qui complète le bandage. Sous l'influence de cette compression, le testicule se détuméfie promptement; il faut, dès le lendemain au plus tard, resserrer l'appareil; pour cela on n'enlève pas les premières bandes, on se contente d'en placer de nouvelles sur celles-ci. Ce traitement est excellent dans la plupart des cas, pourvu surtout que les bandelettes soient bien appliquées. Comme nous l'avons dit, la tuméfaction cesse rapidement, et, avec elle, la douleur ; les malades peuvent se lever et marcher. Malheureusement la compression n'est pas toujours innocente, il peut en résulter des accidents assez graves, du côté du testicule et même un sphacèle plus ou moins complet de la peau du scrotum, si la compression est mal établie. Or avouons-le immédiatement, elle est très-difficile à bien faire quand on n'en à pas une grande habitude. Malgré tout, ce procédé opératoire doit rester et restera dans la pratique où il peut rendre de grands services, surtout dans l'épididymite et l'orchite chroniques, dans l'engorgement bénin des testicules, etc.

Les *mouchetures*, imaginées par M. Velpeau, sont un des moyens les plus simples et les plus prompts que l'on puisse employer. Bien qu'elles effraient au premier abord et les malades et les médecins pusillanimes eux-mêmes, rien cependant n'est plus simple et plus inoffensif. Nous avons souvent employé ce moyen dans les circonstances les plus variées, nous n'en avons jamais vu résulter le plus léger accident, et nous avons toujours, au contraire, été frappés du soulagement immédiat des malades et de leur prompte guérison. Rien d'ailleurs de plus simple que le manuel opératoire. « Cette opération consiste en une ou plusieures piqûres de lancettes pratiquées sur la partie ou les parties les plus saillantes de la tumeur. L'instrument doit traverser perpendiculairement les tuniqurs du scrotum, de manière que sa pointe pénètre dans la tunique vaginale. Pour cela, le chirurgien embrasse mollement toute la partie gonflée, au-dessous et par les côtés, avec la main gauche, de telle sorte que le pouce et l'indicateur refoulent, jusqu'à un certain point, la tunique vaginale en avant, comme pour la tendre, en faisant remonter le liquide qu'elle contient sur la face antérieure du testicule. De la main droite, armée d'une lancette à grain d'avoine, tenue comme une plume, il ponctionne dès lors la portion libre de la tumeur, ou celle qui est le plus évidemment fluctuante, par un coup sec, porté perpendiculairement sur un, deux, trois ou quatre points de la région circonscrite par les doigts de la main gauche, et l'opération est terminée. » (Velpeau, Dict. en 30 vol., art. *Testicule*.) Le plus souvent il s'échappe un jet de sérosité, quelquefois seulement quelques gouttes sanguinolentes; dans

l'un et l'autre cas, le malade se sent immédiatement soulagé. On applique alors sur les bourses un cataplasme arrosé
d'eau blanche; le lendemain et les jours suivants, on se
contente de compresses imbibées d'eau blanche, en ayant
toujours soin de tenir les bourses relevées. Le plus souvent
le malade est guéri au bout de quatre à six jours. Il faut
quelquefois recommencer les ponctions lorsque de nouvelle
sérosité s'est reformée dans la tunique vaginale. On a craint
que ces ponctions, en blessant le testicule, ne causassent
des accidents. Cette crainte est sans fondement. D'a-
bord il doit être très-rare d'atteindre avec la pointe de la
lancette le testicule et même la tunique albuginée; en
outre, on sait très-bien aujourd'hui que les piqûres de la
tunique albuginée et du testicule se cicatrisent parfaitement sans laisser aucune suite fâcheuse. Il n'y a donc aucune raison pour rejeter ce traitement, dont l'efficacité
est incontestable. M. Vidal (de Cassis) a même été beaucoup plus loin. Dans les cas où le testicule est affecté,
où cet organe est le siége de violentes douleurs d'étranglement, dans les cas d'orchite enfin, il a conseillé, non plus
de simples ponctions de la tunique vaginale, mais l'*incision*
de la membrane albuginée. Cette opération, qui n'est pas
plus dangereuse que la précédente, fait immédiatement cesser la douleur, et procure au malade un bien-être dont il a
peine à se rendre compte: c'est ce que M. Vidal appelle la
méthode du *débridement*.

Voici comment M. Vidal expose lui-même cette opération et les avantages qu'il lui reconnaît:

«La ponction de la tunique vaginale serait insuffisante s'il s'agissait d'une orchite parenchymateuse. Alors,
en effet, l'inflammation est avec étranglement, puisqu'elle se passe dans un organe enveloppé par une coque

fibreuse très-résistante. C'est pour cette orchite que j'opère ce que j'ai appelé d'abord le *débridement du testicule*. Je ne fais en réalité qu'une ponction de la tunique albuginée d'un centimètre et demi avec une lancette ou un bistouri très-aigu. Cette ponction n'est pas plus douloureuse que celle de la tunique vaginale. Ce qui est on ne peut mieux établi, c'est qu'elle est d'une complète innocuité. J'ai traité ainsi plus de cinquante malades, je n'ai jamais observé le moindre accident après cette petite opération, et, en général, demi-heure après, le malade est manifestement soulagé. Il dort toute la nuit suivante, quelquefois même dans la journée qui la précède. J'ai pratiqué cette ponction pour les cas où rien n'avait encore été employé, et dans les cas où tous les autres moyens énergiques dirigés contre l'orchite avaient échoué. Le résultat a été le même, un soulagement très-manifeste et très-prompt. Mais l'effet de cette petite opération ne se borne pas là. Le fer alors n'est pas seulement un calmant, c'est encore un résolutif très-énergique et un moyen assuré de prévenir la suppuration, et par conséquent la fonte du testicule. En effet, après la ponction, le dégorgement de la tumeur s'opère avec rapidité, et ce dégorgement est un antiphlogistique des plus directs, un des meilleurs moyens d'empêcher la suppuration de s'établir. Le chiffre déjà élevé des ponctions fera supposer que j'ai plus d'une fois opéré pour des orchites qui n'étaient pas parenchymateuses, qui n'étaient pas de celles dont la conséquence fréquente est la suppuration. J'avoue franchement que quand l'innocuité de ces piqûres m'a été démontré, j'ai étendu leur emploi à des cas d'épididymite avec gonflement plus ou moins prononcé du testicule, avec douleurs vives et quelques symptômes sympathiques plus ou moins prononcés. Eh bien! dans ce cas, j'ai abattu la

douleur, j'ai fait taire les symptômes et hâté considérablement la résolution » (1).

On a objecté à M. Vidal que cette opération pourrait
entraîner l'atrophie du testicule et l'impuissance. Ces
craintes étaient exagérées, et l'expérience a répondu que
cette petite opération est toujours innocente quand elle est
bien faite, c'est-à-dire quand on ne donne pas à l'incision
de la tunique albuginée plus de un centimètre à un centimètre et demi d'étendue.

Les mouchetures d'ailleurs et l'incision ne contre-indiquent nullement aucun des moyens généraux qu'on croirait devoir mettre en usage, tels que la saignée générale,
les purgatifs, les bains, etc. ; on peut les pratiquer à tous
les moments de la maladie, aussi bien le premier que le
dixième jour. Disons toutefois qu'elles sont principalement
indiquées et utiles lorsqu'il y a un épanchement abondant
de sérosité dans la tunique vaginale. Dans les cas où le
cordon est dur, très-enflammé, douloureux, nous préférons
une application de sangsues ; alors, en effet, celles-ci
agissent beaucoup plus efficacement que les mouchetures.

§ II.

OVARITE BLENNORRHAGIQUE.

Les ovaires, chez la femme, peuvent-ils s'affecter, comme
les testicules chez l'homme, à la suite d'une blennorrhagie ?
Presque tous les auteurs qui se sont occupés des maladies

______

(1) *Traité de pathologie externe et de médecine opératoire*, par
M. Vidal (de Cassis), t. V, p. 435, 436.

vénériennes nient le fait. Hunter « doute fort que ce fait ait jamais été observé. » Cependant il n'ose pas le contester entièrement. M. Ricord en admet pleinement la possibilité, il en a d'ailleurs observé plusieurs cas. Voici ce que rapporte à ce sujet le savant syphilographe, et nous ajouterons que nos observations sont entièrement d'accord avec les siennes.

« Les ovaires peuvent, dit-il, s'affecter comme les épidi-
« dymes chez l'homme. Ce que Hunter n'ose nier, ni ad-
« mettre d'une manière absolue, j'ai eu occasion de l'ob-
« server, et, quand on voudra s'en donner la peine, on
« l'observera encore assez souvent pour s'en convaincre.

« Je rappellerai les deux observations suivantes :

« Une première malade, âgée de trente-deux ans, affec-
« tée d'une blennorrhagie uréthro-vaginale très-aiguë, fut
« prise tout à coup de tension dans la fosse iliaque du côté
« gauche. Le toucher, qui faisait bien sentir la tuméfaction,
« occasionnait beaucoup de douleur et permettait d'y appré-
« cier une augmentation de température ; il survint des
« nausées et un mouvement fébrile, avec plénitude du
« pouls.

« La malade restait couchée sur le dos, et, de préférence,
« inclinée du côté gauche, les cuisses un peu fléchies sur
« le bassin. L'écoulement de l'urèthre et des parties géni-
« tales avait presque entièrement disparu. En touchant par
« le vagin, voici ce que je pus constater : la pression du
« col utérin par le doigt indicateur n'était pas douloureuse,
« tandis qu'on déterminait de la douleur lorsque le doigt,
« placé sur le côté gauche de la matrice, tendait à refouler
« l'organe vers la fosse iliaque droite, en faisant éprouver
« une sorte de tension au ligament large gauche : la même
« manœuvre, exercée de l'autre côté, afin de comparer, ne

«produisait presque pas de gêne ; la défécation, l'émission
« de l'urine, et en général tous les mouvements abdomi-
« naux étaient pénibles. Ces symptômes, combattus par les
« antiphlogistiques, disparurent vers le douzième jour, et,
« à mesure qu'ils perdaient de leur intensité, l'écoulement
« redevenait de plus en plus abondant ; quand tout à coup,
« l'écoulement diminuant de nouveau, la même série de
« phénomènes se manifesta, mais cette fois du côté droit.

« Enfin, au n° 2 de la première salle des femmes, les
« élèves qui suivent mes leçons cliniques ont pu constater
« un cas à peu près semblable à celui que je viens de rap-
« porter ; toutefois, dans cette seconde observation, le côté
« gauche seul a été affecté. » (*Loc. cit.*, p. 237 et suiv.)

Nous n'en dirons pas d'avantage sur une maladie peu
étudiée jusqu'à ce jour, et qui d'ailleurs n'offre pas de
caractères différents de ceux de l'ovarite simple.

---

§ III.

OPHTHALMIE BLENNORRHAGIQUE.

On donne le nom d'ophthalmie blennorrhagique à une
conjonctivite extrêmement intense qui se déclare chez les
sujets atteints de blennorrhagie, et chez ceux dont les yeux
ont été mis en contact, d'une manière quelconque, avec la
matière blennorrhagique.

Causes. — La seule cause efficiente de l'ophthalmie
blennorrhagique se trouve dans une blennorrhagie, et
encore faut-il peut-être que le muco-pus de l'écoulement

soit immédiatement appliqué sur la conjonctive oculaire. Telle n'est pas, il s'en faut, la manière de voir de tous les auteurs qui ont écrit sur cette matière. Saint-Yves le premier, et, à sa suite, un très-grand nombre d'ophthalmologistes, ont admis une ophthalmie blennorrhagique par *métastase* et par *sympathie*. Sans rejeter absolument cette étiologie, nous avouons que nous sommes disposés à l'admettre beaucoup moins souvent qu'on n'a l'habitude de le faire ; car, selon nous, la plupart des ophthalmies blennorrhagiques sont le produit direct de l'*inoculation*. Par une cause ou par une autre, le muco-pus blennorrhagique est porté sur la conjonctive palpébrale ou oculaire, et de là les accidents que nous allons signaler tout à l'heure. Et cependant cette cause, sans contredit la plus fréquente, a été niée par quelques auteurs. Nous les engageons fort à ne pas faire sur eux l'essai de leur doctrine ; les exemples abondent pour prouver ce fait malheureusement trop commun. Dupuytren qui admettait pleinement une cause métastatique et une cause par sympathie ne manquait jamais cependant d'examiner les parties génitales pour s'assurer si l'écoulement existait encore, ou bien, au contraire, était tari. En faisant comme lui et en interrogeant les habitudes du malade, on verra bientôt cesser tous les doutes. D'ailleurs voici quelques exemples qui sont, selon nous, sans réplique. Mackenzie rapporte qu'un malade fut attaqué d'ophthalmie blennorrhagique pour s'être fait sauter dans l'œil une goutte de l'écoulement uréthral. — Astruc parle d'un jeune homme qui se lavait habituellement les yeux avec son urine ; ayant continué de le faire, quoiqu'il eût contracté une blennorrhagie, il fut pris d'ophthalmie blennorrhagique.—On a vu un très-grand nombre d'individus affectés de cette terrible maladie pour s'être lavé les yeux avec des éponges ou des linges qui avaient servi à la toilette d'individus atteints de chaude-pisse.

On a dit que les femmes sont moins que les hommes sujettes à l'ophthalmie blennorrhagique ; ce fait n'est pas incontestablement prouvé. Les enfants et les vieillards, s'ils y sont moins sujets que les adultes, n'en sont cependant pas à l'abri. Dans beaucoup de cas, l'affection qui nous occupe n'attaque qu'un œil, ce qui s'accorde très-bien avec la théorie de l'inoculation.

Symptômes. — L'ophthalmie blennorrhagique peut survenir à tous les moments de la blennorrhagie aiguë ; il est inutile de dire que l'écoulement de la blennorrhée n'étant plus inoculable ne peut pas occasionner d'ophthalmie. A peine le pus est-il inoculé que l'œil devient le siége d'élancements, de picotements vifs, il est très-sec, et le malade y éprouve une sensation incommode de sable ; en même temps il y a de la chaleur, un peu de photophobie et plus ou moins de céphalalgie péri-orbitaire. Bientôt la conjonctive oculaire s'injecte ; quelquefois il se fait une hémorrhagie qui précède la formation du pus ; celui-ci ne tarde pas, dans tous les cas, à paraître. Alors sa sécrétion devient extrêmement abondante, on l'a estimée à plusieurs onces par jour pour un seul œil. Ce pus, d'abord sanguinolent et comme séreux, est bientôt plus lié, jaune, verdâtre, il s'écoule sur la joue qu'il excorie dans presque tous les cas. Si on regarde alors l'intérieur de l'œil, on voit qu'il est d'un rouge écarlate ; les muqueuses oculaire et palpébrale sont tuméfiées, la conjonctive fait un énorme relief qui entoure la cornée et, dans quelques cas même, l'envahit entièrement. Dans cette ophthalmie, la cornée est quelquefois saine, souvent aussi elle est terne, comme recouverte d'un voile; dans d'autres cas, elle est le siége d'ulcérations plus ou moins étendues, plus ou moins profondes. La muqueuse palpébrale fortement tuméfiée, très-rouge aussi, fait quelquefois saillie entre les paupières; celles-ci, et principalement l'inférieure, ont leurs cartilages déjetés en dehors. L'œil est habituellement fermé, mais, assez fréquemment, la tuméfaction de la conjonctive est si grande, que les paupières sont entr'ouvertes. La peau de ces dernières est souvent rouge, elles sont tuméfiées comme si elles étaient le siége d'un phlegmon. Lorsque la maladie est arrivée à ce point d'intensité, l'œil est le siége d'élancements continuels; la douleur, qui est intolérable, s'irradie au front, aux tempes, à l'occiput. La réaction générale est toujours très-marquée; il y a une fièvre intense, de l'insomnie, du délire; le pouls est fort, plein, la langue chargée; tout annonce un état général très-grave et une réaction inquiétante du côté du cerveau.

Marche. — Durée. — Terminaisons. — La *marche* de l'ophthalmie blennorrhagique est le plus souvent d'une rapidité désespérante; quelques heures suffisent, assez souvent, pour amener les désordres les plus graves, quelquefois la perte définitive de l'œil. Dans le plus grand nombre des cas, elle n'a pas heureusement cette rapidité, et, bien que, même alors, il ne soit pas rare de la voir arriver à toute son intensité au bout de vingt-quatre ou quarante-huit heures, elle laisse au moins à l'art le temps d'intervenir. Dans les cas les plus heureux, sa marche progressive est lente; elle parcourt ses périodes en huit ou dix jours. — Il est impossible d'assigner un terme, même approximatif, aux suites de la maladie. — Il faut savoir aussi que quelquefois l'œil, resté sain jusqu'alors, devient malade quand l'autre commence à se guérir ou est complétement guéri. — La *terminaison* par *résolution* est rare : la nature seule n'arriverait jamais ou presque jamais à cette heureuse terminaison ; les remèdes énergiquement employés doivent seuls en revendiquer tout le bénéfice. Le plus souvent l'ophthalmie blennorrhagique laisse après elle des désordres fort graves, fort rebelles, l'hypopion, le leucoma, les ulcérations de la cornée, l'ectropion, la cataracte, l'amaurose, le staphylôme, etc. etc. Enfin, dans des cas encore trop nombreux, le mal se termine par la *fonte purulente de l'œil*. Celle-ci se produit de diverses manières : quelquefois la cornée est perforée par les ulcérations et l'œil se vide ; d'autres fois elle est étranglée par le chémosis, tombe en gangrène et l'œil se vide encore ; ou bien enfin elle se ramollit, et se crève, etc. — On voit encore à la suite de la conjonctivite blennorrhagique la cornée épaissie, opaque, et la vision alors est à jamais détruite, ou ne revient qu'à la suite d'un traitement très-long et toujours aussi très-difficile à bien conduire. — Nous renvoyons, pour de plus longs détails, aux traités d'ophthalmologie (voir Beer, Scarpa, Mackenzie, Lawrence, Wardrop, Velpeau, etc. etc.).

Diagnostic. — Pronostic. — On ne confondra jamais l'ophthalmie blennorrhagique avec la conjonctivite simple ; les caractères de ces deux maladies sont trop tranchés. Mais il est deux autres ophthalmies avec lesquelles il est facile de la confondre ; nous voulons parler de l'ophthalmie d'Égypte ou purulente épidémique et de l'ophthalmie purulente des nouveau-nés. Heureusement que les erreurs de diagnostic ne seraient d'aucune importance pour le traitement qui doit être également actif dans les trois cas. L'*ophthalmie d'Égypte* n'apparaît guère que sous forme d'épidémies, ce sera un premier élément de diagnostic ; d'autre part, elle est toujours double, tandis que l'ophthalmie blennorrhagique n'atteint assez souvent qu'un seul œil. Enfin l'élément diagnostique par excellence se trouvera dans l'état des organes génitaux, la présence d'une blennorrhagie ne pouvant guère laisser de doutes. — Il sera plus difficile de distinguer la maladie qui nous occupe de l'*ophthalmie purulente des nouveau-nés*. Ici plus d'épidémies, un œil peut être atteint seul, et les caractères symptomatologiques sont les mêmes. Cependant hâtons-nous de le dire : dans notre opinion, beaucoup d'ophthalmies purulentes des nouveau-nés ne sont que des ophthalmies blennorrhagiques. Combien de femmes ont des flueurs blanches qui ne sont après tout que des blennorrhagies peut-être encore inoculables ; d'autres ont des blennorrhagies aiguës, elles ne sont pas très-rares. A son passage à travers les organes génitaux, la matière blennorrhagique peut s'inoculer aux yeux, et de là la maladie. En examinant bien attentivement la mère, on pourrait peut-être s'assurer de la vérité de notre opinion; par malheur, cet examen n'est pas facile à faire. L'écoulement abondant du sang et des lochies, la position même de la malade, ne permettent pas qu'on se livre attentivement à cette inspection, et quand, plus tard, l'écoulement lochial a cessé, que la malade est complétement guérie, il ne reste plus que des flueurs blanches... heureuse et banale étiquette qui peut entretenir la paix des ménages, mais dont le médecin doit bien souvent se méfier. — Le *pronostic* sera toujours extrêmement grave; il ne pourra être légèrement amendé que dans les cas où l'ophthalmie aura été énergiquement combattue dès le début.

Traitement. — Dès le premier moment, on doit attaquer le mal avec la plus grande énergie, car il ne faut pas oublier que quelques heures suffisent souvent pour causer la perte définitive de l'organe malade. Ceci dit, et nous ne saurions trop y insister, nous diviserons le traitement en général et local. Toutes les indications sont d'ailleurs très-simples à saisir.

1° **Traitement général.** — Saignées abondantes et répétées dans presque tous les cas ; application de sangsues autour de l'orbite, de manière à ôter beaucoup de sang ; il sera mieux même d'obténir un écoulement de sang long-temps continué, et pour cela d'appliquer les sangsues en trois fois, toutes les deux heures. Dès que l'inflammation sera un peu calmée, on se trouvera bien de purger le malade ; les purgatifs drastiques conviendront beaucoup mieux que les salins ; mais le calomel convient peut-être encore davantage ; on sait quel fréquent usage en font les Anglais, et nous croyons qu'ils ont entièrement raison. Le tartre stibié, à dose rasorienne, a parfaitement réussi dans quelques cas. Le malade sera couché dans une chambre spacieuse, bien aérée, les yeux à l'abri de la lumière, la tête très-élevée sur des oreillers de balle d'avoine et de crin ; il observera la diète la plus rigoureuse. Dans la plupart des cas, ces moyens généraux, qu'il ne faut jamais négliger, seraient insuffisants ; il faut se hâter de recourir aux moyens locaux.

2° **Traitement local.** — M. Chassaignac a préconisé un traitement si convenable, si sûr dans le plus grand nombre des cas, que nous le préférons à tout autre ; il consiste à pousser sur l'œil malade des douches d'eau froide pour décoller les cils d'abord, ensuite pour nétoyer le dedans de l'œil. Ces préliminaires accomplis, on instille dans l'œil une goutte du collyre suivant :

Nitrate d'argent cristallisé, de. . . . 0,10 à 0,50 grammes (1).
Eau.   30   —

Un autre moyen local très-utile consiste à faire continuellement couler sur l'œil un courant d'eau froide. Les compresses froides sont beaucoup moins avantageuses, parce qu'elles se réchauffent promptement, que la température en varie par conséquent sans cesse, et que leur poids peut fatiguer l'œil. — Lorsqu'il existe un chémosis, il sera bon de le scarifier pour débrider la cornée, et mieux encore, de l'exciser autour de la cornée ; la chose n'est pas toujours possible ; l'œil étant trop sensible à la lumière, on devra alors le brûler légèrement avec le crayon de nitrate d'argent, en évitant avec grand soin de toucher la cornée. — On a vanté avec raison les insufflations répétées dans l'œil de poudre de calomel. — Mac Gregor a conseillé de vider l'humeur aqueuse de l'œil pour prévenir la rupture spontanée de la cornée. Ce moyen a trouvé bien peu de partisans.

Après avoir dit ce qu'il convient de faire, disons ce qu'il faut éviter comme nuisible ou comme inutile. L'usage intérieur du copahu et des anti-syphilitiques serait entièrement inutile ; les fomentations émollientes, les cataplasmes émollients chauds seraient nuisibles, il faut éviter de s'en

---

(1) Ces instillations seront faites trois ou quatre fois dans la journée d'abord, et moins ensuite, à proportion que l'œil ira mieux. Quelques praticiens ont porté la dose de nitrate d'argent jusqu'à 4 grammes pour la même quantité d'eau ; nous l'avons nous-même employé fréquemment à 1 et 2 grammes, et nous n'avons jamais eu qu'à nous en applaudir.

servir. On a longtemps et beaucoup conseillé de rappeler
l'écoulement urétrhal supprimé , soit avec l'usage des sondes, enduites ou non de principes irritants , soit même en
portant dans l'urèthre la matière blennorrhagique d'un
autre malade. Ces moyens sont repoussés aujourd'hui par
tous les bons praticiens ; ils sont pour le moins inutiles ,
et on le comprendra effectivement si on se reporte à ce
que nous avons dit sur les causes de l'ophthalmie blennorrhagique.

§ IV.

DE LA BLENNORRHAGIE DE L'ANUS, DU NEZ, DE L'OREILLE, ETC.

La plupart des muqueuses peuvent être affectées de blennorrhagie ; après celle des organes génito-urinaires et des
yeux , celles qui le sont le plus souvent sont les muqueuses
de l'anus, du nez , de l'oreille , etc. — Ordinairement la
maladie est le produit d'une contagion directe , soit par le
fait des rapports contre nature , soit parce que le muco-
pus blennorrhagique a été transporté , par les mains ou
autrement des organes génitaux au nez, à l'oreille, etc. etc.

Dans tous les cas, la maladie est caractérisée par de la
rougeur, de la chaleur, de la douleur et un écoulement ,
toujours abondant, d'une matière mucoso-purulente entièrement analogue à celle de l'écoulement de l'urèthre, par
exemple , dans la blennorrhagie uréthrale. En outre on
observe des troubles fonctionnels divers, selon l'organe
malade ; dans la blennorrhagie nasale, il y a de la céphalalgie frontale et un coryza extrêmement intense ; la matière

de l'écoulement excorie les ailes du nez, la lèvre supérieure, etc. etc. — Dans l'otite blennorrhagique, la douleur est souvent d'une intensité extrême ; elle s'irradie à toute la tête, à la nuque, au cou, etc. : cette maladie est presque toujours marquée par une surdité passagère. — Dans la blennorrhagie anale, la défécation est extrêmement douloureuse, l'écoulement très-abondant et très-fétide.

Le traitement de ces diverses formes de blennorrhagies doit toujours être local ; injections émollientes ou légèrement irritantes très-souvent renouvelées, topiques légèrement excitants, pommade au calomel, au précipité blanc, etc., propreté extrême : tels sont les moyens à l'aide desquels le malade sera promptement débarrassé. — Il va sans dire que le copahu et le cubèbe ne seraient d'aucune utilité.

§ V.

DE L'ARTHRITE BLENNORRHAGIQUE.

—

(SYNONYMIE : *arthrocèle, arthropalie, hydarthrose.*)

L'arthrite blennorrhagique, admise par la plupart des auteurs, rejetée par quelques autres, ne peut pas sérieusement être mise en doute par l'homme habitué à examiner attentivement les malades ; la théorie a beau ne pas comprendre le mécanisme de cette affection, les faits sont là pour prouver non-seulement qu'elle existe, mais qu'elle complique fréquemment la blennorrhagie ; seulement il est vrai d'ajouter que cette blennorrhagie n'imprime à la maladie des articulations aucun caractère particulier, distinctif, pathognomonique, qui puisse, à coup sûr, par la seule inspection et en dehors de tout renseignement, en faire reconnaître la nature. — Elle ne se montre pas d'ailleurs seulement à la suite de la blennorrhagie, mais encore à la suite de toutes les inflammations de l'urèthre, quelle qu'en soit la cause, et principalement après le cathétérisme. Nous allons glisser assez rapidement sur cette affection, qui, comme nous l'avons dit, n'offre aucun caractère spécial.

Causes. — L'uréthrite seule, dans les deux sexes, est accompagnée d'arthrite : c'est pour cela qu'elle est plus fréquente chez l'homme que chez la femme, les uréthrites étant, chez celle-ci, aussi rares qu'elles sont communes chez l'homme ; on l'observe aussi chez les jeunes sujets plutôt que chez les sujets avancés en âge ; les constitutions débiles, le froid, l'humidité, les troubles de la transpiration cutanée, la fatigue des articulations, etc., tout ce qui, en un mot, est une cause prédisposante de rhumatisme, prédispose aussi à l'arthrite blennorrhagique. Mais quel rôle joue ici l'écoulement lui-même ? Est-ce sa suppression brusque qui produit l'arthrite ? Non évidemment. Sans doute, dans un bon nombre de cas, la nouvelle irritation qui se porte sur une articulation fera cesser l'écoulement, l'arthrite jouant alors le rôle d'un révulsif puissant ; mais fréquemment aussi, l'écoulement et l'arthrite marcheront simultanément, sans s'influencer l'un l'autre en aucune façon. L'arthrite survient donc plutôt par sympathie que par métastase. — Ou pour mieux dire, dans l'état actuel de la science, nous ne connaissons rien de satisfaisant pour expliquer le mécanisme de sa production. — L'arthrite se montre rarement dans le premier septénaire de la durée d'une blennorrhagie, on l'observe surtout dans le troisième et quatrième septénaires ; elle peut d'ailleurs se montrer ensuite en quelque sorte indéfiniment pendant toute la durée de l'écoulement. On a accusé aussi, mais à tort, les antiblennorrhagiques de provoquer cette maladie.

Siége. — Comme dans toutes les arthrites, le siége du mal est dans la synoviale articulaire. Toutes les articulations peuvent être affectées ; celles qui se prennent le plus souvent sont, par ordre de fréquence : le genou, le poignet, les articulations tibio-tarsienne, coxo-fémorale, huméro-cubitale, etc. ; les articulations de la colonne vertébrale n'en sont pas même à l'abri. Selon M. J. Cloquet, l'articulation coxo-fémorale est le plus fréquemment affectée chez la femme.

Symptômes. — L'arthrite blennorrhagique est le plus souvent subaiguë, sans fièvre. L'articulation devient douloureuse ; la douleur, qui est continue, s'exaspère par le mouvement ; l'articulation se gonfle peu à peu, se tuméfie, et on y sent aisément de la fluctuation. La peau ne change pas le plus souvent de couleur ; cependant, dans un certain nombre de cas, elle devient rouge et un peu luisante. La température n'est augmentée que dans les cas où la peau a changé de couleur. Comme dans le rhumatisme, on observe quelquefois des accidents du côté du cœur. L'arthrite blennorrhagique est ordinairement mono-articulaire ; cependant on l'a vue attaquer plusieurs articulations à la fois ou successivement, mais, même alors, elle est beaucoup plus fixe que l'arthrite rhumatismale.

Marche. — Durée. — Terminaison. — La *marche* de la maladie est aiguë, c'est-à-dire qu'elle est rapide, mais ordinairement sans fièvre. — Sa *durée* est de trois à six septénaires quand elle se termine par une résolution franche. La *résolution* est d'ailleurs la *terminaison* la plus ordinaire ; cependant la maladie peut se convertir en une véritable hydarthrose, toujours longue à disparaître, ou même devenir la cause d'une *tumeur blanche*. Sous l'influence de la cause la plus légère, l'arthrite blennorrhagique peut aussi se changer en un véritable rhumatisme aigu fébrile.

Diagnostic. — Pronostic. — Il n'est pas toujours facile de distinguer l'arthrite blennorrhagique des autres formes de l'arthrite, attendu que le rhumatisme peut très-bien se montrer en même temps qu'une blennorrhagie ; cependant, si l'on se souvient que l'arthrite blennorrhagique est le plus souvent mono-articulaire, qu'elle survient sans fièvre, et souvent sans changement de couleur à la peau, etc., on aura, dans la plupart des cas, des données suffisantes pour asseoir son diagnostic. — Le *pronostic* n'est pas habituellement grave chez les individus sains ; il ne le devient réellement que dans des cas exceptionnels. Au contraire, chez les individus scrofuleux, l'arthrite blennorrhagique est toujours une affection sérieuse ; le médecin devra donc alors être fort réservé dans son pronostic.

Traitement. — Le traitement antiphlogistique est rarement utile dans cette forme de la maladie, il ne faut pas cependant le rejeter systématiquement. On devra tenir l'articulation dans un repos absolu, la recouvrir d'applications émollientes, au début. Mais bientôt il faudra avoir recours aux larges vésicatoires volants, plusieurs fois renouvelés, et, dès qu'on le pourra, à la compression ; en même temps, on purgera le malade, on le mettra à l'usage des boissons délayantes, diurétiques, additionnées de sel de nitre ; on le tiendra à une diète un peu sévère, et on se gardera de le laisser trop tôt se servir de son articulation. —M. le Dr Gimelle a préconisé, dans les arthrites en général, le tartre stibié à haute dose (0,30 à 0,50^c) ; cette méthode réussit également bien dans les arthrites blennorrhagiques. Il était d'usage autrefois d'essayer de rappeler l'écoulement soit à l'aide de bougies, soit par l'inoculation directe du muco-pus ; cette méthode est aujourd'hui entièrement abandonnée, comme inutile toujours, comme nuisible souvent.

§ VI.

BUBONS.

Quand nous traiterons de la syphilis primitive, nous aurons à nous entretenir longuement des bubons ; ils sont très-fréquents en effet à la suite du chancre, rares au contraire dans la blennorrhagie. Nous renvoyons donc le lecteur à cet article. Nous devons dire seulement ici que la blennorrhagie uréthrale seule, dans les deux sexes, peut donner lieu au bubon ; les autres variétés, jamais. Tout au contraire du bubon syphilitique, le bubon blennorrhagique suppure très-rarement ; il se termine donc presque toujours par résolution, et celle-ci arrive ordinairement assez vite. C'est le plus souvent au début de la blennorrhagie que le bubon se montre ; il n'est nullement un signe de vérole. Le pus de ce bubon, quand il suppure, n'est jamais inoculable, à moins qu'il n'existe, en même temps qu'une blennorrhagie, un chancre du canal.— Le traitement n'offre rien de spécial ; c'est celui de tous les engorgements glandulaires non spécifiques.

§ VII.

INFLAMMATION DE LA PROSTATE, OU PROSTATITE BLENNORRHAGIQUE.

L'inflammation de la prostate est une affection caractérisée par un sentiment de pesanteur du côté de l'anus, des envies fréquentes d'uriner, une altération à peu près constante dans le jet des urines, souvent de la dysurie et même de l'ischurie, la difficulté quelquefois extrême du cathétérisme : enfin cette affection peut se terminer par un abcès et quelquefois une caverne urineuse.

Causes.—La prostatite blennorrhagique reconnaît deux causes seulement : une blennorrhagie, et l'usage du copahu et du cubèbe. La prostatite simple reconnaît un grand nombre de causes qu'il est inutile d'énumérer ici. Ce n'est presque jamais dans les premiers jours de la blennorrhagie que la prostatite survient, alors en effet la maladie est bornée aux portions antérieures de l'urèthre ; mais, lorsqu'après huit ou quinze jours de durée les parties postérieures de ce canal sont envahies par l'inflammation, on peut craindre de voir survenir la prostatite. L'inflammation

alors gagne cette glande de deux manières différentes :
1° ou bien par un simple retentissement ; 2° ou bien par
continuité, c'est-à-dire en pénétrant par les canaux excréteurs qui s'ouvrent dans l'urèthre (Velpeau). M. Velpeau
déclare encore que l'usage intempestif du cubèbe ou du copahu donne quelquefois lieu à des prostatites extrêmement
intenses. Nous avons observé nous aussi ce mode de production de la maladie.

Symptômes. — Ils sont toujours parfaitemement tranchés. Tandis, en effet, que la blennorrhagie n'avait encore
provoqué que pas ou peu de réaction générale, la fièvre
s'allume tout à coup ; en même temps, le malade ressent au
périnée, et du côté du rectum, une pesanteur, une tension
gravative, du ténesme. Le pouls est plein et fréquent, la
soif intense ; la langue sale, chargée, humide ; l'appétit
nul, la peau chaude ; le sommeil manque. La défécation
est extrêmement douloureuse, et quoique bien des fois le
malade soit tourmenté du besoin d'aller à la garde-robe, il
fait tous ses efforts pour se retenir, afin de ne point augmenter
ses douleurs. Cependant l'envie d'uriner devient de plus
en plus fréquente, l'émission des urines est très-douloureuse ; bientôt la dysurie survient, et le patient ne rend ses
urines que goutte à goutte. Leur passage est extrêmement
douloureux ; la rétention complète survient fréquemment.

Ces signes seraient plus que suffisants pour reconnaître
une prostatite ; si on y ajoute ceux qui sont fournis par
l'inspection physique, il ne saurait plus exister aucun doute.
En effet, quand on introduit le doigt par le rectum, on
sent que la prostate est tuméfiée, très-douloureuse ; on
augmentera cette douleur en refoulant les tissus vers le
pubis. Si, en même temps, on passe une sonde dans le canal

de l'urèthre, celle-ci, arrivée à la région prostatique, fait éprouver au malade une douleur très-vive, elle a de la peine à aller plus loin, il y a même dans certains cas une impossibilité complète à pénétrer dans la vessie. Enfin, en tenant la sonde dans l'urèthre, et le doigt dans le rectum, on sent très-bien entre eux un corps volumineux : c'est la prostate enflammée.

Diverses formes de l'inflammation de la prostate.

L'inflammation n'envahit pas toujours les mêmes tissus dans la prostatite ; elle se comporte, dans cette glande, à peu près comme dans la glande mammaire, la parotide, etc. etc. Quelquefois elle attaque d'emblée le tissu sécréteur et les canaux excréteurs, *inflammation glanduleuse ;* dans d'autres cas, elle débute par le tissu cellulaire de la glande, pour envahir secondairement les granulations ; d'autres fois, c'est la face interne de la capsule d'enveloppe qui est primitivement atteinte, et de là l'inflammation s'étend au tissu propre (Velpeau).

Marche. — Durée. — Terminaisons. — Les prostatites aiguës marchent, en général, rapidement ; en six à douze jours, elles ont suivi leurs diverses périodes. Elles se terminent ordinairement par résolution quand les canaux excréteurs sont seuls envahis par l'inflammation ; quand les granulations sont affectées, la marche est moins rapide, et la maladie se termine le plus souvent par induration, hypertrophie ou atrophie ; mais on doit toujours redouter la suppuration, quand le parenchyme même de l'organe est enflammé.

Abcès. — L'abcès, une fois formé, s'ouvrira toujours spontanément dans les organes pelviens ou au périnée, si l'art ne lui donne auparavant une issue; cependant cette ouverture sera assez tardive, en raison de la résistance extrême de la capsule fibreuse qui enveloppe la prostate; il a une tendance naturelle à s'ouvrir dans l'urèthre, où les tissus sont moins résistants, plus faciles à ulcérer, à déchirer; souvent encore le foyer se vide dans la vessie par une ouverture située à la face interne du trigone; il n'est pas non plus rare de le voir se faire jour par le rectum. Quel que soit le point par où se fait cette ouverture, le malade s'en aperçoit bien vite, d'abord à la cessation brusque de la douleur, ensuite aux matières qui sont rejetées au dehors. Mais, dans quelques cas plus malheureux, le dépôt ne prend pas ces voies naturelles; il s'ouvre entre les aponévroses, et alors le pus s'infiltre dans le tissu cellulaire environnant, et provoque par sa présence une nouvelle inflammation; la suppuration peut suivre diverses routes, et le pus fuser ou du côté des bourses, ou du côté des excavations ischio-rectales, ou vers le centre du périnée. D'où il résulte, sans que nous ayons besoin de nous étendre sur ce point, qu'il vaut mieux ouvrir ces abcès de bonne heure, que de leur laisser prendre de pareilles voies en les abandonnant à eux-mêmes. Le plus souvent, ces abcès de la prostate, quel que soit le point où ils se sont ouverts, se détergent plus ou moins lentement, et guérissent; mais quelquefois aussi ils donnent lieu à une caverne urineuse.

Caverne urineuse. — C'est M. Velpeau qui, le premier, a bien signalé cette terminaison des abcès prostatiques. Dans ces cas, le tissu propre de la prostate a disparu emporté par ou avec la suppuration, et il ne reste plus qu'une poche dont les parois sont formées par l'enveloppe fibreuse de la glande. Cette poche est, comme la prostate, située entre l'urèthre et le rectum, et s'ouvre soit dans l'un de ces organes, soit dans la vessie et même dans l'intestin ou au périnée; de là de véritables fistules borgnes. Cette caverne, qui offre des dimensions variables, est constituée par une ou par plusieurs loges. Les parois du sac sont tapissées d'une sorte de membrane muqueuse épaisse, très-peu disposée à s'enflammer. Dans les cas où elle communique avec le rectum, il entre toujours dans son intérieur une certaine quantité de matière stercorale; elle est pleine d'urine quand elle communique avec la vessie. Dans les deux cas, il est extrêmement rare que les parois viennent à s'enflammer. On s'assurera toujours assez facilement de la présence de ces cavernes urineuses : en premier lieu, après l'ouverture de l'abcès, le malade s'est senti soulagé, mais il n'a pas guéri, et du pus a continué de s'écouler; ensuite, si on presse le périnée assez fortement, on fera sortir par l'urèthre ou le rectum une certaine quantité de matières purulentes mélangées d'urine et de sang; enfin le cathétérisme dissiperait tous les doutes s'il pouvait en rester. La sonde, en effet, après avoir pénétré jusque sous la symphyse des pubis, arrive dans une poche trop petite pour être la vessie, trop grande pour pouvoir être le canal de l'urèthre, et qui ne peut être que cette caverne urineuse dont nous parlons. Ces cavernes ne sont pas sans présenter des dangers; leur paroi, en effet, peut finir par s'ulcérer, et les matières qu'elles contiennent, se répandant dans le tissu cellulaire, deviennent la cause de nouveaux abcès, ou même d'une infection générale mortelle. En outre, elles entraînent quelquefois des désorganisations profondes et irréparables des

parois du canal de l'urèthre dans une plus ou moins grande
étendue.

Diagnostic. — Pronostic. — Après tous les détails
dans lesquels nous sommes entrés, nous n'avons pas besoin
de parler du *diagnostic,* qui ne saurait être embarrassant
dans aucun cas, ni du *pronostic,* qui se trouve compris dans
nos précédentes remarques.

Traitement. — Le traitement de la prostatite est celui
de toutes les inflammations aiguës graves : diète et repos
absolus ; saignée du bras, qu'on pourra répéter si les forces
du malade le permettent ; applications répétées de sangsues
au périnée ; cataplasmes de farine de graine de lin à cette
région ; onctions mercurielles opiacées ; grands bains ou
bains de siége ; lavements adoucissants : telles sont les bases
du traitement. Sous l'influence de ces médicaments, l'intensité du mal ne tardera pas à diminuer, et la résolution
à survenir ; mais si, après les cinq ou six premiers jours,
l'inflammation augmente, au lieu de diminuer, il est plus
que probable que la maladie se terminera par suppuration.
Nous l'avons déjà dit, l'art doit intervenir de bonne heure
pour ouvrir les abcès de la prostate. Aussitôt que le doigt
introduit par le rectum sent de la fluctuation sur un ou
plusieurs points, il faut se hâter de les ouvrir avec le bistouri, quel que soit le lieu où ils proéminent, et c'est souvent du côté de l'anus, rarement du côté du périnée. A la
vérité, quand on ouvre ces abcès du côté de l'anus, on
voit survenir une fistule. Ce n'est pas un motif pour arrêter
l'opérateur ; la fistule ne survient pas dans tous les cas, et
on peut d'ailleurs toujours l'opérer quand elle est formée.
Enfin, quand l'abcès proémine vers les organes urinaires,

c'est avec la sonde qu'il faut essayer de les ouvrir. La sonde introduite rencontre bientôt un obstacle ; en forçant un peu alors, les parois de l'abcès sont déchirées ; si la sonde mousse n'opérait pas cette déchirure, on pourrait se servir de la sonde conique, en prenant, bien entendu, toutes sortes de précautions. L'abcès vidé, nous avons vu qu'il se forme quelquefois une *caverne urineuse ;* que peut faire l'art dans cette circonstance ? Peu de chose. Si la poche urineuse s'ouvre au périnée, on agrandit, on régularise l'ouverture, de manière que les produits de sécrétion puissent s'échapper facilement au dehors. Si elle s'ouvre dans le rectum, on opère comme s'il s'agissait d'une fistule borgne interne, c'est-à-dire qu'on en fait une fistule complète, et on essaye ensuite, par tous les moyens convenables, de faire réunir les parois de la poche et les bords de la fistule. Si l'ouverture se trouve dans l'urèthre, on a encore bien moins de ressources. La seule chose à tenter, et encore ! c'est de transformer cette fistule borgne interne de l'urèthre en une fistule complète, en pratiquant au périnée une contre ouverture. Mince avantage pour le malade, car, comme on ne le sait que trop, les fistules urineuses sont extrêmement difficiles à guérir ; celle-ci, en particulier, pourrait devenir incurable. En somme, l'art ne peut que bien faiblement intervenir dans le traitement des cavernes urineuses de la prostate. Il faut donc, quand cela est possible, les empêcher de se produire. Le meilleur moyen consiste à ouvrir de très-bonne heure les abcès prostatiques, avant que le tissu propre de l'organe n'ait eu le temps de se désorganiser profondément.

§ VIII.

DE QUELQUES SENSATIONS EXTRAORDINAIRES DES ORGANES GÉNITO-URINAIRES, ET DE LA SYPHILOMANIE (1).

Il existe une classe nombreuse de malades qui font vraiment le désespoir du médecin, ce sont les syphilomanes ; cette expression, heureusement imaginée, s'applique à ces individus qui, malgré la meilleure santé, veulent à toute force être malades. S'ils ont eu antérieurement une maladie vénérienne, pour si bien qu'elle ait été guérie, ils s'obstinent à se dire et à se croire malades, et, bon gré, mal gré, ils voudront être soumis à un nouveau traitement. S'ils n'ont jamais eu aucune affection vénérienne, ils prendront pour elle les accidents qu'ils ressentent ; quelques efforts que vous fassiez pour leur persuader qu'ils n'ont rien, vous perdrez vos soins, vos peines et votre temps ; et si enfin vous refusez de condescendre à leurs désirs et de leur formuler une prescription quelconque, ils sortiront de chez vous fort mécontents, convaincus que vous êtes un ignorant, que vous n'entendez rien à votre art. Tout cela ne les empêchera pas toujours de revenir vous ennuyer aussi longuement quelques mois après. On le voit, ce sont là les hypochondriaques de l'affection vénérienne ; il faut que le jeune médecin le sache bien, pour ne pas se

---

(1) C'est la première fois que nous mêlons la blennorrhagie et la syphilis ; si nous agissons ainsi, c'est que les accidents dont nous allons parler se rencontrent aussi bien après l'une qu'après l'autre forme de l'affection vénérienne, et qu'autant valait en traiter ici qu'après la vérole proprement dite.

laisser prendre à toutes les raisons que ces malades lui donneront avec toutes les circonstances et les détails les plus précis.

Il est entièrement impossible de donner même une idée de toutes les douleurs imaginaires qu'éprouvent ces pauvres maniaques; il suffit de savoir qu'il n'est pas de sensation si bizarre, que l'imagination la plus inventive puisse rêver, qu'ils n'aient ressentie. — Le traitement de ces hypochondriaques est toujours très-embarrassant. Leur déclarez-vous qu'ils n'ont rien, ils sourient de pitié et vous quittent pour aller ailleurs. Essayez-vous un traitement moral seulement, ils vous répondent qu'on ne guérit pas la vérole et ses reliquats avec des paroles, si éloquentes qu'elles soient. — Essayerez-vous un traitement? Mais lequel? Avez-vous bien le droit, vous médecin, de tenir ainsi dans l'erreur des gens qui finissent par user leur santé et leur bourse, à force d'user le parquet du médecin et du pharmacien? Leur prescrirez-vous le mercure? Mais ce traitement n'est pas innocent, il s'en faut. L'iodure de potassium? soit; mais ce remède, tous les malades ne s'en contenteront pas. En résumé, cette thérapeutique est bien certainement la plus difficile; c'est là que le médecin doit consulter sa moralité et son tact surtout; or ni moralité ni tact ne s'enseignent ni ne se vendent.

Cependant, à côté de ces sensations imaginaires, il en est quelques-unes de réelles. — A la suite d'une blennorrhagie, il peut rester une irritabilité profonde des organes génito-urinaires, donnant lieu à un léger sentiment de chaleur dans l'urèthre, d'ardeur en urinant, à une envie d'uriner plus fréquente qu'à l'état ordinaire. — Des bains, des onctions de pommades opiacées, un régime végétal, suffiront dans bien des cas pour dissiper ces accidents. —

D'autres fois il existe de véritables névralgies de la verge
et de la vessie, se caractérisant par des douleurs vives,
mais très-passagères, revenant quelquefois par accès, douleurs se prolongeant dans les aines et les testicules. Ordinairement les préparations ferrugineuses et un régime tonique viendront aisément à bout de ces symptômes. — Un
accident plus grave est le suivant : la blennorrhagie a laissé
à sa suite un très-léger rétrécissement ; l'urine arrivant
fréquemment, dans la journée, derrière cette coarctation,
l'irrite un peu ; en outre, la vessie ayant plus de peine à
se vider, éprouve une légère fatigue qui va en augmentant insensiblement tous les jours, et qui provoque une
douleur vague, profonde, étendue dans tout le petit bassin.
Ces symptômes durent longtemps, et très-souvent passent
inaperçus d'un médecin inattentif ou inhabile ; on devine
qu'alors ils ne font qu'augmenter, jusqu'à ce que les signes
ordinaires des rétrécissements viennent révéler la cause
réelle des souffrances. — Nous ne nous étendrons pas plus
longuement sur ce chapitre, il nous suffit d'avoir signalé
ces accidents pour que chacun supplée à ce que nous ne
disons pas.

§ IX.

DE QUELQUES AUTRES MALADIES QUI PEUVENT ÊTRE CAUSÉES PAR LA BLENNORRHAGIE.

Nous ne faisons que les énumérer ici, car elles ne rentrent pas directement dans le cadre de notre livre ; si, dans
bien des cas, en effet, elles reconnaissent pour cause la
blennorrhagie, dans un plus grand nombre encore, cette

cause est étrangère à l'affection blennorrhagique. D'un autre côté, si nous voulions leur donner toute l'attention qu'elle méritent, nous sortirions bien vite des bornes que nous nous sommes imposées. Nous allons donc seulement énumérer ces diverses affections, renvoyant, pour de plus amples détails, aux traités de pathologie. Ces maladies sont les rétrécissements de l'urèthre, et consécutivement toutes les maladies qu'ils causent; l'hypertrophie non sénile et l'atrophie de la prostate; l'hypersécrétion des glandes de l'urèthre, des glandes de Cowper et de la prostate; les pertes séminales involontaires.

DEUXIÈME PARTIE.

MALADIES VÉNÉRIENNES SYPHILITIQUES, OU DE LA SYPHILIS.

Considérations générales.

(SYNONYMIE : *vérole, grosse vérole, mal français, mal napolitain, gorrhe*, etc.)

Définition. — On donne le nom de syphilis à l'ensemble des phénomènes morbides produits par l'introduction dans l'économie d'un virus spécial, qu'on appelle *virus syphilitique;* c'est une affection propre à l'espèce humaine, chez laquelle toutefois on ne la voit jamais se développer spontanément. Sa transmission a lieu de deux manières bien distinctes : 1° par contagion directe, 2° par hérédité. — 1° *Par contagion :* fatale dans des conditions données et qu'on peut produire à volonté dans tous les cas, cette contagion est due toujours et uniquement à l'application du pus du chancre ou du bubon, à leurs périodes de progrès et de *statu quo*, sur une surface dénudée quelconque. Alors la syphilis est toujours primitivement locale; elle peut rester telle pendant toute sa durée, ou infecter au contraire toute l'économie. — 2° *Par hérédité :* alors elle est directement transmise au germe par les molécules génératrices du père ou de la mère. —Dans les deux cas, elle obéit, dans ses manifestations, à des lois fixes et invariables, et réclame, pour sa guérison, un traitement spécial, en quelque sorte indépendant de l'individualité du malade.

§ Ier. **Du virus syphilitique.**

La syphilis, avons-nous dit, est une maladie virulente; l'étude du virus syphilitique est sans contredit une des plus importantes et des plus curieuses que présente la pathologie humaine. Ce virus, en lui-même, nous ne le connaissons pas : on n'a pas pu l'isoler, le séparer du véhicule qui le transporte ; ni le microscope ni l'analyse chimique n'ont pu découvrir rien au pus chancreux qui ne fût commun aux autres pus. Mais, si nous ignorons le virus syphilitique dans son essence, nous le connaissons dans ses effets, et cela nous suffit ici.

§ II. **Véhicule du virus syphilitique.**

La syphilis ne reconnaît qu'une source unique, obligée ; c'est le chancre à la période de progrès ou d'état. Nous avons déjà traité longuement cette question dans notre introduction, nous n'y reviendrons pas ici. Le virus syphilitique susceptible de se transmettre à un individu sain est toujours mêlé à du pus et seulement à du pus ; et pourtant ce pus, ainsi que nous venons de le dire, ne paraît avoir subi aucune modification appréciable. Quoi qu'il en soit, lui seul peut servir de véhicule au virus. — On a dit que le sperme pouvait servir de véhicule au virus syphilitique : à ce sujet, il faut s'entendre. Le sperme, à lui seul, ne saurait jamais charrier ce virus; mais le sperme, en traversant un canal où se trouve un chancre primitif, peut très-bien entraîner du pus virulent, et alors c'est évidemment le pus mélangé au sperme qui sert à transmettre la syphilis. — Il en est de même de l'urine traversant un canal, dans les mêmes conditions ; — il en est de même de la salive, quand l'ulcération primitive siége aux lèvres ou dans l'intérieur de la bouche ; — il en est de même du lait, si le mamelon est affecté d'un chancre, etc. etc. Mais, hors de ces conditions, l'inoculation est impossible. Quoiqu'on ait dit, il n'est pas vrai que le lait d'une femme atteinte seulement d'accidents secondaires ou tertiaires puisse communiquer la vérole, pas plus que le sperme ou la salive dans les mêmes conditions, pas plus d'ailleurs que le sang ; et nous regardons comme entièrement apocryphes et mal observés ces faits où l'on aurait vu des plaies s'inoculer directement sous l'action du sang d'un individu infecté seulement de vérole constitutionnelle.

§ III. Par quelles voies se fait le plus fréquemment l'inoculation du virus syphilitique ?

Nous ne parlons pas ici de l'inoculation artificielle ou par la lancette, celle-là peut se faire par tous les points du corps indistinctement. L'inoculation naturelle est dans les mêmes conditions ; seulement on comprend qu'il est des circonstances qui la favorisent plus ou moins, circonstances qui tiennent à la disposition des parties, à leur structure, à leurs fonctions, aux habitudes des malades. Ainsi les parties le plus souvent infectées sont les organes génitaux, et cela, pour deux raisons : d'abord, à cause des rapports sexuels ; en second lieu, à cause de la disposition des parties ; le gland, le prépuce, etc., sont recouverts en

effet d'un épiderme extrêmement mince, se déchirant facilement, et sont fréquemment le siége de légères, excoriations. — Des rapports contre nature, *a postera venere ;*
les baisers plus fréquemment ; les doigts, dans l'action de
pratiquer le toucher, sont aussi des voies fréquentes d'introduction du virus syphilitique dans l'économie. — Dans
les premiers temps de l'étude de la vérole, à l'époque de la
grande épidémie du xve siècle, la fraude, la peur, l'hypo-
crisie, avaient fait propager, sur la contagion syphilitique,
des idées que nous ne saurions plus adopter. Ainsi on croyait
que la vérole se gagnait par l'air, par la sueur, par la respiration (et on sait que le cardinal Wolsey fut accusé d'avoir
communiqué la vérole au roi Henri VIII, en lui parlant à
l'oreille), etc. Ces faits ne s'observent pas aujourd'hui, et
n'ont très-certainement été jamais observés.

§ IV. Quelles sont les meilleures conditions d'infection syphilitique ?

En dehors de l'inoculation par la lancette, dans quelles
conditions s'opère l'infection ? Disons-le tout d'abord, et
disons-le de manière à être bien entendus, *pas d'inoculation possible sans destruction préalable ou consécutive de
l'épiderme ou de l'épithélium.* Cette condition est rigou-
reusement nécessaire. 1° Dans le cas de déchirure préalable de l'épiderme, l'introduction du virus est aussi simple que dans l'inoculation par la lancette, à la condition
toutefois que cette déchirure soit récente, car l'inoculation
s'effectue difficilement sur une plaie ou un ulcère chronique
en pleine voie de suppuration. Alors, en effet, ou bien la
matière purulente entraîne le virus avant qu'il puisse être
absorbé, ou bien, si la matière virulente est maintenue en

contact prolongé avec la plaie, la membrane pyogénique, jouant ici le rôle de l'épiderme, fait obstacle à l'absorption. Ceci s'observe même dans les vésicatoires et les cautères en pleine voie d'activité. Au contraire, l'absorption devient facile et prompte quand la plaie, l'ulcère, le vésicatoire, etc., sont dans la période de réparation. Hâtons-nous de dire cependant que, si l'absorption n'est pas facile, elle n'est pas cependant absolument impossible pendant la période de suppuration. 2° Dans le cas de destruction consécutive de l'épiderme, voici comment les choses se passent. Le virus appliqué sur une partie de peau ou de muqueuse parfaitement saine agit comme corps irritant, il finit par éroder la peau, et, celle-ci se trouvant alors dans les conditions que nous avons signalées en premier lieu, sans que le virus ait, en aucune façon, perdu ses propriétés, l'infection s'opère absolument comme si le pus virulent eût été appliqué sur une partie primitivement dépourvue d'épiderme. C'est ainsi qu'a lieu l'inoculation par suite de la pénétration du pus dans les follicules ou de son séjour prolongé sur les muqueuses.

§ V. **Comment s'opère l'infection par hérédité?**

Cette question de la syphilis héréditaire est, sans contredit, une des plus intéressantes de celles qui se rattachent à l'étude de la vérole, mais ç'en est peut-être aussi la plus obscure (1). — Pour que la syphilis se transmette par hérédité, il faut nécessairement que le père seul ou bien la

---

(1) Nous ne traiterons pas ici longuement les diverses questions qui se rapportent à l'hérédité de la syphilis; mais, pour ne pas nous interrompre, nous allons établir quelques propositions fondamentales, renvoyant pour les détails à un article spécial (voir l'art. *Syphilis héréditaire*).

mère seule, ou tous les deux à la fois, soient sous l'influence de la cachexie syphilitique secondaire, et alors ils ne peuvent transmettre que ce qu'ils ont eux-mêmes, c'est-à-dire la cachexie syphilitique sous forme d'accidents secondaires.

Quand le père et la mère sont infectés tous les deux, l'infection du produit est elle-même fatale; quand au contraire, un seul des deux parents est malade, on admet que, dans un assez grand nombre de cas, le produit peut être sain. On pense alors que le parent non vérolé transmet au fœtus l'immunité dont il jouit. La vérole héréditaire est d'autant plus à craindre que la syphilis est plus récente chez les parents; l'infection du produit, la mère restant saine, est plus souvent cause d'avortement que si l'infection est produite par la mère. Le produit infecté n'infecte jamais la mère. «Le traitement intervenu chez l'un des deux parents, ou chez les deux à la fois, selon les cas, peut retarder les manifestations diverses pour toujours, s'il est suffisant, ou temporairement pour les secondaires, sans arrêter le développement ultérieur des accidents tertiaires, qui peuvent se montrer trente ans après sa naissance, sans que l'enfant ait jamais eu des accidents primitifs ou secondaires; ces derniers, à leur tour, peuvent arriver dans leurs formes tardives après les symptômes tertiaires» (thèse de M. le Dr Prieur, 1851). — Jamais l'enfant infecté seulement de syphilis constitutionnelle ne saurait la transmettre à sa nourrice. Il est rare que les enfants offrent à leur naissance des signes incontestables de vérole constitutionnelle; ceux-ci ne se montrent guère qu'après le premier mois, et rarement après le sixième. Selon M. Ricord, «les accidents tertiaires n'ont d'influence sur l'hérédité qu'en transmettant aux enfants non plus la syphilis constitutionnelle caractéristique , mais fréquemment le germe aussi fâcheux et presque aussi redoutable des scrofules. » Cette proposition est fortement controversable, et l'on verra ailleurs que nous professons une opinion toute différente.

§ VI. **Premiers débuts de l'affection syphilitique.**

Toute affection syphilitique acquise autrement que par l'hérédité débute par un *chancre;* seulement ce chancre ne se manifeste pas toujours de la même façon. Quand les tissus sont dépouillés de leur épiderme , il se montre d'emblée ; — quand l'inoculation a lieu à travers une fissure ou une piqûre de cette couche cornée , une vésico-pustule se manifeste d'abord, et l'ulcération n'apparaît qu'après sa rupture ; — d'autres fois , le pus virulent ayant pénétré dans l'orifice d'un follicule, l'ulcération s'établit au fond de celui-ci , et de là le chancre folliculaire. — Le chancre folliculaire s'observe assez rarement , et la vésico-pustule ne se montre guère que dans l'inoculation par la lancette et dans les cas même où on a pris soin de protéger le point piqué ; il n'est cependant pas sans exemple de l'observer à la suite de l'infection directe. D'ailleurs , de quelque façon que se fassent les premiers débuts, le chancre ne tarde pas à paraître. C'est de cet accident que nous allons maintenant nous occuper , après avoir préalablement tracé les divisions de notre travail.

Divisions. — Dans l'évolution de la syphilis , il est facile de reconnaître plusieurs phases bien distinctes, caractérisées par des phénomènes d'une nature toute spéciale.

C'est sur ces phases que nous établirons la division des accidents syphilitiques.

A une première époque de son évolution, la syphilis est toute locale, l'organisme n'en est point encore infecté; mais le pus sécrété par les ulcérations spécifiques jouit de la funeste propriété de transmettre la maladie par inoculation. Les accidents qui appartiennent à cette période se montrent sur le lieu même où s'est faite l'infection ou dans le voisinage : ce sont les *accidents primitifs* et *successifs*.

A une seconde période, le virus a franchi la barrière que lui opposait l'organisme, il a infecté la constitution toute entière, la maladie est devenue *constitutionnelle*. La syphilis constitutionnelle comprend deux phases bien distinctes :

1° Les manifestations qui résultent de l'intoxication virulente, toujours bornées à la peau et aux muqueuses, cessent d'être inoculables, mais se transmettent encore par l'hérédité, et elles constituent ce qu'on a appelé la *syphilis secondaire*.

2° Plus tard enfin, la syphilis affecte les parties les plus profondes (périoste, os, etc.); mais elle a perdu entièrement la faculté de se transmettre même par l'hérédité : c'est la *syphilis tertiaire*. Quelques syphilographes cependant, parmi lesquels se trouve M. Ricord, pensent que les accidents tertiaires de la syphilis sont la source de la scrofule; M. Ricord a confondu sous ce titre de scrofules et la scrofule proprement dite, qui n'est en rien la vérole, et ce que nous appelons accidents scrofuloïdes, qui sont de véritables symptômes de syphilis, lesquels sont produits non pas par l'infection tertiaire, mais bien par l'infection secondaire dans la période tardive.

TABLEAU SYNOPTIQUE
DE LA SYPHILIS.

A. Syphilis primitive, locale, inoculable, non héréditaire.

1° *Accidents immédiats.*

Les chancres sous toutes leurs formes (superficiels, larvés, folliculaires, qu'ils soient simples ou avec induration, phagédéniques, gangréneux, etc.).

2° *Accidents de voisinage.*

Abcès virulents, lymphangite suppurée, bubons virulents, autrement dit : chancres celluleux, — lymphatique, — ganglionnaire.

B. Syphilis constitutionnelle, non inoculable.

1° *Accidents secondaires non inoculables, transmissibles par l'hérédité.*

Induration (1) spécifique sous-chancreuse et ganglionnaire, affections de la peau et des muqueuses, iritis, etc.

2° *Accidents tertiaires non inoculables, non transmissibles par l'hérédité.*

Périostoses, exostoses, testicule syphilitique, etc.

---

(1) Voir plus loin les motifs qui nous font rapporter l'induration aux accidents secondaires.

TITRE PREMIER.

SYPHILIS PRIMITIVE.

—◦—

CHAPITRE PREMIER.

ACCIDENTS IMMÉDIATS.

Du chancre.

(**Synonymie** : *ulcération vénérienne, ulcération syphilitique, ulcération primitive*, etc.)

Le chancre est une ulcération qui reconnaît toujours pour cause l'application du virus syphilitique au point où elle se montre. Cette expression, assez impropre, a été employée, parce que les chancres syphilitiques sont fréquemment douloureux et rongeants, comme les ulcérations cancéreuses ; mais un grand nombre de chancres sont indolores et corrodent peu les tissus. Il vaudrait donc mieux dire ulcération syphilitique. Si nous conservons le mot chancre, c'est pour nous conformer à un usage généralement adopté ; mais nous emploierons souvent aussi le mot ulcération primitive.

Siége. — Il n'est pas une partie de la surface de la peau ou des muqueuses accessible au contact qui ne puisse être le siége d'un chancre ; on en a rencontré partout, à la tête, aux pieds, sur le tronc, sur les membres ; il suffit pour cela que le pus virulent soit appliqué dans des conditions convenables. Mais, comme ces conditions se trouvent réunies naturellement sur certains points plutôt que sur d'autres, le chancre s'observe beaucoup plus fréquemment sur les premiers. Ainsi les lieux d'élection sont par ordre de fréquence : les organes génitaux et pour ceux-ci, chez l'homme, le prépuce, le frein, le gland, la peau du fourreau, l'urèthre (principalement à son entrée); chez la femme, les grandes et les petites lèvres, les caroncules myrtiformes, l'urèthre, plus rarement le vagin. Puis viennent, dans les deux sexes, les lèvres, la langue, la face interne des joues, l'isthme du gosier, l'anus, etc. etc; mais, redisons-le, pas un point de la surface du corps n'est à l'abri de l'infection syphilitique primitive.

Divisions. — Le chancre, dont la cause est unique et qui a toujours des caractères communs faciles à reconnaître, offre cependant plusieurs variétés importantes à distinguer. Nous diviserons cette étude en six paragraphes, et nous examinerons successivement : 1° le chancre simple, 2° l'abcès ou chancre folliculaire, 3° le chancre larvé, 4° le chancre avec induration, 5° le chancre inflammatoire gangréneux, 6° le chancre phagédénique.

1° Du chancre simple.

Le chancre que nous appelons simple est non-seulement une variété du chancre en général, mais le début obligé de tous les autres chancres; en d'autres termes, l'induration, le phagédénisme, la gangrène ne sont que des complications du chancre primitivement simple, des épiphénomènes. L'induration, le phagédénisme, etc. etc., n'exis-

tent qu'à la condition d'avoir été précédés, pendant un
temps plus ou moins long, par le chancre simple ou *type* (1).

---

(1) Une grande question cependant s'agite en ce moment et mérite d'être
sérieusement examinée ; cette question, la voici : Le chancre simple, qui
est resté tel pendant une période de quinze jours au moins, et qui donne
souvent lieu au bubon suppuré, *ce chancre est-il réellement syphilitique ?* Peut-il jamais, dans quelle circonstance que ce soit, donner par
l'inoculation naissance à un chancre induré ? Peut-il être jamais le point
de départ de la vérole constitutionnelle ?

Pour répondre à cette question, il est nécessaire qu'on examine le résultat de l'inoculation non-seulement sur l'individu malade lui-même, mais
encore sur un individu sain.

1º Si l'on inocule le pus d'un chancre simple ayant au moins quinze
jours de durée, et se compliquant d'adénite aiguë, si, disons-nous, l'on
inocule le pus de ce chancre au malade lui-même, cette inoculation bien
faite donnera toujours naissance à un chancre simple, lequel pourra devenir ensuite phagédénique, serpigineux, gangréneux ; mais jamais elle
ne produira le chancre induré, jamais elle ne déterminera l'infection syphilitique. Cela est aujourd'hui un fait acquis, bien prouvé, et dont il est
très-aisé de se convaincre tous les jours par l'expérience.

2º Si l'on inocule le pus de ce même chancre simple à un individu sain,
qui n'a jamais encore subi l'infection syphilitique, que se passera-t-il ?
Nous n'avons à cet égard que des présomptions, car nous ne sachons
pas qu'aucune expérience ait encore été entreprise dans ce sens. Et cependant combien ce point ne serait-il pas important à élucider ! Si en effet le
chancre simple est inapte à reproduire jamais le chancre induré, il faudra
le rayer, lui et le bubon aigu qui l'accompagne, du cadre des affections
syphilitiques, pour le ranger, à côté de la blennorrhagie, dans la classe
des accidents vénériens non susceptibles de produire la vérole constitutionnelle.

Cette question est très-difficile à résoudre. Si en effet on expérimente
du malade au malade, on ne peut aboutir à rien, la disposition organique
restant la même, et la première cause inconnue, qui a empêché le premier
chancre de s'indurer, persistant pour empêcher l'induration du second et
des autres. — Quant aux expérimentations de l'homme malade à l'homme
sain, la morale les réprouve hautement, et le médecin honnête ne peut
jamais être autorisé à les tenter. Reste donc l'observation clinique. Or rien
n'est plus difficile que d'établir par des faits de cet ordre la filiation des
accidents vénériens. Presque toujours le malade ignore et le médecin est
dans l'impossibilité de connaître la nature des lésions existantes chez l'individu qui a communiqué la maladie ; cependant, nous devons le dire,
toutes les fois qu'il nous a été donné de remonter avec certitude à l'origine

Symptômes. — Le chancre ne débute pas toujours de la même manière. Lorsqu'on inocule le virus syphilitique avec une lancette, et qu'on recouvre la piqûre avec un verre de montre, le chancre est toujours précédé par la vésico-pustule d'ecthyma. Ce début, très-rare dans les circonstances ordinaires d'infection, a pu néanmoins être observé quelquefois. Dans tous les cas, on en conçoit la possibilité; qui ne peut comprendre, en effet, qu'un poil, un corps piquant quelconque, faisant office de lancette, et la partie se trouvant à l'abri du frottement, on observe comme point initial, la vésico-pustule. — Quand les surfaces sont primitivement dénudées, il n'existe jamais de vésico-pustule; le chancre alors apparaît d'emblée. — Quoi qu'il en soit, voici les caractères du chancre formé.

L'ulcération est généralement arrondie, son fond est grisâtre, rugueux, comme chagriné; ses bords, taillés à pic, sont dentelés, décollés et un peu déjetés en dehors; elle est entourée d'une aréole inflammatoire plus ou moins étendue, quelquefois presque nulle. Les dimensions des chancres varient beaucoup; les uns ont à peine l'étendue d'une lentille, les autres celui d'une pièce de cinquante centimes et plus. Le pus de ces chancres est, à la période de progrès surtout, mal lié, sanieux, assez souvent chargé de détritus organiques. Il n'est pas rare d'y trouver, au microscope,

---

des accidents, nous avons constaté : 1° que le chancre induré avait toujours été communiqué par un chancre induré; 2° que jamais un chancre simple, accompagné de bubon suppuré, n'avait communiqué la vérole constitutionnelle. Nous avons, à ce sujet, invoqué les souvenirs et les observations de plusieurs praticiens habiles et de M. Ricord en particulier; leur réponse a été de tout point conforme à nos observations personnelles. Mais, comme il existe encore quelques doutes dans notre esprit, nous continuerons de classer tous les chancres dans la classe des accidents syphilitiques.

des animalcules que certains micrographes, M. Donné entre autres, avaient cru être propres au pus syphilitique, et en constituer la virulence; c'était une erreur. Ce pus est plus ou moins abondant, sans odeur bien sensible, ou au contraire très-fétide, selon qu'il s'écoule facilement ou qu'il séjourne entre deux surfaces rapprochées et privées d'air.

Un des signes que l'on donne le plus volontiers dans la description du chancre, et dont on fait presque un signe pathognomique, c'est sa forme arrondie; nous-mêmes l'avons signalée. C'est un très-bon signe effectivement, mais il ne faudrait pas lui donner une plus grande valeur qu'il n'en mérite. Outre que beaucoup d'ulcérations non syphilitiques ont cette forme arrondie, elle manque assez fréquemment dans le chancre proprement dit; cela tient à plusieurs causes : 1° à *son siége* ; un chancre de la commissure des lèvres, du reflet du prépuce, des plis de l'anus, ne saurait être arrondi; 2° aux *tissus affectés* ; s'ils ne sont pas homogènes, le chancre évidemment ne s'étendra pas également sur chacun, et perdra sa forme régulière; 3° enfin, à *sa position* ; dans les cas où il existe plusieurs chancres, s'ils viennent à se rencontrer par leurs bords, il se peut fort bien que le chancre qui résultera de leur réunion, soit ovalaire, triangulaire ou presque carré.

Toute la maladie se borne-t-elle à l'ulcération qu'on a sous les yeux, et au pus qu'elle sécrète? En d'autres termes, les tissus environnants ne sont-ils pas eux-mêmes infectés dans un certain rayon? Évidemment l'ulcération ne constitue pas tout le mal ; il existe, au delà, des parties périphériques qui paraissent saines, et qui, néanmoins, sont malades dans une certaine étendue; et la preuve immédiate, c'est que si l'on enlève soit avec le bistouri, soit avec un caustique superficiel, toute la surface de l'ulcération, on ne tarde pas à voir l'ulcère spécifique se reproduire. Toutes les parties qui sont ainsi malades, *en puissance*, se trouvent immédiatement sous la dépendance du chancre, sont virulentes comme lui et constituent ce qu'on a appelé sa *sphère de virulence*. Maintenant jusqu'où s'étend, et où s'arrête, cette sphère de virulence ? Il est complétement impossible de répondre à cette question d'une manière péremptoire ; ce que l'on peut dire cependant, et ce que l'on peut prouver sans peine, à l'aide de l'expérience, malgré les assertions contraires de MM. Cazenave, Lagneau, etc. etc., c'est que cette sphère de virulence n'est pas indéfinie, c'est que si l'on ampute, par exemple, la verge toute entière pour un chancre siégeant au prépuce, on aura bien certainement dépassé cette sphère de virulence, et guéri le chancre à tout jamais. — Ce qui nous paraît probable dans cette question, c'est que la sphère de virulence est en raison directe de l'étendue du chancre et du temps de sa durée. — Ces remarques trouveront bientôt une utile application à propos du traitement abortif.

Marche. — Durée. — Terminaison. — Le chancre est, dans certaines circonstances, précédé de prodromes légers ; quelques frissons, un peu de fièvre, et, comme symptômes locaux, un prurit plus ou moins vif à la place par où l'inoculation s'est faite ; mais le plus souvent le malade ne s'aperçoit de rien. La marche du chancre est toujours assez lente, subaiguë, et quand il a atteint son dernier terme de développement, il peut rester plus ou moins longtemps dans un état stationnaire. — Il y a d'ailleurs, dans le chancre, deux périodes bien distinctes, et qu'il faut se garder de confondre : une période de progrès et une période de réparation. Pendant la première, le chancre est virulent et fournit un pus inoculable ; pendant la seconde, le pus ne peut plus s'inoculer, l'ulcère est devenu une plaie simple et de bonne nature. La première dure une, deux, trois, cinq, sept septénaires en moyenne, souvent davantage ; nous avons vu un chancre encore inoculable après deux ans de durée, et M. Ricord a pu inoculer le pus d'un chancre et obtenir des résultats positifs après une durée de sept ans, et sans qu'il y eût eu une nouvelle infection. C'est là un de ces faits isolés dont l'explication échappe complétement, et comme on en voit tant d'autres en pathologie. Dès que le pus n'est plus inoculable, la période spécifique cesse, et la seconde période, celle de réparation, commence. Comme la première, elle se fait plus ou moins lentement, mais cependant beaucoup plus vite qu'elle ; l'ulcération, ainsi modifiée, est devenue une plaie de bonne nature qui doit se guérir par seconde intention, et la cicatrisation, comme pour celle-ci, est plus ou moins lente, suivant que l'ulcération est plus grande ou plus petite, que la santé générale est meilleure ou plus mauvaise, etc. Cette période dure rarement plus de un à trois septénaires ; elle s'annonce par l'extinction de l'aréole qui entourait le chancre virulent ; ensuite les bords de l'ulcération s'affaissent, se recollent, le fond n'a plus la teinte grisâtre, pultacée, il se recouvre de bourgeons charnus de bonne nature ; enfin la cicatrisation s'opère complétement. — Lorsque ce dernier terme de l'existence du chancre est arrivée, le médecin n'a plus à craindre, *in situ,* le retour de l'ulcération spécifique, comme beaucoup de médecins le croient encore. Sans doute que, sous l'influence de causes variées et nombreuses, la cicatrice du chancre, comme celle de toutes les plaies, peut se détruire et l'ulcère reparaître ; mais ce ne sera plus le chancre virulent, son pus ne saurait être inoculable, à moins toutefois que le malade ne se soit exposé à une autre infection, et qu'on ne prenne pour le premier un second chancre bien distinct, dû à une nouvelle contagion, et n'ayant de commun avec l'autre que le même siége.

Quoique nous ayons déjà dit ailleurs quelles peuvent être les terminaisons du chancre, nous tenons à le répéter ici, car il est important que l'élève ne l'oublie pas. — Le chancre abandonné à lui-même peut subir les modifications suivantes : — 1° Il peut rester stationnaire pendant un temps fort long, sans subir aucune transformation ; on l'a vu persister ainsi durant plusieurs années, sans cesser de fournir un pus inoculable ; mais ces cas sont fort rares. — 2° Le plus souvent, il se cicatrise au bout d'un temps qui varie de deux à neuf septénaires. — 3° D'autres fois il se fait à la base un dépôt plus ou moins abondant de lymphe plastique qui constitue l'induration (1) ; c'est là l'indice certain de l'infection générale de l'économie. L'induration ne se manifeste jamais avant le cinquième jour, et rarement après le quinzième. Le chancre avec induration se cicatrise rapidement, mais celle-ci persiste le plus souvent un temps assez long. — 4° Dans quelques cas, le chancre, de simple qu'il était d'abord, devient phagédénique, gangréneux, serpigineux, et n'arrive plus tard à guérison qu'après avoir labouré les téguments et produit des cicatrices difformes. — 5° Enfin le chancre peut se transformer, sur place, en véritables plaques muqueuses. — Nous étudierons ces diverses transformations dans autant de chapitres distincts.

----

(1) Si ce que nous disions à la page 139 était démontré, on voit de suite que l'on n'aurait jamais, dans aucun cas, cette transformation du chancre simple en chancre avec induration.

Diagnostic. — Nous l'avons assez dit dans notre *introduction* pour n'avoir pas besoin de nous étendre ici longuement: *sans l'inoculation, pas de diagnostic certain du chancre*. En effet, il n'existe pas un seul signe pathognomonique incontestable. La pustule d'ecthyma primitif ne saurait à l'œil se distinguer de la pustule d'ecthyma secondaire; sans doute le plus souvent la pustule d'ecthyma primitif est isolée, tandis que la pustule d'ecthyma secondaire est multiple; mais il est des cas, au contraire, bien authentiques quoique peu fréquents, où celle-ci est isolée aussi, et il n'est pas très-rare d'observer deux, trois, quatre chancres et plus; de ce côté-là, pas de signe incontestable. Quand le chancre est formé, il peut encore rester des doutes sur sa nature; il est tel cas où une ulcération simple sera prise pour un chancre, et tel autre, au contraire, où un chancre (surtout quand il siége dans un lieu insolite) sera pris pour une ulcération simple. Et qu'on ne croie pas que ces erreurs soient rares; les plus habiles les ont commises, et les plus expérimentés n'ont aucune peine à les avouer. — L'inoculation par la lancette donnera toujours une réponse certaine; point de résultat, ulcération simple; chancre, si le chancre se reproduit. Bien entendu que nous parlons d'une inoculation bien faite et dans de bonnes circonstances, c'est-à-dire avec du pus pris à un chancre en voie de progrès ou de *statu quo* (voir l'Introduction). Tout ce que nous disons là se rapporte, comme on le comprend bien, à des cas difficiles et exceptionnels; le plus souvent, en effet, rien n'est plus simple que de reconnaître un chancre, et le témoignage de la lancette devient alors inutile.

Pronostic. — Le chancre est toujours par lui-même

une maladie grave, car c'est le début obligé de toutes les manifestations ultérieures de la syphilis. Mais il peut arriver qu'il s'éteigne sur place et se cicatrise, sans donner lieu à l'infection générale : alors il est dit *simple*, et n'a pas plus de gravité qu'une ulcération ordinaire ; mais, comme il peut, tant qu'il n'est pas cicatrisé, donner lieu à l'induration, au phagédénisme, à la gangrène, etc., on doit toujours le considérer comme une affection dangereuse, et se hâter d'en obtenir la guérison par les moyens que nous allons indiquer.

Traitement. — Le traitement du chancre se divise en traitement prophylactique, traitement abortif, traitement curatif.

1° *Traitement prophylactique.* — Disons-le tout d'abord, et disons-le de manière à être bien entendus, il n'y **a** pas de *traitement prophylactique certain* de l'inoculation syphilitique. Laisser croire ou dire le contraire, c'est répandre une erreur funeste et dangereuse, au point de vue social. Tous les procédés réputés infaillibles, tous les remèdes prônés, ne sont le plus souvent qu'un leurre tendu à la crédulité par des hommes cupides. Cependant, si l'on ne connaît pas de prophylactique de la vérole, il est un certain nombre de moyens qui, dans quelques cas, peuvent empêcher l'infection. Ainsi des soins de propreté extrêmes, un lavage bien fait immédiatement après le coït, et principalement avec de l'eau aiguisée d'eau de Cologne, d'acides, de chlorures alcalins ; les corps gras préalablement appliqués sur la verge, pourront, dans quelques cas, soit emporter le virus avant qu'il n'ait eu le temps d'agir, soit l'empêcher d'arriver au contact de l'épiderme. De tous les prophylactiques, le plus sûr, bien qu'il ne soit pas infaillible, est le *condom ;* mais, outre que l'emploi de ce corps a quelque chose de rebutant, il peut se déchirer, et même, quand il reste intact, il ne saurait empêcher l'infection par le pénil, l'abdomen et les cuisses.

2° *Traitement abortif.* — Si l'on était toujours sûr que l'induration ne surviendrait pas au chancre, ou qu'il ne serait pas accompagné d'accidents, tels que le phagédénisme, etc. etc., le traitement abortif serait entièrement inutile. A quoi bon, en effet, arrêter le développement d'une maladie peu grave, de peu de durée, par un procédé toujours douloureux et dont les suites sont presque aussi longues que celles du chancre lui-même. Mais, comme on ne peut pas dire *a priori* si l'induration surviendra ou non, comme aucun signe ne l'annonce pendant toute la période de temps où le traitement abortif est applicable, c'est-à-dire pendant les cinq premiers jours, il faut toujours, si l'on est appelé à temps, se hâter d'y avoir recours. Ce traitement abortif consiste dans la cautérisation profonde du chancre avant le cinquième jour de son *existence.* Expliquons d'abord ce mot existence. Pour nous, qui n'admettons pas une incubation à la syphilis, l'existence du chancre ne commence pas au moment où le malade ou le médecin l'aperçoit, mais bien au moment de l'infection, c'est-à-dire au moment du coït ; de la sorte, un chancre qu'on n'a aperçu que depuis un ou deux jours peut avoir huit, dix jours et plus de durée effective. Si on le cautérise dans ces circonstances, avec quelque vigueur qu'on le fasse, incontestablement la cautérisation sera inefficace à empêcher soit le retour du chancre, soit l'apparition des accidents secondaires ; mais, si la cautérisation est faite avant le cinquième jour de la durée réelle de l'infection, et qu'elle soit suffisamment profonde et étendue, elle arrivera presque toujours à tuer le virus et à changer l'ulcération syphilitique en une ulcération de bonne nature. Ce terme de cinq jours, qui semble le terme extrême, et au delà duquel la cautérisation échoue à peu près toujours, est lui-même un peu éloigné ; on a bien plus de chances de réussir le deuxième et le troisième jour. — Si l'on se rappelle ce que nous avons dit, à la symptomatologie, de la sphère de virulence du chancre, on comprendra tout de suite qu'il est nécessaire que la cautérisation s'étende au delà des limites de l'ulcération, sous peine de voir reparaître celle-ci ; que la cautérisation devra être d'autant plus étendue et profonde que le chancre aura duré davantage ou qu'il sera plus grand. — Quels caustiques devra-t-on employer ? Le nitrate d'argent, souvent usité, n'agit pas assez profondément ; on doit lui préférer la potasse caustique, le caustique de Vienne, la pâte d'amiante et d'acide sulfurique (1). Nous avons vu, dans ces derniers temps, M. Ricord retirer de très-bons effets de l'emploi de l'acide nitrique mono-hydraté ; nous avons été aussi heureux que lui dans l'emploi de ce caustique, qui est moins douloureux, occasionne moins de réaction, et est à coup sûr aussi puissant que les autres. — Quelques praticiens préfèrent l'excision du chancre à sa cautérisation ; pour nous, nous avons com-

---

(1) Ce caustique se prépare de la manière suivante : on prend de la poudre d'amiante très-finement pulvérisée, et on verse dessus de l'acide sulfurique jusqu'à ce qu'on ait obtenu une pâte suffisamment ferme pour ne pas fuser, et assez molle cependant pour être facilement maniée.— Ce caustique est très-puissant, très-peu douloureux relativement à certains autres, il se moule bien aux infractuosités des parties, et son eschare a une épaisseur triple de la couche qui la produit.

plétement abandonné cette méthode, qui est moins sûre, plus difficile, en outre qu'elle effraye bien davantage le malade, et qu'elle ne trouve pas une application aussi générale que la cautérisation.

On comprend que la cautérisation ou l'excision de l'accident primitif ne peut être efficace qu'autant que celui-ci est réellement une maladie purement locale. Or c'est là notre opinion : nous croyons qu'avant d'infecter l'économie, avant de pénétrer plus avant, le chancre est d'abord une affection limitée au point contaminé. Mais cette opinion est loin d'être généralement admise. On a dit que le chancre est toujours le résultat, l'effet, et non pas la cause de l'infection générale, qu'il peut survenir longtemps, très-longtemps après le coït, et, bien plus, même après les accidents secondaires ; que la cautérisation du chancre peut plonger le malade et le médecin dans une sécurité trompeuse et funeste à celui-là. On a accusé encore la cautérisation de provoquer la naissance des bubons. Nous ne pouvons pas, dans un livre de cette nature, nous arrêter longuement à combattre ces objections, dont aucune n'a de valeur ; nous nous contenterons de citer ici une observation qui prouve l'utilité de la méthode abortive.

«En 1807, un officier supérieur, appelé momentanément «au quartier général impérial, qui était à Varsovie, s'ex-«pose à la contagion vénérienne ; peu après il lui survient «deux chancres à la base du gland. On allait procéder à «leur traitement, lorsqu'inopinément l'armée se mit en «marche. Ce malade ne crut pas pouvoir se dispenser de «suivre son régiment dans un instant où tout annonçait de «grands événements auxquels il voulait prendre part. Étant «attaché à un corps de cavalerie d'avant-garde, son ser-«vice devait être d'autant plus pénible que le froid était

«alors extrêmement rigoureux; avec cela, le régime qu'on
«suit ordinairement en pareilles circonstances, et plusieurs
«autres motifs très-puissants encore, ne permettaient guère
«de compter sur des remèdes irrégulièrement administrés,
«pour arrêter les accidents qui ne pouvaient manquer de
«se développer rapidement sous l'influence de tant de
«causes capables de les produire. Je cédai donc aux ins-
«tances réitérées de cet officier, et lui touchai ses ulcères
«avec le nitrate d'argent, en le prévenant bien toutefois
«de ce qu'il avait à craindre pour l'avenir. Les chancres
«se cicatrisèrent très-promptement, et le malade fit la cam-
«pagne sans en ressentir la moindre incommodité...» Qui
croirait que cette observation si concluante, si complète
que nous n'aurions pas pu en trouver une plus convenable
dans notre pratique, est de M. Lagneau, un adversaire de
la cautérisation du chancre, de M. Lagneau, qui l'a accusée quelques lignes plus haut : « 1° de ne pas préserver de
«l'infection générale, qui existait déjà avant la formation
«de l'ulcère ; 2° d'être ordinairement suivie de l'apparition
«de bubons aux glandes voisines ; 3° d'entretenir le ma-
«lade dans une sécurité dangereuse, en ce qu'elle le dis-
«suade de prévenir par un traitement rationnel l'irruption
«des symptômes consécutifs, qu'une pareille conduite doit
«nécessairement entraîner. » — Il est vrai que M. Lagneau
continue et termine ainsi son observation : «Peu après la
«bataille d'Eylau, l'armée ayant pris des cantonnements
«sur la Passarge, il me fit part de son état, comme nous
«en étions convenus, et je l'engageai à prévenir, par un
«traitement méthodique, les suites de l'infection générale.
«Il suivit ce conseil et n'a pas éprouvé le plus léger symp-
«tôme vénérien depuis cette époque. » (T. Ier, p. 170.) Qui
ne voit que ce traitement mercuriel était inutile, et qu'il

arrive là bien plutôt comme conséquence de la doctrine que comme nécessité thérapeutique.

Mais, si la cautérisation faite dans les conditions que nous avons indiquées, c'est-à-dire dans les cinq premiers jours de l'apparition du chancre, n'a aucun des inconvénients qu'on lui reproche si gratuitement, elle a, en revanche, des avantages bien évidents : ainsi, dans un grand nombre de cas, elle prévient l'infection constitutionnelle, et c'est le plus grand service qu'on puisse rendre au malade ; — en second lieu, en guérissant promptement le chancre, elle met à l'abri des accidents qui peuvent compliquer celui-ci, la gangrène, le phagédénisme, etc., avantages que M. Lagneau et ses élèves ne sauraient lui contester, car si lui-même, dans l'observation précédente, s'est résolu à cautériser le chancre, ça été « pour arrêter les accidents qui ne pouvaient manquer de se développer rapidement sous l'influence de tant de causes capables de les produire, » et il y a parfaitement réussi. Enfin, relativement aux bubons, loin de les produire, la cautérisation peut les prévenir et les prévient même souvent, par cela seul qu'elle guérit plus rapidement les chancres qui en sont la source et qui peuvent avoir duré quelquefois deux, quatre et six septénaires, avant l'apparition de l'adénite virulente.

3° *Traitement curatif.* — Quand le chancre a dépassé l'époque où le traitement abortif peut être utile, quand il conserve les caractères que nous avons signalés, et qu'il ne présente aucune complication, son traitement est ce qu'il y a de plus simple. Tout d'abord, pas de *traitement mercuriel* : non-seulement il serait inutile (car on n'a pas à craindre, avec le chancre simple, l'infection constitutionnelle), mais il pourrait devenir nuisi-

ble en appauvrissant le sang, altérant la constitution,
et apportant ainsi un élément actif au phagédénisme.
Ainsi pas de mercuriaux, pas de tisane non plus. Comme
traitement général : un exercice modéré, une nourriture
suffisamment succulente sans être excitante, des bains de
propreté. — Le traitement local sera tout aussi simple :
d'abord pas de topiques gras sur l'ulcération, ils sont
toujours plus nuisibles qu'utiles. On fera sur le chancre
des pansements avec de la charpie sèche ou mieux de la
charpie imbibée dans le vin aromatique ; on les renouvel-
lera plus ou moins selon la quantité de la suppuration,
mais en général il est bon de ne pas les renouveler trop
souvent, surtout quand arrive la période de réparation. A
cette période même, dans un grand nombre de cas, il faut
savoir laisser agir la nature toute seule. — Il est quelques
cas où la cicatrisation est lente, difficile ; on se trouvera
bien de promener légèrement, sur la surface ulcérée, un
crayon de nitrate d'argent ; — d'autres au contraire où les
bourgeons charnus s'élèvent et végètent ; on les réprimera
aussi avec le nitrate d'argent, absolument comme dans les
plaies ordinaires. — Beaucoup s'étonneront de cette sim-
plicité de notre thérapeutique : qu'ils n'oublient pas que
le chancre simple n'est pas beaucoup plus grave qu'une ulcération ordinaire, et qu'il n'y a aucune raison sérieuse de le
traiter autrement.

2° Abcès ou chancre folliculaire.

Le virus syphilitique pénètre, dans un certain nombre
de cas, dans l'intérieur d'un follicule et y donne naissance
à un chancre ; seulement celui-ci se développe de deux
manières différentes : 1° ou bien l'ulcération attaque le

fond du follicule et gagne peu à peu, sans interruption, l'ouverture de celui-ci et les points environnants ; — 2° ou bien l'inflammation spécifique se trouve confinée, arrêtée dans l'intérieur de ce follicule ; son conduit excréteur et son orifice sont bouchés, et alors on observe un véritable petit abcès, arrondi, peu douloureux, du volume d'un pois environ, faisant une légère saillie au-dessus de la muqueuse. Cet abcès persiste longtemps dans cet état, mais un jour enfin il se crève, un pus spécifique s'en échappe ; ce pus est essentiellement inoculable. D'ailleurs le foyer présente tous les aspects d'un chancre, l'ouverture du follicule et les parties voisines s'ulcèrent à leur tour, enfin on a le chancre avec tous ses caractères.—Ce chancre, quand il est simple, présente tous les signes de l'ulcération primitive que nous venons d'étudier à l'instant ; mais il peut aussi s'accompagner, et dans les mêmes circonstances, d'induration, de phagédénisme, de gangrène, etc. etc. L'important donc était uniquement de signaler l'origine de ce chancre.

3° Du chancre larvé.

On donne le nom de chancre larvé au chancre qui se développe dans les points inaccessibles aux explorations directes : tels sont les chancres de l'intérieur du canal de l'urèthre ou de l'utérus. Nous n'avons que quelques mots à en dire ici et principalement au point de vue du diagnostic différentiel de cet accident avec la blennorrhagie. — Le chancre larvé existe seul ou accompagné d'une blennorrhagie plus ou moins abondante. Tant que la blennorrhagie persiste, il est difficile, sinon impossible, de reconnaître le chancre larvé sans induration ; mais, lorsque celle-ci est guérie et que le chancre existe seul, il est souvent possible de le reconnaître : l'écoulement est infiniment moins abondant, quelquefois presque nul ; la douleur est beaucoup moins vive que dans la blennorrhagie, on ne l'observe que lors du passage des urines, et elle est toujours limitée à un point fixe de peu d'étendue ; en pressant le canal, on reconnaît assez facilement ce point à la sensation douloureuse que provoque le toucher. Le pus est souvent roussâtre, sanieux, au lieu d'être franchement phlegmoneux ; le matin, il colle les bords du méat urinaire. — Les chancres larvés de l'utérus passent souvent inaperçus, ainsi qu'il est aisé de le comprendre.

Les chancres larvés de l'urèthre peuvent siéger dans toute l'étendue de ce canal, mais c'est le plus souvent en avant de la fosse naviculaire qu'on les observe ; dans un grand nombre de cas, on peut même les voir aisément en entr'ouvrant les lèvres du méat urinaire.

La question des chancres larvés n'acquiert réellement une importance capitale que quand ils sont accompagnés d'induration. Ce n'est pas ici le cas d'en parler, nous y reviendrons à l'article *Induration*.

Quant au traitement, on comprend qu'il est nul ou à peu près : on ne peut pas songer à la cautérisation, on ne peut pas non plus avoir recours aux topiques. Tout au plus peut-on faire dans le canal de l'urèthre des injections fréquemment répétées soit avec l'eau froide, soit avec le vin aromatique étendu d'eau.

4° **Chancre avec induration.**

Dans cette forme du chancre, le seul phénomène intéressant à étudier, c'est l'induration ; nous en renvoyons l'étude au commencement des accidents secondaires. Quant au chancre en lui-même, c'est le chancre simple avec ses caractères et sa physionomie ; seulement le chancre avec induration a généralement moins d'étendue, a une tendance plus grande à la guérison spontanée, et se guérit habituellement plus vite que le chancre simple. Les bords sont moins décollés et quelquefois même ne le sont pas du tout ; l'aréole est moins marquée.

5° Chancre inflammatoire gangréneux.

Nous avons jusqu'ici étudié les chancres en dehors de toute complication inflammatoire ; l'aréole qui les entoure, et que nous avons signalée, bien qu'élément inflammatoire, offre si peu d'importance qu'on ne s'en occupe pas. Mais, dans quelques cas, les chancres se compliquent d'une inflammation suraiguë qu'on doit attentivement surveiller, parce qu'abandonnée à elle-même, et quelquefois quoi qu'on fasse, elle aboutit à la gangrène. Les chancres inflammatoires, qu'on observe principalement dans les cas de phimosis congénial ou accidentel, marchent vite, envahissant quelquefois une grande étendue de tissus. Il est impossible de dire au juste pourquoi cette complication inflammatoire et gangréneuse ; cependant on doit en accuser le plus fréquemment l'abus des boissons alcooliques, l'âge un peu avancé, l'appauvrissement de la constitution, les temps chauds et humides.

Un des faits les plus remarquables que l'on puisse observer dans cette variété du chancre, c'est que la gangrène tue le virus syphilitique ; le pus fourni par l'ulcère gangréneux ne saurait s'inoculer ; dès que l'eschare se détache, l'ulcération que l'on observe n'est plus qu'une plaie simple. On comprend alors que le pronostic de cette variété du chancre est tout entier dans la gangrène, et non plus dans le chancre, en tant qu'ulcération syphilitique ; on comprend encore qu'après cette forme de chancre on n'a plus à craindre l'infection constitutionnelle. Ici cependant il faut faire une remarque importante, sans laquelle on pourrait commettre des erreurs graves : le plus souvent, l'inflammation et la gangrène compliquent le chancre simple ; quelquefois aussi, quoique rarement, le chancre avec induration. Dans le premier cas évidemment, plus de vérole constitutionnelle à redouter ; mais, dans le second cas, alors qu'existe déjà l'induration, c'est-à-dire le premier des accidents secondaires, la gangrène ne saurait en aucune façon empêcher la vérole constitutionnelle, puisqu'elle existe de fait. Dans ce second cas d'ailleurs, lorsque l'eschare est tombée, on voit le plus souvent l'induration reparaître aussitôt que les tissus dégorgés permettent de la retrouver. Ainsi, que l'élève retienne bien ceci : 1° chancre sans induration gangréneux, pas de vérole constitutionnelle possible ; 2° chancre avec induration gangréneux, vérole constitutionnelle obligée et déjà déclarée,

On doit noter encore que les chancres gangréneux produisent très-rarement des bubons.

Traitement. — Dès que le médecin s'aperçoit de l'inflammation suraiguë qui vient compliquer le chancre, il doit la combattre vigoureusement, afin d'empêcher, s'il le peut, la gangrène de survenir. Le meilleur moyen à employer, dans ce cas, est l'usage des sangsues en assez grand nombre ; on ne les appliquera pas sur les chancres même, c'est irriter en pure perte une plaie déjà trop irritée ; on ne les appliquera pas non plus sur des points déclives que le pus baigne à chaque instant; ni trop près de l'ulcère, car chaque piqûre de sangsue touchée par le pus s'inocule, et devient elle-même un nouveau chancre. On les placera donc de telle façon que le pus du chancre ne puisse les atteindre. A ce moyen local, on ajoutera un traitement antiphlogistique général : la saignée du bras, dans les cas exceptionnels où elle serait impérieusement demandée ; des bains généraux, des lotions émollientes, des cataplasmes de fécule, la diète. Si, malgré tout, la gangrène survient, on la traitera, comme les cas de gangrène ordinaire, par les toniques à l'intérieur, le quinquina, l'opium, la poudre de quinquina sur l'ulcère, les acides, etc. etc. S'il existe un phimosis qui fasse craindre pour le gland, on devra l'opérer sans attendre que la gangrène se limite. Si le chancre gangréneux a décollé les tissus, produit des trajets fistuleux, formé des ponts, etc., on excisera les parties décollées pour mettre le fond de l'ulcération à nu.

On a pu remarquer que nous aimons à placer, à côté de ce qu'il faut faire, l'indication de ce qu'il faut éviter. Or, dans le chancre gangréneux, rien ne saurait être aussi nuisible que le mercure. Il est des praticiens qui, sans distinction aucune, appliquent la médication mercurielle à tous les accidents vénériens ; cette routine aveugle a, dans le cas qui nous occupe, des inconvénients très-sérieux. Rien, en effet, ne favorise plus la gangrène que l'appauvrissement du sang, et tout le monde sait combien le mercure enlève au sang ses éléments plastiques. Dans les cas de gangrène sans induration, à quoi bon d'ailleurs un traitement mercuriel, puisqu'on n'a nullement à craindre l'infection générale ? Dans les cas où la gangrène est postérieure à l'induration, il faut ne songer qu'à la première, interrompre immédiatement tout traitement mercuriel pour le reprendre quand la gangrène sera guérie.

6° Chancre phagédénique proprement dit.

On observe principalement les chancres phagédéniques chez les sujets jeunes, à tempérament lymphatique, scrofuleux, anémiques ou chloro-anémiques ; chez ces individus à mauvaise charnure, qui ont été ou qui sont encore sujets à qu'on appelle vulgairement *gourmes*. Nous en distinguerons deux formes bien tranchées.

A. Chancres serpigineux. — Ce n'est pas ici le lieu de discuter si le chancre serpigineux est dû à un virus spécial ; nous pensons, pour notre compte, qu'il est seulement dû au tempérament ou à des circonstances extérieures. — Le chancre serpigineux, rare heureusement, marche le plus souvent avec une rapidité désespérante, que rien ne peut arrêter ; il s'étend à droite, à gauche, jette partout ses ramifications, avec cette singularité remarquable qu'il n'obéit pas à la loi de déclivité ; qu'il monte aussi bien qu'il descend, sans abandonner toutefois les tissus homogènes ; il s'étend plutôt en surface qu'en profondeur, se guérit sur un point pendant qu'il progresse encore sur un autre ; envahit de proche en proche, sans interruption réelle ; nous disons réelle, car quelquefois, laissant la peau intacte, il la décolle seulement et ronge au-dessous les tissus plus profonds. Il en résulte une cicatrisation lente, irrégulière, difforme au point que les malades sont couturés de stigmates indélébiles, de cicatrices quelque peu analogues à celles de la brûlure profonde. Dans quelques cas, le chancre serpigineux paraît s'arrêter pour un temps ; mais il ne se cicatrise pas complétement, et il ne tarde pas à reprendre sa marche envahissante. Tant que le chancre serpigineux ne se guérit ou que par une partie de ses bords, ou que par le centre, on ne doit point annoncer la fin du mal ; celle-ci ne devient un fait certain que si la cicatrisation se fait sur toute l'étendue des bords en même temps.

Comme dans le chancre gangréneux, on voit rarement le bubon survenir à la suite du chancre serpigineux.

Traitement. — Le chancre serpigineux résiste le plus souvent à tous les efforts de l'art. Le meilleur traitement à lui opposer consiste dans la cautérisation profonde par les caustiques puissants, et principalement par la pâte de Vienne et l'acide nitrique mono-hydraté ; la cautérisation par le fer rouge est peut-être encore préférable. A la chute de l'eschare, on pansera la plaie soit avec la charpie sèche, soit avec la charpie imbibée de vin aromatique. Il n'est pas très-rare de voir ces ulcères serpigineux qui ont résisté à tout, que le médecin découragé abandonnait à la nature, s'arrêter ensuite d'eux-mêmes, et se guérir promptement, sans qu'il y ait rien de changé ni dans leur manière d'être, ni dans l'individualité du malade, ni dans les circonstances extérieures.

B. Chancres phagédéniques rongeants. — Ceux-ci ont une très-grande analogie avec la pourriture d'hôpital ; ils marchent en rayonnant régulièrement autour d'eux ; leurs bords sont livides, œdémateux, affaissés sur le fond, qui est mou, grisâtre, diphthéritique, et d'un très-mauvais aspect. 'A l'encontre du chancre serpigineux, qui marche dans tous les sens, ils s'étendent surtout par les points les plus déclives, c'est-à-dire par ceux que baigne le pus. Celui-ci est extrêmement abondant, presque intarissable ; à proportion que des bourgeons charnus se forment, ils sont presque aussitôt frappés de gangrène et de mort. Cette forme du chancre occasionne des douleurs souvent intolérables, un sentiment de prurit et de cuisson insoutenable, et des accidents nerveux qui ne laissent pas que d'être inquiétants. Il n'est pas rare de voir des lambeaux de peau presque détachés, frappés de mortification, et ajoutant encore, par l'excès de la suppuration, à la gravité d'un mal toujours sérieux. Ces chancres, en effet, se limitent très-difficilement ; ils envahissent sans cesse, sans respecter aucun tissu ; on en a vu qui disséquaient le gland, amputaient la verge, mettaient les testicules à nu, etc. etc.

Comme le chancre serpigineux, le chancre rongeant est rarement suivi d'un bubon ; quand celui-ci se montre, il revêt la forme phagédénique rongeante, comme le bubon qui accompagne le chancre serpigineux revêt lui-même la forme serpigineuse. — La vérole constitutionnelle n'est à craindre que dans les circonstances que nous avons signalées, c'est-à-dire quand le chancre serpigineux était préalablement induré. Le médecin ne devra pas ignorer que si le virus est tué par la gangrène, si par conséquent le pus du chancre gangréneux n'est pas inoculable, il n'en est pas de même du pus des chancres rongeants et serpigineux, qui s'inocule comme celui des chancres simples.

Traitement. — Nous ne pourrions que répéter ici ce que nous venons de dire à propos des chancres serpigineux. Nous ajouterons seulement qu'il faut se hâter de les cautériser, sans perdre une minute, et qu'il est peut-être encore plus utile de s'attaquer à la cause générale (appau-

vrissement du sang, débilité , etc.) que nous avons signalée, que de s'attaquer à la manifestation locale. — Est-il
besoin de dire qu'un traitement mercuriel serait on ne peut
plus nuisible ?

Quelques mots sur le chancre chez la femme.

Nous n'avons que fort peu de choses à dire sur ce sujet :
l'ulcération chancreuse présente absolument les mêmes caractères dans les deux sexes, et, dans l'un comme dans
l'autre, peut se montrer sur tous les points de la surface
du corps. Quant aux parties génitales accessibles , aucune
d'elles n'est à l'abri de l'infection ; mais elle est loin de se
montrer partout avec la même fréquence. Le chancre , très-
ordinaire aux parties génitales externes (grandes et petites
lèvres) , est très-rare dans le canal de l'urèthre ; on l'observe plus souvent dans le vagin ; il se montre aussi , mais
de plus en plus rare, sur le museau de tanche et dans la
cavité du col, et peut-être du corps, de l'utérus , où il constitue alors un chancre larvé. On ne peut s'assurer de la
présence de ces ulcérations profondes qu'à l'aide du speculum ; encore celles de la cavité utérine échappent-elles à
ce moyen d'exploration. Le chancre de la femme peut devenir, et devient assez fréquemment , phagédénique et gangréneux ; il peut aussi s'indurer, quoiqu'on ait nié le fait.
Mais il est bon de savoir que l'induration, chez la femme,
est très-passagère ; que les chancres se transforment facilement et vite, *in situ*, en plaques muqueuses. Mais, malgré
tout, chez la femme comme chez l'homme , la seule porte
d'entrée de la vérole constitutionnelle, c'est le chancre, et
le premier signe de l'infection générale est toujours l'induration sous-chancreuse et l'induration ganglionnaire.

CHAPITRE II.

ACCIDENTS DE VOISINAGE OU SUCCESSIFS.

Ces accidents sont la lymphangite et le bubon (1).

---

§ Ier. Lymphangite.

Nous n'avons à nous occuper ici que de la lymphangite syphilitique, c'est-à-dire de celle qui est précédée et causée par un chancre, et nullement de celle qui peut survenir d'emblée à la suite d'un coït fréquemment répété ou qui a fortement irrité les parties.

Siége. — A la rigueur, de même qu'on peut observer le chancre partout, on comprend que l'on pourrait observer partout la lymphangite produite par le chancre ; nous croyons cependant qu'on ne la rencontre guère qu'à la verge, où elle n'est même pas très-fréquente ; elle est, en tous cas, incomparablement plus rare que l'adénite.

Symptômes. — Ils sont absolument les mêmes que ceux de la lymphangite dans toute autre région du corps. Ainsi, à partir du chancre, on observe un cordon rouge, dur, se dirigeant habituellement sur le dos de la verge,

---

(1) Comme le chancre, ce sont des accidents locaux ; comme lui, ils fournissent un pus inoculable ; ils n'en diffèrent donc que par les tissus différents qu'ils affectent (vaisseaux et ganglions lymphatiques), et parce qu'ils se développent plus ou moins loin du point primitivement contaminé.

vers les ganglions lymphatiques du pli de l'aine. Le lymphatique enflammé est coupé en plusieurs endroits par des points d'intersection, et il présente alternativement des points rétrécis et des nœuds de gonflement ; les rétrécissements correspondent aux valvules du lymphatique. La maladie peut se borner là et la résolution survenir ; mais assez fréquemment l'affection continue à marcher, et le lymphatique s'abcède en un ou plusieurs points. Le pus de ces abcès n'est pas toujours inoculable ; on comprend , en effet , que le chancre ait simplement servi de point d'irritation , sans cependant que le pus virulent ait été absorbé. Dans ce cas , l'abcès du lymphatique ne fournit pas un pus spécifique ; il l'est , au contraire , toutes les fois que la lymphangite est survenue à la suite de l'absorption du virus chancreux. Ces petits abcès sont toujours assez difficiles à guérir ; ils durent , en général , autant au moins que le chancre qui leur a donné naissance , et quelquefois bien davantage.

La lymphangite suppurée peut-elle exister avec un chancre avec induration ?

Nous croyons en avoir vu un exemple, mais l'induration n'était pas cependant si évidente qu'on ne pût conserver quelques doutes ; dans tous les cas , ce serait le seul que nous aurions observé , et nous n'en connaissons pas dans les auteurs : d'où l'on peut conclure que la lymphangite se montre à peu près toujours avec le chancre sans induration, que par conséquent elle ne doit pas être suivie de vérole constitutionnelle.

Traitement. — Cataplasmes de fécule, tant que la lymphangite n'est pas suppurée ; — ouvrir l'abcès , dès qu'il est formé , et plus tard , si c'est nécessaire , en toucher le fond avec le nitrate d'argent.

§ II. De l'adénite ou bubon.

On donne le nom d'adénite à l'inflammation des ganglions lymphatiques , quelle que soit la région où on l'observe. — Le mot bubon sera pour nous entièrement synonyme d'adénite. Nous avons besoin de faire , dès l'abord , cette déclaration, car cette question des bubons est loin d'être nettement traitée par les auteurs. On confond sous ce nom aussi bien l'adénite que l'adénopathie , l'inflammation franche du ganglion aussi bien que son engorgement. Cette dénomination vicieuse laisse dans l'esprit du praticien une confusion souvent funeste au malade , ou tout au moins empêche l'élève de bien comprendre la valeur des diverses altérations ganglionnaires. — Ainsi le bubon est dit , en général , dans tous les traités de syphilis , accompagner le chancre avec induration , aussi bien que le chancre sans induration ; cela est entièrement contraire aux faits. Le bubon véritable n'accompagne que le chancre sans induration ; le chancre avec induration , au contraire , n'est accompagné que de l'engorgement induré des ganglions; d'où par conséquent cette conclusion , que le bubon proprement dit est, comme le chancre qui le précède , un accident local , et jamais le signe de l'infection constitutionnelle ; que l'induration ganglionnaire qui accompagne le chancre avec induration est déjà une des manifestations de la vérole constitutionnelle. On voit tout de suite quelle importance pratique acquiert cette division ; le bubon ne devra jamais être traité par le mercure ; l'induration ganglionnaire, au contraire, toujours ; — le bubon n'a de gravité que comme accident local ; l'engorgement ganglionnaire n'est rien localement, mais c'est un symptôme de la plus haute importance au point de vue de la vérole constitutionnelle ; — en supposant le chancre déjà guéri, le bubon dira que ce chancre était sans induration ; l'induration ganglionnaire attestera qu'il a existé et qu'il existe encore, sans doute quelque part, un noyau d'induration sous-chancreuse, etc. etc. — Nous n'entrerons pas ici dans de plus longs détails, nous en avons assez dit d'ailleurs pour être compris.

Divisions. — Les bubons ou adénites sont de diverse nature. Les uns tout à fait bénins sont liés à une écorchure, à une plaie, etc. ; les autres se montrent d'emblée à la suite d'un effort violent, d'un excès de marche, du coït, etc.; même quand ils viennent à la suite du coït, ces bubons ne sont jamais virulents ; — d'autres sont causés par une blennorrhagie, ils suppurent rarement ; — enfin les derniers, et ce sont les plus nombreux, reconnaissent pour point de départ un chancre non induré ; ils suppurent souvent, et le pus qu'ils fournissent est ordinairement inoculable. — Nous n'avons à nous occuper ici que des bubons qui se montrent à la suite d'un chancre ou d'une blennorrhagie ; car on se rappelle que, pour ne pas nous exposer à des redites, nous avons renvoyé à ce chapitre l'étude de toutes les espèces de bubons vénériens.

Les bubons qui accompagnent le chancre sont, le plus souvent, spécifiques comme lui ; quelquefois cependant ils ne constituent qu'une simple maladie inflammatoire. Dans le premier cas, le virus, absorbé par le lymphatique, a pénétré jusqu'au ganglion et causé là une inflammation véritablement syphilitique. Dans le second cas, le chancre n'a joué que le rôle d'une excoriation simple, et l'inflammation se propageant de proche en proche, le long du lymphatique, sans qu'il y eût transport du virus, le ganglion s'enflamme à son tour, mais non d'une manière spécifique ; aussi le pus qu'il fournit dans ce second cas n'est-il jamais inoculable, tandis qu'il l'est toujours dans le premier. — La blennorrhagie uréthrale, en donnant naissance à un bubon, ne saurait jamais faire, on le comprend de reste, que ce bubon fût virulent et fournît un pus inoculable, si ce n'est dans les cas où il y aurait en même temps blennorrhagie et chancre larvé du canal ; mais, dans ce cas, le bubon serait la conséquence, s'il était virulent, non de la blennorrhagie, mais du chancre larvé.

Si donc tous ces bubons sont des accidents vénériens, on voit qu'une seule espèce est syphilitique : c'est celle qui, liée à un chancre, fournit, quand elle suppure (et elle suppure toujours), un pus virulent inoculable. Nous diviserons donc les bubons en *bubons syphilitiques ou virulents* et *bubons vénériens ou non virulents*. Cette division nous permettra d'étudier plus facilement tout ce qu'il y a d'important à signaler dans l'étude des bubons ainsi comprise. — Quant aux bubons virulents d'emblée, c'est-à-dire à ces bubons qui surviendraient sans manifestation extérieure préalable, qui fourniraient un pus inoculable, et qui, par conséquent, seraient un signe de syphilis, nous déclarons immédiatement que, bien qu'ils aient été admis par beaucoup d'auteurs même recommandables, nous en nions formellement l'existence ; les faits de ce genre ont dû nécessairement être mal observés.

1° Bubon syphilitique ou virulent.

Causes. — La cause première, celle sans laquelle le bubon dont nous nous occupons ici ne saurait exister, réside, nous l'avons dit, dans un chancre antérieur, qu'il existe actuellement ou qu'il soit déjà cicatrisé. Mais à cette cause s'en ajoutent d'autres secondaires, adjuvantes, qui font que le bubon existe chez tel malade et non pas chez tel autre ; et, sur le même malade, dans une circonstance et non pas dans une autre. Ces causes adjuvantes sont la marche, la fatigue, la danse, l'équitation, un régime excitant, l'abus des boissons alcooliques, le coït, etc. , et aussi, dans un très-grand nombre de cas, le tempérament lymphatique ou scrofuleux. Il est certain, en effet, que, toutes choses égales d'ailleurs, le bubon se montrera de préférence chez ces individus dont les ganglions sont naturellement engorgés et par cela même prédisposés à l'inflammation.

Siége. — Par cela que le chancre peut se montrer partout, par cela que partout aussi on observe des vaisseaux lymphatiques, le bubon peut se manifester dans tous les points du corps où l'on rencontre des ganglions. Cependant il est surtout fréquent à l'aine, où il se montre plus de 90 fois sur 100 ; puis viennent, par ordre de fréquence, les ganglions sous-maxillaires, ceux de l'aisselle, du coude, du creux poplité, etc. En général d'ailleurs, pour déterminer le siége précis du bubon et savoir s'il est causé plutôt par un chancre siégeant à tel endroit, ou par une plaie dont le siége est ailleurs, il faut et il suffit de connaître anatomiquemeut les vaisseaux lymphatiques, et cela est dans quelques cas indispensable : ainsi l'on peut très-bien avoir un chancre du prépuce et un bubon du pli de l'aine, sans qu'il y ait entre eux aucune relation. L'anatomie apprend en effet que les lymphatiques du membre inférieur se rendent au pli de l'aine aussi bien que ceux de la verge ; seulement ceux-ci correspondent aux ganglions supérieurs, les autres aux ganglions inférieurs. — Sous le rapport du siége, il est important de savoir encore que le bubon siége du même côté que le chancre, quand celui-ci n'est pas sur la ligne médiane ; il y a cependant des exceptions que l'anatomie apprend encore à connaître. On a observé, en effet, des bubons à l'aine droite, quoique le chancre fût sur le côté gauche de la verge et réciproquement. Quand le chancre siége sur le frein, le bubon s'observe indistinctement à l'une et à l'autre aine et quelquefois des deux côtés.

Symptômes. — Comme notre description du bubon ne ressemblera pas à la description classique, nous avons besoin de faire observer une fois encore qu'il n'est question ici que du bubon inflammatoire virulent lié au chancre sans induration. Ainsi il ne sera nullement parlé des *bubons indolents*, dont on trouve partout la description, parce que ces bubons indolents ne sont pas autre chose que l'induration ganglionnaire dont nous parlerons à propos des accidents secondaires. — Nous demandons pardon au lecteur de nous répéter souvent, mais nous nous adressons à des élèves, et nous désirons, avant tout, être parfaitement compris ; nous voudrions (et nous ne désirons pas autre chose) qu'en fermant notre livre, ils pussent dire : — Maintenant nous savons ce que l'on connaît de bien positif sur la syphilis, et nous comprenons parfaitement tout ce qui s'y rapporte.

Les bubons inguinaux (et ce sont ceux qui nous serviront de type) s'annoncent par une tension douloureuse dans la région de l'aine ; le malade n'y fait pas d'abord grande attention, il n'accuse que de la fatigue ; cependant cette tension persiste et augmente en même temps que la douleur qui l'accompagne, et si alors le malade porte la main au point douloureux, il sent qu'un ou plusieurs de ses ganglions sont durs, engorgés, douloureux à la pression. La tumeur augmente rapidement de volume et elle a une forme allongée dont le plus grand diamètre se trouve dans la direction du pli de l'aine ; la peau qui la recouvre commence bientôt à rougir ; le tissu cellulaire environnant s'enflamme à son tour ; le ganglion, qui jusqu'alors était resté mobile sous la peau, s'y soude et la suit dans tous ses mouvements : aussi est-ce principalement alors que la marche devient de plus en plus pénible et difficile ; le moindre mouvement est très-douloureux, la pression la plus légère sur le ganglion est insupportable. Alors et quel que soit le traitement employé, la suppuration s'établit dans l'intérieur de la glande ; suppuration précédée et annoncée par un frisson plus ou moins violent et de la fièvre ; le travail de suppuration ne se borne pas à la glande, il s'étend, à son tour, à toute l'atmosphère celluleuse qui l'environne, et, si l'on touche la tumeur, on la trouve très-facilement fluctuante. La douleur, au lieu de se calmer, s'est ordinairement augmentée ; elle est quelquefois intolérable, et les malades se voient obligés de garder un repos absolu dans leur lit. La peau, qui a continué de rougir et est passée par toutes les nuances du rouge, s'amincit peu à peu, devient livide, violette, est frappée de gangrène, et enfin se perfore pour donner issue à une abondante quantité d'un pus bien lié, épais, crémeux, en un mot de bonne nature. A partir de ce moment, les douleurs ont cessé, et le malade trouve enfin un calme qu'il n'avait pas goûté depuis longtemps : les mouvements redeviennent possibles, l'appétit renaît, le sommeil arrive, et enfin il se voit guéri après une suppuration plus ou moins longue.

Nous avons fait là la description la plus générale du bubon ; nous devons revenir sur certaines particularités. Le bubon qui se montre en même temps qu'un chancre phagédénique est toujours lui-même phagédénique ou serpigineux. Dans certains cas encore, le bubon peut très-bien offrir ces complications sans que pour cela le chancre les ait primitivement offertes ; elles sont heureusement rares, car elles sont toujours extrêmement fâcheuses. Nous ne les décrirons pas ici, car nous n'aurions absolument qu'à répéter ce que nous avons dit sur les chancres serpigineux et gangréneux : ce sont les mêmes symptômes, les mêmes causes, la même marche, la même durée ; nous y renvoyons donc nos lecteurs. — Si, le plus souvent, le bubon inguinal est ovale dans la direction du pli de l'aine, on comprend aisément qu'il n'en est pas ainsi dans les autres régions ; les ganglions sus-épitrochléens, pouvant s'étendre dans tous les sens, seront arrondis ; les ganglions sous-maxillaires n'auront pas le plus souvent de forme bien définitive, ils sont assez fréquemment à cheval sur l'os maxillaire. — Quelquefois le bubon du pli de l'aine est séparé en deux engorgements bien distincts, sous forme d'une espèce de besace ; cela tient à la compression de la tumeur par la peau au niveau du ligament de Poupart : le bubon se développe alors au-dessus et au-dessous, où il n'est nullement comprimé.

En général on n'observe qu'un seul ganglion enflammé et suppuré. Dans quelques cas cependant, surtout quand le chancre est large, on comprend que, plusieurs lymphatiques venant s'y rendre, plusieurs ganglions soient à leur tour infectés spécifiquement. D'autres fois l'inflammation du premier ganglion, primitivement infecté seul, se propage aux ganglions voisins, et on a deux, trois ganglions enflammés, et pouvant tous aboutir à la suppuration ; seulement le premier ganglion seul serait virulent, et son pus seul aussi inoculable ; car, chose très-remarquable à noter, le virus qui, après avoir traversé le lymphatique, est arrivé au ganglion et l'a enflammé spécifiquement, ce virus, disons-nous, s'arrête là, et, dans aucun cas, ne passe à un second ganglion. Si donc plusieurs ganglions sont enflammés en même temps, il est arrivé de deux choses l'une : 1° ou bien le virus a été transporté directement par plusieurs lymphatiques à leurs ganglions respectifs, et alors tous les bubons sont virulents, ou bien, 2° l'inflammation d'un ganglion s'est propagée de proche en proche aux ganglions voisins, et alors les bubons formés par ces derniers ne sont pas virulents.

Marche. — Durée. — Terminaison. — La marche du bubon virulent est toujours aiguë, sans être pourtant très-rapide ; aussi sa durée est-elle toujours longue. Entre le moment où l'inflammation commence et celui où la suppuration se fait jour, il se passe habituellement quatre, six, huit semaines et quelquefois plus. La période de suppuration, à son tour, est presque toujours longue ; en somme, un bubon qui suppure, abandonné à lui-même, dure huit, dix, douze semaines et plus. — Les bubons virulents, qu'on les abandonne à eux-mêmes ou qu'on les traite, même activement, doivent toujours aboutir fatalement à la suppuration ; il nous paraît impossible, en effet, qu'ils puis-

sent jamais se terminer par résolution ou délitescence ; si
ce mode de terminaison s'observe quelquefois, ce ne saurait être que pour les bubons que nous avons désignés sous
le nom de vénériens, et qui ne sont pas syphilitiques.

Une fois la suppuration évacuée, que devient l'ulcération ?

Si le bubon est simplement vénérien, et par conséquent non virulent, l'ulcération tend immédiatement à la
cicatrisation ; les bords de la plaie se détergent, ils ont un
bon aspect et bientôt ils se réunissent par seconde intention. La cicatrisation se fait du fond de l'ulcération à la
surface. — Mais, si le bubon est virulent, l'ulcération devient un véritable chancre ; les lèvres et le fond de cette
ulcération ont tous les caractères de l'ulcération syphilitique primitive : bords taillés à pic, fonds grisâtre, etc. ;
le pus qu'elle fournit reste inoculable un temps plus ou
moins long. Cependant, comme pour le chancre, la période de spécificité cesse enfin, le pus inoculé ne donne
plus naissance à la pustule caractéristique, les bords et le
fond de l'ulcération prennent l'aspect des ulcérations de
bonne nature, et la cicatrisation se fait, comme nous
venons de le dire, par seconde intention.

2° Du bubon vénérien non virulent.

Le bubon vénérien non virulent est, comme nous l'avons
dit, la conséquence d'un chancre ou d'une blennorrhagie
uréthrale dans les deux sexes. Le bubon effectivement
n'accompagne jamais ni la balanite ni la vaginite, etc. Le
pus de ce bubon ne saurait jamais être inoculable ; les

symptômes d'ailleurs ne diffèrent pas sensiblement de ceux que présente le bubon virulent ; toutefois, surtout pour le bubon lié à la blennorrhagie, l'inflammation paraît moins franche, elle dure davantage, le pus est plus long à se former ; il n'est pas rare, en outre, de voir la maladie se terminer sans suppuration, et c'est même un des points sur lesquels il est le plus important de s'appesantir. Tandis que le bubon virulent doit se terminer fatalement par la suppuration, celle-ci non-seulement n'est pas inévitable dans le bubon non virulent, mais même elle manque assez fréquemment, soit sous l'influence d'une médication bien dirigée, soit seulement sous l'influence du repos.

Nous ne reprendrons pas ici la symptomatologie du bubon ; car, qu'il soit ou non virulent, les signes extérieurs en sont toujours les mêmes. — La durée du bubon non virulent est généralement moins longue que celle de l'espèce précédente.

Diagnostic. — Le diagnostic du bubon vénérien doit porter sur deux points principaux : d'abord a-t-on affaire à un bubon ? en second lieu, ce bubon est-il virulent ou ne l'est-il pas ? — Nous ne nous étendrons guère sur le premier point : avec quelles autres affections, en effet, peut-on confondre le bubon ? avec un anévrysme, une hernie, un abcès par congestion ? Il nous semble qu'à moins d'inattention ou de préoccupation extrême, le diagnostic de ces diverses affections ne saurait être douteux. Il ne pourrait donc y avoir de difficultés sérieuses que pour les cas très-obscurs. Nous ne pouvons pas ici poser les règles de ces cas sans nous étendre beaucoup trop ; pour ne pas être ou trop longs ou trop incomplets , nous aimons mieux renvoyer aux traités généraux de pathologie.

Un bubon existant, est-il ou n'est-il pas virulent ? Lorsque le chancre existe en même temps que le bubon , la question , au point de vue pratique , n'offre qu'un très-médiocre intérêt. Qu'importe le bubon , en effet, au point de vue de l'infection ? ne savons-nous pas que le bubon n'est qu'un accident primitif de plus qui n'ajoute rien aux chances d'infection générale ? Mais il est certains cas où , le chancre étant guéri sans que le malade se soit aperçu de son existence , un bubon persiste , dont il peut être important de connaître la nature. Or il n'est , dans les symptômes qu'il présente , aucun caractère qui puisse à coup sûr le faire reconnaître , ni son aspect ni sa marche , etc. Tant que la suppuration n'est pas établie , on devra nécessairement rester dans le doute ; mais , dès que celle-ci est formée , on a un moyen assuré de reconnaître la nature de l'adénite : ce moyen, c'est l'inoculation, mais l'inoculation bien faite (voir l'Introduction).

Si le pus inoculé fournit la pustule caractéristique , sans aucun doute on a affaire à un chancre virulent ; si, au contraire, l'inoculation ne fournit aucun résultat , très-probablement le bubon est bénin. — Cette inoculation encore nous fournira un moyen de reconnaître certaines blennorrhagies , ou plutôt les chancres larvés liés à ces blennorrhagies : si le pus d'un bubon accompagnant une chaudepisse fournit un chancre par l'inoculation , c'est qu'à coup sûr, il existe plus ou moins profondément dans l'intérieur du canal un chancre larvé.

En pratiquant ainsi l'inoculation, on acquerra aisément la certitude qu'il n'existe pas de bubon virulent d'emblée, c'est-à-dire de bubon virulent non précédé d'un chancre, et, en d'autres termes, la preuve que la seule porte d'entrée de la syphilis dans l'économie, c'est le chancre. Sans doute qu'à la suite d'un coït irritant, trop fréquemment répété, le bubon pourra se montrer d'emblée, nous le savons; mais ce bubon ne sera pas virulent.

Pronostic. — Comme accident local, le bubon n'est pas ordinairement une maladie dangereuse ; mais c'est toujours une affection longue, ennuyeuse, importune au malade, et laissant après elle, quand la suppuration s'établit, des stigmates indélébiles, plus prononcés quand l'art n'intervient pas pour donner une issue au pus, et qui ne laissent pas que d'être très-désagréables pour le malade. — Les bubons phagédéniques et serpigineux sont toujours infiniment plus graves et laissent des marques beaucoup plus étendues et plus apparentes que les bubons virulents simples ; en outre, leur durée est toujours très-longue. — Au point de vue de l'infection constitutionnelle, le bubon, tel que nous l'avons spécifié, est toujours d'un augure favorable, *la vérole constitutionnelle ne se montrant jamais après le bubon qui suppure.*

Traitement. — S'il existait un signe certain pour reconnaître, par la simple inspection d'un bubon, s'il est ou s'il n'est pas virulent, nous serions obligés de faire, à propos du traitement, deux paragraphes, l'un concernant le bubon virulent, l'autre concernant le bubon bénin ; mais, comme ce signe nous manque absolument, et comme, en attendant la preuve du contraire, le médecin doit se comporter comme s'il avait affaire à un bubon non virulent, nous sommes obligés de traiter dans un même chapitre de tout ce qui se rapporte à la thérapeutique de l'adénite, quelle qu'en soit la nature.

Ici donc, et comme pour le chancre sans induration, on voit qu'un traitement général est entièrement inutile ; dans certains cas même, il peut devenir nuisible, car le mercure est une cause puissante de phagédénisme. L'un de nous a pu en observer un très-beau cas, alors qu'encore imbu des anciennes doctrines, il croyait devoir donner le mercure pour tous les accidents syphilitiques indistinctement : — Un jeune homme, d'une bonne santé apparente, se présenta à lui, porteur d'un chancre sans induration presque guéri et d'un énorme bubon suppuré. Après avoir ouvert celui-ci, il ordonna les pilules de Dupuytren et des onctions mercurielles sur le haut des cuisses. A la troisième pilule, et quand le malade n'avait pas encore employé en frictions une demi-once d'onguent mercuriel, il survint une stomatite mercurielle extrêmement intense ; le malade salivait considérablement, il était continuellement obligé d'avoir des serviettes à la bouche. Sa santé s'altéra promptement, les forces déclinèrent avec rapidité, enfin le bubon devint phagédénique : le fond en était gris, pultacé ; il se fit alentour des décollements de peau considérables, et le malade ne guérit enfin qu'avec une lenteur désespérante. Le chancre était cicatrisé quand survint le phagédénisme ; il ne se passa donc rien de ce côté. — Ce fait ouvrit les yeux à celui de nous qui avait commis cette grave erreur de traitement, et il se promit bien de ne plus donner le mercure dans de semblables circonstances.

On peut diviser le traitement du bubon, comme celui du chancre, en traitement prophylactique, traitement abortif, et traitement curatif. Les deux premiers ont très-peu d'importance.

1° *Traitement prophylactique*.— Au malade qui porte un chancre non induré et qui par conséquent est menacé d'un bubon on doit prescrire un repos absolu ; il se peut que le repos seul prévienne la production d'un bubon qui aurait apparu sans cela. Mais combien de malades trouvera-t-on qui, en prévision d'un bubon, consentiront à garder un repos absolu pour un chancre, dont la plupart du temps ils s'apercevront à peine ? — M. Diday a proposé l'excision du lymphatique ou des lymphatiques qui se rendent du chancre au ganglion. Il n'est pas impossible que ce moyen puisse, en effet, prévenir la naissance du bubon ; mais comme, pour notre compte, nous ne voudrions pas nous y soumettre, nous n'engagerons pas à y avoir recours. M. Diday s'est fait d'ailleurs très-peu de partisans. — On a remarqué qu'il est extrêmement rare que des bubons se développent sous les bandages destinés à maintenir les hernies, quand ces bandages sont bien faits et compriment très-exactement les parties sur lesquelles ils sont appliqués. On en a conclu, avec raison, qu'une compression bien faite pourrait prévenir le développement des bubons. Mais où trouver encore des malades qui, sans raison matérielle apparente, consentent à se soumettre à cette compression ; en outre, il faut que cette compression soit parfaitement faite, et cette condition n'est pas aisée à remplir dans la région du pli de l'aine.

Comme on le voit par cet exposé, le traitement prophylactique du bubon est bien plus un nom qu'un fait. Il est cependant un moyen de prévenir, dans beaucoup de cas, l'apparition de l'adénite, moyen indirect, il est vrai : c'est de guérir promptement le chancre. Le bubon, en effet, n'apparaît guère que lorsque le chancre a duré déjà un certain temps : guérir promptement celui-ci, ce sera donc, dans beaucoup de cas, prévenir celui-là. — Le traitement abortif du chancre n'eût-il que cet avantage, il ne serait pas à dédaigner.

2° *Traitement abortif.*— Il a pour but d'obtenir la résolution du bubon avant la formation du pus. Si l'on se rappelle ce que nous avons dit, on sait que nous ne croyons possible d'obtenir la résolution de l'adénite que lorsque celle-ci n'est pas spécifique. Comme il y en a de cette espèce, même parmi celles qui accompagnent le chancre, nous devons nous étendre sur ce point.

On ne peut espérer de faire avorter un bubon qu'autant que le travail de suppuration n'a pas commencé à s'établir dans son intérieur. Voici les meilleurs moyens préconisés pour prévenir la formation du pus.

En première ligne, le repos absolu ; c'est une condition qu'on obtiendra ici assez facilement, parce que le bubon est déjà formé, et que le bubon est un accident que le malade redoute beaucoup en général. — En second lieu, les antiphlogistiques : la saignée du bras conviendra dans quelques cas exceptionnels seulement, et en première ligne chez les individus pléthoriques, chez qui les inflammations se développent rapidement et facilement ; — les applications de sangsues en très-grand nombre sur la tumeur rendront de grands services : on laissera abondamment saigner les piqûres, et on les recouvrira de cataplasmes arrosés d'eau blanche ; le plus souvent, une seule application de sangsues ne suffira pas, il faudra y avoir recours deux et même trois fois. — Comme adjuvants, on se trouvera bien des bains tièdes, des tisanes délayantes et rafraîchissantes, d'une demi-diète. — Les purgatifs salins hâteront dans beaucoup de cas une résolution commençante. — Les onctions mercurielles sur la tumeur, l'application sur la glande engorgée d'un emplâtre de Vigo *cum mercurio*, de ciguë, de savon, etc., pourront être utiles dans les cas surtout où la résolution est lente à se montrer. Cette coutume n'est pas en opposition avec ce que nous avons dit plus haut en proscrivant l'usage du mercure à l'intérieur ; car nous parlions là des bubons abcédés, et ici des bubons qui débutent : on devra cependant, même dans ce cas, surveiller attentivement et le chancre et la bouche du malade.

Une compression bien faite sur la tumeur pourra, dans certains cas, l'amener à résolution, mais il est indispensable qu'elle soit bien faite ; mal appliquée, elle provoque beaucoup de douleur et est bien plus nuisible qu'utile. On la pratique à l'aide d'un bandage ou de bandes roulées. On a préconisé l'usage d'une brique chaude ; celle-ci doit agir en comprimant la tumeur d'abord par son propre poids, elle doit agir en outre par sa chaleur. C'est un moyen facile, à la portée de tout le monde sans contredit, mais sans contredit aussi bien ennuyeux, bien incommode, pour le malade.

M. le Dr Malapert a surtout préconisé une méthode à laquelle il a attribué très-certainement beaucoup plus d'avantages qu'elle n'en a en réalité. Bien que nous ne l'employions pas et que nous n'en recommandions pas l'usage, nous devons cependant la faire connaître, car elle a dans le temps beaucoup occupé l'attention des médecins. Elle consiste dans une sorte de cautérisation de la peau qui recouvre le bubon, et que M. Malapert pratique de la manière suivante : Il applique sur la tumeur un vésicatoire volant ; puis, quand il a enlevé l'épiderme, il recouvre le tout avec un plumasseau de charpie imbibé d'une forte solution de sublimé corrosif. On laisse le plumasseau deux heures environ ; il se produit une véritable eschare : à sa chute, on juge du résultat obtenu, et on recommence l'usage du plumasseau si on le juge nécessaire. Ce moyen est extrêmement douloureux, laisse de grandes cicatrices indélébiles, et ne réussit pas mieux qu'une foule d'autres infiniment plus simples.

La glace, par exemple, employée comme topique dès le début de l'engorgement ganglionnaire, a, dans un assez grand nombre de cas, amené sa résolution ; il en est de même de l'eau très-froide chargée de substances astringentes résolutives. — Nous ne croyons pas qu'on ait jamais essayé l'irrigation continue ; nous pensons cependant qu'un filet d'eau fraîche tombant d'une certaine hauteur sur le ganglion en amènerait quelquefois la résolution (1). — Les simples vésicatoires volants, souvent renouvelés, pourront être essayés.

On a préconisé la cautérisation de la tumeur comme moyen abortif : on a employé le cautère objectif, le cautère actuel direct, le cautère potentiel, etc. ; ces moyens doivent être rejetés, aussi bien que les pansements de l'ulcère primitif par l'onguent mercuriel, ordonnés en vue de faire avorter les bubons. L'onguent mercuriel, en effet, ainsi employé, est sans action sur le bubon et est fort nuisible au chancre. — Quoi qu'il en soit, le plus souvent tous ces moyens manqueront leur but, la suppuration surviendra ; c'est alors au traitement curatif qu'il faut avoir recours.

___

(1) Quand il emploie ces derniers moyens, glace, eau, irrigations froides, le médecin doit bien les surveiller, car ils exposent à la gangrène. Il en est ici de ces substances comme du vin très-chaud ou du punch brûlant que les malades s'administrent souvent d'eux-mêmes au début des pneumonies : ils réussissent quelquefois à faire avorter le mal, cela est incontestable ; mais d'autres fois aussi ils n'aboutissent qu'à lui donner une intensité, une gravité que, sans cela, il n'aurait très-probablement pas eues.

3° *Traitement curatif.* — L'inflammation, au lieu de céder, continuant à marcher et à augmenter, le médecin a perdu l'espoir d'amener la résolution du bubon : celui-ci va bientôt suppurer ou même suppure déjà. Dans ces cas, on peut encore essayer de diminuer l'intensité de l'inflammation, de limiter le travail phlegmasique à la glande et à une petite étendue du tissu cellulaire environnant. Dans ces circonstances, c'est encore aux sangsues qu'il faut avoir recours ; mais où doit-on les placer ?

Il est bien important ici de préciser le lieu où elles doivent être mises, car la suppuration est devenue fatale. Or, comme nous avons beaucoup de chances pour que le pus du bubon qui va s'abcéder soit virulent, il ne faut pas oublier que tous les points de la peau dépourvue d'épiderme qui seront touchés par ce pus deviendront de véritables chancres ; par conséquent, et à plus forte raison, toutes les piqûres de sangsues qui baigneraient dans le pus deviendraient-elles de vrais chancres ; d'où la règle suivante : *Chaque fois que l'on sera forcé d'appliquer des sangsues pour un bubon, que ce soit sur un point de la tumeur où le pus, en s'écoulant, ne pourra pas atteindre.* — C'est principalement dans les cas de phagédénisme qu'on aurait à regretter de n'avoir pas mis cette règle en pratique.

Quoiqu'il en soit, le pus s'est formé dans l'intérieur de la tumeur, il ne reste plus qu'à l'évacuer ; que doit faire le chirurgien ? Doit-il ouvrir lui-même l'abcès de bonne heure ? doit-il laisser agir la nature ? — Il est des cas où l'inflammation, la suppuration et la perforation naturelle de la plaie, marchent si vite, que le rôle du chirurgien est celui d'un simple spectateur ; mais, quand l'inflammation marche lentement, quand la suppuration menace de devenir abondante, quand le tissu cellulaire se mortifie profondément, quand la peau paraît devoir offrir une longue résistance, que faire? Même dans ces circonstances, quelques praticiens proposent encore de tout confier à la nature; la plupart, au contraire, sont d'avis d'ouvrir l'abcès et de l'ouvrir de bonne heure. — Les partisans de la temporisation quand même n'ont aucune bonne raison à donner à l'appui de leur pratique; celle-ci cause toujours au malade une douleur beaucoup plus longue; elle expose souvent à des décollements, à des mortifications partielles de la peau, et par conséquent à des cicatrices vicieuses (qu'ils croient empêcher en temporisant), à des fistules souvent très-longues, etc. L'ouverture des bubons faite de bonne heure, au contraire, évite aux malades de longs jours de souffrance; car le plus souvent, l'abcès vidé, les douleurs s'apaisent ou diminuent très-notablement, le travail de suppuration se limite, et l'on a le plus souvent une cicatrice peu difforme et peu étendue. Mais comment doit-on pratiquer l'ouverture de l'abcès? On a tour à tour préconisé le bistouri et les caustiques.

Il est un cas où bien certainement les escharotiques sont préférables à l'instrument tranchant; c'est celui où, appelé trop tard auprès d'un malade, on se trouve en présence d'un vaste abcès dont la peau amincie est largement décollée. Les caustiques ont ici plusieurs avantages; ils détruisent d'emblée une grande étendue de peau qui n'était plus susceptible de se recoller; l'ouverture, produite de cette façon, a moins de chances de s'inoculer sur ses bords; la vitalité des tissus environnants, et même du fond de l'ulcère, est heureusement modifiée; enfin le clapier se trouve découvert dans une plus grande étendue. — Hors ce cas, nous préférons toujours le bistouri ou la lancette aux caustiques ; à moins toutefois que le malade, trop pusillanime, ne s'oppose invinciblement à l'ouverture de l'abcès par les instruments tranchants, cas qui ne se présentent presque plus depuis que l'on se sert du chloroforme dans les opérations.

Les caustiques le plus généralement employés sont la potasse, la poudre de Vienne, la pâte arsenicale, et les trochisques de minium. Nous ne saurions trop recommander encore la pâte d'amiante et d'acide sulfurique (voir p. 107).

Dans l'ouverture des bubons, Astruc, et beaucoup de praticiens après lui, pratiquaient une ouverture en croix, et en ébarbaient ensuite les angles de manière à mettre à nu le fond de l'abcès dans une grande étendue. Cette pratique, rarement en usage aujourd'hui, ne conviendrait que dans les cas où nous avons conseillé l'usage des caustiques. — En général, pour ouvrir un bubon, on fera dans la direction du pli de l'aine une ouverture longitudinale, d'étendue médiocre, suffisante toutefois pour fournir une issue facile au pus. Nous ne pratiquons presque jamais de grandes ouvertures, nous aimons mieux en faire sur plusieurs points deux ou trois petites. Ces ouvertures ont sur les caustiques l'avantage de ne laisser que des cicatrices linéaires en général fort peu apparentes.

Le plus fréquemment, dès que le bubon est ouvert, il marche plus ou moins rapidement vers la guérison ; il fournit encore quelque temps du pus virulent, puis ce pus devient simplement phlegmoneux, des bourgeons charnus se forment, et le foyer se guérit du fond à la surface. — Mais quelquefois la peau trop amincie, privée de tissu cellulaire, ne peut plus se recoller ; il est convenable alors d'exciser cette peau de manière à mettre à nu le fond du foyer, qui se guérit ensuite par seconde intention. — Dans d'autres cas, il y a des fistules plus ou moins étendues qui n'ont aucune tendance à se guérir ; on devra les inciser, dans tout leur trajet, avec un bistouri guidé sur la sonde cannelée. — Mais si les trajets fistuleux sont nombreux, l'incision serait insuffisante ; il faudra exciser toute la partie de peau où se trouvent ces fistules ou bien l'enlever avec le caustique. — Enfin, dans quelques cas où l'on n'observe pas ces diverses complications, l'abcès se guérit lentement ou même n'a pas de tendance à la guérison ; il continue de fournir, en plus ou moins grande quantité, un pus moins bien lié qu'au commencement. Il faut alors le stimuler, l'exciter ; on promènera dans l'abcès un crayon de nitrate d'argent, ou bien on y poussera des injections toniques ou même irritantes ; l'injection de tartrate ferrico-potassique est une de celles qui nous ont toujours le mieux réussi.

Nous avons dit que les bubons qui se montrent à la suite des chancres gangréneux ou serpigineux sont eux-mêmes gangréneux ou serpigineux ; les caractères de ces accidents sont absolument ceux que nous avons décrits ailleurs, et le traitement identiquement le même que pour les chancres. Nous devons répéter seulement ici, ce que nous avons dit pour les chancres, qu'il est urgent d'agir promptement et vigoureusement.

TITRE II.

SYPHILIS CONSTITUTIONNELLE (*lues venerea*).

CHAPITRE PREMIER.

ACCIDENTS SECONDAIRES.

Les accidents secondaires de la syphilis sont ceux qui, n'étant plus directement inoculables, se transmettent cependant par l'hérédité.

Le premier des accidents secondaires, pour nous, c'est l'induration du chancre et l'engorgement ganglionnaire qui l'accompagne toujours.

Pourquoi, à l'exemple du plus grand nombre des auteurs, et de M. Ricord entre autres, pourquoi n'avons-nous pas fait du *chancre induré* un accident primitif? Pourquoi n'avons-nous pas décrit en même temps le chancre et l'induration? Pourquoi rangeons-nous l'induration parmi les accidents secondaires?

Pour nous, l'induration qui accompagne le chancre est quelque chose de distinct du chancre, bien que causée par lui. Nous nous expliquons. — Le virus syphilitique est toujours un, identique; sous le point de vue de leur cause, les chancres sont aussi identiques; les chancres sont toujours des chancres; seulement, un chancre existant sur un individu, il va arriver ou que cet individu sera réfractaire à la vérole constitutionnelle, et alors le chancre vivra et mourra sur place; ou bien que l'individu sera apte à recevoir la vérole constitutionnelle, et alors ce chancre lancera

dans l'économie les éléments de cette vérole constitutionnelle. Dès lors déjà l'économie est infectée, et la première manifestation de cette infection générale, c'est autour du chancre, comme point d'irritation le dépôt plus ou
moins abondant d'une lymphe plastique dure, qui constitue l'induration sous-chancreuse. Mais ici le chancre
n'est pas la cause ; le chancre ne joue que l'effet de corps
irritant, de corps *appelant,* si nous pouvons ainsi dire. —
Il faut bien le savoir, les accidents secondaires de la vérole ne se développent pas au hasard, mais bien au fur et
à mesure qu'ils sont appelés : vers la peau d'abord, parce
que la peau est la partie du corps la plus sujette aux influences diverses ; vers les muqueuses ensuite, parce
que les muqueuses, sous ce rapport, viennent après la
peau, etc. etc. En résumé les accidents secondaires se développent le plus souvent vers les points où quelque chose,
une épine, les appelle. — L'induration obéit à cette loi et
vient se développer sous le chancre et autour de lui.

Et la preuve qu'elle est bien distincte du chancre, c'est
que, tandis que celui-ci guérit en général assez rapidement, celle-là persiste toujours longtemps. — Encore une
fois, le chancre n'a joué là que le rôle de cause fluxionnante, si nous pouvons ainsi dire.

Maintenant l'induration est-elle bien un accident secondaire ? Oui certainement. Qu'est-ce qu'un accident secondaire ? Un symptôme de vérole constitutionnelle ne s'inoculant pas directement, mais se transmettant par hérédité.
Ainsi : 1° l'induration sous-chancreuse est un symptôme de vérole constitutionnelle, car jamais les accidents ultérieurs ne
se sont montrés sans être précédés de celui-ci, et jamais celui-
ci n'a existé (à moins que l'art ne soit intervenu) sans que
les autres ne se soient montrés plus tard. C'est donc bien

là un signe d'infection constitutionnelle, signe rapide très-certainement, car il se montre ordinairement avant la fin du premier septénaire. Mais que prouve cela? N'avons-nous pas déjà dit que, passé le cinquième jour, le chancre qui doit infecter toute l'économie n'est déjà plus un symptôme local, et que par conséquent l'infection constitutionnelle est déjà survenue? Faut-il plus d'un septénaire au virus vaccin pour avoir pénétré toute l'économie? Ainsi, que l'induration soit tardive ou précoce, elle n'en est pas moins un symptôme d'infection constitutionnelle.

2° Elle ne s'inocule pas directement. — Jamais on n'a tenté l'inoculation de l'induration en elle-même, parce qu'elle ne suppure pas. Nous savons d'ailleurs (et pour notre compte, nous en avons des preuves nombreuses) que les individus qui ont seulement une induration, sans ulcération actuelle, ne communiquent en aucune façon la vérole aux personnes avec lesquelles ils ont des rapports sexuels.

3° Elle se transmet par l'hérédité. — L'induration, en tant qu'induration accompagnant le chancre, ne se transmet pas sans doute par l'hérédité; mais rien n'est plus fréquent que d'observer l'induration des ganglions chez les enfants infectés de syphilis. Or il importe peu que l'induration se montre d'une manière ou d'une autre, sous telle forme ou sous telle autre, ici ou là.

En nous résumant, nous voyons que l'induration présente tous les caractères de l'infection constitutionnelle en général, et des accidents secondaires en particulier. Nous pensons donc avoir eu raison en la séparant du chancre, en la rangeant non plus dans les accidents primitifs, mais en tête des accidents secondaires. — Nous sommes sûrs d'ailleurs que nous éviterons ainsi beaucoup de confusion à l'élève, et nous allons le montrer en quelques mots.

De même que le chancre sans induration est souvent accompagné du bubon tel que nous l'avons décrit, le chancre avec induration est toujours accompagné de l'engorgement des ganglions voisins. Cet engorgement est pour tous les auteurs un *bubon*, et pour la plupart le *bubon indolent*. Ce mot de bubon, ainsi appliqué à des choses aussi distinctes, établissait dans l'esprit de l'élève une confusion extrême, qui tournait toujours plus tard au détriment du malade. Notre classification nous permet d'éviter complétement cette erreur, car voici ce que nous disons :

CHANCRE SANS INDURATION. — BUBON.

Pas de vérole constitutionnelle,
Pas de traitement mercuriel.

———

INDURATION. — ENGORGEMENT GANGLIONNAIRE INDURÉ.

Signe de vérole constitutionnelle,
Traitement mercuriel obligé.

———

Nous le répétons, nous pensons que c'est là une simplification utile, commode pour l'élève; en outre que nous croyons interpréter les faits plus fidèlement.

Abordons maintenant l'étude de ces divers phénomènes.

§ Ier. **Induration sous-chancreuse.**

Il se fait autour de certains chancres et au-dessous d'eux un dépôt plus ou moins abondant de lymphe plastique, dur, résistant, élastique, donnant aux doigts la sensation d'un cartilage, ressemblant au toucher, ainsi que le disait Bell, à un demi-pois cassé, que l'on distingue très-aisément à l'œil quand on tire au-dessus de lui la peau ou la muqueuse saine, laquelle fait alors un relief ; c'est ce dépôt de lymphe plastique qu'on nomme *induration*.

Causes. — On ignore complétement et on ignorera peut-être toujours les causes intimes de l'induration. Demander pourquoi on l'observe chez l'un et pas chez l'autre, c'est demander, en d'autres termes, pourquoi celui-ci est apte à contracter la vérole constitutionnelle, et pourquoi celui-là y est réfractaire. — Tout ce que nous savons, c'est que l'induration, comme la vérole constitutionnelle, ne s'observe qu'une seule fois sur le même individu ; — tout ce que nous pouvons présumer, c'est que certains individus ont reçu de leurs parents l'immunité dont ils jouissent. A moins que l'on n'aime mieux admettre plusieurs espèces de virus, ce qui n'est point démontré jusqu'à présent (1).

Siége. — De même que le chancre qui la précède, l'induration peut s'observer partout et cela à peu près indis-

---

(1) Peut-être pourrait-on cependant expliquer le fait de la manière suivante : Chez un malade donné, l'inflammation produite par le virus va être forte, les tissus voisins vont réagir vigoureusement ; le ganglion qui recevra le virus réagira à son tour, se révoltera contre ce corps étranger nouveau, implanté au dedans de lui ; de là une suppuration abondante, par laquelle, comme par un émonctoire, la nature va se débarrasser du virus, sans lui donner le temps et la puissance d'infecter toute l'économie. — Que si, au contraire, chez un autre malade, ou plus tard chez le premier, pour une cause ou pour une autre, la réaction ne s'opère pas contre le virus, que le ganglion se laisse traverser sans se révolter contre le passage de cet ennemi nouveau, alors le sang va être immédiatement vicié, et la constitution toute entière contaminée et altérée. — D'où, plus tard, l'induration sous-chancreuse et l'induration ganglionnaire.

tinctement. Nous ne saurions admettre avec M. Ricord, à qui nous avons entendu professer cette opinion, que les lèvres et la bouche soient presque inaptes à contracter un autre chancre que le chancre induré. Nous ne voulons pas montrer tout ce qu'il y a de contradictoire entre cette proposition et tout ce que nous avons dit jusqu'ici : les lèvres, comme toutes les autres parties du corps, sont aussi bien sujettes au chancre sans induration qu'au chancre avec induration. — *Quel en est le siége anatomique?* Habituellement l'induration se produit dans le tissu sous-muqueux ou sous-cutané, quelquefois dans l'épaisseur même de la peau où de la muqueuse. Avec M. Ricord, nous pensons qu'elle existe particulièrement dans les lacis lymphatiques : aussi est-elle d'autant plus étendue que la région où on l'observe est plus riche en vaisseaux blancs (base du gland, voisinage du frein). L'épanchement se produit-il d'abord dans les vaisseaux lymphatiques eux-mêmes ou autour de ces mêmes vaisseaux? C'est là un point qui ne manque pas d'importance et qui reste encore à élucider.

Nature intime de l'induration. — Le microscope laisse encore cette question indécise; les micrographes n'ont vu là que du tissu fibroplastique ordinaire. Bien certainement il doit y avoir quelque chose de plus, comme il y a quelque chose de plus que du pus ordinaire dans le pus du chancre. Malheureusement *ce quelque chose* est encore matériellement insaisissable pour nous.

Symptômes. — Lorsqu'on presse entre les doigts certains chancres, on sent qu'ils sont entourés d'une zone plus ou moins épaisse de tissus durs, résistants, élastiques qui donnent une sensation que l'on n'oublie plus dès qu'on l'a une fois perçue ; cette induration est parfaitement arrondie, lorsqu'elle s'étend au milieu de tissus homogènes ; mais, quand les tissus ne sont pas homogènes, elle revêt des formes diverses et peut être ovale, triangulaire, linéaire, etc.; elle est parfaitement définie et nettement circonscrite par les tissus sains qui l'environnent ; enfin, quand on tend la peau ou la muqueuse sur l'induration, elle présente une saillie pâle et blanchâtre. A ces caractères, il est impossible de ne pas reconnaître l'affection dont nous nous occupons ici ; mais ils ne sont pas toujours aussi parfaitement définis. Ainsi l'induration est, chez la femme, infiniment moins marquée et beaucoup plus passagère que chez l'homme; en outre, chez elle, il est beaucoup moins facile de l'apprécier ; dans le vagin, en effet, la chose est déjà très-difficile, elle est presque impossible au col de l'utérus. Ces différentes circonstances ont fait croire à divers observateurs (M. Deville, etc.) que la vérole constitutionnelle ne débutait pas toujours, chez la femme, par l'induration. C'est évidemment une erreur. — Dans d'autres cas, l'induration spécifique est masquée et voilée par l'inflammation qui vient s'y ajouter, et qui amène toujours autour d'elle l'épaississement et l'engorgement des tissus ; mais, tandis que ce produit de l'inflammation disparaîtra peu à peu avec elle, l'induration spécifique persistera et se montrera bientôt avec tous ses caractères. — D'autres fois l'induration sera emportée définitivement, ou bien pour un temps seulement, par un phagédénisme intercurrent. On comprend bien que, quel que soit le résultat final par rapport à l'induration, la vérole constitutionnelle n'en existe pas moins.

Marche. — Durée. — Terminaison. — L'induration est toujours une affection chronique, ne causant aucune douleur, et dont le malade peut très-bien ne pas s'apercevoir. Il ne s'en aperçoit d'une manière obligée que dans les cas très-rares où elle est assez étendue pour l'empêcher de ramener le prépuce en arrière de la couronne du gland. L'induration n'apparaît jamais avant le cinquième jour, rarement après le quinzième : de sorte que si elle ne s'est pas montrée après ce laps de temps, on n'a plus guère à craindre la vérole constitutionnelle. Sa durée est très-longue ; habituellement de six, huit, dix septénaires et plus, elle peut persister pendant des années entières. — Elle se termine toujours par résolution, sauf les cas rares où le phagédénisme l'emporte.

Diagnostic. — On comprend de quelle importance il est de préciser les cas où l'erreur est possible. On peut confondre l'induration spécifique, dans certains cas, avec l'engorgement de l'inflammation. Le meilleur moyen de prévenir l'erreur, c'est de toucher l'induration souvent ; avec de l'habitude, on ne s'y trompera pas. Disons en outre que l'engorgement inflammatoire est en général moins dur, plus empâté, plus œdémateux, toujours moins bien limité. — L'induration spécifique est quelquefois simulée par la cautérisation des chancres, par des lotions répétées avec l'acétate de plomb ; il suffit de signaler cette erreur et d'avertir le médecin qu'il doit attendre ; l'induration factice ne persistera pas. — Enfin il est des cas où un chancre sans induration vient s'implanter sur une induration existant déjà antérieurement, ce qui a fait croire à des médecins trop prompts à juger qu'on pouvait avoir plusieurs fois des chancres indurés. Cette erreur ne peut être évitée que par une interrogation attentive du malade, qui, le plus souvent, vous dira qu'il vient à peine d'être guéri d'un chancre qui siégeait à la même place et qui a laissé après lui l'induration que l'on observe encore. — Enfin, dans les cas douteux que le médecin ne néglige jamais d'interroger les ganglions voisins; avec l'induration, *toujours* il observera l'engorgement ganglionnaire multiple.

Pronostic. — Comme accident local, l'induration n'est rien; — comme accident général, c'est la vérole constitutionnelle.

Traitement. — Comme altération locale, l'induration ne réclame, en fait de traitement, rien ou à peu près rien. La seule chose que nous tentions, lorsque l'induration est par trop longue à disparaître, c'est d'appliquer sur elle, soir et matin, une légère couche de la pommade suivante :

<pre>
Cérat de saturne. . . . .   30 grammes.
Précipité blanc.   4   —
              Mêlez.
</pre>

Le plus souvent, nous ne faisons absolument rien autre chose que le traitement général.

Ce traitement général étant identiquement le même que celui de tous les accidents secondaires de la syphilis constitutionnelle, nous renvoyons, à la fin de l'article sur ces accidents, le traitement par le mercure et les autres médicaments réputés à tort ou à raison comme antisyphilitiques.

§ II. Induration ganglionnaire.

Nous appelons ganglions indurés ce que tous les auteurs ont appelé bubons, et la plupart *bubons indolents,* ce que

M. Ricord, quoique leur conservant le titre générique de bubons, nomme aussi plus convenablement *pléiade ganglionnaire*. C'est une affection syphilitique secondaire, se montrant en même temps que l'induration proprement dite, et quelquefois avant elle, et consistant en un engorgement et une induration marquée de plusieurs ganglions, non-seulement des ganglions en rapport direct avec l'induration, mais encore de certains autres placés à de grandes distances, tels que les ganglions cervicaux et mastoïdiens.

Comment se produit cette induration ? — Elle est évidemment de même nature que l'induration qui se montre sous le chancre ; il se fait dans ou autour des vaisseaux qui constituent le ganglion le même travail que nous avons vu se produire, à propos de l'induration sous-chancreuse. Mais le travail pathologique qui constitue cette induration du ganglion n'est pas du tout l'analogue de celui qui produit le bubon ; dans l'un, le virus, arrivé au premier ganglion, donne lieu à une inflammation vive qui s'oppose à son passage et se termine fatalement par suppuration ; tandis que, dans l'autre, le virus ne détermine qu'une inflammation insuffisante pour obstruer les vaisseaux : aussi traverse-t-il non-seulement le premier ganglion, mais encore les ganglions voisins, et pénètre-t-il dans le torrent circulatoire, où il devient une cause d'infection générale. Mais ce travail inflammatoire, insuffisant pour barrer le passage au virus, n'en détermine pas moins dans les ganglions traversés une exsudation plastique, d'où résulte l'induration.

Et maintenant nous le demandons à ceux de nos lecteurs qui ont bien voulu nous lire avec attention : n'avons-nous pas eu raison de faire du bubon et de l'induration ganglionnaire deux choses différentes et distinctes? N'est-ce pas plus conforme à l'interprétation vraie des faits? N'en résulte-t-il pas pour l'élève plus de clarté, plus de facilité dans l'étude? Les faits ne s'enchaînent-ils pas mieux? Enfin la question du traitement ne sort-elle pas de là établie toute seule, clairement, nettement, sans erreur ni confusion possibles? Ne voit-on pas du premier coup d'œil dans que ls cas le mercure est utile et dans quels cas, au contraire, il est sans utilité? — Mais revenons à nos ganglions indurés.

Symptômes. — Prenons pour type, comme pour le bubon, les ganglions indurés de l'aine. — On observe aux deux aines à la fois, ou plus rarement à une seule, un engorgement marqué de plusieurs ganglions ; ceux-ci sont durs, indolents, hypertrophiés : au milieu de cette pléiade ganglionnaire, on observe habituellement un ganglion plus gros, plus dur, tout aussi peu douloureux que les autres, et n'ayant, ainsi que ses voisins, aucune tendance à la suppuration. — Ces ganglions restant indolents, le malade ne s'en aperçoit souvent pas ; il peut marcher et vaquer à ses occupations, sans être notablement incommodé : ils sont toujours mobiles sous la peau, et le tissu cellulaire qui les environne ne s'enflamme pas ; ils prennent assez peu de volume pour que dans quelques cas on puisse croire que ce sont des ganglions sains légèrement hypertrophiés ; mais, en les examinant avec soin, on reconnaît, au toucher, que leur tissu ferme et résistant rappelle tout à fait l'induration qui accompagne le chancre.

Marche. — Durée. — Terminaison. — Abandonnée à elle-même, l'adénopathie indurée persiste longtemps,

trois, quatre, six mois, un an, presque toujours plus longtemps que l'induration du chancre elle-même. Elle a un
début et une marche toujours chroniques, et elle se termine le plus souvent par une résolution franche, quelquefois par une hypertrophie persistante.

Diagnostic. — Avons-nous besoin maintenant de discuter le diagnostic du bubon et de l'adénopathie indurée ?
Non, bien certainement ; car l'erreur est devenue tout à
fait impossible. Dans l'un, douleur, inflammation, suppuration, un seul ganglion malade ; — dans l'autre, c'est une
pléiade de ganglions indolores, à marche lente, sans tendance aucune à la suppuration. — Les ganglions tuberculeux et cancéreux pourraient, dans certains cas, causer
quelque erreur ; mais celle-ci ne saurait être de longue durée. L'adénopathie cancéreuse, en effet, est toujours accompagnée de quelque tumeur ou ulcération de même nature
dans une des régious correspondantes du corps. Quant aux
ganglions tuberculeux, outre qu'ils sont en général plus
volumineux que ceux dont nous parlons, ils marchent in-
cessamment et sans interruption vers le ramollissement.

Pronostic et Traitement. — Nous n'avons, sur ces
deux points, qu'à répéter textuellement ce que nous avons
dit pour l'induration proprement dite (voy. p. 193).

§ III. Affections syphilitiques de la peau ou syphilides.

Les maladies de la peau, conséquence de la vérole, ont
été connues et étudiées de tout temps : on les voit signalées
et même assez bien caractérisées dès le xve siècle. Seule-

ment les affections syphilitiques de la peau n'étaient pas et ne pouvaient pas être mieux connues que les affections vulgaires de cette membrane ; aussi règne-t-il dans leur étude, jusque dans ces derniers temps , une obscurité, une confusion à dérouter les plus habiles. — Jusqu'à Astruc , toutes ces affections sont désignées sous le nom générique de *pustules;* Astruc les divise en *pustules, rhagades* et *dartres sèches.* Hunter, Bell , et les auteurs beaucoup plus modernes , Swediaur entre autres , laissent cette partie de la science dans la même obscurité.

Mais bientôt allait s'ouvrir pour les affections cutanées une ère nouvelle et réellement scientifique. L'Angleterre et la France s'occupaient à la fois de ces maladies : les affections syphilitiques devaient forcément se ressentir de ce travail et progresser comme les maladies vulgaires de la peau. Chez nous , Cullerier oncle et Alibert commencent à apporter un peu de méthode et formulent une classification, incomplète sans doute, peu scientifique, fausse quelquefois , mais qui , par cela seul que c'était une classification , devait amener des résultats heureux en mettant sur la voie de la vérité. — C'est à Alibert qu'est due la dénomination très-heureuse de *syphilides.*

Un peu plus tard, Biett, appliquant aux syphilides , comme il l'avait fait pour les maladies vulgaires de la peau , la méthode de Willan , arriva à une classification complète, facile, que nous adopterons avec la plupart des syphilographes , et qui nous permettra d'étudier toutes les formes des syphilides , depuis les plus grandes divisions jusqu'aux plus petites variétés.

Avant d'entrer dans ces détails, nous allons nous occuper des syphilides en général : cette manière de les étudier sera pour l'élève beaucoup plus simple et plus facile , elle lui permettra de se graver d'abord dans la mémoire certains traits caractéristiques et en quelque sorte pathognomoniques des syphilides, et de descendre ensuite avec moins de peine dans les détails des classes et des espèces.

Des syphilides en général.

Une maladie de la peau étant donnée, il est des caractères très-faciles à reconnaître, tranchés, aisément appréciables, qui permettent souvent de dire, au premier abord, si cette maladie est ou n'est pas syphilitique. Ces caractères sont la *couleur,* la *forme,* l'*aspect des ulcérations,* les *croûtes,* les *cicatrices,* l'*engorgement ganglionnaire,* l'*état général* de l'individu.

1° Couleur.

La couleur des syphilides, bien que caractéristique, et telle qu'il est impossible de ne pas la reconnaître quand on l'a vue quelquefois, n'est pas cependant facile à peindre par des paroles. On l'a comparée à une foule d'autres couleurs connues : Fallope, à du jambon fumé ; Swediaur, à une couleur rouge cuivrée. Cette expression est celle qui se rapproche le plus de la vérité et qui peint le mieux l'aspect des syphilides. Mais il ne faudrait pas croire cependant que cette teinte fût toujours facilement appréciable, et que les syphilides la présentassent à tous les instants de leur durée. Au début, en effet, la teinte est vive le plus souvent et alors effectivement tirant sur la couleur du cuivre rouge ; mais peu à peu elle devient plus sombre, et passe assez souvent au jaune, au gris, au brun. Mais il n'y a pas jusqu'à ces nuances qui n'aient, dans les maladies syphilitiques de la peau, une teinte, un aspect caractéristiques. Il est extrêmement rare que cette coloration spéciale manque pendant toute la durée de l'éruption syphilitique. Elle est permanente dans le plus grand nombre des cas, c'est-à-dire qu'à l'opposé des maladies vulgaires de l'enveloppe cutanée, elle ne s'efface pas complétement sous la pression du doigt, elle diminue, elle est à peine apparente, mais elle persiste cependant, et la peau ainsi pressée ne prend pas cet aspect pâle et mat qu'on observe dans la roséole vulgaire ou la rougeole.

Quel est le *siége* de cette coloration des syphilides? — Avec M. Beaumès et M. Cazenave, nous pensons qu'il n'y a là qu'une altération du principe colorant; c'est donc dans la couche pigmentaire qu'il faut en placer le siége précis, et non pas, comme l'ont fait quelques dermatologues, dans les capillaires sanguins, artériels ou veineux.

2° Forme.

La forme des syphilides est tranchée comme leur couleur; on peut dire que le plus souvent, les syphilides, qu'elles soient isolées ou en groupe, ont une forme arrondie. Maintenant, pas plus que la couleur, ce caractère n'est d'une certitude absolue; il manque quelquefois, plus fréquemment même que le précédent. Il peut manquer d'ailleurs pour diverses raisons : la disposition des parties; il est telle région du corps où la tache ne saurait être régulièrement arrondie; — la réunion par leurs bords de plusieurs plaques ulcérées ou non; la plaque résultante dans ces cas, quoique formée de plaques arrondies isolément, pourra bien ne pas l'être elle-même ; toutefois, même alors, elle formera, dans beaucoup de cas, une partie d'un cercle qu'on pourra aisément compléter par la pensée. — La forme arrondie des syphilides offre quelque chose de très-remarquable aux doigts de la main, par exemple, quand plusieurs d'entre eux sont malades. Quand les doigts sont écartés, il se peut qu'on ne voie pas cette disposition qui se montre d'une manière très-apparente dès qu'ils sont rapprochés.

3° Ulcérations secondaires.

L'aspect des ulcérations secondaires offre beaucoup de ressemblance avec celui des ulcérations primitives : en général elles sont profondes, à fond grisâtre, à bords taillés à pic. Il est, en un mot, une foule de cas où, sans le secours de l'inoculation, on ne pourrait arriver à un diagnostic ; mais, comme on le voit déjà, la différence de ces ulcérations avec les ulcérations ordinaires de la peau est assez tranchée. Ajoutons que, comme les plaques, les ulcérations syphilitiques de la peau sont arrondies ; elles sont en outre, en général, assez profondes, plus cependant dans certaines formes que dans d'autres. Le travail de réparation s'opère lentement, dans les formes vésiculeuses et pustuleuses surtout.

4° Croûtes.

Il n'est pas jusqu'aux croûtes qui recouvrent ces ulcérations qui n'aient leur physionomie propre : elles sont épaisses, dures le plus souvent, quelquefois un peu ramollies, mais non pas molles ; elles sont jaunâtres, verdâtres,

grises, noires ; stratifiées dans un grand nombre de cas ,
Dans beaucoup de circonstances, leur base est environnée
d'un cercle inflammatoire rouge ; d'autres fois, au contraire, elles reposent sur une peau saine.

5° Cicatrices.

Les cicatrices qui succèdent aux formes ulcéreuses des
syphilides méritent une mention spéciale. En général, nous
ne saurions mieux les comparer qu'aux cicatrices d'une
brûlure profonde : elles sont d'un blanc mat, légèrement
ou profondément déprimées, bridées pour peu qu'elles soient
étendues ; comme les taches et les ulcérations, les cicatrices sont en général arrondies. Dans leur origine , elles
sont assez fréquemment entourées d'une aréole cuivrée. —
Elles offrent, dans certains cas, un des phénomènes les plus
singuliers de la pathologie : ainsi on voit des cicatrices se
former à la place où existaient des syphilides, les papules
principalement, sans qu'il y ait primitivement existé ni ulcérations ni perte de substance quelconque. Ce phénomène, inex-
plicable jusque dans ces derniers temps, est produit peut-être,
ainsi que le pense M. J. Guérin, par une rétraction des tissus
résultant de l'inflammation et de l'oblitération des vaisseaux sanguins. — Quelle que soit leur origine, quel que
soit leur mode de formation, ces cicatrices sont indélébiles ;
moins apparentes dès leur début, elles le deviennent de
plus en plus à proportion que le tissu cicatriciel se décolore et pâlit.

6° Engorgement ganglionnaire.

C'est un des faits assurément le plus dignes de remarque
que cet engorgement des ganglions sur les divers points du

corps, c'est sans contredit celui qui permet le plus facilement d'asseoir le diagnostic des syphilides en général. Cet engorgement ganglionnaire, qui est aussi une induration comme celle que nous avons déjà décrite, mais plus tardive et plus générale, se montre soit en même temps, soit quelquefois avant l'apparition de la syphilide elle-même, mais il ne manque jamais. Il survient dans les régions correspondant à celles où se fait l'éruption, il est surtout extrêmement marqué et facile à apprécier à la nuque. Nous ne saurions trop appeler l'attention du médecin et de l'élève sur ce phénomène.

7° État général.

Les syphilides, même dans leurs formes les plus graves (et ce n'est pas un des points le moins remarquable de leur histoire), ne sont presque jamais accompagnées d'une réaction générale de quelque importance. Un faible état de malaise, à peine quelques frissons, un peu moins d'appétit : voilà tout ce qui les précède, et qui disparaît dès que l'éruption a lieu ; tandis que des formes, même beaucoup plus bénignes, des maladies cutanées communes, sont accompagnées d'un état général infiniment plus grave et quelquefois inquiétant. — Les syphilides se présentent très-rarement à l'état aigu ; elles marchent lentement, la suppuration arrive péniblement : aussi le traitement peut-il souvent la faire avorter. — Enfin, comme point très-important à noter, les syphilides, à l'opposé des autres affections de la peau, ne sont pas ou sont très-peu accompagnées de prurit.

Causes des syphilides. — Il serait au moins intéressant de pouvoir préciser sous quelle influence directe adjuvante naissent les syphilides ; jusqu'ici nous en sommes réduits à des conjectures. — Celle qui paraît encore la plus active est la température ; les changements de saison semblent être un véritable coup de fouet pour elles, aussi bien le passage du chaud au froid que le passage du froid au chaud : elles se développent bien certainement moins vite et moins activement sous un climat uniforme et tempéré qu'à Paris, par exemple, où les variations de température sont si fréquentes et si soudaines. — Les professions en elles-mêmes ne paraissent exercer aucune action sur elles ; mais il est loin d'en être de même des conditions hygiéniques : l'abus des boissons alcooliques, la misère, la saleté, les affections morales, l'habitation des lieux humides, malsains, etc., semblent, dans une foule de cas, provoquer leur développement. Mais, en outre de ces causes générales, il est encore très-souvent nécessaire d'une cause plus directement locale : ce sera un bain, un excès de boisson, un refroidissement brusque général ou local, une blessure, des coups, etc. etc.

Sous le règne de la doctrine physiologique, alors que la syphilis n'était, pour un grand nombre de médecins, qu'un mot, on soutenait que les syphilides n'étaient que le produit de l'inflammation. — Nous ne relèverons pas cette erreur, que nous ne signalons que pour mémoire. On a encore accusé le mercure de produire les maladies syphilitiques de la peau : il a été très-facile, avec des chiffres, de prouver la fausseté de cette étiologie ; ceux-ci ont clairement montré en effet : — que lorsqu'on administre le mercure pour autre chose que la syphilis, on ne voit pas les maladies de la peau se développer ; — qu'on ne les voit pas davantage sur les individus sains qui travaillent au mercure ; — que la plupart, sinon tous les syphilitiques qui n'ont pas fait usage du mercure, sont affectés de syphilides. Disons enfin que si on voit les maladies de la peau sur les individus syphilitiques qui font usage de mercure, on ne peut en accuser celui-ci plus logiquement qu'on ne peut accuser la saignée de produire les inflammations contre lesquelles on l'emploie.

Diagnostic. — Il est dans ce que nous avons dit jusqu'à présent. Si, en étudiant en détail les syphilides, nous rencontrons quelques points douteux, nous ne manquerons pas de les signaler. Nous rappellerons seulement ici, pour ne point y revenir à chaque fois, que l'engorgement ganglionnaire, qui est constant dans les syphilides, est un signe diagnostique extrêmement précieux dans un très-grand nombre de cas, et principalement dans les syphilides sans ulcérations.

Pronostic. — On ne peut pas l'établir d'une manière générale; il en sera question à propos de chacune des classes des syphilides.

Traitement. — C'est celui des accidents secondaires en général. — Les ulcérations seules demandent un traitement local, qui consiste en des cautérisations plus ou moins fortes, selon les cas.

Classification des syphilides.

Nous avons déjà dit que nous adopterions la classification de Biett, établie, comme celle des maladies vulgaires de la peau , sur la nature des lésions élémentaires. — Biett a établi sept classes que nous allons maintenant étudier en détail , et qui sont les

Syphilides
{
Exanthématique.
Vésiculeuse.
Bulleuse.
Papuleuse.
Pustuleuse.
Squameuse.
Tuberculeuse.
}

A. Syphilide exanthématique.

Les exanthèmes syphilitiques sont caractérisés par des taches disséminées, irrégulières , ne s'élevant que très-peu au-dessus du niveau de la peau, accompagnés, et, dans quelques cas, précédés , d'un peu de fièvre , ne laissant pas de cicatrices après eux , quand ils sont bien guéris , et se terminant soit par résolution , soit par une légère desquamation. — La syphilide exanthématique se présente sous deux formes bien distinctes : la roséole et l'érythème papuleux.

1° Roséole.

Les taches de la roséole sont rarement très-foncées en couleur, habituellement disséminées, quelquefois cependant confluentes ; elles peuvent se montrer sur toute la surface du corps ; mais c'est surtout au cou, au thorax, à la face, et aux membres supérieurs, qu'on les observe. La roséole syphilitique n'est pas accompagnée de prurit. Les taches persistent assez longtemps dans le même état ; quand la guérison arrive, on voit la teinte cuivrée pâlir un peu, passer au jaune et même au gris ; puis, après un temps toujours long, disparaître complétement. Il n'est pas rare d'observer une recrudescence dans l'éruption, alors qu'elle était en voie de guérison, et cela sous une influence quelconque (le froid, l'excès de boisson, etc.). — L'angine accompagne assez fréquemment la roséole. — Cette variété des syphilides, toujours chronique, a une durée variable, mais qui n'est jamais moindre de deux septénaires et peut aller à plusieurs mois.

2° Érythème papuleux.

Les taches de l'érythème papuleux sont de petites plaques, rondes, de un à deux centimètres de diamètre, rarement plus ; assez nettement limitées, d'un rouge sale ; la pression du doigt ne les fait jamais disparaître d'une manière absolue. — L'érythème papuleux débute sans avoir été précédé de malaise ni de fièvre ; pas plus que la roséole, il n'est accompagné de prurit. — Son siége de prédilection est aux membres et de préférence encore aux membres supérieurs. Sa durée est moins longue que celle de la roséole ; il se termine par résolution ou délitescence ; chose très-importante à noter pour le diagnostic avec l'érythème simple, l'érythème syphilitique ne se termine jamais par desquamation.

Diagnostic. — Il est impossible de confondre la ro-

séole et l'érythème avec ces mêmes formes des maladies
vulgaires de la peau, si on fait attention au début et à la
durée de ces affections.

Pronostic. — Les syphilides exanthématiques sont une
des formes les moins graves des syphilides ; elles guérissent toujours sous l'influence d'un traitement bien dirigé,
elles guérissent même assez fréquemment d'elles-mêmes,
sous l'influence du repos, d'une bonne nourriture, etc. ;
enfin elles ne laissent aucune trace après elles.

B. Syphilide vésiculeuse.

Une des formes des syphilides la moins fréquemment
observée est la forme vésiculeuse. M. le Dr Cazenave, au
livre (1) duquel nous empruntons beaucoup pour la description des syphilides, car c'est à lui que nous devons le
travail le plus complet sur cette matière, M. Cazenave
admet que « la syphilide vésiculeuse peut se présenter sous
toutes les formes qui correspondent aux éruptions simples
caractérisées par des vésicules : ainsi tantôt elle se manifeste par des vésicules rondes, globuleuses, d'un certain
volume, isolées, etc. etc., comme dans la varicelle ; tantôt elle se présente avec de petits disques ou anneaux,
comme l'herpès ; d'autres fois les vésicules plus nombreuses
sont disposées en groupes irréguliers et disséminés, comme
dans l'eczéma. » Comme cet auteur, nous admettrons donc la

---

(1) *Traité des syphilides ou maladies vénériennes de la peau*,
par A. Cazenave ; Labé, 1843.

syphilide à forme de varicelle, l'eczéma syphilitique, l'herpès syphilitique.

1° Syphilide à forme de varicelle.

Elle est précédée par un léger malaise, à la suite duquel se montrent, sur toutes les parties du corps indistinctement, des rougeurs un peu ternes qui ne tardent pas à être remplacées par des vésicules, en général aussi grandes que la tache primitive. Ces vésicules, de grandeurs diverses, les unes très-petites, les autres (ce sont les plus grandes) ayant un, deux ou trois centimètres de diamètre, sont pleines d'un liquide clair, transparent, devenant quelquefois opaque, à proportion que le mal avance, et quelquefois presque purulent, sans jamais prendre les caractères déterminés du pus. Ces vésicules, entourées d'une aréole cuivrée, se terminent soit par la résorption complète du liquide, à la suite de laquelle la peau reprend une teinte jaune, brunâtre, qui persiste encore quelque temps, soit par la formation d'une petite croûte sombre qui, en se détachant, laisse aussi une tache grise. — L'éruption se fait lentement et successivement sur les divers points, de telle façon que certaines vésicules sont en pleine voie de dessiccation et de guérison, quand d'autres se forment encore ou sont en plein développement : aussi cette forme de syphilide est-elle toujours assez longue dans sa durée. — Il n'est pas très-rare de la voir accompagnée d'angine, comme la roséole syphilitique. — Nous avons dit qu'elle n'avait pas de siége spécial et qu'on l'observait indistinctement sur toutes les régions du corps.

2° Eczéma syphilitique.

Il a beaucoup de ressemblance avec l'eczéma simple, et il serait souvent très-facile de confondre les deux affections, si celle qui nous occupe ici n'était pas entourée d'un cercle cuivré en général très-marqué. L'éruption est précédée par un ou deux jours de malaise ; puis les vésicules se montrent disposées en groupes irréguliers et pleines d'une sérosité transparente reposant sur une surface plus étendue, humide, d'un rouge sombre, comme la syphilide à forme de varicelle. La syphilide eczémateuse ne se montre pas d'un seul coup sur tous les points du corps où on doit l'observer plus tard, ce qui fait aussi qu'elle se guérit successivement et peu à peu. La guérison s'annonce par la résorption du liquide et l'exfoliation de l'épiderme ; à la place, la peau reste brune, grise ou terne, pendant un temps encore assez long. Si c'est là la terminaison la plus fréquente de l'eczéma, on voit cependant quelquefois la vésicule surmontée d'une croûte brune, sans qu'il y ait jamais au-dessous d'ulcération. Toutefois M. Cazenave cite un cas où les croûtes surmontaient de véritables ulcérations qui furent suivies de cicatrices indélébiles. — Comme la précédente, cette syphilide a une *durée* moyenne de plusieurs septénaires. — Elle n'a pas non plus de *siége* particulier.

3° Herpès syphilitique.

Cette forme assez fréquente ressemble beaucoup à l'herpès circinné vulgaire, en voici les caractères : on observe des plaques assez petites, arrondies, discrètes, renfermant sous leur épiderme un liquide transparent, et accompagnées d'une aréole d'une teinte cuivrée très-manifeste. A la suite de ces vésicules, on n'observe ni croûtes, ni ulcérations, ni cicatrices. La guérison s'annonce par l'affaissement et la flétrissure des plaques, leur aréole pâlit un peu, et la résolution s'opère : on remarque quelquefois une très-légère desquamation de l'épiderme. — La *durée* de l'herpès est un peu moins longue que celle des deux formes précédentes. — Elle n'occupe pas non plus de *siége* précis.

Diagnostic. — La varicelle simple et l'eczéma vulgaire sont beaucoup moins persistants que les mêmes formes syphilitiques ; les premiers, en outre, sont toujours accompagnés d'un état général infiniment plus grave que dans les syphilides ; enfin le cercle cuivré qui entoure celles-ci permettra toujours d'établir le diagnostic. — C'est lui aussi qui permettra de distinguer l'herpès circinné simple et l'herpès syphilitique ; car, dans ces deux formes, les vésicules sont aussi peu persistantes ; mais il est vrai que la couleur cuivrée est toujours très-marquée.

Pronostic. — Il est le même, en général, que celui des syphilides exanthématiques ; il devient un peu plus grave seulement dans les formes qui laissent après elles des cicatrices, mais celles-ci sont toujours peu apparentes.

C. SYPHILIDE BULLEUSE.

Elle a été niée par quelques auteurs, mais c'est complétement à tort ; elle existe bien certainement ; nous pensons seulement que certains pathologistes ont cru la reconnaître dans une foule de cas plus que douteux. La discussion très-

importante qui a eu lieu récemment à l'Académie de médecine, sur une des formes de la syphilide bulleuse, nous
force à nous étendre un peu plus longuement sur ce sujet. Il
existe deux formes bien tranchées de la syphilide bulleuse:
le pemphigus et le rupia syphilitiques.

1º Pemphigus syphilitique.

Jusqu'à ces derniers temps, le pemphigus *neonatorum*
était regardé comme une maladie non spécifique ; le
Dʳ Krauss, dans son travail sur cette affection, ne la considère pas comme syphilitique. La dernière discussion à
l'Académie de médecine nous paraît avoir beaucoup avancé
la question. M. le professeur P. Dubois, dont l'autorité est
considérable dans cette question, admet, sans hésitation
aucune, l'existence et même la fréquence du pemphigus syphilitique. Si M. Ricord n'ose pas se prononcer encore à
propos du pemphigus des nouveau-nés, il reconnaît pourtant qu'il existe un pemphigus syphilitique de l'adulte.
Voici d'ailleurs ses paroles :

« ..... Aussi ai-je longtemps hésité à admettre un pem-
« phigus syphilitique ; mais, lorsque l'observation m'a pré-
« senté deux malades chez lesquels des antécédents sy-
« philitiques étaient incontestables, chez lesquels aussi le
« pemphigus s'était développé avec d'autres accidents ca-
« ractéristiques de syphilis secondaire marchant avec eux,
« vivant de leur vie, pour ainsi dire, influencés par les
« mêmes médications, pour disparaître et récidiver avec
« eux, quand la médication était suspendue, je me suis
« cru autorisé à admettre un pemphigus syphilitique, ou
« tout au moins un pemphigus produit par la syphilis »
(voir *Gazette médicale* de Paris, 1851, p. 430).

Pour nous, nous n'hésitons pas à déclarer, avec M. P. Dubois, que le plus souvent le pemphigus *neonatorum* est de nature syphilitique; seulement, comme tout le monde, nous reconnaissons que ce pemphigus n'offre pas de caractère pathognomonique qui permette de le distinguer toujours de la forme simple; mais on aura dans les antécédents du père ou de la mère, dans des altérations concomitantes du fœtus ou de l'enfant nouveau-né, des signes indubitables et irrécusables. Enfin, jusqu'à présent, le pemphigus de nature syphilitique s'est toujours montré mortel; tandis que le pemphigus vulgaire guérit encore dans un assez bon nombre de cas.

Arrivons maintenant aux signes de cette maladie, que nous empruntons à M. le professeur Dubois : «Le pemphigus que je regarde comme syphilitique, dit-il, est caractérisé par des bulles pour la plupart volumineuses et rapprochées; elles sont presque toutes remplies par du pus d'une couleur jaune très-prononcée. Les plus remarquables sont développées sur la face plantaire des pieds et sur la face palmaire des mains, elles reposent sur une peau dont la teinte violette ou bleue contraste avec la couleur rosée des autres parties. Là les vésicules sont si pressées en général, qu'elles se touchent et semblent se confondre par quelque point de leur base.

«Les vésicules répandues sur les autres parties du corps y sont ordinairement plus séparées les unes des autres et moins volumineuses; la peau sur laquelle elles sont placées n'y présente pas au même degré la teinte bleue que je viens de signaler; cette teinte est même, le plus souvent, absente sur le tronc. L'apparition du pemphigus syphilitique précède généralement la naissance, et un laps de temps assez long pour que, dans la plupart des cas, l'on puisse voir, aussitôt que l'enfant est né, des bulles déjà crevées et vides, à côté d'autres qui commencent à paraître, et d'autres encore qui sont parvenues au terme de leur évolution. Le fond des bulles ouvertes est constitué par le derme, rouge et intact dans quelques cas, érodé superficiellement dans quelques autres, plus profondément dans un petit nombre. Les bords de la plaie, dans cette dernière circonstance, sont parfois un peu relevés et arrondis, et l'on voit alors, en différents points, les apparences des dernières périodes de l'ecthyma. Cette éruption existe le plus souvent chez des enfants bien développés et dont la nutrition s'est très-normalement accomplie jusqu'au moment de leur naissance. Dans tous les cas où j'ai vu le pemphigus offrir nettement les caractères que je viens d'indiquer, les enfants ont fatalement succombé dans l'espace de quelques jours. L'altération de leur santé a été si profonde et si rapide, quels qu'aient été d'ailleurs les soins qu'ils ont reçus et les précautions prises à leur égard, qu'il a été le plus souvent impossible d'attribuer leur mort à d'autres causes que leur maladie. Tels sont, à mon sens, les caractères du pemphigus des nouveau-nés. Je ne regarde pas, en conséquence, comme une manifestation syphilitique quelques vésicules en petit nombre, se montrant, après la naissance, chez des enfants débiles, éparpillées ordinairement sur le tronc, sans autre altération de la peau qu'une aréole légèrement rosée, et disparaissant spontanément dans l'espace de quelques jours » (1).

Rupia syphilitique.

Cette forme, encore plus rare que la précédente, a été rapportée à tort, selon nous, à la syphilide pustuleuse; c'est

---

(1) Séance de l'Académie de médecine du 8 juillet 1851.

bien à la forme bulleuse qu'elle appartient. Les bulles du rupia sont larges, volumineuses, rares dans le plus grand nombre des cas, entourées d'une aréole cuivrée, et pleines d'un liquide noirâtre. Ce liquide, en se desséchant, forme des croûtes fauves, sombres et noires, mamelonnées, stratifiées, entourées d'un cercle mince, de couleur violacée, qui s'ulcère toujours; ces croûtes, en général arrondies, recouvrent des ulcérations également profondes, aussi arrondies. En guérissant, ces ulcérations laissent à leur place des cicatrices déprimées, indélébiles. Les bulles sont d'autant plus grandes qu'elles sont moins nombreuses. Leur guérison est annoncée par la pâleur du cercle qui entoure les croûtes, le desséchement et le racornissement de celles-ci, qui s'écaillent, et, tombant en morceaux, laissent voir au-dessous la cicatrice imparfaitement ou complétement formée. Les bulles du rupia n'ont pas de *siége* spécial. C'est toujours une affection à marche lente, qui dure, en moyenne, de trois à quatre septénaires environ.

Diagnostic. — On ne peut établir, d'une manière certaine, le diagnostic de la syphilide bulleuse dans ses deux variétés; mais on arrive à une grande probabilité en tenant compte des antécédents du malade ou de ses parents, ou bien en ayant égard aux signes concomitants de syphilis.

Pronostic. — Le pronostic du pemphigus *neonatorum* est de la plus haute gravité, puisque dans toutes les observations publiées jusqu'à ce jour, la mort en a été le résultat; celui des adultes, qu'on ne saurait aujourd'hui récuser, est beaucoup moins grave. Cependant celui-ci même et celui du rupia sont plus graves que le pronostic des formes précédentes, par cela que ces dernières formes laissent toujours après elles des cicatrices apparentes et indélébiles.

D. SYPHILIDE PUSTULEUSE.

Les syphilides pustuleuses, comme leur nom l'indique, sont caractérisées par la présence d'une véritable pustule; elles constituent trois variétés distinctes : la syphilide lenticulaire, l'impétigo, et l'ecthyma syphilitique.

1° Syphilide lenticulaire.

Quelques dermatologues ont rangé cette forme dans les syphilides papuleuses, très à tort selon nous, et très-certainement parce qu'ils ne l'avaient pas suivie pendant tout le cours de sa durée ; la syphilide lenticulaire, en effet, présente, au début, une très-petite pustule qui se dessèche très-vite ; ensuite, à la vérité, elle ressemble beaucoup plus à une papule qu'à une pustule ; mais celle-ci n'en a pas moins existé incontestablement au début.

La syphilide lenticulaire, qui n'est, le plus souvent, précédée d'aucun prodrome, se présente sous la forme de pustules larges, aplaties, un peu saillantes, ressemblant beaucoup à une lentille ; on observe au sommet un très-petit point en suppuration, qui dure fort peu de temps, deux, trois jours, et c'est lorsqu'il a disparu que la syphilide lenticulaire ressemble plus à une papule qu'à tout autre chose. Cette espèce de papule est, au toucher, assez dure, résistante, souvent ombiliquée, sans traces d'ulcération, persistant assez longtemps, et existant en même temps que de véritables pustules à leur début.

Au visage, la syphilide lenticulaire offre un aspect différent, elle ressemble beaucoup à l'acné vulgaire; les pustules y sont peu volumineuses, saillantes, de forme ronde, entourées d'une aréole rouge, remplies de pus, et, en se desséchant, surmontées d'une petite croûte.

La syphilide lenticulaire a toujours une marche chronique, lente; elle se termine par une induration persistant assez longtemps, mais disparaissant enfin, et remplacée par de petites cicatrices indélébiles. — L'*acné syphilitique* s'observe au visage presque exclusivement; l'autre forme n'a pas de *siége spécial*.

2° Ecthyma syphilitique ou syphilide pustulo-crustacée.

On donne le nom de syphilide pustulo-crustacée à toute syphilide qui suppure et se recouvre de croûtes; il y en a deux formes : l'ecthyma et l'impétigo.

L'ecthyma syphilitique secondaire mérite d'être étudié avec soin, car il offre la plus grande ressemblance avec l'ecthyma primitif ou le chancre, avec lequel il a été très-souvent confondu, et avec lequel, quand il est isolé, il n'est malheureusement pas possible de le reconnaître, à moins d'avoir recours à l'inoculation. Cela nous explique tout de suite que certains syphilographes aient cru inoculer l'ecthyma secondaire quand ils n'ont inoculé que l'ecthyma primitif ou chancre.

L'ecthyma secondaire syphilitique se présente d'ailleurs sous deux formes bien distinctes : ecthyma *discret*, et alors on n'a vu quelquefois qu'une, deux, trois pustules, et ec-

thyma *confluent*. Dans les deux formes, la pustule légèrement bombée, presque plate, du volume d'une lentille,
se développant rapidement, semblable à la variole, est
entourée d'une aréole rouge assez étendue, et repose sur
une base engorgée, presque indurée.— La pustule, en se
desséchant, laisse après elle une croûte molle d'abord, puis
dure, qui recouvre une surface ou bien légèrement ulcérée, ou bien, au contraire, ulcérée profondément, à bords
taillés à pic, à fond grisâtre, pultacé. Dans le premier cas,
la cicatrice, quoique indélébile, est petite, presque régulière; dans le second, elle est profonde, déprimée, irrégulière. — Enfin, dans d'autres cas, qui sont loin d'être
rares, les pustules de l'ecthyma, en plus ou moins grand
nombre, se réunissent par leur base, formant alors une
plaque plus ou moins étendue qui se recouvre d'une croûte
noirâtre, grisâtre, stratifiée, surmontant une ulcération
large, profonde, qui fournit par la suppuration de nouveaux éléments aux croûtes primitives. Enfin celles-ci se
dessèchent, tombent, et il reste à la place une cicatrice
étendue, profonde, indélébile.

L'ecthyma est une maladie toujours longue, lente, n'occupant aucun *siége* précis; on l'observe souvent au cuir
chevelu.

3º Impétigo syphilitique.

a. *Impétigo non confluent*. — Il est précédé de quelques
symptômes généraux, à la suite desquels on voit apparaître d'abord une tache, généralement peu étendue, d'un
rouge cuivré; cette tache se recouvre tout entière d'une
pustule entourée elle-même d'une aréole cuivrée peu étendue, et au delà de laquelle la peau est parfaitement saine.

Ces pustules séparées sont en général en assez petit nombre; dans quelques cas pourtant, deux, trois ou quatre de ces pustules se réunissent par leur base, et constituent une petite plaque. Les pustules, après avoir persisté un certain temps, se dessèchent et se recouvrent d'une croûte noirâtre et sèche, au-dessous de laquelle existe une cicatrice indélébile.

Le *siége* plus spécial de ces pustules est le ventre, les fesses, et les membres inférieurs.

b. *Impétigo confluent.* — Les pustules de cette variété sont très-nombreuses, confluentes, et réunies en un nombre généralement assez grand. Elles sont précédées d'un malaise assez vif, à la suite duquel on observe, par plaques, une rougeur d'une couleur cuivrée très-intense, se recouvrant de vésicules qui se confondent bientôt par leur base. Elles ne tardent pas à se déchirer, et on remarque alors une plaque large entourée d'une aréole et recouverte d'une croûte d'abord molle, épaisse, grisâtre, verdâtre, surmontant des ulcérations à fond gris, dont la suppuration, comme dans l'ecthyma, entretient la formation des croûtes. Mais enfin, la suppuration diminuant et cessant tout à fait, celles-ci se dessèchent bientôt, s'écaillent et tombent, laissant voir une cicatrice assez profonde, irrégulière, coupée de brides.

La *durée* de cette maladie est de quatre à huit septénaires; son *siége* le plus habituel, la poitrine, le cou, et surtout le visage.

Diagnostic. — Nous avons vu que l'*ecthyma* syphilitique prend quelquefois les caractères de la variole; on ne saurait cependant confondre ces maladies; la seconde est précédée d'une fièvre plus vive, d'un état général plus grave, et surtout dure beaucoup moins longtemps. — Il est plus difficile de diagnostiquer certaines autres formes de l'ecthyma simple : on devra alors bien considérer les anté-cédents du malade, la forme des croûtes, et l'aspect des ulcérations : malgré tout, le doute pourra subsister dans beaucoup de cas. — Nous avons dit qu'on avait souvent pris la *pustule lenticulaire* pour une papule ; erreur diffi-cile à commettre au début de la maladie, puisqu'il existe une petite pustule, et, plus tard, parce que la pustule est remplacée par une dépression qui n'existerait pas dans une véritable papule. — L'*impétigo* et l'*acné* syphilitiques sont aussi difficiles à diagnostiquer que l'ecthyma, et on arri-vera à les reconnaître, dans les cas douteux, de la même manière.

Pronostic. — Il est infiniment plus grave que celui des autres formes que nous avons jusqu'ici étudiées, non pas que ces éruptions entraînent aucun danger pour le ma-lade, ni qu'elles soient sensiblement plus longues ou plus difficiles à guérir, mais parce qu'elles laissent toujours après elles des cicatrices indélébiles et souvent difformes. Sous ce rapport donc, la syphilide pustuleuse la plus fâ-cheuse est l'impétigo qui frappe le visage.

E. Syphilide papuleuse.

Beaucoup de syphilographes ont fait de la papule la forme génératrice des syphilides (Cullerier oncle); c'est une erreur grave, car la papule n'existe pas primitive-

ment : au début, c'est une roséole, c'est un érythème, etc.,
qui s'éteint et guérit comme la roséole, etc. etc., ou, au contraire, qui continue à marcher et devient réellement papule.
C'est d'ailleurs une des formes les plus intéressantes des
syphilides, car c'est dans ce groupe que nous trouverons
la papule muqueuse, que M. Cazenave, à tort selon nous,
a rangée dans la classe des tubercules.

Nous avons posé en règle que les syphilides ne sont pas
prurigineuses, et nous avons vu jusqu'à présent cette règle
se confirmer ; mais il n'est pas très-rare que les papules
démangent et même démangent très-fort. C'est ce qui a
fait dire à beaucoup d'auteurs que cette forme affectait la
partie nerveuse de la peau. Nous ne repoussons pas cette
explication, mais nous pensons que le phénomène de la
démangeaison peut bien aussi dépendre du siége particulier des syphilides papuleuses, marge de l'anus, vulve,
partie interne des cuisses, etc. etc.

Nous admettrons deux formes de syphilide papuleuse :
la forme sèche (lichen syphilitique), la forme humide
(papule muqueuse, papules du cuir chevelu).

1° Lichen syphilitique.

Papules très-nombreuses et petites, dans certains cas
du volume d'une grosse lentille, d'une couleur cuivrée
très-marquée, disparaissant incomplétement sous la pression du doigt, ne s'ulcérant et ne suppurant jamais, *siégeant* un peu partout, mais principalement à la nuque, au
dos et aux membres, dans le sens de la flexion. — D'une
durée en général assez courte, se terminant par *résolution*
et sans cicatrices apparentes, quelquefois par desquamation.

2° **Papules muqueuses.**

(Synonymie : *tubercules muqueux, pustules plates humides*, etc. etc.)

La papule muqueuse est un accident très-fréquent, qui suit ordinairement d'assez près l'accident primitif et se montre souvent en même temps que lui. — En raison de son importance, nous allons nous étendre un peu longuement sur cette question.

Siége. — Avec M. Ricord, nous ne pensons pas que la plaque muqueuse soit une affection spéciale ; nous pensons que la plaque muqueuse n'est telle qu'en raison du siége qu'elle occupe, nous pensons qu'en toute autre région l'accident qui la produit serait tout autre chose. Le siége des papules muqueuses est celui où la peau, commençant en quelque sorte à se transformer, subit quelques-unes des modifications des muqueuses, et où les surfaces sont en contact continuel ou tout au moins en contact très-fréquent : ce sont par conséquent le pourtour de l'anus, la commissure des fesses, le pli de l'aine, les lèvres, l'angle péno-scrotal, la face interne des petites lèvres, le gland, le prépuce, l'ombilic, le creux axillaire, le conduit auditif externe, l'intervalle des orteils, etc. etc., enfin les muqueuses proprement dites, à leur entrée. Mais nous nions formellement qu'on ait jamais vu la papule muqueuse sur les parties sèches de la peau, au front, par exemple.

Symptômes. — La papule muqueuse est caractérisée par une surface humide, rougeâtre, élevée au-dessus du niveau de la peau, ressemblant assez à une muqueuse privée de son épithélium, d'un aspect rugueux et comme chagriné, laissant suinter un liquide transparent, muqueux, fétide, quelquefois ulcérée à sa surface; cette ulcération a quelque chose de particulier; c'est le plus souvent une véritable gerçure qui coupe la papule en deux, et qui, entre les orteils, forme ce qu'on appelle la *rhagade.* Lorsque plusieurs papules sont rapprochées ou réunies, elles constituent ce qu'on a plus particulièrement appelé la plaque muqueuse. Les plaques muqueuses ont les caractères que nous venons d'assigner à la papule, seulement elles sont plus fréquemment ulcérées, ou plutôt encore coupées par des crevasses, d'autant plus profondes que les papules sont plus élevées, et se coupant, s'interséquant en des sens divers. — Les bords de la papule muqueuse sont mal définis, et quand on la presse entre les doigts, on ne sent pas cette résistance, cette délimitation nette que nous verrons exister dans le véritable tubercule syphilitique. — Les chancres se transforment assez souvent, surtout chez la femme, *en totalité* ou *en partie* en *papules muqueuses;* le fond de l'ulcération primitive s'élève alors (*ulcus elevatum*), et se transforme ainsi en *plaque muqueuse.* — Les plaques muqueuses ont une tendance très-marquée à pousser, à bourgeonner; si elles ne sont gênées par rien, elles s'accroissent en général régulièrement; mais, le plus souvent, à cause des régions où elles siégent, elles sont comprimées, froissées, et obligées de se diriger non pas où elles veulent, mais où elles peuvent. De là ces formes diverses et si variées de certaines végétations qui ne sont pas autre chose que des plaques muqueuses bourgeonnantes. L'odeur que répand le suintement qui s'écoule sans cesse des papules muqueuses est d'une fétidité insupportable; mais nous nous garderons bien de voir, avec quelques syphilographes, dans cette odeur, quelque chose de pathognomonique; cette odeur tient non à la papule en elle-même, mais au siége qu'elle occupe ; aussi est-elle infiniment moins marquée à l'ombilic et au sein , par exemple, qu'à la marge de l'anus ou au pli péno-scrotal. — Ce liquide est en outre , et on le comprend de reste, extrêmement irritant ; il corrode, il ulcère les parties qui sont en contact, et, sans être contagieux, il devient quelquefois la cause d'appel d'autres plaques muqueuses.

Les papules muqueuses sont-elles contagieuses ?

D'accord avec la théorie , l'expérience démontre qu'elles ne le sont pas. Prenez le liquide fourni par une véritable papule , et essayez de l'inoculer une fois , dix fois , mille fois ; vous échouerez toujours. Si on a quelquefois réussi, c'est qu'on a pris un chancre à demi transformé en papule pour une papule véritable ; c'est qu'on n'aura pas aperçu un véritable chancre caché au milieu des plaques muqueuses, et qu'on aura inoculé le pus de ce chancre, et non pas le liquide fourni par la véritable papule. — Mais , dit-on, l'inoculation n'est pas possible avec la lancette, nous l'admettons ; mais à coup sûr, au milieu des circonstances où vit la papule , dans ce frottement, dans ce contact continuel, elle est inoculable, et la preuve, c'est qu'on la voit survenir fréquemment sur une fesse , quand elle existait antérieurement sur l'autre. Nous ne voyons, pour notre compte, rien de concluant dans cela ; une papule muqueuse se développe à côté d'une autre papule muqueuse, quoi d'étonnant? La seconde obéit à la même loi d'évolution que la première ; cette seconde, en outre, est sollicitée, excitée à paraître , par l'irritation produite par le liquide que verse la papule muqueuse, et qui baigne continuellement les mêmes parties. Mais ce n'est point là de la contagion, et la preuve, c'est que si fréquemment, il est vrai, on voit des papules muqueuses aux deux côtés de la même région, aussi fréquemment au moins on n'en voit que d'un seul côté, malgré les conditions les plus favorables à la contagion. — Pour notre compte, nous n'admettons pas que la papule muqueuse soit un quelque chose hybride, moitié accident primitif, moitié accident secondaire; comme il ne nous a jamais été donné de la voir s'inoculer directement ou indirectement, nous la rangeons exclusiment parmi les accidents secondaires. — S'il nous arrive un jour de voir ce que nous n'avons pas encore vu, nous n'hésiterons pas un seul instant à modifier nos opinions.

3° **Papules impétigineuses du cuir chevelu.**

Cette forme offre seulement ceci de remarquable, qu'elle se recouvre promptement de croûtes et qu'elle suppure. Or les dermatologues soutiennent que les papules ne suppurent jamais; c'est très-certainement une erreur pour le cas qui nous occupe, et malgré cette particularité, nous ne pouvons pas cependant appeler cette forme un tubercule, parce que le tubercule affecte profondément la peau, tandis que la papule ne l'affecte que superficiellement.

Diagnostic. — On ne peut guère confondre la papule muqueuse avec aucune autre affection; son siége, son aspect, au besoin les antécédents, feraient cesser toute erreur. Les transformations *in situ* du chancre en papules muqueuses ne sont pas difficiles à reconnaître, il suffit d'être averti. — Le lichen syphilitique se distingue aussi très-bien du *lichen simple*, et par la couleur cuivrée, et par l'absence de prurit, qui est au contraire très-marqué dans le lichen simple.

Pronostic. — La papule syphilitique est une forme légère des syphilides ; en général, le lichen n'est pas de bien longue durée, et il ne laisse pas de traces après lui. La papule muqueuse, abandonnée à elle-même, peut devenir une maladie extrêmement sale et dégoûtante ; mais le traitement et les soins de propreté en viennent facilement à bout ; enfin elle ne laisse pas de trace après elle.

Traitement. — En outre du traitement général, la papule muqueuse réclame un traitement spécial sous l'influence duquel on la voit aisément disparaître. On isolera les surfaces ; on les entretiendra dans un état de propreté extrême en les lavant soit avec de l'eau fraîche seulement, soit avec de l'eau légèrement chargée d'acétate de plomb, d'alun, de calomel, etc. Nous nous sommes souvent très-bien trouvés d'un pansement avec la charpie sèche saupoudrée d'un peu de poudre de calomel à la vapeur.

F. SYPHILIDE SQUAMEUSE.

La syphilide squameuse affecte en même temps l'appareil destiné à sécréter l'épiderme et celui qui sécrète la matière colorante. Elle est caractérisée par des taches cuivrées ou fauves, très-légèrement saillantes et recouvertes d'écailles ou squames plus ou moins grandes, quelquefois uniquement constituées par une véritable poussière ; les

squames sont presque toujours sèches; elles tombent et se
renouvellent plusieurs fois jusqu'à la guérison de la maladie. Elles sont, dans un assez bon nombre de cas, accompagnées d'un prurit même intense. Quelquefois, au lieu
d'écailles, c'est une véritable production cornée qui se produit, pénétrant assez avant dans l'épaisseur du derme. —
La syphilide squameuse guérie laisse à sa place une tache
brune qui pâlit peu à peu et guérit complétement sans cicatrices, sans apparence difforme. La syphilide squameuse a
une *marche* lente, une *durée* longue, et se *termine* à peu
près toujours par la résolution; ce n'est que chez certains
individus à constitution molle et détériorée qu'elle se
termine quelquefois par ulcération. Elle n'a pas de *siége*
précis.

On peut rapporter la syphilide squameuse à trois formes,
qui sont fréquemment confondues sur le même malade : la
lèpre syphilitique, le psoriasis, et la syphilide cornée.

1° **Lèpre syphilitique.**

Cette variété, assez rare, est précédée par un peu de malaise, des douleurs vagues aux membres, à la suite desquelles se montrent des taches représentant des disques
arrondis en général, pas très-grands (un, deux centimètres),
déprimés à leur centre. Comme on le voit, au début, la
lèpre syphilitique, comme toutes les syphilides squameuses,
est une vraie papule, d'une couleur d'abord cuivrée ou
mieux d'une couleur de *jambon fumé*, devenant souvent de plus en plus sombre et brune, se recouvrant de
squames sèches, dures, minces, qui tombent et se renouvellent plusieurs fois, et se terminant enfin par une résolution franche. Les squames sont remplacées par une tache

d'abord foncée, brunâtre, qui pâlit peu à peu, jusqu'à ce que la coloration de la peau revienne à l'état normal. — Maladie toujours longue, la lèpre syphilitique n'a pas de *siége* spécial ; toutefois on l'observe plus fréquemment aux membres que partout ailleurs.

2° Psoriasis syphilitique.

Très-analogue au psoriasis vulgaire, il se présente, comme ce dernier, sous deux formes : le *psoriasis diffusa* et le *psoriasis guttata*. C'est celui-ci que nous allons décrire, car il est le plus fréquent et le plus intéressant. — Il se présente sous forme de taches d'une couleur cuivrée bien nette, légèrement saillantes, discrètes, de la grosseur d'un centime environ, et recouvertes d'une squame adhérente et moins sèche que dans la forme précédente. Celle-ci tombe assez promptement, et il ne reste bientôt que la tache rouge environnée d'un liséré blanc très-remarquable, et au delà duquel la peau n'a pas encore ses caractères normaux. Ces plaques finissent par s'affaisser et pâlir, laissant à leur place un point brun qui reprend peu à peu tous les caractères de la peau saine. — Cette affection a une *marche* lente et une *durée* très longue. Elle *siége* principalement aux membres, et quand elle attaque les mains et les pieds, ce qui est très-fréquent, elle siége surtout sur leur face palmaire et plantaire.

Il n'est pas rare que le *psoriasis syphilitique* atteigne l'extrémité des doigts et les ongles : ceux-ci alors s'épaississent, deviennent ternes, ils poussent irrégulièrement, perdent leur élasticité, sont durs, friables, et tombent enfin.

3° Syphilide squameuse cornée.

Cette syphilide se caractérise par son nom seul ; on ne l'observe qu'à la paume des mains et à la plante des pieds. Les squames deviennent dures, épaisses, et prennent tout à fait le caractère de la corne ; cette corne occupe ou bien seulement un point de la syphilide, ou bien la syphilide toute entière, et, dans ce dernier cas, assez souvent elle se fendille, se crevasse, et peut devenir extrêmement douloureuse.

Diagnostic. — Il est facile à établir dans presque tous les cas ; le siége de l'éruption, la couleur des plaques et la forme des squames, sont des caractères suffisants pour éviter l'erreur. Ainsi le psoriasis vulgaire s'observe principalement au coude, au genou ; la couleur de la peau n'est pas du tout celle du psoriasis syphilitique ; les squames minces, petites etc., dans le psoriasis syphilitique, sont épaisses, opaques nacrées, dures dans le psoriasis vulgaire ; — le liséré blanc que l'on observe dans la syphilide squameuse était pour Biett un signe pathognomonique, c'est en effet un signe incontestable de syphilis ; — quand le psoriasis envahit les mains et les pieds, si c'est la forme vulgaire, on l'observe habituellement à la face dorsale ; quand c'est la forme syphilitique, à la face plantaire et palmaire. L'erreur est donc, comme on le voit, facile à éviter.

Pronostic. — La syphilide squameuse est toujours longue, mais c'est une des formes les moins graves sous tous les rapports.

G. SYPHILIDE TUBERCULEUSE.

La syphilide tuberculeuse est, sans contredit, et sous tous les rapports, la plus grave des syphilides et une des plus intéressantes à étudier. C'est en voyant les résultats épouvantables d'une pareille maladie qu'on se prend à désirer ardemment la venue d'un nouveau Jenner. — Les tubercules syphilitiques, qui affectent toute la surface cutanée, sont de petites tumeurs dures, arrondies, peu saillantes au-dessus du niveau de la peau, sans aréole environnante, sans douleurs, sans démangeaison, rarement précédés de fièvre. La syphilide tuberculeuse se présente sous plusieurs aspects bien marqués : tantôt les tubercules sont isolés, éloignés, peu nombreux ; tantôt ils sont groupés, réunis les uns à côté des autres ; ici, vivant et mourant sur la même place, ils ulcèrent et détruisent profondément les tissus ; ailleurs, au contraire, ulcérant la peau plus superficiellement, ils affectent la marche serpigineuse, attaquent toujours une grande étendue de surface, détruisant sans cesse, tantôt à droite, tantôt à gauche, sans régularité, et ne s'arrêtent quelquefois qu'après avoir sillonné le corps tout entier. — La syphilide tuberculeuse frappe indistinctement toutes les parties du corps, mais principalement le visage, le tronc et les membres supérieurs. Toujours chronique dans sa forme et lente dans sa marche, elle apparaît brusquement dans certains cas, lentement et peu à peu dans d'autres. — D'après tout cela, on comprend qu'il serait très-difficile et même impossible de décrire dans un même paragraphe tout ce qui a rapport aux syphilides tuberculeuses, aussi les diviserons-nous en quatre classes principales : syphilide tuberculeuse en groupes, syphilide tuberculeuse disséminée, syphilide tuberculeuse perforante, syphilide tuberculeuse serpigineuse.

1° Syphilide tuberculeuse en groupes.

Dans cette forme, les tubercules sont petits, d'une couleur cuivrée très-marquée, assez régulièrement disposés en groupes arrondis, de manière à former quelquefois un simple anneau, d'autres fois un disque plein ; cette disposition arrondie n'est cependant pas constante, les groupes sont loin aussi d'être toujours de même grandeur, les uns sont formés d'un très-grand nombre, les autres d'un très-petit nombre de tubercules. Ceux-ci sont très-petits, quelques-uns ne sont pas plus grands qu'une tête d'épingle, les plus gros ne dépassent pas le volume d'un petit pois ; ils sont assez souvent recouverts de squames sèches. Ils se terminent fréquemment par une résolution franche, avec ou sans cicatrice apparente ; d'autres fois, s'ulcérant superficiellement, ils se recouvrent d'une petite croûte, au-dessous de laquelle existe une ulcération peu profonde, accompagnée dans tous les cas d'une cicatrice indélébile.

La syphilide tuberculeuse en groupes a toujours une *marche* lente ; — quoiqu'elle n'ait pas de *siége* spécial, elle se montre cependant de préférence au visage et aux membres supérieurs.

2° Syphilide tuberculeuse disséminée.

Les tubercules sont disposés çà et là, sans ordre, bien que quelques-uns cependant puissent former une sorte de disque. — Ils sont plus grands, plus saillants que dans la forme précédente, et d'une couleur cuivrée plus marquée ;

ils sont indolents et ne s'ulcèrent à peu près jamais. Rarement apparaissent-ils tous à la fois, l'éruption en est successive et lente : aussi, quand quelques-uns de ces tubercules commencent à poindre, d'autres sont-ils en pleine activité et d'autres entièrement guéris. — Ils se terminent le plus souvent par une résolution franche, sans cicatrices bien apparentes ; d'autres fois pourtant, sans qu'il y ait eu aucune espèce de travail ulcérant, on voit, à la place du tubercule, une cicatrice blanche, indélébile, légèrement déprimée.

Cette variété de syphilide tuberculeuse *marche* encore plus lentement que la précédente ; comme elle, elle n'a pas de *siége* spécial.

3° **Syphilide tuberculeuse perforante.**

Cette syphilide tuberculeuse est beaucoup plus grave que les deux précédentes, et, selon nous, c'est la plus grave de toutes les syphilides, par les stigmates hideux qu'elle laisse trop souvent après elle. Les tubercules, en général disposés sur une surface peu étendue, sont gros, rares, arrondis comme toujours : on les voit assez fréquemment accompagnés d'un œdème ou d'un engorgement d'une rougeur luisante, violacée, intense, des tissus au milieu desquels le tubercule semble comme perdu. Douloureux, ou indolores, ces tubercules se terminent presque infailliblement par l'ulcération ; le travail ulcératif débute par leur sommet d'abord, puis les envahit tout entiers ; il en résulte une croûte sèche, sombre, mamelonnée, recouvrant toute la partie ulcérée, tombant et se renouvelant plusieurs fois, et au-dessous de laquelle existe une ulcération profonde, à bords taillés à pic, à

fond grisâtre et pultacé, analogue très-souvent à l'ulcération du chancre primitif, et qui est enfin remplacée,
quand la guérison est survenue, par une cicatrice profonde,
difforme, violacée d'abord, puis rouge, puis brune, enfin
blanche. On comprend combien, dans ces cas, doit être
rapide et profonde la perte des tissus, et quelles difformités, souvent repoussantes, il en résulte quand le tubercule
perforant frappe le nez, les lèvres, les oreilles : c'est à la
suite de cette horrible forme de la maladie qu'on voit de
pauvres malheureux mutilés, dont la moitié d'une lèvre
n'existe plus ; dont une oreille a été presque entièrement
emportée ; dont le nez, trop souvent, est réduit à une
sorte de tubercule surmontant deux ouvertures difformes
et dégoûtantes.

Cette variété de syphilide tuberculeuse est toujours
très-lente dans sa *marche ;* si elle n'a pas de *siége* spécial,
elle a cependant le triste privilége de frapper principalement le visage, et surtout le nez, les lèvres et les oreilles.

4° Syphilide tuberculeuse serpigineuse.

Dans cette forme très-grave, les tubercules sont gros,
durs, rouges, presque violacés, disséminés çà et là, et généralement assez espacés ; indolents au début, ils ne tardent pas à s'enflammer, à devenir quelquefois extrêmement
douloureux, et enfin à s'ulcérer. L'ulcération, fatale dans
ce cas, commence toujours par le sommet du tubercule,
qu'elle ne tarde pas à envahir tout entier ; ces ulcérations toutefois ne sont jamais très-profondes ; sous ce
rapport, elles ne ressemblent pas aux précédentes ; mais
nous allons voir que ce qu'elles ne gagnent pas en profondeur, elles le regagnent au centuple en surface. Effective-

ment, à côté de ces ulcérations en pleine activité ou à moitié cicatrisées, se montrent des tubercules en voie de formation ou existant déjà depuis quelque temps, qui s'enflamment, s'ulcèrent à leur tour, et continuent ainsi presque indéfiniment ce travail ulcératif, à marche serpigineuse, qui caractérise, d'une manière si tranchée, cette variété des syphilides tuberculeuses. Ces ulcérations serpigineuses, comme les chancres serpigineux d'ailleurs, ne se cicatrisent par toute leur circonférence à la fois que quand arrive la guérison définitive; tant que le mal est en voie de progrès, l'ulcération ne guérit que par un point; au point opposé, apparaît un nouveau tubercule accompagné bientôt d'une nouvelle ulcération; aussi, et on le comprend aisément, trouve-t-on sur le même malade et des tubercules crus, si nous pouvons nous exprimer ainsi, et des tubercules ulcérés, et des cicatrices déjà parfaitement formées. Les croûtes sont peu épaisses, noirâtres, grises, stratifiées, quelquefois mamelonnées. Les cicatrices sont toujours irrégulières, bridées, gaufrées; dans quelques points, la peau est restée saine; d'abord rouges, elles passent au brun, au jaune, au blanc, elles deviennent enfin d'un blanc mat spécial; elles envahissent toujours une grande surface, et il n'est pas très-rare de rencontrer des individus dont le corps tout entier est silloné de semblables cicatrices.

Cette maladie, dont la *marche* est toujours lente, n'a pas de *durée* déterminée; il n'est pas rare de voir des malades qui en sont atteints depuis dix, vingt, trente ou quarante ans.

Diagnostic. — Il est arrivé souvent qu'on a pris les tubercules ulcérants du visage pour un *lupus* vulgaire. Les tubercules du lupus font moins de saillie sur la peau, ils sont mous et ont une couleur non pas cuivrée, mais jaunâtre ; le tissu cellulaire qui entoure le lupus est moins enflammé, moins douloureux que dans le tubercule syphilitique ; le lupus est surtout une maladie du jeune âge ; le tubercule syphilitique, de l'âge adulte. Les ulcérations qui succèdent au lupus sont peu profondes, mollasses, fongueuses, leurs bords ne sont pas nettement découpés, leur fond est mou, blafard ; tandis que nous avons vu que les ulcérations qui succèdent au tubercule syphilitique ont des signes presque diamétralement opposés. — On a souvent confondu les tubercules ulcérants de la face avec le *cancer* ; le plus souvent l'erreur est grossière et prouve l'inattention ou l'ignorance du praticien ; mais, dans d'autres cas aussi, le diagnostic est difficile et n'exige pas moins qu'une expérience consommée. C'est dans ces cas douteux que le traitement est une excellente pierre de touche ; aussi, disons-le bien haut, quand il conserve du doute, le chirurgien ne doit jamais avoir recours à l'opération par le bistouri ou le caustique, avant d'avoir préalablement essayé un traitement spécifique par le mercure, et surtout par l'iodure de potassium ; c'est dans ces cas principalement que cet adage célèbre trouve son application : *naturam morborum ostendit curatio.* Nous pourrions en rapporter plusieurs exemples remarquables ; mais quel est le chirurgien ou le médecin qui n'en possède pas de semblables dans ses notes. — La syphilide tuberculeuse, disposée en anneaux, peut être confondue avec la *lèpre vulgaire ;* mais dans la lèpre, le cercle est complet, non interrompu, les tubercules sont recouverts de squames épaisses et larges ; dans le tubercule syphilitique, le cercle est interrompu, surtout au sommet, les tubercules ne se touchant jamais ou presque jamais ; en outre, les squames sont et moins épaisses et plus petites.

On a pu confondre les tubercules syphilitiques non ulcérés du visage avec l'*acné indurata* et le *sycosis ;* la couleur cuivrée et la présence des ganglions engorgés permettront toujours de reconnaître ce qui est syphilitique.

Pronostic. — Le pronostic des tubercules syphilitiques est toujours grave, car tous peuvent finir par s'ulcérer, et par conséquent tous aussi peuvent laisser des cicatrices indélébiles; mais il y a des degrés dans la gravité du pronostic : les tubercules rongeants et les tubercules serpigineux sont toujours des affections extrêmement redoutables, et bien plus encore, ce qui arrive très-fréquemment, quand ils affectent le visage.

§ IV. **Affections secondaires des muqueuses.**

On pourrait très-bien les appeler syphilides des muqueuses ; car, de même qu'il y a la plus grande analogie de structure entre les muqueuses et la peau, de même il y a analogie complète entre les maladies syphilitiques qui attaquent la peau et celles qui frappent les muqueuses. On pourrait aussi, dans l'étude de ces dernières, suivre absolument les mêmes divisions que nous avons déjà établies dans l'étude des syphilides, et nous arriverions aux mêmes familles, aux mêmes espèces, aux mêmes variétés. Mais cette manière de procéder serait fastidieuse, et nous exposerait à des redites continuelles; d'un autre côté, elle n'a pas ici la même importance, attendu que les affections des muqueuses sont, en général, peu apparentes, peu incommodes, jusqu'au moment où surviennent les ulcérations. Enfin, et par cette même raison, les formes primitives passent inaperçues, et 90 fois sur 100 on n'a à s'occuper que des ulcérations. — Nous ne ferons donc pas ici une description aussi détaillée qu'à l'occasion des syphilides de la peau; nous passerons même assez rapidement sur tout ce qui se rapporte à ce chapitre, en ayant toutefois le plus grand soin de ne rien négliger de ce qui peut être important.

Siége. — Les affections syphilitiques secondaires peuvent affecter toutes les muqueuses, aussi bien les plus profondes que celles qui sont le plus près des orifices extérieurs, et ces orifices eux-mêmes. Il n'y a pas effectivement de raisons positives pour que l'estomac et les intestins ne soient pas malades aussi bien que le nez, la bouche, etc. ; et en effet, il y a des exemples assez nombreux dans la science d'ulcérations secondaires des intestins et de l'estomac produites par la syphilis : s'ils ne le sont pas davantage, c'est que d'une part il faut, pour les observer et pour qu'on ne puisse pas élever de doutes sur leur existence, que le malade meure d'une maladie intercurrente, et qu'on en fasse l'autopsie avec soin ; d'autre part, les affections secondaires des muqueuses, comme celles de la peau, ne se développent ordinairement, sinon toujours, que sous l'action d'une puissance adjuvante souvent appréciable, quelquefois inaperçue. Or qui ne voit que les causes adjuvantes sont beaucoup plus nombreuses, beaucoup plus actives à l'entrée des muqueuses que partout ailleurs, et qu'elles doivent l'être d'autant moins que celles-ci sont plus profondément situées et par conséquent plus à l'abri des influences extérieures. — Leur siége le plus ordinaire est la muqueuse buccale, l'isthme du gosier, les amygdales, la pituitaire, l'anus, le rectum, le col utérin, etc. etc. ; mais, nous le répétons, il n'y a pas de point des muqueuses qui en soit absolument à l'abri.

Diagnostic. — Il est souvent très-difficile et même impossible de reconnaître les ulcérations syphilitiques secondaires des muqueuses des ulcérations simples des mêmes régions. Presque toujours cependant les premières sont plus arrondies, plus profondes, leurs bords sont taillés à pic. Dans le plus grand nombre des cas, les antécédents et les symptômes concomitants éclaireront sur la nature du mal. — Il y a encore plus de difficultés à distinguer les ulcérations secondaires des ulcérations primitives, qui ne sont pas rares, on le sait, à la bouche, à l'isthme du gosier, etc. Le diagnostic est même quelquefois impossible, si on n'a recours à l'inoculation ; mais celle-ci l'éclaircira toujours. Nous n'avons pas besoin de répéter qu'aucun accident secondaire ne fournit un pus inoculable. Nous nous occuperons ailleurs (voir *Stomatite merc.*) des signes distinctifs des ulcérations syphilitiques et des ulcérations mercurielles.

Disons maintenant quelques mots des affections des muqueuses suivant le siége qu'elles occupent et les formes sous lesquelles on les observe.

1º Muqueuses des voies digestives.

La bouche, dans toutes ses parties, face interne des lèvres, face interne des joues, gencives, langue ; les amygdales, la luette, le pharynx, sont fréquemment le siége de la syphilis secondaire. Elle y revêt deux formes bien marquées :

A. *Forme érythémateuse.*

Il est rare que cette forme, quoique toujours assez étendue, affecte d'un même coup toutes les muqueuses dont nous venons de parler ; elle se borne ou aux joues, ou à la langue, ou aux amygdales, etc., ou à deux ou plusieurs de ces parties. Elle est caractérisée par des plaques ou des bandes d'un rouge vif, luisant, qui ne tardent pas à devenir sombres et presque livides ; par une sécheresse marquée de la bouche, une tension assez vive des parties, une gêne plus ou moins grande dans l'acte de la mastication ou dans celui de la déglutition ; tout cela sans fièvre, sans réaction générale sensible. — On observe quelquefois, au milieu de ces plaques rouges, ou bien quelques granulations douloureuses, ou bien quelques places parfaitement arrondies, blanchâtres, ou bien enfin quelque chose d'analogue à une fausse membrane. — Après avoir duré un certain temps, deux, trois, quatre septénaires et plus, cette affection se termine par une résolution franche ou par ulcération.

B. *Ulcérations.*

Celles-ci sont toujours précédées de l'érythème que nous venons de décrire, et qui dure alors beaucoup moins long-temps. Les ulcérations peuvent se montrer partout ; mais on les observe surtout anx amygdales, au voile du palais, aux bords de la langue, aux joues, etc. Il est rare de les trouver isolées. Elles sont arrondies, à fond grisâtre, pultacé, à bords taillés à pic, entourées d'une aréole rouge assez bien délimitée. Sans être superficielles, comme les ulcérations simples, elles ne sont pas cependant très-profondes, elles ne provoquent pas de douleurs bien vives et sont d'une ténacité quelquefois désespérante. Les ulcérations des amygdales sont les plus douloureuses, par la gêne qu'elles provoquent dans la déglutition ; elles sont aussi les plus profondes et traversent quelquefois la glande dans toute son épaisseur. La salivation n'est pas sensiblement augmentée, et la respiration n'est pas beaucoup plus forte que dans l'état de santé. — Les ulcérations des amygdales, du voile du palais, de la luette, s'accompagnent assez sou‑ vent de tintements d'oreille et d'une otalgie nocturne. Nous avons vu manquer bien souvent ce signe, que beaucoup d'auteurs ont dit être pathognomonique.

Nous n'avons rien de particulier à dire sur les ulcéra‑ tions des intestins, du rectum et de l'anus; quand elles existent, elles se montrent avec les caractères communs aux ulcérations secondaires.

2° **Muqueuses des voies respiratoires.**

La pituitaire, la muqueuse du larynx et celle de la tra‑ chée, probablement aussi celle des bronches, peuvent être le siége de l'érythème et des ulcérations syphilitiques.

L'érythème de ces régions n'offre pas d'autres carac‑ tères que ceux que nous avons signalés ; passons aux ulcé‑ rations.

A. *Fosses nasales.*

Les ulcérations en elles-mêmes présentent les signes que nous avons observés ailleurs. Il est très-utile de distinguer celles qui débutent par la muqueuse de celles, au con‑ traire, qui sont la conséquence de la carie des os, et qui constituent des signes d'accidents tertiaires. — L'altération syphilitique de la muqueuse nasale est annoncée par un coryza chronique, d'une durée toujours longue, car il per‑ siste pendant tout le temps que durent les ulcérations. Que le médecin se méfie donc toujours d'un coryza qui dure longtemps ; ceci est [d'autant plus utile, qu'abandonnée à elle-même, la maladie fait souvent des ravages irréparables. — Au commencement, le coryza s'accompagne d'un sentiment de prurit incommode ; si le malade porte son doigt dans le nez, ou s'il se mouche un peu fort, il fait sortir une croûte mollasse, sanguinolente, qui se reproduit plusieurs fois ; à moins que la croûte ne siége très-haut, le médecin peut assez bien l'apercevoir. Au-dessous se trouve une ulcération profonde ; il s'écoule ordinairement par les narines un pus abondant, mal lié, sanieux, extrêmement fétide. Si l'ulcération affecte la cloison, elle la perfore le plus souvent, et, dans beaucoup de cas, elle la détruit en partie et même en totalité ; le nez prend alors une forme particulière, il est aplati, épaté, affaissé. Quand, au contraire, à la suite d'accidents tertiaires, les os propres du nez sont détruits, le nez, affaissé en haut, est relevé à son extrémité inférieure. Si les ulcérations siégent sur d'autres points des fosses nasales que la cloison, le nez n'est pas déformé ; mais, dans certains cas, la peau correspondant à l'ulcération devient rouge, tendue, luisante, violacée, et s'ulcère à son tour. L'ulcération peut alors gagner en largeur et détruire une partie du nez, comme nous l'avons vu pour les tubercules de cette région.

B. *Larynx.*

Quand la muqueuse laryngée est affectée de syphilis, on a d'abord les symptômes de la laryngite aiguë ou chronique, plus tard ceux de la phthisie laryngée. Il y a cependant des différences notables suivant le siége précis de l'affection. — Quand les ulcérations attaquent les cordes vocales, on observe une altération sensible de la voix, qui va, en augmentant, jusqu'à l'aphonie complète ; en même temps, le malade éprouve une douleur fixe au niveau du cartilage thyroïde. La toux est fréquente et très-pénible, le matin surtout, et elle est accompagnée d'une expectoration purulente, fétide, abondante. Comme, dans quelques cas, ces symptômes sont accompagnés d'un mouvement fébrile avec redoublement la nuit, d'un amaigrissement notable et d'un dépérissement continuel, on comprend qu'on a dû souvent prendre la laryngite syphilitique pour une phthisie laryngée. — Les symptômes sont moins graves quand la syphilis attaque l'épiglotte, ou la partie du larynx comprise au-dessus des ligaments aryténoïdiens : la voix, altérée et plus sourde qu'à l'état normal, n'est jamais complétement abolie ; la toux est moins fréquente ; l'expectoration moins abondante, quoique toujours mêlée de pus. — Dans les deux cas, la respiration est plus ou moins pénible, un peu sifflante. — Dans le premier seulement, l'acte de la déglutition est gêné et douloureux.

C. *Trachée.*

Douleur au point affecté, toux, expectoration purulente fétide, sans altération de la voix.

Affection des muqueuses chez la femme.

Les accidents du côté de la bouche, du nez, du larynx, sont communs aux deux sexes. Les accidents du côté des organes génitaux, chez l'homme, n'offrent rien de remarquable à noter ; mais nous devons dire quelques mots des accidents des organes génitaux chez la femme.

16

Les plaques muqueuses sont très-fréquentes à la vulve ; l'écoulement qu'elles fournissent est souvent d'une fétidité repoussante ; habituellement elles bourgeonnent et donnent lieu à des végétations nombreuses de toutes les formes. Les plaques muqueuses s'observent, au contraire, rarement au vagin, aussi bien que les autres accidents secondaires ; mais ceux-ci sont très-fréquents sur le col utérin, où ils se présentent à l'état de papules. Ces papules ressemblent beaucoup aux granulations simples et siégent habituellement non dans l'ouverture, mais autour de l'ouverture du museau de tanche, et sur toutes les parois de celui-ci. D'autres fois ces accidents syphilitiques secondaires prennent d'autres aspects qu'on peut rapporter à un grand nombre des formes des syphilides, tubercules, ecthyma, etc. Dans tous les cas, ces affections syphilitiques secondaires se reconnaissent à leur forme arrondie, à leur couleur cuivrée, sombre ou même brune ; tandis que les maladies vulgaires du col utérin, granulations, ulcérations, etc., sont rosées ou rouges.

§ V. **Affections syphilitiques des annexes de la peau.**

Ce ne sont pas seulement la peau et les muqueuses qui peuvent être affectées de syphilis, les annexes de la peau sont assez fréquemment le siége de cette maladie. Nous devons dire quelques mots de l'onyxis et de l'alopécie.

1° **Onyxis syphilitique.**

Il y a plusieurs formes d'onyxis syphilitique : tantôt, en effet, la matrice de l'ongle est simplement enflammée, c'est le cas le plus ordinaire ; tantôt elle est ulcérée.

Dans le premier cas, elle devient rouge, violacée ; elle se gonfle, mais la peau ne s'ulcère pas ; il ne se fait aucune sécrétion purulente. L'extrémité du doigt, au-dessous de l'ongle, est douloureuse, et, ainsi que nous l'avons vu en étudiant le psoriasis, l'ongle s'altère, il devient sec, friable, cassant, opaque, assez souvent il s'épaissit, sa surface est chagrinée. Ces ulcérations n'affectent qu'une partie de l'ongle, ou au contraire l'envahissent tout entier. Dans cette forme de l'onyxis, il est très-rare d'observer la chute de l'ongle.

Mais assez fréquemment l'inflammation de la matrice ne se borne pas là, un travail ulcératif ne tarde pas à se faire ; elle se gonfle beaucoup, devient violette, livide, et enfin s'ulcère. L'ulcération offre un mauvais caractère ; son fond est gris, pultacé ; les bords son mous, comme fongueux, taillés à pic. Le pus qui s'en écoule est abondant, sanieux, fétide ; bientôt l'ongle s'altère, se décolle et tombe. Alors, selon que la matrice a été plus ou moins profondément altérée, ou bien un nouvel ongle se reforme, toujours plus ou moins déformé, ou bien au contraire, à sa place, il n'existe plus que quelque points durs, blanchâtres, analogues à de la corne ou à une substance crétacée.

L'onyxis s'observe aux pieds aussi bien qu'aux mains, et y présente les mêmes caractères.

2º Alopécie syphilitique.

L'alopécie se montre rarement seule ; symptôme habituellement précoce de l'infection syphilitique, elle précède ou accompagne une syphilide. Le bulbe des cheveux et des poils est malade sans qu'ordinairement aucun symptôme extérieur trahisse sa souffrance. Quand on promène la main dans les cheveux, on en rapporte des poignées sans que le malade accuse aucune douleur ; il peut devenir à peu près complétement chauve. — Sous l'influence du traitement, ou par le bénéfice de la nature, les cheveux repoussent d'ailleurs à peu près toujours chez les sujets encore jeunes.

La chute de la barbe et des poils, moins fréquente ou moins apparente que celle des cheveux, est cependant loin d'être rare ; elle se fait dans des circonstances analogues.

§ VI. Iritis.

L'iritis, en général, est une maladie étudiée depuis assez peu de temps, non pas qu'elle fût entièrement inconnue, mais elle n'avait pas été isolée, et elle était confondue, par les anciens auteurs, dans la description générale de l'ophthalmie. Ce n'est qu'au commencement de ce siècle, 1801, que Schmidt publia un travail spécial sur cette maladie. Depuis de nombreux et d'importants travaux se sont succédés sur cette question, et si l'on peut adresser un reproche à la plupart d'entre eux, c'est d'être trop savants, trop compliqués, trop surchargés de divisions et de subdivisions. Aussitôt que l'iritis fut bien connue et isolée, on ne tarda pas à s'apercevoir qu'elle accompagnait fréquemment la syphilis constitutionnelle, et toujours les accidents secondaires de cette affection.

Existe-t-il bien cependant une iritis syphilitique proprement dite ? — La question ainsi posée exige une explication préalable. Nous avons vu que la blennorrhagie imprimait à l'ophthalmie des caractères, une marche et une gravité, qui permettaient toujours d'en reconnaître la cause. Il n'en est pas de même de l'iritis ; les symptômes de l'iritis syphilitique sont entièrement ceux de l'iritis commune ; il en est de même de la marche : en un mot, et quoiqu'on ait pu dire, il n'existe pas dans l'iritis syphilitique un seul symptôme pathognomonique. Beer et son école ont donc eu tort de prétendre que l'on pouvait, à la seule inspection d'un œil affecté d'iritis, dire si celle-ci était spécifique. Mais, si la vérole n'imprime pas à l'iritis un cachet spécial, une marche type, elle ne l'inflence pas moins sous plusieurs rapports ; elle l'affecte intimement dans sa nature, sans contredit ; car le traitement spécifique (cette pierre de touche) révèle une cause spécifique, la vérole. — Ainsi très-certainement l'iritis est influencée par la syphilis, et, sous ce rapport, il existe une iritis syphilitique ; mais très-certainement aussi, il n'existe pas dans cette iritis un seul symptôme local qui puisse la faire distinguer des autres formes de la maladie.

Pour la reconnaître donc, il faut s'adresser soit au traitement, soit, et c'est beaucoup mieux, aux symptômes concomitants, qui ne feront pas défaut, car il est extrêmement rare que l'iritis syphilitique existe seule ; elle accompagne à peu près toujours quelques syphilides, et principalement les formes exanthématique et papuleuse.

Nous ne devons pas ici parler des autres causes de l'iritis, qui sont nombreuses, pas plus que nous livrer à l'examen de ces causes, dont la plupart, admises par les Allemands, sont loin d'être incontestables. Nous renvoyons ceux qui seraient curieux de connaître à fond cette question à l'excellent article que M. le professeur Velpeau a publié sur l'iritis, dans le 17ᵉ volume du *Dictionnaire de médecine* en 30 volumes. — Nous ne pouvons pas cependant ne pas dire qu'on a accusé le mercure de produire l'iritis ; assertion sans preuves, entièrement controuvée, car l'iritis se montre surtout chez les individus qui n'ont fait aucune sorte de traitement mercuriel ; assertion qu'il faut combattre hautement, car l'iritis est peut-être, de tous les accidents syphilitiques, celui que le mercure influence le plus vite et le plus heureusement. Le praticien qui, sur la foi des détracteurs du mercure, se priverait de ce moyen héroïque, renoncerait bénévolement au seul traitement efficace d'une maladie toujours redoutable, et exposerait, sans raison légitime, ses malades à la perte possible d'un de nos organes les plus importants.

Division. — L'iritis syphilitique est ordinairement une maladie subaiguë, quelquefois cependant elle se présente avec des caractères franchement inflammatoires, assez souvent encore elle est chronique primitivement ou consécutivement.

1° Iritis aiguë.

Symptômes. — Ils sont de trois ordres : anatomiques, physiologiques, et généraux.

A. *Symptômes anatomiques.* — Au début la pupille, en conservant ses formes régulières, devient plus petite ; l'œil est brillant et comme humide, la cornée offre sa transparence et sa netteté normales, la sclérotique est à peine injectée ; vis-à-vis du cercle ciliaire, on remarque un cercle rouge de vaisseaux déliés, droits, disposés comme les pétales d'une fleur radiée, semblable à celui que l'on observe dans la kératite, mais en différant en ce qu'il est séparé de la cornée par un anneau grisâtre très-délié. Bientôt la pupille se contracte davantage, elle devient de moins en moins mobile, et, dans certains cas, elle est entièrement insensible, même à la lumière la plus intense. Jusque-là elle peut avoir conservé sa rondeur normale, mais le plus souvent sa forme s'altère ; elle devient oblongue, triangulaire, presque carrée ou losangique. Dans l'iritis syphilitique, au dire de Beer, la pupille est tirée en haut et en dedans ; mais nous pouvons affirmer, avec Mackenzie, que ce signe ne se montre pas plus souvent dans l'iritis syphilitique que dans l'iritis simple. Les formes diverses de la pupille peuvent se modifier dans le courant de l'iritis, et de triangulaire, par exemple, cette ouverture devient quelquefois ovalaire ou carrée. Dans quelques cas, elle disparaît complétement ou presque complétement ; souvent ses bords sont comme frangés ; d'autres fois l'ouverture pupillaire est coupée par une ou plusieurs brides qui vont d'un bord à l'autre. A travers la pupille, on voit aisément que le fond de l'œil est troublé ; on aperçoit de petits nuages, de petits flocons blancs, très-diaphanes, très-légers, qui s'épaississent assez souvent et ne sont pas autre chose que de la lymphe plastique épanchée ; d'autres fois c'est du sang en nature qui nage dans l'intérieur de l'œil. Dans des cas plus rares encore, on observe sur l'iris un, deux petits abcès, et même davantage. Enfin, assez souvent, il existe des adhérences au cristallin ou à la cornée.

La couleur de l'iris est sensiblement modifiée, sous l'influence de la stase veineuse qui se fait dans cette membrane si riche en vaisseaux sanguins : si l'œil était bleu avant la maladie, il paraît maintenant vert ; s'il était primitivement gris ou noir, il prend une teinte jaune ou rouge-brun. Mais, quelle que soit sa nuance, l'iris présente une matité très-remarquable. Souvent, dans les formes les plus graves, il est piqueté de points rouges ecchymotiques intenses. — L'anneau pupillaire, qui était primitivement rouge et épaissi, pâlit un peu, passe au jaune, au fauve, et devient de plus en plus mince. La cornée transparente s'injecte, se ternit ; le cercle radié que nous avons signalé sur la sclérotique se prononce de plus en plus. Ce cercle, appelé *anneau sclérotical,* se termine brusquement à un demi-millimètre environ de la cornée, laissant ainsi entre lui et cette membrane un anneau complet, grisâtre ou brunâtre, très-apparent, et semblable à l'anneau sénile. Beaucoup d'auteurs ont cherché dans la forme et la couleur de cet anneau un signe pathognomonique de l'iritis syphilitique ; mais ici, pas plus que dans la forme de la pupille, il n'y a rien de fixe et d'invariable.

B. *Symptômes physiologiques.* — On comprend, sans que nous le disions, que, par suite de ces altérations anatomiques, les fonctions de l'œil doivent être plus ou moins modifiées, altérées, et quelquefois abolies. Ainsi la *photophobie* est habituellement très-marquée, surtout vers le début ou au milieu de la maladie. Il n'est pas rare ensuite que vers la fin, alors que le mal est à son *summum* et que les troubles organiques sont le plus apparents, la photophobie diminue ou cesse complétement. — L'*épiphora* accompagne la photophobie dans toutes ses phases. — Au début du mal, la *vue* reste parfaitement intacte ; mais bientôt elle ne tarde pas à se troubler ; le malade voit d'abord comme à travers un brouillard, ce sont des nuages légers qui s'interposent entre son œil et l'objet qu'il regarde ; puis ce sont des taches, des mouches, qui voltigent et passent sans cesse devant son œil. Il finit, en dernier lieu, par ne plus distinguer les objets que très-confusément, enfin par ne plus voir du tout. La perte de la vue peut être causée soit par l'occlusion de la pupille, soit par une fausse cataracte résultant de ces flocons de lymphe plastique que nous avons signalés plus haut.

C. *Symptômes généraux.* — Au début, les symptômes généraux sont très-variables : intenses dans certains cas, dans d'autres, au contraire, ils sont nuls ou à peu près. Dans tous les cas, quand l'iritis a acquis quelque intensité, ils finissent toujours par se prononcer et quelquefois avec une violence extrême. Le malade éprouve du côté de l'œil un *sentiment* de *plénitude* marqué, il lui semble que l'orbite est devenue trop petite pour contenir l'organe ; l'œil est *douloureux*, la moindre pression est quelquefois insupportable ; cette douleur est irradiante, avec exacerbation la nuit ; elle se répand dans la direction du nerf facial et de celui de la cinquième paire, c'est-à-dire au sourcil, à la tempe, à la moitié de la tête correspondant à l'œil malade et même à la face. Le décubitus augmente en général ces douleurs. En même temps, la *fièvre* s'allume, elle est dans beaucoup de cas d'une intensité très-grande ; la langue est sale, la bouche amère, enfin le délire survient quelquefois.

Tels sont les symptômes de l'iritis aiguë, affection toujours sérieuse, que nous résumerons dans les caractères suivants : déformation de la pupille, cercle sclérotical, nuages, flocons, taches dans l'intérieur de l'œil, photophobie, larmoiement, altération et même abolition de la vue, réaction générale très-vive, douleurs s'irradiant le long de certains nerfs, douleur péri-orbitaire très-intense.

Marche. — Durée. — Terminaisons. — L'iritis aiguë, telle que nous venons de la décrire, et qui est rare

dans la syphilis, a une marche quelquefois très-rapide et
qui donne à peine au praticien le temps d'agir utilement en
temps opportun. Le plus habituellement toutefois, elle marche beaucoup moins vite et elle n'arrive à sa dernière
limite qu'après un temps qui varie entre deux, trois, quatre septénaires, et davantage. Mais, répétons-le, à peine
l'iritis est-elle reconnue, que déjà, dans quelques cas, la
pupille est déformée et que l'iris a contracté avec le cristallin des adhérences indestructibles. — Les *terminaisons*
possibles de l'iritis sont variées, la plus fréquente heureusement est la *résolution*. Alors on voit peu à peu et successivement tous les symptômes s'amender : la douleur devient
de moins en moins vive, la photophobie et l'épiphora diminuent et cessent complétement ; le devant de l'œil s'é-
claircit peu à peu, l'anneau sclérotidien s'efface, l'humeur
aqueuse reprend sa transparence ; l'iris est moins tuméfié,
moins mat ; sa couleur, sans redevenir normale, tend de
plus en plus à s'en rapprocher ; les dépôts albumineux se
résorbent peu à peu ; ceux qui avaient pu se former sur
l'iris crèvent et sont absorbés à leur tour ; la pupille
reprend à la longue sa forme normale et peu à peu aussi
sa mobilité ; la vue devient de plus en plus claire, et
quelques malades, les plus heureux, la recouvrent entièrement. — L'iritis se termine assez fréquemment par des
adhérences. Il est rare, mais il n'est pas sans exemple, que
les adhérences se fassent entre l'iris et la cornée ; le plus
souvent, elles ont lieu entre l'iris et la capsule du cristallin.
A la suite de l'iritis, la *pupille* reste souvent *déformée ;*
quelquefois elle est seulement régulièrement diminuée, et
conserve sa forme parfaitement ronde ; d'autres fois elle est
rétrécie, déplacée, allongée, en forme de boutonnière,
très-rarement on l'a vue complétement fermée ; — souvent

il se forme une *fausse cataracte* par le dépôt en avant ou en arrière de la pupille de lamelles albuminoïdes épaisses et opaques. — Quelquefois encore l'*iritis,* au lieu de se terminer franchement, peut laisser après elle d'autres affections de l'œil, une kératite, une rétinite, etc.; quelquefois enfin l'inflammation présente une telle intensité, qu'elle amène en peu de jours la fonte purulente de tout le globe de l'œil.

Diagnostic. — Le diagnostic de l'iritis syphilitique est toujours facile quand l'iritis elle-même est simple. Dans quelques cas seulement, elle se trouve compliquée d'une kératite et d'une conjonctivite qui, en en altérant les caractères, peuvent en rendre le diagnostic plus compliqué. Avec de l'attention cependant, on arrivera toujours à reconnaître la maladie principale; toute la difficulté consiste donc à éliminer les éléments étrangers et accessoires, et la chose n'offre jamais une bien grande difficulté. (Voir les *traités généraux d'ophtalmologie.*)

Pronostic.— Il est toujours grave ; mais, si l'on se rappelle tout ce que nous avons dit à l'article *Symptômes,* on comprend que la gravité variera suivant les signes que l'on observe (1).

Traitement. — En outre du traitement mercuriel en général, on doit s'adresser ici à d'autres ordres de moyens thérapeutiques. Il faut mener de front la saignée, les mercuriaux et la belladone : la saignée et la belladone s'a-

____

(1) M. Ricord établit une corrélation entre la gravité de la maladie de l'œil et la gravité de l'affection de la peau ou des muqueuses qui l'accompagne ; cette manière de voir ne nous paraît pas exacte.

dressent à l'iritis elle-même, les mercuriaux à la cause spécifique.— Dans les cas réellement graves, on pratiquera glusieurs saignées du bras, abondantes et coup sur coup, selon la formule de M. le professeur Bouillaud. En même temps, ou immédiatement après, on appliquera des sang-sues ou des ventouses, soit à la tempe, soit le long de la jugulaire. On a conseillé, avec beaucoup de raison, l'application des sangsues à la face interne de la paupière inférieure; mais les malades s'y prêtent difficilement, et c'est toujours une opération longue et délicate : aussi ce moyen est-il peu employé, malgré tous les avantages qu'il présente. — En même temps, on fera autour de l'orbite des frictions avec l'extrait de belladone, ou mieux avec l'onguent mercuriel belladonisé. La belladone aura pour effet de prévenir la contraction de la pupille et les adhérences de l'iris, et même de rompre celles-ci, si elles sont établies depuis peu de temps ; elle calmera en outre, dans certains cas, au moins en partie, les douleurs péri-orbitaires. — Les préparations mercurielles à l'intérieur, qu'on mettra aussi immédiatement en usage, seront portées, dès le début, à des doses plus élevées que pour les autres accidents secondaires; on ne craindra pas de débuter par deux et trois grains d'iodure de mercure. Ici, moins que dans aucun autre cas, on ne redoutera la salivation mercurielle : sans la provoquer absolument, sans l'exagérer si elle survient, on fera bien cependant de tâcher de la maintenir quelques jours dans de justes limites.

Faut-il, dans l'iritis, avoir recours à l'usage des topiques ? Nous déclarons franchement les avoir employés tous, ou à peu près, successivement, sans avoir jamais retiré d'eux aucun avantage marqué. On a conseillé aussi (MM. Wardrop, Plater, Caron du Villars, etc.) une ou plusieurs ponctions à la cornée, pour évacuer l'humeur aqueuse. Nous regardons ce moyen comme bien peu efficace, s'il n'est pas nuisible.

2° Iritis chronique.

L'iritis franchement chronique est presqu'aussi rare, comme affection syphilitique, que l'iritis très-aiguë; l'iritis syphilitique, nous l'avons dit, est presque toujours subaiguë. Rien ne sera plus aisé que de déduire sa description de ce que nous avons dit sur l'iritis aiguë, et de ce que nous allons dire de l'iritis chronique.

Symptômes. — L'iris a une couleur différente de celui de l'œil sain; la pupille est plus ou moins contractée, déformée, coupée quelquefois par des brides; il s'en détache des filaments, des flocons, qui nagent dans l'humeur aqueuse; des adhérences se sont, dans certains cas, établies entre cette membrane et l'enveloppe du cristallin; la pupille ne se contracte pas ou presque pas, même par les changements les plus brusques et les plus intenses de lumière; la vue est toujours profondément altérée, souvent complétement abolie. Dans le premier cas, les malades distinguent vaguement les objets, et seulement ceux qui sont parfaitement éclairés; ils voient continuellement passer devant eux des points obscurs, des mouches, etc.; s'ils fixent longtemps un point éclairé, leur œil pleure plus facilement que celui de l'autre côté; le cercle sclérotidien est peu apparent, mais il existe, et l'anneau grisâtre que nous avons signalé ne fait presque jamais défaut. Enfin, pour compléter ce tableau, ajoutons que les malades éprouvent dans l'orbite un léger sentiment de malaise et de plénitude, et qu'ils ressentent des douleurs obtuses, lancinantes, sur le trajet des nerfs facial et de la cinquième paire, douleurs qui s'exaspèrent la nuit.

Diagnostic. — Toujours facile.

Pronostic. — Plus grave encore que celui de l'iritis aiguë, car l'iritis chronique se termine bien plus fréquemment par la perte de la vue.

Traitement. — Aux saignées près, qui seront moins abondantes et moins souvent répétées, le traitement sera le même que celui de l'iritis aiguë. Ici seulement on retirera un avantage marqué, dans beaucoup de cas, de la solution d'extrait de belladone en collyre. Dans l'iritis franchement aiguë, ce moyen, plus souvent nuisible qu'utile, est avantageusement remplacé par les onctions sur le front et les tempes.

§ VII. Traitement des accidents secondaires.

Des mercuriaux.

Le traitement des accidents secondaires est surtout un traitement général; c'est moins aux symptômes qu'on s'adresse qu'à l'infection constitutionnelle dont ils sont la manifestation extérieure. Toutefois il est certains accidents secondaires qui méritent d'être examinés d'une manière sérieuse au point de vue du traitement local ; nous l'avons déjà fait précédemment dans le cours de l'ouvrage. Nous devons nous arrêter, et nous arrêter longuement, au traitement général.

Dans l'immense majorité des cas, quatre-vingt-dix-neuf fois sur cent, le traitement des accidents secondaires de la vérole consiste dans l'administration, tant interne qu'externe, du mercure et de ses diverses combinaisons. Au mercure seul appartient le titre de médicament spécifique ; si quelquefois l'engouement, la fraude ou l'erreur, ont pu lui faire préférer d'autres préparations pharmaceutiques, ce n'a pas été pour un temps bien long, et il a toujours fallu revenir aux préparations mercurielles ; non pas que, dans quelques cas, la vérole n'ait été guérie et bien guérie, pour toujours ou pour un temps plus ou moins long, par les succédanés du mercure : la vérole guérit bien toute seule ! non pas que le mercure , à côté des avantages précieux qu'il nous offre, ne nous présente aussi un assez grand nombre d'insuccès et de mécomptes ; mais parce que, tout compte fait, il reste incontestablement établi que si le mercure échoue une fois, il réussit cent fois ; et que ses succédanés, quand ils *paraissent* réussir une fois, échouent bien certainement dans cent autres circonstances.

Par cela donc que le mercure échoue quelquefois, il ne faut pas, comme certains esprits inquiets l'ont fait et le font encore aujourd'hui, bannir du domaine de la thérapeutique, un agent aussi puissant, aussi efficace : seulement c'est au médecin à bien observer, à bien voir ; c'est à lui à savoir reconnaître les cas exceptionnels où le mercure échoue, ceux, plus exceptionnels encore, où il fait du mal, pour le remplacer alors par quelque autre préparation, au lieu de s'obstiner à en gorger son malade. Dans ces cas où le médecin ignorant ou obstiné produit un mal plus grand, au lieu de soulager, ce n'est pas au médicament qu'il faut s'en prendre, ni même à la maladie ou à l'art, mais à l'artiste.

Le mercure, comme tous les moyens héroïques de la matière médicale, ne peut pas être manié par tout le monde et au hasard ; s'il produit presque toujours les plus grands biens, il peut, entre des mains inhabiles ou inexpérimentées, être la cause des plus grands maux.

Ces considérations, nous l'espérons au moins, nous feront pardonner l'étendue que nous allons donner ici à l'étude des mercuriaux. Nous voulons que, après nous avoir lus, le médecin et l'élève sachent tout ce qu'ils doivent espérer et tout ce qu'ils doivent redouter de ce puissant moyen. Nous allons donc passer en revue d'abord son action physiologique, et signaler les maladies diverses qu'il peut occasionner ; puis nous passerons à son action thérapeutique dans la vérole.

1° **Action physiologique des mercuriaux.**

Absorption du mercure.

On peut s'étonner à bon droit de voir nier l'absorption du mercure, ce qui a été fait pourtant bien des fois ; car, s'il n'était pas absorbé, comment pourrait-il jamais guérir la vérole constitutionnelle ? Comment surtout guérirait-il les enfants qui tettent, quand la nourrice seule prend le médicament ? Sans doute, nous ne prétendons pas, et personne ne voudrait prétendre que le mercure puisse être absorbé en nature, à l'état métallique ; mais son absorption sous forme de combinaison est de la dernière évidence. M. Colson a d'ailleurs démontré ce fait de la manière suivante : Ayant saigné des malades infectés de vérole constitutionnelle, pendant le cours d'un traitement, il dirigea le jet du sang sur une lame de cuivre parfaitement décapée, et sur laquelle il lui fut facile ensuite de reconnaître un amalgame de cuivre et de mercure (*Arch. génér. de méd.*).

C'est principalement, et peut-être même exclusivement, sous forme de sel que le mercure est absorbé. Allant plus loin encore, M. Mialhe soutient que le mercure n'agit qu'autant qu'il est combiné avec le chlore, de manière à former un bichlorure. Le bichlorure de mercure, dit ce savant chimiste, étant parfaitement soluble, est immédiatement absorbé. Le protochlorure et les autres préparations ne sont jamais absorbés qu'en partie, et seulement parce qu'ils trouvent dans nos humeurs des éléments tels qu'ils peuvent se convertir en bichlorure; d'où certains auteurs ont conclu que les préparations mercurielles agissent non pas par le mercure, mais par le chlore qu'elles contiennent; d'où encore cette conclusion de traiter la vérole non plus par la mercure, mais seulement par le chlore. — Nous ne nous arrêterons pas à combattre ces dernières opinions, où l'exagération est le moindre défaut; nous verrons seulement, dans le courant de ce chapitre, qu'il y a longtemps qu'on a proposé de traiter la vérole par le chlore, et, comme on disait alors, par les substances oxygénées. Et cependant le mercure, malgré tout, est toujours resté le seul remède sérieux et actif à opposer à la syphilis constitutionnelle.

Ainsi, sous une forme ou sous une autre, incontestablement le mercure est absorbé. L'absorption peut s'opérer par les muqueuses, par la peau ou bien encore par une plaie; les deux premiers modes d'absorption sont de beaucoup les plus fréquents.

Action du mercure sur le sang.

Les premiers effets du mercure se font sentir sur le sang. Lorsque le malade est depuis quelque temps en traitement, il survient une sorte d'intoxication générale ; les forces s'affaiblissent peu à peu et graduellement, la peau du visage et du reste du corps se décolore ; si l'intoxication continue, il survient un véritable anasarque général, des palpitations de cœur, de l'essoufflement, enfin tous les symptômes d'un état chloro-anémique des plus prononcés.— Tout cela, on l'a déjà compris, tient à l'état du sang ; celui-ci, en effet, est beaucoup moins riche en globules et en fibrine, il est diffluent, séreux, et se prend en un caillot mou, analogue à celui que l'on observe dans certaines fièvres typhoïdes.

Cet état du sang explique la tendance aux hémorrhagies des individus soumis à un traitement mercuriel. Celles-ci sont effectivement très-fréquentes, et MM. Trousseau et Pidoux, dans leur *Traité de thérapeutique,* en citent un exemple des plus intéressants.

Salivation mercurielle et inflammation de la bouche.

Symptômes. — Le phénomène de la salivation, qui mérite de notre part un examen tout particulier, survient le plus souvent lorsque le malade absorbe depuis longtemps du mercure et que son sang est déjà plus ou moins profondément altéré ; d'autres fois, et ces cas ne sont pas très-rares, dès les premiers moments de l'administration du mercure ; sans qu'on puisse jamais dire, à plus forte raison prévoir, la cause de ces degrés si divers de sensibilité.— Quoi qu'il en soit, voici comment s'annonce la salivation : les gencives sont d'abord affectées, elles se gonflent, rougissent, deviennent chaudes et légèrement douloureuses, enfin se recouvrent d'une pellicule blanche d'une ténuité excessive ; l'haleine devient fétide, le malade ressent dans la bouche un goût métallique particulier, la langue est sale ; et la muqueuse entière de la bouche et du pharynx rougit et se tuméfie à son tour; mais, qu'on ne l'oublie pas, le mal a débuté par les gencives. Lorsque la bouche toute entière est ainsi altérée, au sentiment de sécheresse éprouvé jusque-là par le malade, succèdent, en premier lieu, quelques crachottements et bientôt une véritable salivation; d'abord peu abondante, celle-ci augmente bientôt et quelquefois très-rapidement : il s'écoule sans cesse par la bouche entr'ouverte une quantité plus ou moins considérable d'un liquide fétide, filant, comme glaireux, incolore, et qui s'élève, dans quelques circonstances, à une quantité réellement extraordinaire.

On obtient plus ou moins vite la salivation, selon que l'on administre le mercure à haute dose, ou bien à doses fractionnées très-petites. Le Dr Law remarqua qu'il obtenait beaucoup plus rapidement la salivation lorsqu'il donnait, par exemple, cinq centigrammes de calomel, divisés en 12 pilules, administrées d'heure en heure, que lorsque, au contraire, il donnait le calomel à haute dose, ou bien qu'il faisait faire des frictions mercurielles. Cette manière d'administrer le mercure, connue aujourd'hui sous le nom de méthode de Law, nous a souvent réussi, et nous l'avons souvent vue appliquer avec succès aussi, et principalement par M. le professeur Velpeau. Ce n'est donc pas sans étonnement que nous avons entendu M. Ricord dire qu'il n'avait jamais pu, par cette méthode, obtenir la salivation. Comme nous avons nous-mêmes été témoins des insuccès de M. Ricord, nous n'avons pu nier le fait, mais nous avons essayé de l'interpréter. Sans attacher à notre explication plus de valeur qu'elle n'en mérite, nous nous sommes demandés si les malades de l'hôpital du Midi ne sont pas garantis précisément par l'atmosphère mercurielle au milieu de laquelle ils vivent, atmosphère qui les habitue peu à peu à l'action du mercure et les rend par cela même réfractaires aux effets de ce médicament administré à très-petite dose. — Quoi qu'il en soit de cette explication, toujours est-il que, dans les conditions ordinaires, la méthode de Law a une efficacité réelle. D'ailleurs l'existence de cette atmosphère mercurielle dans les salles de vénériens ne saurait être mise en doute, car tout le monde sait que le mercure se volatilise à la température ordinaire, et M. le professeur Duméril assure avoir vu retirer du mercure de la poussière que l'on avait obtenue en grattant les murs d'une salle de vénériens.

Les effets du mercure sur la bouche ne se bornent pas à la salivation; peu à peu les dents se déchaussent, elles vacillent dans leurs alvéoles; les joues, les gencives, la langue, se fendillent, s'excorient, et deviennent le siége d'ulcérations nombreuses, assez semblables aux ulcérations syphilitiques; la langue se tuméfie de plus en plus, elle arrive aux dents, les déborde quelquefois, et vient faire hernie hors de la bouche; toute la face est tuméfiée, le gonflement gagne les glandes sous-maxillaires et parotides, en même temps que les ganglions voisins, qui deviennent douloureux; certains malades se plaignent de souffrir à la gorge, dans les oreilles; ils ne peuvent ni parler ni entendre; dans quelques cas rares, les joues se gangrènent, et les os maxillaires eux-mêmes se nécrosent; quelques-uns enfin, affaiblis de plus en plus par la salivation, meurent dans le marasme. — Le plus souvent, à la vérité, même sans traitement, par la cessation seule du mercure, la salivation diminue, se tarit, les ulcérations se détergent et guérissent, enfin tout rentre dans l'ordre.

Diagnostic.— Les causes de cette maladie, l'odeur de l'haleine, suffiraient toujours pour la faire reconnaître ; mais est-il aussi difficile qu'on l'a prétendu de distinguer les unes des autres les ulcérations mercurielles et syphilitiques de la bouche ? Non, sans doute, le siége seul les fera souvent reconnaître ; les ulcérations syphilitiques s'observent surtout sur les amygdales, au pharynx, beaucoup plus rarement aux joues et aux lèvres ; les ulcérations mercurielles, au contraire, sont surtout fréquentes au bord interne des joues, vis-à-vis les gencives et sur celles-ci ; — le fond de ces dernières est pâle, blafard ; les premières aussi, mais elles sont plus régulièrement arrondies, plus profondes, leurs bords sont plus nettement taillés à pic. Dans la stomatite mercurielle, l'haleine est beaucoup plus fétide que dans la stomatite syphilitique ; enfin les causes si tranchées de ces deux maladies ne sauraient laisser de doutes.

Pronostic. — Sans doute la cause, et la cause unique, de la salivation et de la stomatite mercurielle, est l'administration du mercure ; mais par quel mécanisme se produit la salivation ? quel est, dans ce fait, le rôle intime du mercure ? Quelques médecins pensent que les mercuriaux agissent directement sur les glandes salivaires, et que c'est ainsi que la salivation survient ; d'autres, au contraire, sont d'avis que le mal débute par la muqueuse buccale, et que les glandes n'entrent en fonction que synergiquement ; d'autres enfin, et c'est aussi notre opinion, pensent que, bornée d'abord à la muqueuse buccale, l'irritation se propage aux glandes elles-mêmes, en suivant leurs conduits excréteurs. En effet, on ne voit jamais survenir la salivation sans qu'elle n'ait été précédée de l'inflammation de la muqueuse buccale, et, d'une autre part, les glandes salivaires deviennent le siége d'une tuméfaction douloureuse qui ne permet pas de méconnaître leur participation au travail inflammatoire.

Traitement. — Ces dernières remarques vont nous conduire au traitement de la salivation. Puisque ce ne sont pas les glandes qui sont atteintes primitivement, on devra surtout s'occuper de la muqueuse. Avant tout, dès qu'on voit cette membrane rougir, devenir sèche, et avant même que la salivation ne paraisse, il faut ou diminuer les doses de mercure ou interrompre immédiatement son administration. Si, malgré cela, le mal augmente, il faut guérir l'inflammation buccale. Le meilleur moyen préconisé jusqu'à ce jour est celui qui consiste dans la cautérisation légère des gencives par l'acide chlorhydrique fumant. Il faut la faire avec beaucoup de précautions, en promenant légèrement et vite un pinceau sur les gencives, qu'on essuie immédiatement avec un linge très-fin, et en ayant grand soin de ne pas toucher les dents, dont l'émail serait altéré par l'acide. — Certains praticiens, redoutant ce dernier inconvénient, préféreront peut-être le moyen suivant, employé par M. Velpeau avec presque autant d'avantages : il fait, plusieurs fois par jour, promener sur les gencives malades le doigt chargé de poudre d'alun. — D'ailleurs on pourra, en même temps, avoir recours aux révulsifs, tant sur la peau que du côté du canal intestinal, et même, s'il le faut, aux antiphlogistiques. — Si le mal arrivait jusqu'à la nécrose des os, on ne se comporterait pas autrement ici que dans les circonstances ordinaires. — Dans certains cas, on aura besoin de cautériser les ulcérations soit avec le nitrate d'argent, soit avec l'acide nitrique mono-hydraté, soit même avec le fer rouge, quand il y aura gangrène ; jamais, on le comprend de reste, avec le nitrate acide de mercure.

Action des mercuriaux sur les fonctions digestives.

En même temps que l'on observe, du côté de la bouche, les symptômes que nous avons signalés, on remarque des troubles plus ou moins profonds du côté de l'estomac et des intestins ; c'est de l'inappétence, des coliques, de la diarrhée. On se trouve bien, dans ces cas, de l'association de l'opium au mercure.

Action des mercuriaux sur le système nerveux.

Dans quelques cas très-rares, les mercuriaux, administrés comme médicaments, ont produit des accidents du côté des nerfs ; mais ces accidents se montrent surtout dans l'intoxication lente, chez les individus qui travaillent le mercure, les doreurs, les étameurs, etc. On observe alors un peu de stupeur, de l'hébétude, des tremblements dans les membres, et même quelquefois une véritable manie bien caractérisée. Les préparations iodurées sont alors d'un grand secours en facilitant l'élimination du métal.

Action des mercuriaux sur la peau.

Ce n'est guère que dans les cas où l'on fait des frictions sur la peau avec la pommade mercurielle qu'on les voit survenir ; ils consistent d'abord dans des sueurs abondantes, puis dans des vésicules d'eczéma tout à fait semblables aux vésicules de l'eczéma syphilitique (hydrargyrie).

Dans certains cas, on observe quelque chose de très-analogue à la scarlatine et même à la rougeole. — On guérit assez facilement ces maladies cutanées en cessant les fric tions et en administrant des bains émollients additionnés d'acétate de plomb.

Diagnostic des accidents communs à la vérole et à l'hydrargyrie.

Comme on a pu le voir, la vérole et les mercuriaux causent des accidents analogues que beaucoup de pathologistes ont confondus par erreur, que d'autres ont pris plaisir à confondre. Des médecins, en effet, ont systématique·ment nié toute action de la vérole sur l'économie, et attribué au mercure tous les accidents produits par la syphilis. Peu de médecins aujourd'hui oseraient aller jusque là ; mais un assez grand nombre encore, dans leur crainte exagérée, accusent le mercure d'une foule de maux dont il ne peut mais. Il suffit, pour se mettre à l'abri de pareilles erreurs, de voir ce qui arrive quand la vérole marche sans traitement, de voir ce qui arrive quand le mercure est donné pour toute autre maladie que la syphilis. Dans le premier cas, on voit se dérouler tous les accidents que nous avons longuement décrits, syphilides, ulcérations, exostoses, etc. etc. ; dans le second, rien de pareil, à moins que le mercure ne soit imprudemment administré, et, dans ce cas, tout se passe à peu près du côté de la bouche.

Est-il impossible, est-il difficile même, un accident étant donné, de savoir s'il est causé par le mercure ou par l'affection vénérienne? Non, dans la très-grande majorité des cas. Au point de vue du diagnostic général, on a toujours

les antécédents, qui éclairciront bientôt tous les doutes ;
d'autre part, les accidents produits par le mercure, excepté
ceux qui affectent le système nerveux, se montrent toujours
dans la période aiguë de l'intoxication ou du traitement ;
— les accidents produits par la vérole, au contraire, sont
toujours chroniques et ne se montrent que lorsque la maladie
dure déjà depuis assez longtemps. — Les *ulcérations,* que
le mercure produit aussi bien que la vérole, se reconnaî-
tront souvent à leur aspect, toujours à leur siége, qui est
distinct dans les deux cas. — Les *caries* et les *nécroses*
peuvent, dans le mercurialisme et la vérole, présenter à
peu près les mêmes caractères ; mais on remarquera que,
dans la vérole, l'os se carie ou se nécrose souvent sans
qu'il y ait eu ulcération préalable, ou bien par l'extension
d'une ulcération de la peau à l'os voisin, et, dans ce dernier cas, les caractères préalables de l'ulcération empêcheront tous les doutes. Les caries mercurielles ne surviennent
jamais sans avoir été précédées d'une ulcération, et elles
se développent beaucoup plus rapidement que les précédentes. — La *cachexie* mercurielle et la *cachexie* syphilitique n'ont presque aucun point de contact. — Enfin les
douleurs ostéocopes, quoiqu'on ait prétendu le contraire,
sont très-rares dans le mercurialisme, et, quand elles
existent, elles sont générales, au lieu d'être localisées à
un ou deux os, et ne s'accompagnent jamais d'exostoses,
tandis que celles-ci sont presque toujours liées aux douleurs ostéocopes syphilitiques.

Toutefois, nous le reconnaissons, et nous le savons par
expérience, il est quelques cas très-rares où le diagnostic
est extrêmement difficile, presque impossible ; alors on n'a
pour s'éclairer que le témoignage du malade, ses antécé-

dents, l'existence d'une vérole antérieure, la profession qu'il exerce, etc. etc.

2° Action thérapeutique du mercure dans la syphilis.

Historique des divers modes de traitement employés jusqu'à nos jours dans la vérole.

Bien que les anciens aient certainement donné le mercure dans le traitement de quelques maladies, et, entre autres, dans l'affection iliaque (Paul d'Égine), ils redoutaient cependant beaucoup l'emploi de ce médicament, et le regardaient comme un poison très-actif et toujours nuisible. Il faut arriver jusqu'aux Arabes pour voir employer le mercure dans le traitement des maladies de la peau, mais seulement à l'extérieur, et principalement en frictions. Cependant les Arabes connaissaient les fumigations mercurielles, mais ils en firent fort peu usage. Quand survint l'épidémie de la fin du 15ᵉ siècle, on songea à diriger contre ses manifestations cutanées les préparations mercurielles, comme les Arabes les avaient indiquées dans le traitement des maladies cutanées vulgaires. Ce ne fut pas sans peine que le mercure put prendre rang parmi les médicaments utiles à opposer à la vérole. Les charlatans seuls, dans les premiers temps, osaient s'en servir, et, quoiqu'ils fussent sévèrement punis quand ils étaient découverts, comme ils guérissaient mieux et plus vite que les médecins, les malades couraient à eux ; et leur nombre ne diminuait pas. Fernel et Paulmier ne veulent pas entendre parler du mercure ; mais Bérenger de Carpi et Jean de Vigo ne tardèrent pas à préconiser les frictions mercurielles dans la vérole, et dès lors ce médicament prit place dans la matière médicale.

Toutefois personne encore n'avait osé le donner à l'intérieur : Matthiole, le premier, l'essaya ; mais c'est à Paracelse surtout que revient l'honneur d'en avoir précisé les indications thérapeutiques et d'avoir démontré que lui seul guérissait bien la vérole. Depuis cette époque, le mercure est toujours resté le spécifique de la syphilis ; ce n'est que de loin en loin et comme par accident, si nous pouvons ainsi dire, qu'on a essayé de détrôner ce médicament si puissant et si utile.

Préparations mercurielles à l'extérieur.

A. *Frictions et lotions mercurielles.*

Comme nous l'avons déjà dit, c'est par les frictions mercurielles qu'on commença à guérir la vérole ; mais plus tard, alors que déjà depuis longtemps on ordonnait le mercure à l'intérieur, un grand nombre de praticiens préféraient encore l'usage des frictions aux préparations mercurielles administrées par la bouche. Ces frictions étaient faites soit avec l'onguent mercuriel, soit avec le sublimé uni à l'axonge. Au commencement, on ne cessait jamais ces frictions avant d'avoir obtenu la salivation, et c'était souvent avec si peu de discernement, qu'on ne pouvait plus l'arrêter et qu'on provoquait les accidents les plus graves que nous avons signalés, au commencement de cet article, en parlant de la salivation. D'ailleurs on n'osait pas encore alors recourir au mercure dès le début du mal, et on attendait toujours que la syphilis eût produit de graves accidents. Plus tard, on mit une certaine méthode dans l'emploi des frictions : on ne les faisait plus que tous les deux ou trois jours, et on purgeait fortement le malade dans l'intervalle, en même temps qu'on s'efforçait de le faire suer. Massa, qui avait adopté cette méthode, faisait tous ses efforts pour empêcher la salivation ou la guérir au plus vite quand elle survenait malgré ses précautions ; dans quelques cas très-graves cependant, il croyait nécessaire de la provoquer. Cette méthode, qui est un véritable *traitement par extinction*, donna d'excellents résultats dans l'école de Montpellier, à Chicoysneau et à Goulard. Un peu plus tard, Haguenot publia un bon mémoire pour démontrer l'inutilité et le danger de la salivation. Administrées avec ces précautions, les frictions mercurielles constituèrent longtemps le traitement de la syphilis, et donnèrent souvent les meilleurs résultats.

Le *sublimé corrosif* en lotion fut aussi longtemps employé, d'abord seulement pour toucher les ulcères syphilitiques, et par conséquent comme traitement local, puis en lotions sur tout le corps et en bains, comme traitement général. Appliqué sur les ulcères, il amenait très-vite la salivation, ce qui fit préférer la seconde méthode. Mise en pratique par Matthiole d'abord, elle devint bientôt d'un usage presque général ; toutefois, comme on ne tarda pas à remarquer que ce moyen était beaucoup moins efficace que celui des frictions, il fut promptement abandonné. Il en fut de même des bains de sublimé et des emplâtres mercuriels, assez longtemps prônés dans le traitement de la vérole ; mais nous n'en finirions pas si nous voulions nous étendre sur tous les moyens qu'on a tour à tour vantés et repoussés. Passons à des modes de traitement plus importants.

B. *Fumigations mercurielles.*

Les fumigations mercurielles sont sans contredit un des bons traitements de la vérole; aujourd'hui encore on les met en usage, mais seulement par exception et dans les cas très-graves. Comme toutes les préparations mercurielles les fumigations furent, au début, administrées sans discernement et produisirent souvent plus de mal que de bien. C'est encore aux Arabes qu'on doit ce traitement, et ce n'est qu'en les imitant que les médecins d'Europe osèrent les employer dans la vérole. Vigo ordonnait 2 onces de cinabre pour chaque fumigation, et forçait le malade à respirer la vapeur du mercure; il continuait ces fumigations trois ou quatre jours de suite, et toujours alors la salivation était obtenue. Massa ne prenait guère qu'une demi-once de cinabre, ne faisait des fumigations que tous les deux ou trois jours, et permettait au malade d'avoir la tête à l'abri de la vapeur du mercure. Ce procédé, plus long, était beaucoup moins dangereux. Il n'était pas rare que Massa fît un jour des fumigations, et l'autre des frictions. D'autres médecins, sous prétexte de mitiger la force du mercure, l'unirent à de l'étain, à du plomb ou à d'autres métaux, ce qui en rendit l'usage encore plus pernicieux, et contribua à faire abandonner, plus tôt encore, ce moyen qui ne sortit un instant de l'oubli, vers le milieu du siècle dernier (1), que pour être bientôt de nouveau complétement abandonné, au moins comme méthode générale de traitement. Récamier, qui en faisait un fréquent usage, se ser-

---

(1) Ce fut une sorte de charlatan, du nom de Charbonnière, qui le remit en honneur.

vait de préférence du cinabre et du proto-iodure. Le malade, assis sur une chaise de paille, était enveloppé jusqu'au cou d'une couverture de laine qui pendait jusqu'à terre.

On introduisait ensuite sous la chaise une pelle de foyer rougie au feu, et sur cette pelle on projetait, de cinq en cinq minutes, un paquet de

Cinabre en poudre. . . . . 1 gramme.
Proto-iodure de mercure. . 0,50 centigr.

La fumigation durait ordinairement de vingt-cinq à trente minutes. Nous l'avons vu, par ce moyen, obtenir des résultats remarquables.

Préparations mercurielles à l'intérieur.

Nous ne traiterons pas ici de chacune des préparations qui ont été anciennement usitées en médecine, nous en parlerons plus bas ; nous voulons seulement indiquer de quelle manière les anciens employaient les préparations mercurielles. — Matthiole, le premier, nous l'avons dit, osa administrer le mercure à l'intérieur, il donnait le précipité rouge à la dose de cinq grains chaque jour ; cette préparation ne tarda pas à être abandonnée, et ce fut le deutochlorure de mercure (sublimé corrosif, muriate suroxygéné de mercure) qui fut surtout mis en usage. Hoffmann et Boerhaave, qui le préconisèrent beaucoup, contribuèrent puissamment à en répandre l'emploi ; mais c'est surtout à Van Swieten que l'on doit l'usage, aussi vulgarisé qu'il l'a été, du sublimé corrosif dans la vérole, et la vogue méritée dont a joui et dont jouit encore cette préparation mercurielle. Avant Van Swieten, le sublimé était beaucoup trop administré au hasard, presque toujours à trop hautes doses, et il survenait souvent des accidents graves ; quelquefois à doses excessivement minimes, et alors on n'obtenait aucun bon résultat, et on accusait le remède. — Van Swieten, après de nombreux essais, fixa les doses ordinaires du médicament, et composa cette dissolution si employée encore aujourd'hui et connue sous le nom de liqueur de Van Swieten.

Depuis ce célèbre médecin, le sublimé n'a jamais été entièrement abandonné ; il a été considéré par presque tous les praticiens comme le meilleur médicament à opposer à la vérole. Quelques-uns cependant n'ont jamais voulu consentir à voir en lui qu'un poison toujours dangereux ; ils l'ont accusé d'agir, longtemps après son administration, il est vrai, mais d'agir toujours d'une manière funeste sur la constitution. Il n'est pas de maladie qu'ils ne l'aient accusé de pouvoir produire. Erreur nuisible qui heureusement a trouvé peu de partisans.

D'autres, beaucoup plus charlatans que médecins, ont, avec le sublimé, composé des robs antisyphilitiques : ces prétendus inventeurs ont dit alors guérir la vérole sans mercure. C'est un effronté mensonge, auquel les malades se prennent toujours facilement ; au fond de presque tous ces robs, pour peu qu'on cherche, on trouve ordinairement le sublimé corrosif, ou, dans le cas contraire, ils sont tellement inertes, qu'ils n'ont assurément jamais guéri la vérole confirmée.

Le *protochlorure de mercure* (mercure doux, calomel, calomélas) a été aussi très-souvent donné à l'intérieur dans la vérole ; quelques praticiens guérissent même aujourd'hui la syphilis par ce moyen. Toutefois le calomel n'a jamais eu autant de partisans que le sublimé ; il faut d'ailleurs en convenir, c'est un remède moins efficace, beaucoup plus difficile à doser. D'ailleurs, selon les idées de M. Mialhe, que nous partageons sur ce point, le calomel n'agit qu'en se transformant en sublimé : autant donc, au moins dans ce cas, administrer d'emblée le sublimé corrosif.

Les *oxydes de mercure* ont été employés aussi, mais beaucoup plus rarement que les deux autres préparations. Aujourd'hui ces oxydes ne sont guère usités que dans l'usage externe.

Enfin on a donné aussi quelquefois l'*acétate*, le *phosphate*, le *nitrate de mercure*, etc. etc. Ces diverses préparations sont aujourd'hui tombées en désuétude, comme moyens internes, et sont le plus ordinairement remplacées par le sublimé ou par les iodures. Mais le nitrate acide de mercure est tous les jours employé avec succès comme caustique.

La salivation est-elle nécessaire pour la guérison de la syphilis ?

Pendant fort longtemps, on fut convaincu qu'on ne pourrait pas guérir la vérole sans la salivation. Qu'on traitât le malade par les frictions, les fumigations ou le mercure à l'intérieur, il n'était considéré comme guéri que lorsque la salivation avait été obtenue et avait même duré assez longtemps. Seulement quelques-uns pensaient qu'il fallait maintenir la salivation dans de certaines limites ; d'autres, plus hardis ou plus ignorants, ne faisaient rien pour la modérer : ils la laissaient, quoi qu'il pût arriver, durer un certain temps. Et de là des accidents terribles que nous ne voyons plus aujourd'hui, mais dont les livres de cette époque fourmillent. Pour les partisans de la salivation, elle était l'émonctoire par où s'écoulait le virus vérolique.

Boerhaave, le plus célèbre de ces derniers, sans contredit, donne les préceptes suivants de thérapeutique pour le traitement complet de la vérole constitutionnelle.

1467. Mais quand les pustules sont répandues sur toute la surface du corps, qu'il existe des douleurs articulaires, des douleurs nocturnes, de grands bubons, des douleurs ostéocopes (*torturæ ossium*), que souvent auparavant il y a eu gonorrhée, certainement vous pouvez juger que la vérole constitutionnelle existe, il faut amener la salivation mercurielle.

1468. Pour cela, pendant plusieurs jours d'abord, on remplira le malade (*implecitur æger*) de tisane.

1469. Alors, toutes les deux heures, il prendra une dose convenable de mercure doux.

1470. Lorsque l'haleine deviendra fétide, les gencives douloureuses, que les dents sembleront s'allonger, il faudra être attentif à considérer s'il convient de continuer, de s'arrêter ou de réprimer.

1471. Si, dans l'espace d'un jour et d'une nuit, le malade rejette 3 ou 4 livres de salive, cela est suffisant (*sufficit*).

1472. Si moindre, elle devra être excitée par le même *stimulus* (le mercure).

1473. Si plus grande que les forces du malade ne peuvent le supporter, elle devra être arrêtée par des lavements doux, des purgatifs, des sudorifiques.

1474. Si la force du mercure se précipite vers le ventre (diarrhée), on aura recours aux opiacés et aux diaphorétiques.

1475. Dès que la gorge, les gencives, la bouche,

sont trop tuméfiées et trop douloureuses, on se servira d'un gargarisme liquide adoucissant, ou d'un collutoire, ou (aph. 1473).

1476. On doit persister jusqu'à ce que tous les symptômes se soient évanouis, habituellement pendant trente-six jours.

1477. Alors, à partir de ce moment, il faut encore faire usage d'une petite dose de mercure pendant trente-six autres jours, afin qu'il reste trace d'une salivation légère.

1479. Aucun autre remède alors ne doit être employé pour arriver à la guérison (1).

Tels sont les conseils de Boerhaave, encore suivis de nos jours par un petit nombre de médecins. Sans doute, dans la très-grande majorité des cas, après un pareil traitement de 72 jours, la vérole pouvait être considérée comme guérie ; mais ce n'était pas, dans un grand nombre de circonstances, sans de graves inconvénients. La salivation obtenue, on ne pouvait pas toujours la modérer ou la faire cesser ; d'où quelquefois une maladie en quelque sorte plus grave que celle que l'on avait d'abord à traiter. — En présence de ces faits, beaucoup de médecins se demandèrent si l'on ne pourrait pas tout aussi bien guérir la vérole sans arriver jusqu'à la salivation. De là naquit une seconde méthode de traitement, dite *méthode de Montpellier* ou *méthode par extinction*.

En 1737, un professeur de Montpellier, Haguenot, publia un mémoire pour prouver l'inutilité de la salivation. Voici quelle était sa méthode, qui eut longtemps une très-grande vogue : — Il commençait par saigner ou purger le malade, puis il faisait des frictions avec la pommade mer-

---

(1) *Aphorismes de Boerhaave*, etc. etc., édition de 1720, p. 273.

curielle ; seulement il faisait tout son possible pour empêcher la salivation : pour cela il ordonnait ses frictions à des
intervalles assez éloignés, et les faisait précéder d'un bain
d'une heure.

Cette méthode donna tout autant de succès que la précédente, et l'on ne s'aperçut pas qu'il y eut, après son emploi, plus de récidives ; aussi, quand on substitua l'usage interne du mercure aux frictions, l'administra-t-on d'après
les mêmes principes. On commença par de faibles doses,
de façon à sonder la constitution de l'individu, puis on
augmenta peu à peu, sans jamais produire la salivation.
Les symptômes syphilitiques guéris, on continue le traitement un certain temps encore pour assurer la guérison, et
en diminuant toujours les doses.

C'est sur ces derniers principes qu'est basé aujourd'hui
le traitement de la vérole. Il est fort peu de praticiens qui
croient à l'utilité de la salivation, et il est effectivement
très-rare qu'elle soit nécessaire ; un peu de rougeur des
gencives, un léger goût métallique à la bouche, voilà tout
ce que le médecin doit demander au mercure comme signe
d'action. Au delà de ce point, on tomberait dans la salivation ; or, pour tous les pathologistes qui ont étudié sérieusement la syphilis, la salivation est une complication fâcheuse, une véritable maladie ajoutée à la première.

Quelle quantité de mercure faut-il employer pour guérir les accidents secondaires ?

Il est trop rare aujourd'hui que les praticiens se posent
cette question, ils abandonnent à peu près tout au hasard.
Six semaines de pilules de Dupuytren sont pour beaucoup
le terme de rigueur en deçà et au delà duquel il n'y a

point de salut possible. Pour d'autres, il faut que le malade absorbe tant de ces mêmes pilules ; après cela, si le malade n'est pas guéri, c'est qu'il a autre chose qu'une vérole. Et qu'on ne pense que nous inventions à plaisir ; il est tel syphilographe, que nous pourrions citer, qui professe sérieusement ces idées.

C'étaient aussi, à peu de chose près, celles de nos devanciers. Pour les uns, il fallait tant de frictions avec une quantité voulue d'onguent napolitain ; pour les autres, c'était un nombre donné de fumigations avec une quantité déterminée de cinabre. Pour Boerhaave, c'était tant de jours de traitement, tant de salive sécrétée. Mais, avec tout cela, rien de fixe, rien de certain, rien de quelque peu scientifique. Tel individu ne salivait pas avec une livre d'onguent mercuriel, tel autre salivait avec une demi-once, et le premier pouvait très-bien être guéri, quand le second ne l'était en aucune manière.

Aujourd'hui heureusement celui qui veut voir et observer peut marcher avec des données certaines. On le sait, l'induration est le premier signe de la manifestation vérolique ; c'est lui aussi qui doit guider pour le traitement. On donnera le mercure jusqu'à ce que l'induration ait disparu. Nous ne prétendons pas cependant que la guérison de ce premier symptôme prouve absolument que la vérole soit à jamais guérie ; non, sans doute : la vérole pourra plus tard se montrer avec d'autres symptômes ; nous ferons pour ceux-ci ce que nous aurons fait pour l'induration, nous administrerons le mercure jusqu'à ce qu'ils aient disparu à leur tour, en ayant cependant la précaution de continuer encore le médicament pendant un temps équivalent au tiers de la durée générale du traitement. — Mais, dira-t-on, votre méthode est plus mauvaise que celle des anciens ; en aucune façon. En pesant le mercure que le malade doit absorber, en comptant les jours qu'il doit employer à son traitement, sans s'inquiéter des symptômes, on n'empêche pas plus les syphilides et autres accidents constitutionnels, qu'en traitant seulement le malade jusqu'à la disparition de l'accident qu'il présente actuellement ; et au moins pour nous, avons-nous cet avantage, de ne pas administrer inutilement, pendant un temps plus ou moins long, un médicament auquel le malade répugne toujours, et qui peut, dans certains cas, provoquer quelques accidents.

De quelques conditions essentielles du traitement.

Dès que le diagnostic du chancre avec induration est bien établi, il faut commencer le traitement, et non pas attendre, comme quelques médecins le conseillent, que les accidents paraissent du côté de la peau. L'induration est la première des manifestations de la vérole constitutionnelle, et comme telle, elle doit être traitée par les mercuriaux, tout aussi bien que les syphilides et les ulcérations secondaires. Attendre, ce serait seulement donner au mal le temps de faire de plus grands ravages dans la constitution.

Avant de commencer tout traitement mercuriel, il est certaines conditions utiles, sinon essentielles, qu'il ne faut pas négliger. On se trouvera bien de faire prendre au malade un bain de propreté, afin de nettoyer la peau, et pour qu'elle puisse facilement accomplir toutes ses fonctions, si importantes ici : on fera bien aussi, à moins de contre-indication, de donner au malade un léger purgatif. On s'efforcera de le placer dans les conditions hygiéniques les plus convenables ; la chaleur et le froid extrêmes ne conviennent pas à la vérole ; il lui faut, autant que possible, une température douce et égale. Non pas certes qu'on ne puisse guérir la vérole sous tous les climats ; mais il faut engager le malade à ne pas trop s'exposer aux ardeurs du soleil en été, aux rigueurs du froid en hiver ; pour cela, il gardera sa chambre autant que possible, et s'il est obligé de sortir, il prendra des précautions qu'il est inutile d'énumérer ici, car chacun les conçoit sans peine. Les idées sombres, les soucis, la tristesse, sont des conditions fâcheuses ; autant que possible, le malade fera bien de les chasser, pour s'attacher de préférence aux idées gaies, aux spectacles joyeux ; une humeur égale est une des conditions les plus heureuses dans le traitement de la syphilis.

Faut-il, comme quelques praticiens l'ordonnent et le font, saigner le malade au commencement du traitement ? Nous n'approuvons pas cette pratique : appauvrir le sang, le défibriner, dans une maladie qui essentiellement l'appauvrit et le défibrine par elle-même, c'est commettre non-seulement une erreur, mais un véritable contre-sens. Ce n'est donc que dans certaines conditions spéciales et parfaitement indiquées, que l'on pourra saigner le malade avant de commencer le traitement des accidents secondaires.

Quand une autre maladie survient pendant le cours du traitement de la syphilis, on ne doit interrompre celui-ci qu'autant qu'il pourrait être nuisible à la maladie intercurrente, et seulement si celle-ci était plus grave que la vérole elle-même. Dans le cas contraire, il est bon de ne pas interrompre l'usage du mercure.

Traitement actuel de la vérole.

Le traitement de la vérole presque uniquement employé aujourd'hui est, à quelques modifications près, le traitement par *extinction* dont nous avons parlé. On donne le mercure à l'intérieur, de manière à agir un peu sur la bouche, mais sans arriver jusqu'à la salivation; on pousse le traitement jusqu'à la disparition des symptômes, et on continue quelque temps encore son usage. Le deutochlorure de mercure, presque seul employé pendant fort longtemps, est aujourd'hui très-souvent remplacé par le protoiodure de mercure : ces deux préparations agissent d'ailleurs absolument de la même manière, mais la seconde est plus aisément tolérée par l'estomac. Dans tous les cas, pendant leur administration, il faut attentivement surveiller leur action sur l'économie. S'ils sont sans puissance sur l'accident syphilitique, on doit augmenter les doses graduellement et peu à peu, jusqu'à ce qu'on observe une amélioration, et s'en tenir alors à la dose à laquelle on est arrivé, pour diminuer ensuite successivement quand cet accident a disparu. Il faut, et il est suffisant, que les gencives du malade deviennent chaudes, un peu rouges, qu'il ait dans la bouche un léger goût métallique. Ces signes indiquent qu'il ne faut pas augmenter les doses, sous peine de voir survenir la salivation. Or, comme nous l'avons déjà dit, la salivation est aujourd'hui considérée, et avec beaucoup de raison, comme un accident entièrement inutile pour le résultat final et toujours fâcheux.

Pour résumer donc, en deux mots, le traitement aujourd'hui usité, nous dirons : mercuriaux à l'intérieur jusqu'à

la disparition du symptôme syphilitique ; continuer encore
quelque temps ; éviter avec soin la salivation.

A propos de cette recommandation de pousser le traitement mercuriel jusqu'à la disparition du symptôme que l'on
veut guérir, nous devons cependant ici faire une remarque
importante. — Dans les syphilides principalement, le mal
est guéri à l'intérieur longtemps avant que la tache ait
disparu : celle-ci persiste encore un temps plus ou moins
long. Mais, en observant bien, on s'aperçoit que ce n'est
plus la syphilide qu'on a sous les yeux, mais seulement une
altération de couleur encore persistante. Il faut savoir reconnaître cette nuance dans la coloration des taches, afin
de ne pas continuer inutilement le traitement. Il est très-
rare aujourd'hui de se servir des *frictions mercurielles*
comme traitement général de la syphilis ; toutefois elles
trouvent, dans certains cas, leur application. Il en est de
même des *fumigations*.

Il n'est peut-être pas une seule préparation mercurielle
qui n'ait été, qui ne soit ou ne puisse être, employée dans
la vérole ; nous allons les étudier toutes successivement, en
signalant leurs indications spéciales et leurs préparations
les plus importantes.

A. *Mercure à l'état métallique.*

Il a été employé dans la vérole à l'intérieur et à l'extérieur. — A l'intérieur, il fait partie des pilules bleues des
Anglais, des pilules de Sédillot, des fameuses pilules de
Barberousse, et de la préparation de Plenck, si connue
sous le nom de mercure gommeux. Certaines de ces préparations sont aujourd'hui complétement tombées dans l'ou-

bli ; les pilules bleues , les pilules de Sédillot, encore souvent employées, sont trop peu actives ou trop infidèles pour mériter d'être conservées dans la pratique. — A l'*extérieur*, le mercure cru a été employé pour fumigations, mais il ne l'est plus aujourd'hui ; il fait la base de deux préparations réellement utiles : la pommade mercurielle et l'emplâtre de Vigo *cum mercurio*.

La pommade mercurielle double (onguent mercuriel double , onguent napolitain), la plus fréquemment employée , est ainsi composée (1) :

> Mercure métallique (*hydrargyrum*). . . .   500 grammes.
> Graisse de porc (*adeps porcinus*).   500   —

Triturez le mercure avec le quart de la graisse dans un mortier de marbre ou de fer, jusqu'à ce qu'un peu de pommade, frottée entre deux morceaux de papier gris, ne laisse apercevoir aucun globule métallique ; ajoutez alors, par parties, le reste de la graisse de porc, et faites un mélange exact (Codex).

Bien qu'on ait fait des pilules mercurielles avec l'onguent mercuriel double, c'est surtout en frictions qu'on l'emploie à la dose de 2 à 8 grammes. — C'est un excellent résolutif, et on s'en trouve très-bien quand on en fait usage contre les engorgements ganglionnaires indolents ; mais il faut que la pommade mercurielle soit fraîchement préparée ; rance, elle produit l'eczéma très-fréquemment. — On a conseillé de panser avec elle les ulcérations pri-

----

(1) On s'étonnera peut-être de trouver ici le mode de préparation des divers médicaments ; mais il nous a semblé que, dans un ouvrage spécial, on doit s'attacher à dire tout ce qui se rapporte à la question principale, de telle façon que le lecteur n'ait besoin de consulter aucun autre livre.

mitives ; bien à tort évidemment , car elle les irrite et empêche indéfiniment leur cicatrisation.

La pommade mercurielle simple (onguent gris) se prépare de la manière suivante :

```
Pommade mercurielle double. . . . . . .   125 grammes.
Graisse de porc. . . . . . . . . . . . . .   375      —
                    Mêlez.
```

On ne l'emploie jamais en frictions , et si nous en parlons , c'est qu'elle est journellement usitée contre le *pediculus pubis*.

L'emplâtre de Vigo *cum mercurio* (emplâtre mercuriel) se prépare de la manière suivante :

```
Emplâtre simple. . . . . . . . . . .   1250 grammes.
Cire jaune. . . . . . . . . . . . . .     64     —
Poix-résine purifiée. . . . . . . .       64     —
Gomme-résine  ammoniaque. . .             20     —
     —     bdellium. . . . . . . . .      20     —
     —     oliban. . . . . . . . . .      20     —
     —     myrrhe. . . . . . . . . .      20     —
Poudre de safran. . . . . . . . .         12     —
Mercure. . . . . . . . . . . . . .       375     —
Térébenthine. . . . . . . . . . . .       64     —
Styrax liquide purifié. . . . . . .      192     —
Huile volatile de lavande. . . . .         8     —
```

Réduisez en poudre les gommes-résines et le safran ; d'autre part, triturez le mercure avec le styrax et la térébenthine dans un mortier de fer, jusqu'à ce qu'il soit complétement éteint. Faites liquéfier l'emplâtre simple avec la cire et la résine de pin , ajoutez-y les poudres et l'huile volatile , et quand l'emplâtre sera déjà refroidi , mais cependant encore liquide , ajoutez-y le mélange mercuriel que vous incorporerez par l'agitation (Codex).

L'emplâtre de Vigo est un excellent résolutif de l'induration ganglionnaire, il est tous les jours employé avec avantage. On s'en trouve aussi très-bien dans certaines syphilides et principalement dans les squames, les papules, les tubercules, etc. Il est aussi très-usité, comme résolutif, à la fin des orchites blennorrhagiques et autres.

B. *Oxydes mercuriels.*

Les oxydes de mercure ne sont pas usités dans le traitement de la syphilis.

C. *Sulfures.*

Il n'en est pas de même des combinaisons du soufre avec le mercure. — Le protosulfure n'est pas conseillé, mais le bisulfure (cinabre, vermillon, sulfure rouge) trouve tous les jours son emploi sous forme de fumigations. Nous avons vu ces fumigations constituer une méthode générale de traitement, aujourd'hui on ne les met en usage que dans certains cas particuliers; elles sont surtout usitées dans toutes les formes sèches des syphilides et même dans les formes ulcérées, lorsque l'inflammation est nulle ou peu vive. Il faut les surveiller attentivement, car elles agissent rapidement sur la bouche et sur le système nerveux.

Voici d'ailleurs comment on les fait :

Cinabre. . . . . de 4 à 32 grammes.

On projette le cinabre sur une plaque de fer chauffée assez fortement pour le volatiliser. Le malade, placé dans une boîte disposée *ad hoc* ou bien assis sur une chaise de paille et enveloppé jusqu'au cou d'une couverture de laine, reçoit les vapeurs. On peut également les diriger avec un entonnoir sur quelques parties du corps. — Les fumigations devront être faites tous les deux jours seulement, pendant quinze ou vingt minutes chaque fois.

D. *Chlorures.*

Le *protochlorure de mercure* (chlorure mercureux, calomel) est assez fréquemment employé en frictions ou comme topique. A l'intérieur, on ne l'emploie guère que comme purgatif, ou quand on veut obtenir rapidement la salivation, dans l'iritis par exemple. La méthode de Law est alors celle que l'on devra préférer (voir p. 259).

Le *bichlorure de mercure* (chlorure mercurique, sublimé corrosif, muriate suroxygéné) a été longtemps la préparation la plus importante dans le traitement de la syphilis, et, bien qu'il soit aujourd'hui fréquemment remplacé par le proto-iodure, il n'en rend pas moins tous les jours les services les plus signalés. Il fait la base d'une foule de préparations.

La plus généralement usitée est encore celle connue sous le nom de *liqueur de Van Swieten*. Ce médecin célèbre faisait dissoudre un quart de grain de sublimé dans une cuillerée à bouche d'esprit de froment rectifié. Voici la formule de notre Codex :

Deutochlorure de mercure.	1 gramme.
Eau pure.	900 —
Alcool rectifié.	100 —

Dissolvez le sublimé corrosif dans l'alcool, et ajoutez ensuite l'eau distillée. Cette liqueur contient un millième de son poids de sublimé corrosif.

Cette formule varie suivant les diverses pharmacopées. En voici une autre, d'ailleurs bien préférable à celle du Codex :

<pre>
Deutochlorure de mercure . . . . .   0,30 grammes.
Eau distillée.. 500   —
Chlorhydrate d'ammoniaque. . . .   1   —
Chlorure de sodium.   1   —
Blanc d'œuf. . . . . nº 1   — (Mialhe).
</pre>

Une, deux ou trois cuillerées dans les vingt-quatre heures.

Le sublimé corrosif fait la base d'une foule de sirops, parmi lesquels nous citerons ceux de Larrey, de Portal, de Cuisinier, etc. etc., et des fameuses pilules de Dupuytren, dont voici la formule :

<pre>
Sublimé corrosif. . . . . . .   0,20 grammes.
Extrait d'opium.   0,40   —
    —   de gaïac. 0,80   —
       F. s. a. 16 pilules.
</pre>

Chacune d'elles contient un quart de grain de sublimé. On en donne une, deux ou trois au plus par jour.

Le sublimé est fréquemment administré aussi sous forme de bain dans les affections syphilitiques de la peau (formes sèches). Nous donnons ici la préparation d'un bain de sublimé :

<pre>
Sublimé corrosif. . . . . . .   15,00 grammes.
Eau distillée..   500   —
</pre>

Faites dissoudre et versez dans une baignoire en bois contenant q. s. d'eau pour un bain.

Il faudrait se garder de donner alternativement un bain de sublimé et un bain sulfureux ; car la peau deviendrait bistre, brune, immédiatement.

Bien que les bains de sublimé ne soient employés le plus souvent que comme topiques, on pourrait cependant les administrer comme traitement général dans les cas où l'on redouterait l'action du mercure sur l'estomac. — C'est aussi un excellent moyen contre les *pediculi pubis*.

Dans les ulcérations de la gorge, on fait fréquemment usage du sublimé en gargarisme. Il a l'inconvénient de noircir les dents; aussi est-il souvent préférable de toucher les ulcérations avec un pinceau chargé de sublimé en dissolution.

E. *Iodures.*

Les iodures de mercure sont probablement appelés à détrôner les chlorures. Introduits dans la thérapeutique par Biett, ils ont été surtout préconisés et popularisés par M. Ricord. Le proto-iodure est le plus généralement employé : il agit plus vite, plus efficacement que le sublimé, et il est beaucoup plus facilement toléré par l'estomac; il mérite donc sous tous les rapports de le remplacer dans le traitement interne de la syphilis. — A l'intérieur, on peut facilement le donner à la dose de 0,05. Voici une formule de M. Ricord :

<pre>
          Proto-iodure de mercure.   3,00
          Thridace.   3,00
          Ext. thébaïque.   1,00
          Conserve de roses. . . . . q. s.
                  F. s. a. 60 pilules.
</pre>

On l'emploie aussi en frictions sous forme de pommade. — Le bi-iodure, plus rarement usité à l'intérieur, est d'un usage très-fréquent à l'extérieur.

F. *Bromures*.

Les bromures de mercure pourraient remplacer les iodures; mais comme, en définitive, ils ne présentent aucun avantage important, ils ne sont pas employés en médecine.

G. *Cyanures*.

Quoique vantés par beaucoup de médecins, les cyanures de mercure sont aujourd'hui peu usités. Ils sont plus actifs que les iodures, et dans leur administration on ne peut guère dépasser la dose de 1, 2, et 3 centigram. dans les vingt-quatre heures.

H. *Sels*.

Les *sulfates* sont aujourd'hui complétement abandonnés. A peine emploie-t-on de loin en loin, en frictions, la pommade de *turbith minéral* ou de *précipité jaune*, qui est un composé de bisulfate soluble et de sous-deutosulfate insoluble. Cette pommade a été souvent employée dans le siècle dernier.

Les *azotates* sont d'un usage beaucoup plus général. La fameuse préparation, si connue sous le nom de *mercure soluble de Hahnemann*, est un protonitrate de mercure et d'ammoniaque. En voici la préparation :

> Protonitrate de mercure cristallisé. . . 100
> Ammoniaque liquide. . . . . q. s.

Triturez les cristaux de nitrate de mercure avec de l'eau froide très-faiblement acidulée par l'acide nitrique, de manière à obtenir environ 4 à 5 litres de dissolution, versez-y gouttes par gouttes et sans interruption l'ammoniaque, que vous aurez étendue de 15 à 20 fois son poids d'eau, agitez en même temps avec une baguette de verre, et cessez d'ajouter de l'alcali aussitôt que le précipité qui se formera paraîtra avec une couleur plus pâle. Dès que ce précipité se sera déposé, séparez la liqueur surnageante et lavez-le à plusieurs reprises avec de l'eau pure, recevez-le sur un filtre, et faites-le sécher à l'abri de la lumière (Codex).

Cette préparation tombe tous les jours de plus en plus dans l'oubli.

Le *deutonitrate de mercure* (nitrate acide) est très-fréquemment employé comme caustique, et, comme tel, il rend les plus grands services.

Les *acétates* et les *lactates de mercure* ne sont jamais conseillés.

Des succédanés et des adjuvants du mercure.

Comme on a pu le voir jusqu'ici, la thérapeutique mercurielle est certainement féconde et riche, et cependant quelques cas lui échappent. On a par conséquent dû chercher des moyens adjuvants à cette médication. D'autres médecins ont voulu à tout prix détrôner le mercure, et le remplacer les uns par l'or, les autres par l'argent, etc. etc. Étudions rapidement les succédanés d'abord, puis les adjuvants des préparations mercurielles.

1° Succédanés du mercure.

Ils sont très-nombreux, mais aucun ne mérite une bien sérieuse attention ; nous allons les passer successivement en revue.

A. *L'oxygène et les substances oxygénées.*

Girtanner, le premier, essaya les substances oxygénées contre la vérole ; le raisonnement l'y avait conduit. Ayant cru remarquer que le mercure n'agissait guère (et c'était une erreur) qu'à l'état d'oxyde, il attribua les propriétés anti-syphilitiques non pas au mercure, mais à l'oxygène. Plus tard, Scott à Bombay, et Alyon à Paris, reprirent cette idée et instituèrent les expériences sur une large échelle ; la préparation oxygénée à laquelle ils donnèrent la préférence fut l'acide azotique. A la même époque, ces mêmes médecins essayèrent le chlore (acide muriatique oxygéné) et les acides végétaux, toujours à cause de l'oxygène que ces corps contenaient ou étaient censés contenir. — On ne peut pas se faire une idée de l'engouement et de la vogue qu'obtint cette médication. Scott prétend guérir toujours, et cela dans l'espace de cinq, dix, quinze jours au plus, aussi bien les malades qui n'ont subi aucun traitement que ceux sur lesquels le mercure avait échoué. Rollo, Cruickshank, chirurgien de Woolwich, et non pas le célèbre professeur de Londres, répètent les expériences de Scott et proclament autant de succès que lui. Pendant ce temps, Alyon, en France, disait obtenir peut-être encore plus de guérisons ; il donnait l'acide nitrique à l'intérieur, ou en faisait faire une pommade qu'il employait contre les ulcérations syphilitiques.

Mais, hélas ! c'est bien le cas de répéter ce mot célèbre : «Hâtez-vous d'employer le remède pendant qu'il guérit ! » car toutes choses ont leur retour. La nouvelle méthode fut bientôt attaquée de toutes parts, bien qu'elle eût reçu en France la protection de la Société de médecine et qu'elle

19

fût patronée par un homme d'un grand talent, Swediaur. — Bell n'obtint aucun succès avec ces remèdes prétendus héroïques, Blair pas davantage ; beaucoup de médecins qui avaient adopté d'abord les idées de Scott écrivirent bientôt pour se rétracter ; en France enfin , on ne tarda pas à s'apercevoir que, de tous les malades si nombreux guéris par Alyon, presque aucun n'avait eu réellement la vérole. — Cette méthode de traitement ne tarda pas à tomber dans le plus complet oubli.

Nous n'aurions absolument fait que la signaler ici, si nous ne savions que l'on poursuit en ce moment, à Paris, quelques expériences dans le but de remplacer le mercure par le chlore ; nous ne pensons pas qu'elles réussissent beaucoup mieux que celles de Scott et d'Alyon.

B. L'or, l'argent, le platine.

Déjà, dans les deux derniers siècles, on administrait l'or dans les maladies vénériennes, mais il était extrêmement rare qu'il ne fût pas amalgamé au mercure ; aussi attribuait-on les bons effets de cette médication non pas à l'or, mais au mercure qu'il contenait. — M. Chrestien, de Montpellier, et M. Legrand ont remis, de nos jours, cette médication en honneur ; ils lui ont attribué autant de valeur qu'au mercure, sans lui reconnaître aucun des inconvénients de celui-ci. Nous avons rarement eu recours à cette médication, cependant nous l'avons essayée un certain nombre de fois, et presque toujours sans grand succès ; aussi ne lui reconnaissons-nous que peu de propriétés thérapeutiques. Cependant MM. Chrestien et Legrand prétendent avoir guéri avec l'or, tout aussi bien et même mieux qu'avec le mercure, un très-grand nombre de maladies vénériennes de toute espèce; ils l'administrent surtout dans la syphilis constitutionnelle. Ils remarquent que, pendant son emploi, les symptômes augmentent d'abord d'intensité dans un très-grand nombre de cas; loin de s'en alarmer, le médecin devra s'en applaudir, c'est une preuve que le remède agit d'une manière salutaire; quelques jours après, les symptômes décroissent, et la maladie ne tarde pas à guérir.

Les préparations auriques s'administrent soit à l'intérieur, en nature et sous forme de tablettes et de pilules, soit en frictions sur la langue; les plus généralement usitées sont les oxydes, le perchlorure d'or, ou l'or très-divisé. — Ces médicaments s'administrent toujours à doses extrêmement faibles, 1 milligr. pour commencer, sans dépasser jamais 1 ou 2 centigr. à l'intérieur.

Le *platine*, fortement recommandé par Hœfer, et l'*argent*, vanté par Serres, sont beaucoup moins employés encore que l'or; à la rigueur, le platine serait un meilleur remède que l'argent. Mais or, argent et platine, ne doivent, à notre avis, être essayés que lorsque le mercure est insuffisant.

2° Adjuvants du mercure.

Les sudorifiques.

On désigne sous le nom de *bois sudorifiques* le gaïac, la salsepareille, la squine et le sassafras.

A. *Du gaïac.*

Le gaïac (*gayacum officinale*) est un arbre qui croît dans les pays chauds, à Saint-Domingue, au Brésil; son bois est très-dur, très-dense, et surtout très-pesant ; quand il est frais, il a une odeur aromatique assez prononcée ; on le coupe habituellement en petits copeaux pour en faire de la tisane. — Le gaïac était fréquemment employé à Saint-Domingue contre la vérole ; les insulaires en indiquèrent l'usage et les propriétés aux Espagnols. On ne peut se faire une idée de la vogue qu'eut ce bois et de l'engouement qu'il excita ; il se vendait au poids de l'or, c'était presque une calamité publique que d'en manquer ; les rois et les reines du vieux continent ne dédaignèrent pas de s'en occuper d'une manière spéciale.

Quand on faisait usage du gaïac, il fallait, à l'exemple des Indiens de Saint-Domingue, observer un régime extrêmement sévère pendant tout le cours du traitement ; on ne pouvait manger que des figues et des raisins secs, sans viandes ni poissons, et cela non pas pour se nourrir, mais uniquement pour ne pas tout à fait mourir de faim ; on se relâcha pourtant peu à peu de cet excès de sévérité, mais on persista toujours dans l'habitude de saigner et de purger le malade pour le préparer aux puissantes propriétés du gaïac. Nous copions ici une page de Bosquillon, car nous craindrions d'être taxés d'exagération.

«Avant de mettre les malades à la décoction de gaïac, on les préparait par un laxatif, par la saignée et un régime convenable ; on n'administrait jamais, sans les plus grandes précautions, les sudorifiques ou les diurétiques aux pléthoriques. Le lendemain de la purgation, on diminuait d'un quart la quantité de boissons et d'aliments à laquelle le malade était accoutumé, de moitié le troisième jour, et des trois quarts le quatrième jour, plus ou moins, suivant les forces et le tempérament. Ce quatrième jour, ou le lendemain, on faisait prendre, de très-grand matin, un verre de 6 onces au moins de la première décoction tiède dans le lit : ce temps est, en effet, le plus favorable pour exciter les sueurs. On recommandait au malade de rester couché deux ou trois heures, convenablement couvert, pour exciter un sueur modérée ; on le faisait ensuite changer de linge après l'avoir essuyé avec soin, et on le laissait dans le lit jusqu'à l'heure du dîner, ou on lui permettait de se lever, pourvu qu'il se tînt dans une étuve ou dans un endroit d'une température modérée plutôt que chaude, évitant de s'exposer, tant la nuit que le jour, à l'air froid, ainsi qu'à une chaleur capable d'exciter une soif considérable... Le malade dînait très-légèrement à dix ou onze heures ; on lui recommandait de quitter la table sans avoir perdu l'appétit, et de ne prendre jamais qu'un seul mets, rarement deux. On était, tout égal d'ailleurs, plus rigide sur la quantité que sur la qualité des aliments.

«Pendant les neuf ou douze premiers jours de traitement, on ne permettait, en général, de manger, par jour, que 7 onces de biscuit, 4 onces le matin, trois le soir ; on y joignait 2 onces de raisins secs, des pruneaux, des pralines, et autres *aliments* semblables ; c'est ce qu'on appelait le régime moyen. La diète, extrêmement tenue, était de 4 onces de pain et d'une once de raisins secs ; mais on a remarqué que cette diète extrême était souvent un obstacle à la guérison, qu'elle rendait les ulcères plus fâcheux et plus difficiles à guérir. Le régime était moins sévère quand on prescrivait une faible décoction de gaïac, et on défendait cependant toujours le sel, les aromates, le vin surtout. Quand la faiblesse était extrême, et dans les temps froids, on accordait tous les jours, quelquefois de deux jours l'un seulement, 2 onces de viande rôtie ou bouillie, le matin, et 1 once le soir.

« Le malade soupait à cinq heures, et on lui donnait des aliments plus légers et en moindre quantité qu'à dîner ; quatre heures après, lorsque la digestion était faite, on lui faisait prendre un second verre de décoction, de même que le matin ; il se couchait ensuite, et on avait soin de ne pas le couvrir de manière à le faire suer, afin de ne pas interrompre le sommeil; néanmoins, lorsque la sueur venait naturellement, on se gardait de l'interrompre. On suivait avec rigueur ce régime pendant neuf à douze jours, suivant l'état du malade.

« Quand il s'agissait de dissiper les symptômes qui avaient résisté au traitement mercuriel, ou qui, après avoir disparu, s'étaient manifestés de nouveau, non-seulement on donnait une décoction plus forte, mais on observait un régime plus exact et plus rigoureux, et on défendait même de rien manger le soir, quelquefois pendant deux mois; mais, excepté ces cas particuliers, au bout de douze jours de traitement, on augmentait un peu la nourriture pendant douze autres jours, et on continuait ainsi jusqu'au trentième ou quarantième jour. On permettait d'abord au malade de passer d'une chambre à l'autre, d'aller ensuite dans le voisinage, de s'exposer enfin au grand air, quand le temps n'était ni trop froid ni trop humide; il reprenait ensuite, peu à peu, sa manière de vivre ordinaire; il n'interrompait pas un seul jour la décoction, à moins qu'il ne fût constipé ou qu'il n'eût besoin d'être purgé. On lui permettait quelquefois de se laver le visage à l'eau froide, mais jamais les mains.

« On ne jugeait à l'abri des rechutes que ceux qui avaient le courage, pendant deux mois au moins, après la parfaite

guérison, d'éviter les plaisirs de Vénus, de vivre sobre-
ment, de ne jamais dîner de manière à ne pas pouvoir souper, » etc. etc. etc. (1).

Un des partisans les plus ardents du gaïac fut un cheva-
lier du nom d'Ulrich de Hutten, qui fut, dit-il, guéri par
le gaïac d'une vérole très-forte, contre laquelle les frictions
mercurielles avaient échoué onze fois. Il crut, par recon-
naissance, devoir publier un traité, d'ailleurs bien fait, sur
les propriétés merveilleuses du gaïac; ce qui n'empêcha
pas Hutten lui-même, au dire de Conrad Gessner, de mourir de la vérole, à l'âge de trente-six ans. Après lui, des
médecins célèbres adoptèrent aussi l'usage du gaïac, Del-
gado, Musa Brassavole, Massa, Fernel, etc. etc. Peu à
peu cependant ce remède tomba dans un juste discrédit;
on s'aperçut bientôt que non-seulement il ne guérissait pas
mieux que le mercure, mais même qu'il ne guérissait pas
du tout. De nos jours, sans être entièrement abandonné,
il n'est employé que très-rarement et seulement comme
adjuvant du mercure.

B. *De la salsepareille.*

La salsepareille (*smilax salsaparilla*) est une plante
grimpante qui nous vient aussi d'Amérique. Sans avoir
joui d'une aussi grande réputation que le gaïac, elle n'a pas
cependant manqué d'une assez belle célébrité. De nos jours,
elle est beaucoup plus estimée que lui, et le peuple a même
en elle une confiance aveugle, confiance qui fait le princi-

----

(1) *Traité de la gonorrhée virulente*, de B. Bell, traduct. de Bosquillon, t. II. — Cet extrait est presqu'une traduction de Poll, médecin de
Charles-Quint.

pal mérite de certaines préparations dont la salsepareille
est la base, comme le sirop de Cuisinier, le rob Laffecteur, etc. etc. D'ailleurs, quand on administrait la salsepareille seule comme antisyphilitique, c'était d'après des
règles presque aussi sévères que celles que nous avons vu
recommander à propos du gaïac. Assez souvent on l'unis-
sait à de légers purgatifs. La salsepareille compta de zélés
et célèbres partisans, parmi lesquels nous remarquerons
Cestoni, Fordyce, et quelque peu Hunter. — Disons toutefois que la salsepareille n'a pas beaucoup plus de propriétés
que le gaïac : seule, elle est impuissante à guérir la syphilis ; mais, comme adjuvant du mercure, c'est, à notre
avis, un assez bon remède. M. Ricord lui refuse toute
espèce de propriété ; selon nous, c'est tomber dans une
autre exagération.

Nous plaçons ici la formule de deux préparations célèbres dont la salsepareille est le principal agent : le sirop de
Cuisinier et la tisane de Feltz.

Sirop de Cuisinier ou de salsepareille composée.

Salsepareille lavée, coupée et pilée.	32 parties.
Séné.	2 —
Fleurs de bourrache.	2 —
— de roses pâles.	2 —
Semences d'anis.	2 —
Sucre.	32 —
Miel.	32 —

On commence par épuiser la salsepareille par trois infu-
sions successives faites avec 192 parties d'eau bouillante ;
on soumet le marc à la presse ; chaque fois qu'on renouvelle l'infusion, on met les infusés à part ; on fait évaporer
le premier ; dans les deux autres, chauffés au point d'entrer en ébullition, on fait infuser, à deux fois différentes,

l'anis, le séné et les fleurs ; on réunit tous les liquides , on les laisse déposer , on les décante , et on les passe au blanchet. On ajoute le sucre et le miel ; on évapore jusqu'à 24° ; on clarifie avec le blanc d'œuf ; on passe à la chausse , et l'on cuit jusqu'à 32° bouillant ; on filtre de nouveau, s'il est nécessaire.

Nota. Dans ce sirop , qui ressemble beaucoup au fameux *rob antisyphilitique ,* on ajoute quelquefois, sur les ordonnances des médecins , un soluté de 6 , 8 ou 11 grains de deutochlorure de mercure pour 2 livres de sirop (Foy).

Tisane de Feltz.

Salsepareille coupée. . . . . 60 grammes.
Squine coupée. 30   —
Écorce de buis. . . . . }
   — de lierre. . . . . } ãã 45   —
Colle de poisson. . . . . }
Sulfure d'antimoine (placé dans un
   nouet de linge). 120   —
Eau. . . . . 6 litres.

Après 24 heures de macération , faites bouillir jusqu'à réduction de moitié ; passez et ajoutez :

Sublimé corrosif. 0,15
A prendre en trois jours.

Autre formule.

Salsepareille. . . . . 90 grammes.
Colle de poisson. 12   —
Sulfure d'antimoine (placé dans
   un nouet). 120   —
Eau. . . . . 6 litres.

Faites bouillir jusqu'à réduction de moitié , passez et décantez.
A prendre en trois jours. (Foy.)

C. *De la squine et du sassafras.*

La squine (*smilax china*) dut en grande partie sa réputation à l'empereur Charles-Quint; elle eut cependant beaucoup moins de vogue et de partisans que le gaïac et la salsepareille, elle fut même rarement employée seule. Aujourd'hui elle est entièrement tombée dans l'oubli, aussi bien que le sassafras (*laurus sassafras*), que les médecins des deux derniers siècles employaient d'ailleurs beaucoup plus pour aromatiser la tisane sudorifique de leurs malades, qu'à cause de ses propriétés curatives, qui effectivement sont à peu près nulles.

Pour résumer notre opinion sur les sudorifiques, nous dirons donc que par eux-mêmes ils n'ont aucune importance réelle, mais qu'ils viennent en aide aux mercuriaux en entretenant chez l'homme une légère transpiration.

Ce n'est qu'en provoquant aussi la transpiration que les bains de vapeurs sont de quelque utilité; mais, comme méthode générale de traitement, les bains de vapeurs ne sauraient être trop fortement repoussés.

Nous ne parlerons pas ici de certains autres remèdes prétendus antisyphilitiques; si nous voulions tout dire, nous n'en finirions pas et nous grossirions inutilement un volume où nous ne voulons traiter que de ce qui est essentiel. Ainsi le mezereum, le lézard, ont été vantés, ainsi que l'ammoniaque, que Peyrilhe trouvait bien supérieur au mercure, etc.

§ VIII. Modifications du traitement des accidents secondaires, suivant certaines circonstances importantes.

Ce que nous venons de dire du traitement de la vérole se

rapporte principalement à l'homme adulte placé dans les circonstances les plus ordinaires ; mais le sexe, l'âge, le climat, etc., apportent à ce traitement des modifications que nous devons faire connaître. Sans nous étendre beaucoup sur les divers points dont il faut le plus souvent laisser l'appréciation au sens pratique et au tact du médecin, nous allons cependant formuler les règles les plus importantes, celles qu'il est impossible d'ignorer.

Le sexe, l'âge, les saisons, les climats, et les maladies, doivent apporter au traitement certaines modifications ; c'est dans cet ordre que nous les étudierons.

1° Traitement de la syphilis chez la femme.

Nous devons considérer chez la femme trois états bien différents : ou bien elle est dans l'état ordinaire, ou bien elle est enceinte, ou bien enfin elle est nourrice.

A. *La femme est dans son état ordinaire.*

Dans le plus grand nombre des cas, le traitement de la femme adulte doit être absolument le même que celui de l'homme, et reposer sur les mêmes règles ; on n'a pas remarqué, en effet, qu'en général, même à doses égales, les femmes fussent, plus que les hommes, influencées par les préparations mercurielles. Toutefois on sait combien de femmes sont impressionnables, irritables, nerveuses ; une dose de mercure, même légère, les agacera, les rendra plus ou moins malades. Le médecin devra tenir compte de cette disposition particulière ; la simple prudence lui ordonne de commencer par de très-petites doses, afin de tâter la susceptibilité de la malade, et de n'augmenter que graduellement, et petit à petit, en restant toujours au-dessous de la dose ordinaire.

La question suivante mérite de fixer notre attention d'une manière spéciale : *Que faut-il faire chez une femme atteinte de vérole, qui a actuellement des pertes sanguines abondantes ou y est habituellement sujette?* Le mercure, en défibrinant le sang, va sans contredit exposer cette femme à des pertes encore plus abondantes ; mais la vérole agit absolument dans le même sens, plus lentement sans doute, mais aussi d'une manière plus forte et plus tenace ; si bien que si on laisse marcher l'infection syphilitique, il pourra arriver un moment où le sang, presque entièrement privé de ses éléments plastiques, s'écoulera avec une abondance funeste. Dans ce cas donc, il faut, malgré tout, administrer les préparations mercurielles, promptement et assez vigoureusement ; toutefois il est urgent de faire suivre en même temps à la malade un régime fortement tonique : on lui administrera donc les préparations de fer et de quinquina ; on lui donnera du vin généreux et des viandes faites ; on fera bien aussi de lui conseiller l'air de la campagne. Si, avec ce traitement, les pertes paraissent augmenter pendant les premiers jours, elles ne tarderont pas à diminuer, et à cesser même complétement à la condition, bien entendu, qu'elles ne soient pas entretenues par une lésion organique.

L'époque des règles ne doit pas engager le praticien à interrompre le traitement ; on a remarqué, en effet, que dans le plus grand nombre de cas il n'avait aucune influence sur la menstruation. Cependant quelques malades paraissent éprouver un malaise plus grand ; ce sont celles qui ont naturellement, avant et après les menstrues, des coliques, des douleurs dans les lombes et dans les cuisses, etc. etc. ; chez elles, on devra suspendre le traitement pendant la durée de ces accidents. — Pour celles qui auraient des pertes accidentelles à ce moment, nous n'avons rien de particulier à noter ; nous ne pourrions que répéter ce que nous venons de dire à la page précédente.

L'établissement des règles chez les jeunes filles et l'âge critique ne contre-indiquent en rien l'usage d'un traitement mercuriel.

B. *La femme est enceinte.*

Comme nous l'avons déjà dit plusieurs fois, le traitement mercuriel n'est pas, par lui-même, une cause d'avortement ; bien plus il peut, dans un très-grand nombre de cas, en guérissant la vérole, empêcher ainsi les fausses couches d'une manière indirecte ; car la syphilis est sans contredit une cause d'avortement, moins fréquente peut-être qu'on ne l'a dit jusqu'à présent, mais toutefois assez puissante. A ce point de vue donc, non-seulement la grossesse n'est pas une contre-indication du traitement par le mercure, mais même c'est une indication des plus formelles de son emploi. — Cependant il est certaines précautions que le médecin doit prendre, certaines considérations auxquelles il ne peut pas rester étranger.

Ainsi, à moins qu'il n'y ait urgence absolue de guérir la femme enceinte, on ne devra pas commencer le traitement dans les quinze premiers jours de la grossesse. L'observation, en effet, prouve qu'à cette époque si rapprochée de la conception, toute médication active est dangereuse pour l'embryon.

Nous avons conseillé ailleurs de faire précéder l'emploi du mercure par l'usage de quelques bains de propreté et un ou deux purgatifs. — Si la femme est au début de sa grossesse, on devra complétement abandonner l'usage de ces deux moyens, qui seraient, dans bon nombre de cas, une cause suffisante d'avortement; mais, pour peu que la femme ait dépassé le troisième mois de sa grossesse, on peut y avoir recours, comme dans les cas ordinaires. Toutefois il est bon, même alors, de prendre quelques précautions : on ne devra pas abuser des bains; un, deux, trois au plus, seront suffisants; la femme ne devra pas les prendre trop chauds, ni même y rester un temps aussi long qu'à l'ordinaire. Cette crainte de voir les bains provoquer l'avortement, même quand la grossesse est assez avancée, n'est pas chimérique; on a observé que dans un hôpital de vénériens, où on les ordonnait indistinctement à toutes les malades, en les répétant fréquemment, les fausses couches étaient beaucoup plus ordinaires que lorsqu'on eut abandonné cette pratique; et cela se conçoit d'ailleurs aisément : la femme, par cela qu'elle est vérolée, est déjà menacée d'avorter; dès lors la plus légère cause adjuvante pourra suffir pour amener l'avortement. Quant aux purgatifs, on devra toujours préférer les sels neutres à tous les autres.

Ces précautions prises, le traitement actif ne diffère pas sensiblement de celui des femmes en général; seulement il doit être encore plus doux. Il faut toujours commencer par des doses légères, et augmenter ensuite peu à peu; on doit absolument éviter la salivation, qui, en affaiblissant la mère, pourrait devenir très-funeste à l'enfant. D'ailleurs on pourra faire usage de n'importe quelle préparation mercurielle, et donner la préférence, chaque fois que l'état des voies digestives ne s'y opposera pas, au proto-iodure de mercure ou au sublimé; mais, comme ces préparations ne seront pas toujours tolérées, on pourra s'adresser au calomel, au mercure gommeux de Plenck, au mercure cru. Cependant telle est, dans certains cas, la susceptibilité excessive de l'estomac des femmes grosses, qu'on ne peut pas leur faire prendre à l'intérieur la plus faible dose de mercure, quelle qu'en soit la préparation. On devra, dans ces cas, avoir recours aux frictions mercurielles faites seulement tous les deux jours, en ayant toujours grand soin d'éviter la salivation, en employant de faibles doses d'onguent mercuriel ; car il est bien établi que la salivation se montre plus fréquemment et plus promptement quand on fait usage de frictions, que lorsqu'on emploie toute autre méthode de traitement. — On doit aussi bannir du traitement des femmes grosses les fumigations et les bains de sublimé.

Si la vérole constitutionnelle ne se montrait chez la femme que dans le dernier mois ou les derniers quinze jours de la grossesse, il vaudrait mieux, au lieu de commencer immédiatement un traitement, attendre que la femme fût accouchée. On comprend, en effet, que comme il faudrait nécessairement interrompre l'usage du mercure au moment de l'accouchement, et pendant les dix ou douze premiers jours qui suivent immédiatement celui-ci, on aurait inutilement fait suivre à la femme un commencement de traitement. — Il faut, en effet, l'interrompre au moment des couches, et même dans les derniers jours de la grossesse, de peur d'entraver le travail que la nature va accomplir ; et pour le reprendre, il faut attendre que la fièvre de lait soit passée, et que l'écoulement des lochies soit un peu diminué, attendre par conséquent huit ou dix jours.

Mais, si l'on doit, à la fin de la grossesse, négliger les accidents de syphilis constitutionnelle, il est un accident primitif qu'il faut se hâter de guérir, si on le peut, avant l'accouchement; nous voulons parler du chancre. L'infection directe des enfants au passage n'est pas rare ; ces enfants s'inoculent toujours à un chancre existant aux parties génitales externes ou internes. Le meilleur moyen de prévenir cette infection, c'est, lorsque le médecin est averti à temps, de cautériser d'avance profondément l'ulcération, comme nous l'avons indiqué au *traitement abortif du chancre*. Par ce moyen, non-seulement il garantit l'enfant, mais encore il peut éviter à la mère les chances d'une infection constitutionnelle ultérieure. Mais, quand même le médecin ne s'apercevrait de l'existence du chancre qu'au moment de l'accouchement, il doit encore le brûler assez profondément avec l'azotate d'argent; il n'y a aucun inconvénient pour la malade, et l'on voit quels avantages immenses il peut en résulter pour l'enfant.

Il est aussi une autre précaution que le médecin doit prendre avant l'accouchement : on sait combien sont fréquentes aux parties externes de la génération, chez la femme, les végétations proprement dites, et les plaques muqueuses bourgeonnantes; pour peu qu'elles puissent gêner le travail de l'accouchement, il faut les exciser.

C. *La femme est nourrice.*

Ce dernier état de la femme ne présente à noter aucune circonstance importante; il faut guérir le plus promptement possible la nourrice en prenant les précautions que nécessite son état actuel. — Nous ne nous serions donc pas arrêtés sur ce point, si nous n'avions tenu à répéter ce que nous avons dit ailleurs, à savoir : qu'on ne devrait jamais confier un nourrisson sain à une femme infectée de syphilis constitutionnelle, non pas que l'on doive craindre de voir la vérole se communiquer ainsi au nourrison, mais parce que le lait de la nourrice est devenu une nourriture malsaine, insuffisante, qui, à la longue, altère toujours, et d'une manière profonde, la santé de l'enfant.

2 Traitement de la syphilis chez les enfants.

Il importe peu, pour ce que nous avons à dire, que la vérole soit congénitale ou acquise, soit au moment où l'enfant traverse les parties génitales externes, soit plus tard. Mais il est important de diviser le traitement en deux points, suivant que les enfants sont encore à la mamelle, ou bien qu'ils ont été sevrés.

A. *Enfants à la mamelle.*

Depuis Hippocrate il était d'usage de donner à la nourrice le médicament qu'on ne voulait pas faire prendre directement au nourrisson, et l'on avait remarqué que l'effet curatif était le même. Ce mode de traitement a surtout un avantage immense dans les cas où il faudrait administrer de ces médicaments actifs, qui pourraient influencer d'une manière fâcheuse l'estomac d'enfants encore aussi jeunes. C'est, en particulier, le cas des mercuriaux, que les enfants à la mamelle ne tolèrent bien qu'à la condition qu'ils soient administrés avec une extrême réserve, et contre lesquels leur organisme se révolte souvent, quelque précaution qu'on ait prise dans leur administration. Cette méthode de traitement, pour les symptômes de la syphilis en particulier, n'est généralement adoptée cependant que depuis que de nombreuses expériences faites à l'hôpital de Vaugirard (1), vers la fin du dernier siècle , en ont démontré l'utilité et le mérite incontestable.

On fait donc suivre à la nourrice un traitement mercuriel absolument comme si elle-même était infectée de vérole ; on doit surveiller très-attentivement l'effet de la médication sur le nourrisson , et diminuer ou augmenter les doses suivant que celui-ci en est bien ou mal influencé. Ainsi il n'est pas rare qu'il soit pris de coliques, d'un dévoiement quelquefois très-abondant , de fièvre , d'anorexie, etc. ; ces accidents sont souvent produits par le mercure. Il faut interrompre aussitôt, ou tout au moins diminuer la dose du médicament chez la nourrice , sous peine de voir le nourrisson dépérir lentement et enfin succomber. Mais on comprend sans peine qu'il n'y a pas que le nourrisson à surveiller, et que l'attention du médecin doit aussi se porter journellement sur la nourrice.

On s'est demandé, et avec beaucoup de raison, jusqu'à quel point la morale autorisait une semblable pratique, et si , parce qu'on payait les soins d'une femme , on avait bien le droit d'altérer sa santé? Chacun résoudra cette question

______

(1) L'hôpital de Vaugirard, dû à l'initiative du lieutenant de police Lenoir, et fondé dans la seconde moitié du dernier siècle , était uniquement consacré au traitement des femmes enceintes et des enfants affectés de syphilis. Avant cette époque , ces malades étaient dispersés un peu dans toutes les maisons hospitalières, mais principalement à la Salpêtrière et à Bicêtre. En 1792, l'hôpital de Vaugirard fut supprimé ; ses malades furent transportés aux Capucins (aujourd'hui l'hôpital du Midi); depuis les femmes et les enfants vérolés ont quitté les Capucins pour être transportés à l'hôpital de Lourcine. Mais aujourd'hui, comme avant la fondation de l'hôpital de Vaugirard, on retrouve ces malades disséminés un peu partout, et principalement à Lourcine, à Necker, à l'Enfant-Jésus, etc. etc. — Nous pensons qu'on a eu tort de supprimer l'hôpital de Vaugirard ; une maison de cette nature serait extrêmement utile et permettrait d'éclaircir une foule de points obscurs encore des maladies des enfants. — Les premiers médecins de Vaugirard furent Doublet, Colombier et Faguer.

suivant sa conscience, il nous suffit de l'indiquer. Dans tous les cas, quand la nourrice a la vérole, ou quand c'est la mère elle-même qui nourrit son enfant, on ne saurait avoir aucun scrupule; mais, quand il s'agit d'une nourrice mercenaire en parfaite santé, on s'est demandé s'il ne vaudrait pas mieux élever l'enfant avec le lait d'un animal à qui on administrerait le mercure. Nous répétons que nous ne voulons pas toucher à cette question, mais seulement dire ce qui a été fait. — L'usage de faire absorber du mercure aux animaux remonte déjà assez loin; vers 1760, Daumont faisait faire des frictions mercurielles à des vaches, des chèvres, des ânesses, etc.; d'autres leur administraient le calomel ou le sublimé à l'intérieur. Il existe aujourd'hui à Paris et dans beaucoup de grandes villes des établissements fondés sur ce principe. — Le lait de ces animaux est médicamenteux et agit absolument comme celui de la nourrice. — Ce lait est aussi utilement employé chez les femmes débiles, très-irritables, et surtout chez les femmes enceintes vérolées.

Quoi qu'il en soit, si cette méthode de traitement, par le lait de la femme ou des femelles des animaux, réussit fréquemment, elle échoue aussi dans un assez bon nombre de cas; on voit tout de suite, en effet, combien il est difficile de doser le mercure que prend le petit malade; il est évident qu'à doses égales pour les mères, les nourrissons seront bien loin d'absorber tous les mêmes proportions du médicament; la mère d'ailleurs ou la nourrice se dégoûte aisément d'un traitement ennuyeux, répugnant, et où l'intérêt personnel ne la soutient pas directement, et il arrive fréquemment qu'elle ne veut plus prendre de mercure longtemps avant la guérison de l'enfant, laquelle est toujours longue et lente à arriver. — Il faut alors ou bien traiter en même temps la nourrice et le nourrisson, pour agir plus promptement et plus vite, ou bien le nourrisson seul.

Comment administrera-t-on le mercure chez l'enfant? sera-ce à l'intérieur? sera-ce à l'extérieur?

Avec des précautions, les enfants supportent sans trop de peine les préparations mercurielles à l'intérieur, beaucoup toutefois en sont incommodés ; aussi préférons-nous, et de beaucoup, l'usage externe du mercure. Nous n'aimons pas l'emploi chez les enfants des frictions mercurielles, et nous donnons toujours la préférence aux bains de sublimé pour ceux qui sont à la mamelle.

Sublimé.	1 gramme.
Alcool.	30 —
Eau.	12000 —

Si l'on donnait directement le mercure à l'intérieur, ce ne devrait être qu'avec la plus extrême prudence : ici, comme chez l'adulte, on s'adressera au proto-iodure ou au sublimé, mais à doses infiniment petites ; on ne commencera jamais par donner plus d'un milligramme, et il ne sera pas bon de porter la dose à plus de 3 milligrammes. — On pourrait aussi faire usage du calomel, du mercure gommeux de Plenck, etc. ; habituellement on dissout le médicament dans un looch gommeux.

On fera bien d'aider l'action du mercure par des préparations de fer ; le sirop d'iodure de fer est, de toutes, celle qui sera le plus aisément absorbée et qui agira le plus efficacement.

B. *Enfants sevrés.*

Nous avons peu de choses à dire à ce sujet ; tout se borne à recommander aux praticiens d'être très-attentifs sur les doses et les effets des médicaments. Le proto-iodure et le sublimé seront toujours les préparations mercurielles préférées ; de dix-huit mois à trois ans on les donnera à la dose de 3 à 5 milligrammes dans les vingt-quatre heures, et on augmentera cette quantité de 2 milligrammes par chaque année de plus qu'aura l'enfant. — Il arrive souvent que ceux-ci sont tellement faibles, leur santé est si altérée, qu'ils ne peuvent pas prendre le mercure en nature à l'intérieur : on se trouvera bien de leur administrer ces laitages mercuriels dont nous avons parlé au précédent paragraphe. — On pourra aussi avoir recours aux bains de sublimé avec de très-grands avantages.

Chez les enfants, aussi bien chez ceux qui sont encore à la mamelle que chez ceux qui sont sevrés, la propreté et la chaleur sont deux circonstances qui aident puissamment à l'action du mercure. On devra leur faire prendre de temps en temps, et à intervalles assez rapprochés, des bains de propreté ; on les couvrira de vêtements très-chauds de manière à entretenir une légère moiteur.

La vérole se guérit chez les enfants tantôt avec une rapidité extrême, tantôt avec une lenteur désespérante : en général, les enfants à la mamelle réclament un traitement de trois à six mois ; la durée devient de moins en moins longue à proportion qu'ils avancent en âge ; mais, jusqu'à dix ou douze ans, la durée du traitement, en moyenne, est de deux à trois mois.

Dans le plus grand nombre des cas, on est obligé d'associer au mercure les préparations toniques : le fer, le quinquina, une nourriture fortement substantielle, les bains aromatiques, les frictions sèches, l'exercice au soleil, etc. etc.

3° **Différence du traitement antisyphilitique, suivant les climats et les saisons.**

Nous ne savons, en aucune façon, comment agissent les mercuriaux et leurs adjuvants sur la vérole : agissent-ils directement sur le mal et en débarrassent-ils l'économie par les émonctoires naturels, et principalement par la sueur, qu'ils entretiennent habituellement très-abondante? ou bien agissent-ils en mettant l'organisme en état de réagir contre l'action délétère du virus et de s'en débarrasser? Nous l'ignorons; peu importe d'ailleurs; car, si la solution de ces questions peut être curieuse, elle n'offre qu'un intérêt secondaire; le fait est là, qui dit que le mercure et les sudorifiques sont les spécifiques de la vérole, et cela nous suffit. Si, ce qui est incontestable, ces médicaments agissent en poussant à la transpiration, il en résulte évidemment que la vérole sera plus aisément guérie dans les pays chauds et pendant la saison chaude, que dans les pays froids et la saison d'hiver; c'est ce que l'on observe effectivement. Ainsi la syphilis est beaucoup moins rebelle dans la Provence que dans le nord de la France, en Italie ou en Espagne qu'en Russie et en Angleterre, dans les pays du centre de l'Amérique qu'en Espagne même et en Italie. C'est que, dans ces contrées chaudes, le corps est continuellement trempé de sueur, et cette circonstance, si elle ne suffit pas à guérir complétement le malade, à elle seule, y concourt au moins très-puissamment (1). Par conséquent,

---

(1) « On a plusieurs exemples de personnes qui, s'étant embarquées pour l'Amérique avec des symptômes de syphilis, en ont été délivrées pendant la traversée, sans le secours d'aucun traitement antivénérien. On les croyait dès lors entièrement rétablies, mais le mal n'était que pallié par

chaque fois que la maladie sera très-rebelle, et que la chose sera possible, on devra engager le malade ou bien à aller se faire traiter dans un climat plus chaud, ou bien à attendre l'été.

Qu'on ne pense pas cependant qu'il soit impossible de se débarrasser de la vérole sans le secours de ces deux circonstances. Nous savons qu'on se guérit en France et en Angleterre, à Londres et à Paris, aussi bien qu'en Guinée ou à la Guadeloupe; seulement il faut, dans les pays froids ou tempérés, s'efforcer de se placer dans des conditions un peu analogues à celles des pays chauds. soit en passant ses journées dans des appartements uniformément et convenablement chauffés, soit en ne s'exposant à l'air que convenablement vêtu, et la surface cutanée entièrement recouverte de vêtements de laine. Tout l'avantage des pays chauds, c'est donc d'avoir naturellement ce que nous ne pouvons nous procurer qu'artificiellement; avantage immense, car combien peu d'individus qui puissent garder leur appartement pendant toute la durée d'un aussi long traitement! combien de pauvres malheureux qui ne possèdent pas de quoi se couvrir convenablement! En outre, il est quelques cas de syphilis invétérée qui ne se guériraient jamais dans les pays froids et humides, et qui disparaîtront aisément dans un climat plus chaud et plus uniforme.

Tout ce que nous disons là des climats se rapporte parfaitement aux saisons, et nous n'avons pas besoin d'en faire ressortir l'analogie. Nous dirons seulement que de

---

l'influence du changement de climat; car, bien qu'il fût sans action et qu'il restât latent dans l'économie pendant le séjour des malades dans les pays chauds, il reparaissait aussitôt après leur retour en Europe. J'ai par devers moi plusieurs observations de ce genre. » (Lagneau, *Traité des maladies syphilitiques*, t. II, p. 274.)

même qu'on peut très-bien guérir de la vérole dans les pays froids, dè même on peut très-aisément, avec des précautions convenables, en guérir pendant l'hiver. On devra donc traiter la vérole dans toutes les saisons, si les cas sont pressants, et n'attendre le retour du printemps ou de l'été, pour commencer l'administration du mercure, que dans les cas où rien ne presse, où le traitement est plutôt une mesure de précaution qu'un traitement curatif. — Celui-ci, dans les pays froids et pendant l'hiver, devra toujours être plus long que dans les climats plus chauds et pendant la saison d'été.

On a remarqué que les habitants des pays méridionaux supportent beaucoup moins bien le mercure que les habitants des contrées septentrionnales. A dose égale, tandis que ceux-ci n'éprouveraient aucun accident notable, les premiers seraient atteints de dévoiement, de troubles nerveux, de salivation. On ne devra pas oublier cette observation, et se comporter différemment suivant les climats : donner des doses très-petites aux méridionaux, et de plus en plus fortes à proportion qu'on avance vers le nord. Avons-nous besoin de dire que, pour un même individu, les doses de mercure doivent être plus faibles pendant l'été que pendant l'hiver ?

4º Des modifications à apporter au traitement, suivant les maladies concomitantes.

Un des points qu'il serait le plus intéressant d'élucider, dans la pathologie humaine, serait le suivant : La vérole actuelle ou guérie apporte-t-elle quelques modifications à la physionomie des maladies ? influence-t-elle leurs symptômes, leur marche, leur terminaison ?

leur imprime-t-elle un cachet particulier? En un mot, pour être encore mieux compris, nous demanderons si telle maladie bien déterminée, contractée dans des circonstances analogues, frappant deux individus autant que possible semblables, sera différente chez celui qui aura eu la vérole et chez celui qui aura échappé à ce fléau. — Il faudrait encore remonter plus haut : il s'agirait de savoir si la vérole du père, l'enfant ne l'ayant jamais eue, n'a pas influencé l'organisme de celui-ci de telle manière que ses maladies auront une physionomie particulière différente de celle d'un individu qui n'aurait jamais eu la vérole et dont les parents y auraient aussi échappé. — On comprend tout ce qu'il y aurait de difficultés à résoudre de semblables questions, peut-être même sont-elles insolubles ; mais on comprend de même quel jour leur solution jetterait immédiatement sur la nature et le traitement des maladies. Quelque difficulté d'ailleurs que présente ce problème, et bien que jusqu'à présent nous n'ayons aucune solution satisfaisante, nous ne renonçons pas à nous en occuper sérieusement dans l'avenir.

Qu'on songe d'ailleurs à l'action thérapeutique du mercure. Quelle puissance n'y a-t-il pas dans ce médicament? A combien d'indications ne répond-il pas? Dans combien de maladies n'a-t-on pas pu l'employer, et avec le plus grand succès? Combien de fois au contraire, dans des circonstances analogues, n'a-t-il pas complétement échoué? Certes nous ne voudrions pas dire que les préparations hydrargyriques n'agissent jamais qu'en vertu de leur action spécifique contre la vérole, mais ne peut-on pas supposer que, dans un grand nombre de cas, c'est bien là leur mode d'action ; car, si cela n'était pas un peu la vérité, pourquoi ces succès si surprenants? pourquoi ces revers plus surprenants encore? pourquoi cette force d'action des mercuriaux dans un si grand nombre de maladies?

Nous nous arrêtons là, puisque, comme nous l'avons dit, nous sommes incapables de donner une solution satisfaisante à ces diverses questions, et que, dans le champ des conjectures, nous aurions trop peur de nous égarer et d'égarer nos lecteurs. Nous allons nous contenter, pour nous en tenir au titre de ce paragraphe, d'examiner les modifications qu'il faut apporter au traitement antisyphilitique, quand surgit une maladie intercurrente. Comme nous ne pourrions pas passer en revue chaque maladie en particulier sans nous exposer à des longueurs et à des redites fatigantes, nous nous contenterons d'examiner en gros chaque classe de maladie dans ses rapports avec le traitement mercuriel. Il est bien entendu que nous ne nous occupons ici que de celles de ces maladies qui ne paraissent avoir, ou n'ont effectivement, aucun point de contact avec la vérole; nous n'avons pas besoin de dire en effet que, si l'on a à traiter une névrose de cause syphilitique, il faut immédiatement administrer le mercure, car lui seul peut guérir le mal. Il en est de même du coryza, de l'otorrhée, du rhumatisme syphilitique, etc. etc.

A. *Fièvres.*

Il est rare que l'on soit obligé d'interrompre le traitement mercuriel pendant la durée de cette affection. Cependant, dans les formes très-graves de la fièvre typhoïde, pendant les accès de fièvres intermittentes pernicieuses, dans les fièvres éruptives, lorsque l'éruption se fait mal ou rentre brusquement, dans toutes les fièvres enfin liées à un état adynamique profond, on fera toujours bien

d'interrompre le traitement mercuriel jusqu'à la guérison
de la maladie. Dans les cas où on jugera convenable de le
continuer, on devra diminuer les doses du médicament.
Dans la fièvre hectique, à moins qu'elle ne soit le produit
même de la vérole, on fera toujours bien ou d'interrompre
le mercure absolument, ou d'en diminuer considérablement
les doses.

B. *Maladies pestilentielles.*

On doit interrompre le traitement antisyphilitique dans
toutes les maladies pestilentielles (peste, typhus, choléra, etc.). Le mercure, en effet, ne ferait qu'ajouter des
causes nouvelles de débilitation à l'adynamie profonde
dans laquelle ces maladies jettent en général l'individu
malade. Dans ces cas d'ailleurs, la maladie la moins pres-
sante, c'est la vérole.

C. *Phlegmasies.*

Loin que les phlegmasies contre-indiquent l'emploi des
mercuriaux, toutes sans exception se trouvent très-bien de
son usage, et il en est un grand nombre contre lesquelles
on ne peut pas employer de médication plus héroïque :
ainsi la *péritonite puerpérale*, l'*hydrocéphale aiguë*, la
méningite, trouvent un remède puissant dans le mercure ;
le *rhumatisme musculaire* et surtout le *rhumatisme articulaire*, la *dysenterie*, la *péritonite*, la *pneumonie*, le
phlegmon, etc. etc., se trouvent parfaitement de l'usage
de ce médicament ; et cela s'explique du reste par l'action
si puissante des mercuriaux sur le sang, auquel ils enlè-
vent, et souvent avec une extrême rapidité, ses éléments

plastiques, agissant ainsi absolument dans le même sens que la saignée. Sans doute, dans beaucoup de cas, on changera le mode d'administration du mercure ; mais, quel qu'en soit l'emploi, l'effet sera toujours absolument le même, et le malade pourra concurremment être débarrassé et de la phlegmasie et de la vérole. — La seule inflammation où le mercure pourrait être nuisible serait la *stomatite ;* si on continuait son emploi, on verrait en effet bientôt la stomatite simple se changer en une *stomatite mercurielle,* et nous avons assez dit que le seul moyen de guérir la stomatite mercurielle , c'était, en même temps que l'emploi de certains topiques, la cessation des préparations de mercure. Si donc on ne doit pas continuer le traitement pendant la durée de la stomatite simple, on ne devra pas non plus, bien entendu, le commencer avant la guérison complète de cette affection.

D. *Hémorrhagies.*

Dans toutes les hémorrhagies passives graves, il est indispensable d'interrompre le traitement mercuriel ou de ne pas le commencer, à moins toutefois que l'hémorrhagie ne soit une conséquence de l'altération profonde dans laquelle la vérole aura jeté le malade. Il est évident, en effet, que si la vérole est la cause du mal, il faut se hâter de guérir celle-ci, même au risque d'augmenter l'écoulement sanguin pendant les premiers jours ; seulement, en même temps que le mercure, on aura bien soin de donner à l'intérieur les toniques, fer, quinquina, etc. etc. En dehors de cette circonstance, nous le répétons, le mercure est très-nuisible dans les hémorrhagies passives ; mais, dans les hémorrhagies liées à un état de pléthore, qui sont beaucoup plus rares à la vérité, les mercuriaux pourront être d'une très-grande utilité, et ce sera une raison de plus pour insister sur leur emploi et en augmenter les doses.

E. *Névroses.*

Presque toutes les névroses, reconnaissant une cause autre que la syphilis, seront malheureusement influencées par le mercure ; et cela doit être, car les névroses sont en général l'apanage presque exclusif des personnes faibles, dont le sang est pauvre, dont les fonctions digestives se font mal. Il est donc bon, dans ces sortes d'affections, d'user du mercure avec une extrême réserve. Mais il faut placer ici une observation d'une importance pratique capitale, c'est que beaucoup de ces névroses reconnaissent pour cause unique une vérole plus ou moins ancienne, plus ou moins invétérée, et cela sans que rien, au premier aspect, semble faire présumer aucun lien de parenté enre la cause et l'effet. Ainsi on cite plusieurs cas d'épilepsie ancienne réputés incurables, et que le mercure a définitivement guéris en très-peu de jours, et certes le mercure n'a pas une action anti-épileptique. Chaque fois qu'il a agi heureusement, c'est que, à coup sûr, l'affection était produite par une exostose intra-crânienne ou des végétations de la dure-mère, etc., une affection syphilitique enfin, sur laquelle le mercure a eu prise. La cause enlevée, le mal a disparu. — Le *tétanos* non traumatique lui-même a été guéri par le mercure, et encore de nos jours, par M. le professeur Forget. Est-ce à dire, pour cela, que le mercure guérisse le tétanos en général? non sans doute, mais il pourra guérir le tétanos lié à une exostose ou à toute autre altération syphilitique. — Combien d'autres névralgies, soit intermittentes, soit continues, guéries aussi par le mercure! on n'a qu'à ouvrir les ouvrages de médecine pour en trouver des exemples par centaines. C'est donc au médecin à rechercher attentivement la cause du mal, et à appliquer ensuite le médicament qu'il juge convenable ; mais , dans les cas où la cause lui échappe , où les traitements les plus rationnels ont échoué , nous lui recommandons d'essayer les mercuriaux , et nous lui prédisons des succès auxquels il sera souvent bien loin de s'attendre.

F. *Diathèses.*

La *diathèse cancéreuse* et la *diathèse tuberculeuse,* sans contre-indiquer l'une et l'autre l'emploi des mercuriaux à l'intérieur, exigent néanmoins qu'on en surveille attentivement l'action. Du reste ces deux maladies vont nous fournir des considérations analogues à celles que nous avons fait valoir dans le paragraphe précédent. Les exemples de cancers et de tubercules pulmonaires guéris par le mercure ne sont pas rares dans les auteurs ; ils étaient plus fréquents encore, il y a quelque vingtaine d'années, parce qu'on apportait alors dans le diagnostic de ces maladies beaucoup moins d'attention qu'on ne le fait actuellement. Mais ici, comme pour les névroses , il est certain que le mercure n'a aucune action ni sur le tubercule proprement dit ni sur le vrai cancer ; seulement beaucoup de végétations et d'ulcérations syphilitiques revêtent un grand nombre des caractères du cancer, et beaucoup de médecins ont pu tomber dans une erreur encore assez facile à commettre ; ce sont ces prétendus cancers que le mercure et l'iode guérissent souvent avec une grande facilité. — Dans d'autres cas, la diathèse syphilitique a revêtu un grand nombre des caractères propres à la diathèse tuberculeuse, non pas seulement des caractères extérieurs, tels que l'amaigrissement, la pâleur, la toux, le dévoiement, les sueurs abondantes, etc., mais même beaucoup des caractères stéthoscopiques. Il nous a été donné d'en observer deux cas où l'erreur, très-facile, avait été commise par des médecins distingués. Contre ces phthisies tuberculeuses simulées, les mercuriaux et l'iode seront souverainement actifs.

. Il s'agit donc uniquement de bien asseoir son diagnostic, et alors d'agir en conséquence. Nous ajouterons seulement que dans les cas où le diagnostic peut laisser subsister quelques doutes, on doit administrer le traitement mercuriel ; on ne tardera pas à acquérir une certitude complète. Si le mercure ou l'iode ne produisait pas, au bout d'un mois environ, une amélioration un peu marquée, on devrait le cesser, car il ne tarderait pas à devenir nuisible.

G. *Maladies organiques du cœur et des gros vaisseaux.*

Le mercure est généralement nuisible dans ces affections. Mais, à moins qu'elles ne présentent des symptômes menaçants, elles ne suffisent pas pour empêcher l'usage du traitement spécifique chez les malades qui sont à la fois atteints de ces maladies et de la syphilis. Il convient seulement d'administrer des doses extrêmement faibles du médicament, et toujours en surveillant très-attentivement son emploi ; car on sait que le mercure, surtout à dose un peu élevée, provoque de la fièvre, c'est-à-dire de l'accélération dans la circulation, et par conséquent une action plus active du cœur et des vaisseaux, qui pourrait augmenter le mal principal.

H. *Maladies organiques du foie.*

Mais il n'en est pas de même pour les affections organiques du foie, *cirrhose, ictère,* etc., qui sont très-heureusement influencées par les préparations mercurielles. Ainsi,
au lieu d'interrompre le traitement ou d'en retarder l'administration pendant le cours d'une de ces lésions, ce sera au
contraire un motif suffisant non-seulement pour en continuer
l'emploi, mais même pour en augmenter les doses. Dans
ces cas, en même temps qu'on administrera le mercure à
l'intérieur, on se trouvera bien de faire, soir et matin, sur
la région du foie, des frictions avec 4 grammes de la pommade suivante :

<pre>
Extrait de ciguë. . . . . ⎰
    —   de belladone. . . ⎱ ãã. . . .   4 grammes.
Onguent mercuriel double. 30   —
                F. s. a.
</pre>

I. *Maladies diverses des os.*

Il est plusieurs affections des os, en dehors de la syphilis
proprement dite, qui réclament souvent l'emploi du mercure : ainsi les exostoses et périostoses simples, le gonflement des extrémités osseuses, sont très-heureusement influencées par l'usage interne ou externe de ce médicament.
Par conséquent, au lieu d'interrompre le traitement chez
les individus qui en sont atteints, en même temps que de
syphilis, il faudrait au contraire augmenter un peu les
doses.

K. *Plaies et ulcères.*

Nous avons assez dit, pour n'avoir pas besoin d'y revenir, que les plaies ou les ulcères survenant chez des individus vérolés ne prennent jamais aucun des caractères
du chancre, à moins qu'elles ne s'inoculent directement;
nous ajouterons encore que ces plaies et ulcères se guérissent chez les syphilitiques presque aussi promptement que
chez tout autre individu, à moins que la cachexie ne soit
très-avancée. Ces plaies d'ailleurs ne sont, en général,
nullement influencées par le traitement mercuriel, si ce
n'est en bien, quand la cachexie vérolique est la seule
cause qui s'oppose à leur guérison. Toutefois il est des circonstances où l'on doit interrompre le traitement antisyphilitique, c'est lorsque la plaie ou l'ulcère se complique d'une
inflammation excessive, de phagédénisme ou de pourriture d'hôpital ; ces trois états morbides, en effet, seraient
certainement aggravés par les préparations hydrargyriques.
Il faut alors les susprendre absolument, et ne reprendre
le traitement qu'un certain temps après que ces diverses
complications ont cessé, et encore faut-il commencer avec
une extrême précaution, en sondant peu à peu le terrain, et
en ayant soin de donner des toniques dans les cas de pourriture d'hôpital et de phagédénisme.

L. *Fractures.*

Les fractures ne contre-indiquent pas l'usage du mercure quand elles sont simples ; mais, dans les cas où ces
lésions sont compliquées d'une inflammation très-vive,
on fera bien de suspendre le traitement antisyphilitique,

ou de ne pas le commencer avant la guérison des complications, à moins cependant qu'il n'y ait indication pres-
sante à débarrasser l'individu de la vérole.

CHAPITRE II.

ACCIDENTS TERTIAIRES.

Nous voici arrivés aux accidents les plus graves et les
plus profonds de la vérole. Abandonnée à elle-même, la
syphilis, dans un très-grand nombre de cas, suit la marche
que nous avons tracée jusqu'à présent : accidents primitifs,
accidents secondaires, enfin accidents tertiaires. Mais, sous
l'influence de la nature seule, ou, plus fréquemment, sous
l'influence d'un traitement bien dirigé, plusieurs anneaux
de la chaîne que nous avons déroulée peuvent manquer ;
certaines formes précoces des accidents secondaires pourront faire défaut, tandis que des formes tardives se mon-
treront ; les accidents tertiaires peuvent, de leur côté,
manquer complétement. Mais si, le point de départ étant
donné, on n'est pas obligé de descendre aux derniers éche-
lons, lorsqu'on est arrivé à ce point ultime, on peut toujours remonter au point de départ. Ainsi, un accident
tertiaire quelconque étant constaté, on doit toujours retrouver l'accident primitif, et, le plus ordinairement, un ou
plusieurs accidents secondaires. Mais que la vérole débute,
comme on l'a dit et écrit, par les accidents tertiaires, non,
cela ne s'est jamais vu. Il est bien entendu que nous ne

parlons que de la vérole acquise, et non de la vérole héréditaire ; car si, comme nous le pensons, la scrofule, ou
mieux les *accidents scrofuloïdes* ne sont que la conséquence
héréditaire des accidents secondaires tardifs, l'enfant qui
vient au monde dans ces conditions pourra plus tard offrir
d'emblée les accidents tertiaires de la syphilis sous la forme
de scrofuloïde.

A proportion que la vérole dure et marche, elle attaque
des tissus de plus en plus profonds. Ainsi nous avons vu
les accidents secondaires sévir sur la peau et les muqueuses ; c'est presque par anomalie qu'ils frappent l'œil
dans l'iritis. Les accidents tertiaires vont prendre pour
champ d'action tous les tissus profonds, à partir du tissu
cellulaire sous-cutané et sous-muqueux ; ils frapperont
successivement le tissu cellulaire, les ligaments, les os, les
parenchymes, les organes les plus délicats et les plus profonds ; rien ne leur échappe, ni le cerveau, ni le cœur, ni
les poumons ; les séreuses elles-mêmes, bien qu'on ait dit le
contraire, ne sont pas à l'abri de la vérole. Cependant, si
la syphilis, arrivée à ce point, ne respecte rien, elle se
montre bien plus souvent sur tel point que sur tel autre ;
elle affecte de préférence, et fréquemment, le testicule, les
os, les ligaments, les muscles, et nous allons bientôt la décrire longuement dans ces variétés. Quant à ce qui concerne le cerveau, le cœur, les poumons, le foie, etc. Il
serait bien difficile, dans l'état actuel de la science,
de les décrire convenablement, de manière à en former un tableau intelligible et clair. Nous ne l'essayerons
pas ici ; nous avertirons seulement les élèves, et surtout
les praticiens, de se méfier de certaines maladies insolites,
de symptômes obscurs, qu'on ne peut rappporter à rien de
connu, et, lorsqu'ils ne trouvent pas la clef de certains

phénomènes, de songer à la vérole et d'essayer le traitement antisyphilitique.

Car, nous le savons par expérience, on ne connaît pas encore parfaitement la vérole, on ignore plus d'une de ces formes si variées, si distinctes, que revêt trop souvent ce Protée pathologique ; on n'a point enfin le dernier mot des modifications que cet élément apporte au type fondamental des maladies et de la manière dont il les influence. — Étudier ces modifications, éliminer cette inconnue, quel vaste champ d'études ! C'est un travail difficile sans doute, mais nous ne le croyons pas impossible, et nous ne renonçons pas à l'entreprendre un jour.

Les accidents tertiaires arrivent rarement avant le sixième mois qui suit l'infection primitive ; mais ils peuvent se montrer beaucoup plus tard et sans époque déterminée (5, 10, 20 ans et plus), soit qu'un traitement soit intervenu, soit seulement que la nature ait été assez forte pour comprimer le germe du mal qui doit éclater un jour.

On sait que nous avons déjà défini les accidents tertiaires des affections qui ne se transmettent ni par l'inoculation ni par l'hérédité.

§ Ier. Orchite syphilitique (1).

(SYNONYMIE : *sarcocèle syphilitique, albuginite syphilitique, testicule syphilitique, etc.*)

L'orchite syphilitique, niée par Hunter, décrite par Bell, et plus tard par A. Cooper, Dupuytren, etc., est un

____

(1) On a craint jusqu'à présent de donner le nom d'orchite à ce symptôme de la vérole tertiaire, de peur d'amener une confusion regrettable

accident de transition entre les accidents secondaires et tertiaires, et l'on est assez embarrassé pour le classer : ainsi, bien que le fait soit rare, il n'est pas sans exemple de voir l'orchite syphilitique héréditaire ; mais, si quelquefois elle apparaît dès le cinquième mois de l'infection, et en compagnie d'accidents secondaires tardifs et graves, il est beaucoup plus fréquent de la voir survenir plus tard, et elle accompagne habituellement d'autres accidents tertiaires. Ces diverses raisons nous ont engagés à en placer ici la description.

Symptômes et marche. — Le mal débute sourdement, il existe déjà depuis assez longtemps avant que le malade s'en aperçoive. Un jour cependant, et presque toujours par l'effet du hasard, celui-ci remarque que son testicule est plus gros, légèrement douloureux à la pression ; il note quelques douleurs lombaires, plus vives la nuit que le jour. Le médecin, appelé alors, constate en effet que le testicule malade est plus gros que celui du côté sain ; il sent, soit à la surface, soit à l'intérieur du parenchyme de l'organe, une ou plusieurs bosselures dures, encore peu douloureuses à la pression. Ces duretés donnent au doigt la sensation de tubercules ; elles ne font pas saillie à la surface du scrotum. Peu à peu ces masses indurées deviennent plus nombreuses, se rapprochent, s'unissent, et le testicule tout entier paraît alors entièrement dur, on le di-

---

dans la science. Cette erreur n'est pas possible pour nous et pour ceux qui nous liront ; en effet, nous l'appelons *orchite syphilitique,* et l'on voit ainsi, du premier coup, que cette maladie ne peut avoir rien de commun avec l'orchite blennorrhagique, qui est une affection *vénérienne non syphilitique.*

rait changé en un tissu fibreux; c'est un véritable tissu fibro-plastique qui se forme. La tumeur, ainsi constituée, est mal arrondie, bosselée, très-peu douloureuse; les bosselures n'ont aucune tendance au ramollissement. Sous l'influence du traitement, la maladie peut se terminer par résolution; les bosselures diminuent et disparaissent enfin; le testicule se ramollit peu à peu, lentement, il reprend son aspect normal, et tout rentre dans l'ordre ; mais, si on l'abandonne à lui-même, le mal continue à faire de nouveaux progrès. L'épididyme, qui était resté sain jusqu'alors, s'atrophie sans s'indurer, et finit par disparaître à peu près complé-tement ; les vaisseaux séminifères disparaissent à leur tour, et la fonction de l'organe est déjà sensiblement altérée et diminuée, sinon complétement abolie. Cependant le sperme n'offre aucun caractère spécial ; il n'est pas sanguinolent, ainsi qu'on l'a dit et redit mille fois. La peau du scrotum offre des apparences normales de coloration, de souplesse, et les conserve pendant toute la durée du mal.— Bientôt une nouvelle phase de la maladie va commencer : un jour, sans qu'il se soit fait dans la tumeur aucun travail particu-lier, celle-ci commence à diminuer de volume, elle s'atro-phie ; l'atrophie fait sans cesse de nouveaux progrès; enfin, sans qu'il ait eu aucune tendance à la suppura-tion, le testicule disparaît complétement, et il ne reste plus, à sa place, qu'un petit noyau d'induration et une petite portion de l'épididyme. La fonction de l'organe, on le comprend, est alors à jamais perdue. — Au milieu de ce désordre, le canal déférent est toujours resté intact, il n'y a eu aucune sympathie du côté des ganglions lympha-tiques.

Nous n'avons jusqu'ici supposé qu'un seul testicule ma-lade, c'est le cas le plus ordinaire ; mais il n'est pas très-rare que les deux côtés soient pris en même temps , et que les deux organes s'atrophient et disparaissent à la fois. Il va sans dire que l'impuissance est le résultat obligé d'une semblable affection.

Dans quelques cas d'orchite syphilitique, il y a un peu d'hydrocèle ; cependant la tunique vaginale n'a été affectée que consécutivement, la scène principale s'est passée dans la tunique albuginée et dans le testicule ; cette hydrocèle est tout à fait passive et symptomatique de l'altération du testicule, elle disparaît d'elle-même chaque fois que la maladie principale guérit.

Un des faits les plus remarquables de cette affection, c'est que le testicule s'atrophie , et disparaît quelquefois complétement, sans avoir jamais préalablement présenté une augmentation de volume.

Durée et terminaison. — Il est impossible de préciser la *durée* de cette affection ; car on en ignore, dans presque tous les cas , le début exact ; quoi qu'il en soit, elle est toujours très-longue, et sa marche est des plus lentes dans toutes ses périodes. — Sa *terminaison* la plus ordinaire est la *résolution* et la guérison complète ; mais, comme nous l'avons déjà dit, il n'est pas rare de la voir se terminer par l'*atrophie* et la *perte absolue* de l'organe.

Diagnostic. — Le diagnostic de l'orchite syphilitique est un des points les plus intéressants et les plus importants de la maladie que nous traitons ici. Il est impossible de la confondre avec l'hydrocèle , l'épididymite , le varicocèle. Mais l'erreur est possible , elle a souvent été commise, quand il s'agit de la différencier des affections strumeuses et cancéreuses des bourses , ainsi que de l'hématocèle. Dupuytren et M. Lagneau conseillent, pour éclairer le diagnostic, de faire un traitement mercuriel explorateur : c'est un moyen qu'on ne doit employer que quand les explorations directes sont impuissantes.

Résumons les caractères du testicule syphilitique : la maladie peut attaquer les deux testicules à la fois ou un seul ; les douleurs sont presque nulles ; le testicule est presque toujours hypertrophié, dur, bosselé ; les bosselures et le corps de l'organe n'ont aucune tendance à la suppuration. A partir d'un certain moment, la tumeur s'atrophie et finit par disparaître ; *pas de retentissement ganglionnaire, épididyme primitivement sain.*

Voyons maintenant le *sarcocèle tuberculeux.* A l'encontre du premier, il attaque d'abord l'épididyme et n'envahit le testicule que postérieurement ; il est presque toujours double. Complétement indolore au début, il devient de plus en plus douloureux à mesure que le ramollissement de la tumeur s'opère, et les douleurs cessent de nouveau dès que la suppuration s'établit. La tumeur, qui n'est jamais aussi dure que dans le testicule syphilitique, va toujours en augmentant de volume et se ramollissant jusqu'à ce que la suppuration arrive, et elle arrive presque fatalement. Tandis que l'orchite syphilitique reste maladie locale, le sarcocèle tuberculeux s'accompagne bientôt d'altérations semblables dans les parties voisines ; le canal déférent, toujours sain dans le testicule syphilitique, devient malade dans le sarcocèle tuberculeux, puis c'est le tour de la prostate, des vésicules séminales ; enfin les ganglions du bassin finissent par être envahis à leur tour. En outre, il se fait par l'urèthre un écoulement chronique d'une matière strumeuse caractéristique, qui ne s'observe jamais dans l'orchite syphilitique.

Examinons à son tour le *cancer* du testicule. Comme l'orchite syphilitique , il débute par le corps même du testicule, mais il ne tarde pas à envahir l'épididyme ; il n'attaque jamais qu'un seul testicule. Au début, il n'est annoncé par aucune espèce de douleur. Jusque-là, à la rigueur, la confusion est possible ; cependant le sarcocèle cancéreux ne présente pas encore de bosselures, qui n'apparaissent guère qu'à l'époque où la tumeur se ramollit ; mais bientôt les signes les plus caractéristiques vont se montrer. La tumeur cancéreuse, en continuant sans cesse à augmenter de volume, tend peu à peu et insensiblement au ramollissement; celui-ci débute toujours par les bosselures. Les douleurs alors commencent à se faire sentir : elles sont d'abord légères , intermittentes , lancinantes ; à proportion que le mal fait des progrès , elles augmentent et finissent par devenir intolérables ; enfin la suppuration s'établit dans les bosselures. Le sarcocèle cancéreux ne reste pas non plus une maladie locale , et les ganglions voisins ne tardent pas à se prendre à leur tour. — Dans quelques cas très-rares enfin, l'orchite syphilitique pourrait être confondue avec l'hématocèle. Un peu d'attention, la marche de la maladie, et surtout l'étude des causes , dissiperont bien vite tous les doutes.

Si on a bien suivi notre description, on voit que l'erreur, si elle est possible un moment, ne saurait exister longtemps. On a d'ailleurs encore un autre guide dans les antécédents du malade. Quand il y a sarcocèle syphilitique , on doit, on peut presque toujours remonter au chancre ; quand il y a sarcocèle tuberculeux, il y a, selon la loi de M. Louis, des tubercules quelque autre part dans l'organisme (1);

---

(1) Cette loi mérite cependant d'être vérifiée encore , au moins à propos des tubercules du testicule.

quand il y a sarcocèle cancéreux, les phénomènes de la cachexie ne tardent pas à se montrer.

Pronostic. — Il est dans ce que nous avons dit à propos des symptômes et de la terminaison.

Traitement. — C'est celui des accidents tertiaires en général.

§ II. **Dégénérescence fibroplastique des muscles** (1).

La dégénérescence fibroplastique des muscles, étudiée depuis quelques années seulement, et encore assez peu connue, est une maladie fort analogue au testicule syphilitique. Dans l'un comme dans l'autre cas, le tissu normal de l'organe, imprégné d'abord de tissu fibroplastique, s'atrophie et finit par disparaître; dans l'un comme dans l'autre cas, jamais la suppuration ne survient.

Lorsqu'un muscle doit subir la dégénérescence fibroplastique, il est légèrement douloureux ; dans le principe, les douleurs sont nocturnes. Peu à peu il devient plus gros, mais surtout il est, quand on le touche, plus dur, plus mou et plus élastique qu'à l'état normal ; sa contraction est difficile, douloureuse, plus ou moins incomplète. A proportion que le mal fait des progrès, le muscle devient de plus en plus

---

(1) Nous conservons cette dénomination généralement adoptée aujourd'hui, parce que nous nous voyons encore embarrassés pour lui en trouver une plus exacte. Mais celle-ci prise à la lettre est absolument fausse : la syphilis, au premier coup d'œil, semble en effet changer le tissu musculaire en tissu fibroplastique ; le microscope ne tarde pas à démontrer l'erreur. A coup sûr, ce n'est pas là du tissu fibroplastique. Qu'est-ce donc? C'est ce qu'il nous est impossible de dire encore.

dur, on dirait presque un cartilage ; les mouvements, qui n'étaient que gênés, finissent par être absolument impossibles. Dans certains cas, lorsque la maladie affecte les fléchisseurs, ceux-ci se contractent lentement dans le sens de la flexion, et l'extension devient ou très-difficile et douloureuse ou tout à fait impossible. Cependant le muscle ne tarde pas à subir cette atrophie que nous avons signalée dans l'orchite syphilitique, et assez fréquemment son tissu propre disparaît complétement, ne laissant à sa place qu'un tissu d'aspect fibreux, racorni, ratatiné, qui n'a pas en volume la cinquième ou sixième partie du muscle lui-même.

Les muscles de la vie de relation ne sont pas les seuls que la syphilis affecte ; la dégénérescence fibreuse peut aussi s'observer dans ceux de la vie animale, le cœur par exemple : il est vrai que ces cas sont plus rares. Quoiqu'il en soit, le médecin ne doit pas perdre de vue cette observation dans certains cas très-obscurs et insolites des maladies du cœur.

Le *diagnostic* de cette affection est toujours facile. Avec quoi pourrait-on la confondre ? La myosite, le cancer, s'en distinguent très-aisément ; — la dégénérescence graisseuse n'a qu'un point de contact avec elle, l'atrophie et la disparition du muscle ; tous les autres signes sont différents. Le *pronostic* n'est grave qu'autant qu'on arrive trop tard pour soigner la maladie. Prise à temps, la dégénérescence fibroplastique guérit toujours ; mais on comprend qu'il est tout à fait au-dessus des ressources de l'art de reconstituer la fibre contractile d'un muscle réduit à l'état de tissu fibreux. Sous ce rapport, la maladie offre donc une certaine gravité ; car elle peut modifier, altérer et même abolir les fonctions d'un membre.

§ III. Tumeurs gommeuses.

(Synonymie : *tubercules du tissu cellulaire , nodus syphilitique,
exostoses molles.*)

Siége. — Le siége spécial des tumeurs gommeuses est
le tissu cellulaire, et principalement le tissu cellulaire qui
sépare les muscles des os superficiels ou des aponévroses
profondes. D'ailleurs on les a observées dans toutes les régions du corps : à la tête, devant les clavicules, les tibias,
les os de l'avant-bras ; elles ne sont pas très-rares aux
bras, aux cuisses, aux bourses, au voile du palais, dans
la cloison du nez, etc. ; on en voit même au cerveau, aux
poumons, etc., et probablement dans beaucoup d'autres
organes parenchymateux, où elles sont fréquemment mé-
connues et confondues avec les maladies vulgaires de ces
mêmes organes. Cela nous est arrivé à nous-mêmes, qui
avons été assez heureux pour guérir très-promptement par
l'iodure de potassium une prétendue phthisie arrivée à la
troisième période.

Symptômes. — On perçoit, au-dessous de la peau
restée saine et présentant son aspect normal, une tumeur
dure, rénitente, indolore, de la grosseur d'un gros pois,
d'une noisette, d'une noix et davantage ; il n'est pas rare
que cette tumeur gêne les mouvements des organes. Suivant qu'elle est superficielle ou profonde, la peau conserve
longtemps ses caractères normaux, ou au contraire elle
s'altère assez promptement, et devient rouge et même bleuâtre. Peu à peu, et toujours avec beaucoup de lenteur, la
tumeur augmente de volume, elle soulève la peau, devient
légèrement conique et douloureuse ; son centre se ramollit

peu à peu, et on y sent une fluctuation très-apparente.
Les bords et la base restent encore durs et engorgés;
ils sont toutefois parfaitement limités et ne se confondent
pas avec le tissu cellulaire ambiant. Bientôt la peau s'amincit vers le point culminant de la grosseur, elle devient
livide et se déchire enfin. Le pus qui s'échappe est sanieux,
assez mal lié, peu abondant. Après quatre ou cinq jours,
la suppuration diminue, les bords de l'ouverture s'écartent,
et la gomme est remplacée par un ulcère profond, présentant tous les caractères des ulcérations syphilitiques con-
stitutionnelles et se terminant comme elles.

Dans quelques cas très-rares, la tumeur gommeuse peut
se terminer par résolution, bien qu'aucun traitement ne
soit intervenu. — Il est très-important de noter qu'à aucune époque de la maladie, les ganglions voisins ne se
prennent consécutivement.

La tumeur gommeuse est unique ou multiple; quand il
en existe plusieurs, elles sont toujours voisines et assez fréquemment disposées en rond. La variété de siége pourra
et devra modifier considérablement certains signes fonctionnels; la tumeur gommeuse siégeant au niveau ou très-
près des articulations gênera nécessairement les mouvements de celles-ci; — au voile du palais, elle amènera de
la difficulté dans la respiration et la déglutition; au nez,
elle causera l'enchifrènement et beaucoup des symptômes du coryza. Enfin, par le fait du travail ulcératif,
le voile du palais peut être perforé, la cloison nasale détruite, etc. etc.

Diagnostic. — On a pu confondre les tumeur gommeuse avec les *tubercules*; c'est surtout dans les antécédents et dans la constitution du malade qu'on trouvera

les meilleurs signes pour asseoir son diagnostic. En examinant attentivement d'ailleurs, on s'apercevra que la tumeur gommeuse a son siége dans le tissu cellulaire, et qu'elle n'est point accompagnée d'engorgement des ganglions lymphatiques. — On a encore confondu cette affection avec les furoncles et l'anthrax. Cette erreur est grossière, car les signes diagnostiques sont tranchés ; on a toujours pour s'éclairer les antécédents de la maladie ; en outre, le furoncle a une marche aiguë, c'est une maladie qui aboutit fatalement à la gangrène du tissu cellulaire. Rien de semblable dans la tumeur gommeuse, qui marche d'une manière chronique, et dans laquelle on n'observe rien d'analogue au bourbillon du furoncle. Enfin la forme et l'aspect de l'ulcération qui succède à la gomme ne peuvent plus laisser subsister aucun doute.

Pronostic. — La gravité du pronostic se déduit du siége qu'occupe la maladie ; il faut savoir, dans tous les cas, que c'est une de celles sur lesquelles le traitement agit avec le plus de promptitude et d'efficacité.

§ IV. **Affections syphilitiques des os.**

1° *Douleur ostéocope.*

Dans beaucoup de cas, la douleur ostéocope existe seule, c'est toute la maladie ; dans le plus grand nombre, ce n'est que le prélude, le point de départ de la périostose et de l'exostose syphilitiques. Dans les deux cas, voici les caractères de cette affection :

Elle a principalement pour siége les os superficiels : os du crâne, clavicule, sternum, cubitus, tibia, etc., sans

toutefois qu'aucune partie du squelette en soit entièrement
à l'abri ; elle est très-fréquente au niveau de la portion
compacte, rare au niveau de la partie spongieuse des os.
—Au niveau de la douleur, on n'observe aucun phénomène
appréciable ; la peau a ses caractères normaux ; les os
n'ont pas augmenté de volume, au moins au commencement ; mais souvent la douleur ostéocope existe en même
temps qu'une altération matérielle de ceux-ci, elle augmente par la pression ; la sensibilité de la partie est souvent tellement exquise, que le moindre contact ne peut être
supporté par le malade ; — la douleur est fixe, et c'est ce
qui la distingue des *douleurs rhumatoïdes* qu'on observe
fréquemment, surtout dans les accidents secondaires, et
qui changent fréquemment de siége. Mais le caractère le
plus important de la douleur ostéocope, c'est d'être inter-
mittente, et de ne se montrer que la nuit, alors que le malade est échauffé par la chaleur du lit. Habituellement c'est
entre dix et cinq heures qu'elle offre ses plus violentes
exacerbations ; mais, chose remarquable, cette intermit-
tence peut être entièrement changée par les habitudes du
malade, et chez celui qui fait du jour la nuit, c'est le jour,
dans le lit, que la douleur se montre ; aussi a-t-on recher-
ché la cause intime de ce phénomène. Pour nous, il réside
presque tout entier dans la chaleur ; et la preuve, c'est
qu'on voit fréquemment la douleur ostéocope manquer chez
un malade qui passera la nuit toute entière sans se coucher,
exposé à une température peu élevée ; c'est qu'elle est non
pas seulement nocturne, mais continue, chez les personnes
soumises pendant le jour à la haute chaleur des fourneaux,
et qui dorment la nuit dans leur lit ; c'est enfin, comme
nous l'avons dit, qu'elle est diurne chez les gens (et ils
sont nombreux) qui dorment le jour et veillent la nuit. Que

la chaleur cependant ne soit pas le seul élément de la douleur, c'est possible ; mais c'est, sans contredit, l'élément le plus important.

On comprend qu'une douleur semblable, même quand elle existe sans altération matérielle de l'os, qui prive le patient de tout sommeil, ne tarde pas à altérer plus ou moins profondément l'économie ; mais, ainsi que nous l'avons dit, elle n'est le plus souvent que le point de départ d'une maladie plus profonde, que nous allons maintenant étudier.

2° *Périostoses.*

Les périostoses sont des tumeurs plus ou moins dures, adhérentes, douloureuses au toucher, ordinairement précédées d'une légère ostéite superficielle, et constituées par le périoste décollé et une matière plastique épanchée entre cette membrane et l'os.

Siége. — Les périostoses siégent le plus souvent sur les os superficiels, cubitus, clavicule, tibia, sternum, crâne, etc., et de préférence sur les points les plus rapprochés de la peau. Toutefois les os profonds n'en sont pas toujours à l'abri.

Division et symptômes. — Avec M. Ricord, nous distinguerons trois espèces de périostoses : périostose inflammatoire, périostose gommeuse, périostose plastique.

A. *Périostose inflammatoire.*

C'est la moins fréquente de toutes ; elle est caractérisée par une tumeur empâtée, assez mal circonscrite, accompagnée d'un peu de fièvre. La peau, qui, dans les premiers temps, est restée souple, avec sa coloration normale, ne tarde pas à se souder au reste de la tumeur, à rougir ; la fluctuation devient de plus en plus évidente, et enfin la tumeur s'ouvre, donnant issue à un pus abondant, mal lié, un peu séreux, et fourni non-seulement par le périoste, mais par l'os lui-même.

B. *Périostose gommeuse.*

Pas de réaction générale, pas de fièvre ; la peau ne perd jamais ses caractères normaux ; dès le premier jour, la tumeur est fluctuante, mais sans aucune tendance à la suppuration. Aussi ces tumeurs ne suppurent-elles jamais ; si on les ouvre, on les trouve formées d'un liquide gélatineux, filant, d'un jaune citrin. — Elles se terminent par résolution.

C. *Périostose plastique.*

C'est la plus commune de toutes et celle qui est précédée des douleurs ostéocopes les plus vives. Comme la précédente, elle existe sans fièvre, elle est sans altération de la peau ; mais elle est dure, très-adhérente, arrondie, sans fluctuation, ou, tout au moins, la fluctuation y est très-obscure. Elle se termine souvent par résolution, quelquefois par la formation d'un tissu osseux, dont l'origine est dans l'épanchement plastique qui s'est fait entre le périoste et l'os.

3° *Exostoses syphilitiques.*

Pour mieux faire comprendre ce que nous avons à dire

de ces affections, nous croyons devoir traiter d'abord en quelques mots de l'exostose en général.

A. Des exostoses en général.

Anatomie pathologique. — Au point de vue anatomique, les exostoses se divisent en *exostoses osseuses* et en *exostoses ostéo-cartilagineuses*.

1° *Exostoses osseuses.*

Elles sont formées par les éléments du tissu osseux normal : les unes, exostoses *celluleuses*, sont constituées par un tissu spongieux ordinairement enveloppé par une lame mince de tissu compacte ; les autres, formées par un tissu compacte, sont les exostoses *éburnées*. Ce tissu compacte, de nouvelle formation, est très-dense et très-dur. Ces deux espèces de tumeurs sont produites tantôt par une sorte d'expansion du tissu primitif, tantôt par un dépôt de substance osseuse nouvelle à la surface de l'os affecté : de là cette distinction des exostoses en *parenchymateuses* et *épiphysaires*... «Si l'on étudie attentivement la structure intime de ces tumeurs, on voit que les premières sont formées de fibres dont on suit de l'œil la divarication, comme le dit Boyer, en même temps que l'on aperçoit une substance osseuse nouvelle, interposée dans leur intervalle ; les secondes, au contraire, présentent une surface granulée comme celle de tous les os de nouvelle formation.» Même après avoir scié l'os, il est quelquefois impossible de reconnaître la variété à laquelle appartient la lésion, car les exostoses épiphysaires se soudent si intimement à l'os, dans certains cas, qu'il est impossible de les en distinguer. (Nélaton , *Traité de path. chir.*)

2° *Exostoses ostéo-cartilagineuses.*

Formées par la réunion des tissus osseux et cartilagi
neux, elles présentent aussi deux variétés.

Première variété. — Le centre de la tumeur est constitué par du tissu osseux ; la circonférence, la coque, si
nous pouvons ainsi dire, par du tissu cartilagineux. En
disséquant ces exostoses, on trouve d'abord le périoste
épaissi, ensuite la couche cartilagineuse, puis le noyau
osseux, séparé de l'os par une nouvelle couche peu épaisse
de tissu cartilagineux.

Deuxième variété. — « Le tissu cartilagineux est déposé
par masses irrégulières dans l'intérieur de cavités anfrac-
tueuses dont est creusé le tissu osseux. Celui-ci, contraire-
ment à ce que nous venons de voir dans l'espèce précédente, forme en outre, à la périphérie de la tumeur, une
enveloppe continue, constituée par le rapprochement d'un
nombre considérable de petites masses arrondies, blanches,
dures et comme crétacées, ce qui donne à toute l'exostose
la forme et l'aspect d'un chou-fleur. » (*Loc. cit.*)
S'il est impossible d'étudier le mode de formation des
exostoses produites par l'expansion de l'os lui-même, on a
pu suivre pas à pas la genèse des exostoses qui se développent sur l'os ; elles se produisent absolument de la même
manière que le cal dans les fractures. — Quand deux os
sont unis par une articulation immobile, une suture, l'exostose qui a envahi l'un d'eux passe le plus souvent sur l'autre, ce qu'on n'observe presque jamais pour deux os séparés ou formant une articulation mobile. On a cependant

vu quelquefois une exostose du tibia arriver au péroné et se confondre intimement avec ce dernier. — Les exostoses affectent surtout la face externe des os plats, mais elles ne sont pas rares non plus à leur face interne ; ainsi, au crâne, elles se montrent assez fréquemment sur la table interne, et quelquefois sur les deux tables en même temps.

B. **Des exostoses syphilitiques.**

Symptômes. — Elles appartiennent aux exostoses osseuses que nous avons décrites plus haut, et sont le plus souvent précédées d'une périostose.— On les observe principalement sur les os les plus superficiels et presque exclusivement à leur face cutanée ; elles sont surtout fréquentes à la face interne du tibia, au crâne, au sternum, sur les côtes, à la clavicule, au radius, etc. Elles sont constituées par une tumeur d'un médiocre volume, douloureuse au toucher dans certains cas, assez régulière, hémisphérique, présentant quelquefois un pédicule.—Ces exostoses se forment, ainsi que nous l'avons dit, comme le cal, par un épanchement de lymphe plastique, qui se transforme peu à peu en tissu osseux compacte, et arrive à l'état d'éburnation. Dès lors l'exostose n'est plus douloureuse, elle peut diminuer, mais elle n'est plus susceptible d'une guérison radicale. — Toutes les exostoses syphilitiques ne se terminent pas par l'éburnation ; dans quelques cas très-rares, elles suppurent.

A leur niveau, la peau pâlit, s'amincit, devient dure, rugueuse ; les muscles s'atrophient, subissent la transformation fibreuse, et même, dans quelques points, deviennent osseux ; les vaisseaux comprimés s'atrophient, s'oblitèrent plus ou moins complétement ; les nerfs comprimés aussi sont le siége de douleurs quelquefois atroces, douleurs qui vont diminuant ensuite peu à peu, jusqu'à ce qu'enfin elles cessent complétement, le nerf étant frappé de paralysie.

Est-il nécessaire de signaler les désordres qu'entraînerait une exostose intra-crânienne (1) ou une exostose qui se développerait sur le trajet d'un gros vaisseau, qu'elle comprimerait, ou d'un plexus nerveux, etc. etc.? Chacun suppléera à ce que nous ne disons pas ici.

Diagnostic. — Il est ordinairement facile quand l'exostose est superficielle ; mais il n'en est plus ainsi quand elle occupe une région profonde, l'intérieur du crâne, par exemple.

Pronostic. — Il peut être extrêmement grave dans les cas heureusement rares que nous venons de signaler à l'instant, c'est-à-dire lorsque l'exostose comprime un organe essentiel à la vie ; il l'est encore, mais à un moindre degré, lorsque la tumeur gêne les fonctions d'une articulation, qu'elle pousse l'œil hors de l'orbite, etc., ou bien même quand, par sa position ou son volume, elle constitue une difformité choquante.

§ V. **Ostéite, caries et nécroses syphilitiques.**

L'*ostéite* syphilitique n'est pas très-rare. On l'observe surtout, comme les périostoses, sur les os superficiels, dans le tissu spongieux et au niveau des articulations. Elle n'offre d'ailleurs rien de particulier, c'est l'ostéite vulgaire.

---

(1) L'épilepsie est quelquefois due à cette seule cause.

Elle se termine par résolution, par suppuration, par carie ou par nécrose.

On a longtemps nié l'existence des *caries* syphilitiques. Delpech ne voulut jamais les admettre, et Becquett, pour les expliquer, suppose que la vérole sévit alors sur un sujet scrofuleux. On n'a certes pas besoin de pareilles suppositions; les caries syphilitiques existent bien certainement et souvent sur des sujets qui ne sont nullement atteints de scrofules.

Les *nécroses* syphilitiques n'ont jamais été contestées par personne; mais, comme les caries, elles n'offrent rien de particulier à examiner.

On comprend, sans que nous les énumérions ici, tous les désordres que causent ces deux affections et les difformités qu'elles entraînent lorsqu'elles frappent, ce qui est fréquent, les os du nez, de la voûte palatine, les os malaires, etc. etc.

§ VI. Traitement des accidents tertiaires.

De l'iode et des iodures.

Jusqu'à ces dernières années, les accidents les plus anciens de la vérole, comme les accidents les plus précoces, étaient exclusivement traités par le mercure. Mais si ce puissant moyen réussissait souvent, il échouait souvent aussi presque toujours dans les manifestations ultimes de la syphilis. Combien d'engorgements ganglionnaires, combien d'affections du testicule, incurables par le mercure, et réputés cancers par tous les chirurgiens! Combien d'opérations inutiles par suite de cette erreur d'abord, par suite surtout de l'impuissance du traitement mercuriel! — Nous sommes plus heureux que nos devanciers, car nous possédons l'iode, l'iode qui est un des médicaments les plus actifs et les plus puissants de la matière médicale ; qui se substitue si bien et si heureusement au mercure, devenu impuissant contre certaines manifestations syphilitiques ; qui guérit plus sûrement encore que celui-ci, lorsqu'il est convenablement employé ; qui guérit surtout avec une promptitude qui tient presque du prodige. — Nous avons vu de ces prétendues tumeurs cancéreuses, donnant lieu aux accidents les plus graves, auxquelles nos devanciers, nos maîtres, n'auraient su opposer que le bistouri, guérir comme par enchantement, sous l'influence de l'iodure de potassium.

Pour donner une idée de ces cures vraiment merveilses, opérées dans les cas de syphilis tertiaires par l'iodure de potassium, nous nous bornerons à citer les observations suivantes, tirées de la pratique de l'un de nous.

Syphilide tuberculeuse de la face simulant un lupus.

Guérison rapide par l'iodure de potassium.

OBSERVATION Ire. — Une femme de cinquante-quatre ans, dont la face était presque entièrement détruite par d'horribles ulcérations, attendait, depuis plusieurs mois, son entrée à l'hospice de la Salpétrière, après avoir vainement essayé toutes les ressources de l'art, le mercure, l'or, la cautérisation par les divers liquides ou pâtes. Son admission, régularisée déjà depuis quelques semaines, se trouvait retardée par le fait de mesures administratives à l'occasion du choléra, qui sévissait violemment sur l'hospice. Elle vient à l'administration générale, supplier de nouveau que l'on hâtât son admission, arguant de l'horreur qu'elle inspirait à tout le monde. Malgré ses supplications, cette pauvre femme se trouvait encore ajournée, quand M. Maisonneuve, qui était venu par hasard dans les bureaux, lui proposa de la recevoir provisoirement à l'hôpital Cochin; là elle fut soumise à l'iodure de potassium, porté successivement à 2, 3 et 4 grammes par jour. Sous l'influence de cette médication, le travail de réparation s'opéra avec une rapidité merveilleuse; chaque jour, on en pouvait facilement constater les effets. En moins de six semaines, la malade sortit de l'hôpital entièrement guérie, et s'empressa d'aller à l'administration contremander son admission à à l'hospice des Incurables.

Tumeur syphilitique du voile du palais et du pharynx, opérée pour un cancer. — Récidive.

Guérison rapide par l'iodure de potassium.

Obs. II. — Un homme, jeune encore, vint à l'Hôtel-Dieu réclamer les secours de la chirurgie pour une tumeur volumineuse qui occupait la plus grande partie du voile du palais, l'amygdale droite, et une portion notable de la paroi correspondante du pharynx.

M. Blandin, qui crut reconnaître dans cette tumeur une affection cancéreuse, exécuta, pour l'enlever, une opération des plus hardies et des plus habiles; il fit sur la partie latérale droite du cou, et parallèlement au bord antérieur du muscle sterno-mastoïdien, une incision de quinze centimètres environ de longueur. Cette incision, par laquelle on pouvait introduire trois doigts dans le pharynx, lui permit de cerner la tumeur toute entière par une série de ligatures à anses. Cette opération fut suivie de succès, en ce sens que le malade guérit de son opération et sortit de l'hôpital ; il fut même présenté à l'Académie de médecine dans la séance du 21 janvier 1845. Mais, au bout de six mois, une nouvelle tumeur se manifesta dans la cicatrice, et fit des progrès rapides. Le malade revint à l'Hôtel-Dieu réclamer de nouveau les secours de l'art. M. Blandin, désespéré de cette récidive, et ne doutant pas qu'il n'eût affaire à une affection cancéreuse de la pire espèce, se borna à prescrire des palliatifs. Trois mois se passèrent ainsi, pendant lesquels la tumeur fit des progrès considérables, et remplit la presque totalité de l'arrière-bouche, de sorte que le malade ne pouvait plus prendre que des aliments liquides et que la respiration elle-même était notablement gênée. C'est dans cet état qu'il fut transporté à Bicêtre dans la division des cancéreux incurables. Il ne paraissait pas avoir quinze jours à vivre, lorsque M. Maisonneuve eut l'idée d'employer l'iodure de potassium à la dose seulement de 50 centigrammes par jour. Sous l'influence de ce médicament, la maladie cessa de faire des progrès, puis elle commença à rétrograder ; la déglutition devint plus facile, la respiration moins anxieuse, et, au bout de quinze jours, il devint évident que le volume de la tumeur diminuait d'une manière notable. On porta la dose d'iodure à 1 gramme ; dès lors l'amélioration marcha plus rapidement, et trois mois après, le malade, entièrement guéri, put aller se présenter à M. Blandin, qui, en le voyant, resta stupéfait, le croyant mort déjà depuis longtemps.

A cause de cette puissance de l'iode et de son excessive

utilité, nous allons l'étudier en détail, ainsi que nous l'avons fait pour le mercure.

1° Action physiologique de l'iode en général, et de l'iodure de potassium en particulier.

Absorption de l'iode.

L'absorption de l'iode n'est pas contestable, car on le retrouve facilement dans toutes les sécrétions ; on ne comprend pas même comment M. Martin-Solon a pu nier son passage dans les sécrétions. A peine le médicament est-il pris depuis cinq minutes, qu'on le retrouve dans les urines (O'Shanguessy), d'où il disparaît d'ailleurs aussi très-rapidement. Le malade eût-il pris de l'iode pendant des mois entiers, et à haute dose, qu'au bout de très-peu de jours, les urines n'en contiennent déjà plus. Mais on ne le trouve pas seulement dans les urines : on constate très-aisément sa présence dans le lait des nourrices et jusque dans l'urine de leurs nourrissons ; on le retrouve dans la salive, dans les larmes (Wallace), et dans la sueur.

Action de l'iode sur la peau.

Très-fréquemment, à la suite de l'administration de l'iodure de potassium, on observe des effets remarquables du côté de la peau : ce sont des éruptions diverses qui se rapportent aux exanthèmes aigus (érythèmes, urticaires), et, si son action est longtemps continuée, aux formes du prurigo et de l'eczéma et surtout de l'acné, que l'on confond souvent, et qu'il est très-aisé de confondre, avec l'acné syphilitique et l'acné vulgaire.

Action de l'iode sur la circulation et le système nerveux.

En même temps qu'on observe ces affections cutanées, on remarque souvent de l'accélération dans la circulation, de la fièvre, une céphalalgie frontale assez intense, des tintements d'oreille, des éblouissements, quelques vertiges, enfin tous les signes d'une ivresse que M. Lugol a appelée *ivresse iodique.* Tous ces symptômes sont sans importance, ils cessent le plus souvent d'eux-mêmes, à la condition seulement de ne pas porter le médicament à des doses trop élevées ; jamais, entre les mains d'un médecin prudent, ils ne prennent aucun signe de gravité alarmant. Dans tous les cas, ils disparaissent dès qu'on cesse l'usage de l'iodure de potassium. L'insomnie suit assez souvent l'emploi de ce remède. — Comme spécimen des phénomènes nerveux indiqués, et comme preuve de leur curation prompte, nous rapporterons une observation remarquable, publiée par M. le Dr Cullerier (1). Le malade, qui est un homme très-intelligent, et qui a très-exactement analysé les sensations qu'il a perçues, les a lui-même exposées en ces termes :

Obs. — «Pendant les premiers jours de l'administration de l'iodure de potassium (on commença par 1 gr. ½), je n'éprouvai rien de particulier, si ce n'est une éruption très-abondante de petits furoncles, principalement à la face, aux tempes, au front et sur les cuisses ; au bout de sept ou huit jours, la dose du médicament fut portée à 3 grammes dans les vingt-quatre heures.

«Après quatre ou cinq jours de ce traitement, il survint quelques phénomènes plus graves ; lorsque je marchais

---

(1) *Mémoires de la Société de chirurgie*, t. I, p. 3.

soit dans un appartement, soit dans les rues, il me semblait que la progression n'était pas droite et régulière, et que je décrivais des zigzags à la manière d'un homme légèrement ivre. Cette sensation me devint tellement insupportable, que j'étais continuellement obligé, pour me convaincre qu'en réalité je marchais droit, de mesurer de l'œil la distance qui me séparait des murs ou des objets environnants. En même temps, il survint, dans mon intelligence, un désordre que je ne saurais mieux comparer qu'à l'état dans lequel je métais trouvé le lendemain des jours où j'avais pris du hachisch, préparation dont j'avais, à quatre ou cinq reprises, par curiosité, expérimenté les effets sur moi. J'éprouvais une peine extrême à rassembler mes idées; je ne pouvais qu'avec de grands efforts fixer mon attention lorsqu'on m'adressait la parole, et il me semblait éprouver une certaine difficulté à répondre convenablement. Je dis qu'il me semblait, car je n'ai pas vu, dans tout le temps qu'à persisté cet état, que ceux qui m'entouraient s'aperçussent de cette singulière disposition. A des intervalles souvent rapprochés, je me surprenais dans un état d'absence complète assez analogue à celui dans lequel on est plongé, pendant les quelques secondes qui suivent un réveil en sursaut au milieu du premier sommeil.

«En même temps, l'ouïe perdit de sa finesse, je devins véritablement sourd, ou plutôt, tout en percevant les sons exactement, il me semblait, par une illusion semblable aux précédentes, que les paroles m'arrivaient de fort loin et d'une manière indirecte. Tous ces phénomènes, que je n'étais pas éloigné de rapporter à l'affection syphilitique dont j'étais atteint, et dont je craignais de voir augmenter l'intensité, ne laissèrent pas que de m'effrayer beaucoup. Ce qui me rassura et me fit rattacher non plus à la maladie, mais au médicament, les désordres intellectuelles auxquels j'étais en proie, c'est qu'ayant augmenté la dose de l'iodure, je vis augmenter aussi les phénomènes, qui diminuèrent lorsque je descendis à la dose qui m'avait été prescrite.

«Presque guéri des accidents syphilitiques, je suspendis brusquement et complétement l'usage de l'iode. En quarante-huit heures, j'étais revenu à mon état normal. Quelque temps après, je fus obligé de reprendre encore l'iodure de potassium pendant une quinzaine; mais je ne dépassai pas la dose de 1 gramme par jour, et, à part d'assez violents pincements d'estomac, que du reste j'avais ressentis pendant toute la durée du traitement, rien de semblable ne se reproduisit. »

Dans cette observation, si bien analysée par le malade, on voit la réunion de plusieurs des accidents iodiques que nous avons signalés : action sur la peau, action sur le système nerveux, et aussi action sur l'ouïe, qui, dans ce cas, tenait ou à une phlogose de la muqueuse auriculaire semblable à celle du coryza, ou plus probablement aux troubles de l'encéphale.

Action de l'iode sur les muqueuses respiratoires et oculaires.

Certaines personnes sont tellement influencées par l'iode, qu'il leur est impossible de prendre la plus petite dose d'iodure de potassium sans être atteintes *immédiatement* d'un *coryza* violent. Une de nos malades nous présente en ce moment ce fait d'une manière très-remarquable. Mais, en dehors de ces cas exceptionnels, il est peu de personnes qui, si elles prennent quelque temps de l'iodure de potassium, ne finissent pas par avoir un coryza toujours assez intense, avec une céphalalgie violente et un écoulement abondant de mucosités pures et non pas de muco-pus. — Du côté du *larynx* et des *bronches*, on note un peu d'irritation, quelquefois une inflammation assez intense, accompagnée d'une légère oppression, de toux et de l'expectoration de mucosités plus ou moins abondantes. — Les *yeux* ne sont pas non plus à l'abri de l'action de l'iodure de potassium; la conjonctivite est cependant beaucoup plus rare que la laryngite, que le coryza surtout. Les milieux de l'œil restent sains, la vision est conservée; mais la conjonctive est très-rouge, boursouflée, les paupières sont œdémateuses; il y a un écoulement abondant d'une sérosité épaisse, non purulente. L'absence de pus empêche de confondre cette ophthalmie avec les ophthalmies spécifiques, auxquelles elle ressemble un peu. Comme les autres symptômes, elle ne tarde pas à se guérir dès qu'on cesse l'usage de l'iodure de potassium.

Action de l'iode sur les voies digestives.

L'iodure de potassium active l'appétit, favorise les digestions : sous son influence, l'embonpoint du malade augmente. En même temps, il y a le plus souvent de la constipation. Toutefois, dans quelques cas rares, chez les personnes dont les voies digestives sont habituellement en mauvais état, l'iodure de potassium entraîne l'anorexie et la diarrhée. C'est au médecin à surveiller l'emploi du remède. On observe aussi assez souvent, du côté de l'estomac, des tiraillements, des pincements passagers et qui suivent de très-près l'ingestion du médicament. — Comme le mercure, mais seulement par exception, l'iodure de potassium occasionne la salivation ; du reste , elle est toujours légère, et ne s'accompagne ni d'ulcérations à la bouche, ni même d'une inflammation vive ; on ne note pas non plus ce goût métallique qui précède toujours et accompagne la salivation occasionnée par le mercure.

Action sur les fonctions menstruelles.

L'iode influence d'une manière sensible les phénomènes de la menstruation : en général, les femmes sont plus abondamment réglées ; chez quelques-unes, on observe de véritables hémorrhagies ; chez beaucoup, l'époque des règles est avancée. Il est très-important que le médecin ne l'oublie pas, car les femmes en seront parfois épouvantées : on ne devra pas cependant interrompre le médicament, à moins que la métrorrhagie ne soit assez abondante pour causer des inquiétudes.

Action de l'iode sur les glandes.

L'iode, administré tant à l'intérieur qu'à l'extérieur, a parfois sur les glandes une action atrophique remarquable, que le médecin ne doit jamais perdre de vue quand il fait usage de ce puissant médicament. Nous nous contenterons d'examiner son action sur les testicules et sur les glandes mammaires.

A. Action de l'iode sur les testicules.

L'action de l'iode sur les testicules nous paraît un fait incontestable, et si elle n'a pas été notée plus souvent, c'est qu'il a dû arriver bon nombre de fois qu'elle n'a pas été appréciée, parce que les malades n'observent pas toujours les changements organiques qui peuvent survenir dans ces parties, et que fréquemment aussi ils attribuent à toute autre cause l'affaiblissement fonctionnel qui en résulte. Comme ces faits ne sont pas encore bien connus des praticiens, nous croyons utile de rapporter ici quelques observations intéressantes, que nous empruntons à l'excellent mémoire de M. Cullerier.

OBSERVATION Ire.— Un jeune homme affecté d'une blennorrhagie opiniâtre avait, d'après les conseils d'un médecin fort habile d'ailleurs, fait usage de la teinture d'iode à l'intérieur. La dose avait varié pendant le traitement, mais elle n'avait pas dépassé 25 ou 30 gouttes par jour. Il en prit ainsi pendant trois mois, au bout desquels son écoulement avait disparu ; mais alors le malade se plaignit d'éprouver une grande diminution dans ses appétits vénériens, qui finirent même par s'éteindre tout à fait faute d'érections. En même temps, les testicules perdirent sensiblement de leur volume et de leur consistance. Ils arrivèrent à ne plus présenter que le tiers ou le quart de leurs dimensions ordinaires, et, pendant un an, ce jeune homme resta dans une impuissance complète ; puis, sous l'influence des toniques et des excitants de toute nature, les forces viriles revinrent peu à peu, mais beaucoup moins puissantes qu'auparavant, et les testicules restèrent mous et très-peu développés. Il y a dix ans de cela, et aujourd'hui encore il se plaint de son peu d'ardeur : il a trente-cinq ans, il est marié, mais il n'a jamais eu d'enfants, ce qu'il attribue à l'accident qu'il a éprouvé.

OBS. II.— Un jeune homme de vingt-deux ans, d'un tem-

pérament lymphatique, suivait depuis six semaines un traitement par l'iodure de fer, qui lui avait été prescrit pour
un suintement blanc très-léger qui ne se faisait voir que
le matin. Il s'était plaint que, depuis qu'il prenait ce médicament, la fréquence des érections diminuait, et, comme
son médecin attachait une grande importance à ce suintement habituel, il lui persuada que c'était la maladie et non
pas le traitement qui déterminait cet affaiblissement des
facultés viriles. Aussi continua-t-il l'iode quelque temps
encore; mais, la même influence persistant et augmentant
même, il alla consulter M. Cullerier, et lui fit part de ses
craintes. Ce chirurgien examina les testicules, et, les trouvant à l'état normal, n'hésita pas à accuser l'iode. Il conseilla de suspendre le traitement iodé, et de suivre un régime tonique. Un mois après, les érections étaient revenues
aussi fréquentes que par le passé.

Obs. III. — Un médecin de Paris, tourmenté par une sy-
philomanie déplorable, s'administra, malgré les avis des
hommes les plus compétents, une quantité prodigieuse d'iodure de potassium, à l'époque où ce médicament prit rang
dans la thérapeutique antisyphilitique. Après en avoir usé
pendant six mois presque sans désemparer, il constata lui-
même une grande diminution dans le volume et les fonctions de ses testicules. C'est du reste tout ce qu'il a retiré
de ce traitement; car, il y a quelques années, le fantôme
de la syphilis le préoccupait encore.

    B. *Action de l'iode sur les glandes mammaires.*

Cette action, comme celle que l'iode exerce sur les testicules, porte à la fois sur le tissu même de l'organe et sur
sa sécrétion.

23

1° Action de l'iode sur le tissu de la glande mammaire.

Il y a longtemps que Barbier, d'Amiens, avait conseillé l'iode contre l'hypertrophie mammaire, et, dès 1825, le Dr Delfez, de Morlans, avait employé avec avantage l'iodure de potassium dans cette affection. On peut voir aussi dans le Dictionnaire en 30 vol., à l'article *Hypertrophie des ma-melles*, par M. Velpeau, que l'iode donné sous toutes les formes, de manière à en imprégner en quelque sorte tous les organes, serait le remède le plus puissant contre cette maladie.

Les applications et les frictions de pommades iodurées, dans les engorgements chroniques du sein, sont d'un usage journalier, et elles rendent de grands services comme médication unique; quand on y ajoute l'iode à l'intérieur, la résolution s'obtient plus vite. Mais cette action ne se borne pas à provoquer la disparition des engorgements, elle s'étend parfois jusqu'au tissu même de l'organe.

OBSERVATION Ire. — Au mois de mai 1843, M. Cullerier reçut dans son service une jeune femme de vingt-cinq ans, Louise K..., mère de trois enfants, accouchée du dernier depuis quatre mois, et qu'elle ne nourrit pas. A la suite de ses couches, elle eut au sein droit un abcès énorme que l'on dut ouvrir avec le bistouri.

Plus tard, alors qu'elle était guérie de son abcès, elle eut le sein fortement froissé par un de ses enfants : elle rentra à l'hôpital, où l'on trouva tous les signes d'une mammite chronique avec hypertrophie. On eut recours aux cataplasmes émollients, aux frictions mercurielles et à quelques purgatifs. Du gonflement et de la douleur aux gencives ayant forcé de suspendre l'onguent mercuriel, on lui substitua la pommade d'iodure de plomb à l'extérieur et l'iodure de fer à l'intérieur. Au bout d'un mois, le traitement avait fait merveille ; mais, en même temps que la résolution du sein malade s'opérait, l'autre diminuait à vue d'œil. Quand il vit cette action énergique, le chirurgien suspendit l'iode ; mais déjà le coup était porté, et trois semaines plus tard, lorsque la malade quitta l'hôpital, la mamelle qui n'avait pas été malade restait flasque et diminuée de près de moitié. Ce n'est que six mois après que les seins commencèrent à revenir à leur état normal.

Obs. II. — Une toute jeune femme était affectée de périostose suppurée à l'un des tibias, consécutivement à une syphilide pour laquelle elle n'avait fait aucun traitement actif. Pendant un mois environ, elle prit des pilules de Dupuytren, puis elle fut soumise à l'usage de l'iodure de potassium. Elle en prit d'abord 1 gramme par jour ; au bout de peu de temps, le médicament étant bien supporté, on éleva la dose à 2 grammes dans les vingt-quatre heures. Mais une semaine ne s'était pas écoulée, que cette malade, qui prenait les plus grands soins de sa personne, crut s'apercevoir que ses seins devenaient mous et se flétrissaient. Le chirurgien cependant, ne trouvant pas ces organes gravement altérés, lui conseilla de continuer, et fut ensuite six jours sans la revoir. Mais alors l'affaissement avait fait de notables progrès ; les deux seins, de fermes et de rebondis qu'ils étaient, étaient devenus flasques et flétris. Il n'y avait pas moyen de s'illusionner sur les tissus qui avaient subi l'influence de l'iode. Cette jeune femme était naturellement sèche, et il était facile de constater que c'était bien la glande mammaire elle-même qui avait diminué de volume et de consistance.

3.º *Action de l'iode sur la sécrétion du lait.*

L'action de l'iode sur la sécrétion lactée est plus prompte encore et plus puissante que sur la trame organique de la glande; on a même profité avec avantage de cette propriété pour combattre la galactorrhée.

OBSERVATION Iʳᵉ. — Par le Dʳ Riesemberg, de Carolath. —Une femme d'une trentaine d'années accoucha d'un enfant qu'elle commença à nourrir, mais qu'elle fut obligée de sevrer, à cause de la difficulté qu'il avait à prendre le sein. La sécrétion du lait n'en continua pas moins et ne cessa qu'au bout de six semaines après la première époque menstruelle. Deux ans après, seconde grossesse, dans le cours de laquelle on s'efforça d'allonger le mamelon. On n'y réussit que d'un côté que l'enfant put téter. Mais il s'établit bientôt des deux côtés un écoulement continuel de lait si abondant, que les vêtements et les garnitures en étaient constamment mouillés. Une légère compression fut exercée sur le sein, dans l'espoir d'affaisser les conduits galactophores, mais sans succès. On employa de même, sans résultat, le sulfate de potasse, les diaphorétiques, les vésicatoires aux bras, les applications froides sur les mamelles, les astringents à l'intérieur et à l'extérieur, les toniques. L'écoulement continuait; la femme maigrissait, dépérissait de jour en jour, et commençait à avoir la fièvre. Enfin, au bout de dix-huit semaines, le Dʳ Riesemberg eut recours à l'iode, et, douze jours après, la galactorrhée disparut, à l'apparition des menstrues. En tout, on avait administré 25 centigrammes d'iode pur et 4 grammes 25 centigrammes d'iodure de potassium. Un an après, en 1841, troisième accouchement. L'enfant ne fut pas même présenté au sein. D'abord la sécrétion du lait parut se tarir ; mais, au bout 'de quatorze jours, le lait recommença à couler avec autant de persistance que précédemment, et quelquefois en telle quantité que la femme était obligée, ce dont M. Riesemberg fut lui-même témoin, de le verser hors de ses chaussures, où il s'était accumulé. On eut recours de nouveau à l'iode, et l'on obtint bientôt le même succès qu'en 1840. Cette fois les règles ne reparurent que sept semaines après.

Cette action puissante de l'iode sur la sécrétion lactée doit rendre le praticien extrêmement réservé dans son usage chez les femmes qui nourrissent. L'observation suivante montrera que pour produire son action antilaiteuse, il n'est pas nécessaire que ce médicament soit donné à dose considérable.

Obs. II. — Gabrielle V..., vingt-six ans, journalière, entre à l'hôpital de Lourcine le 6 octobre 1842. Elle est grosse de huit mois. Elle raconte qu'elle est malade depuis un mois ; qu'une ulcération qu'elle porte à la langue a paru en même temps ou peu après celles qu'elle porte à la vulve. Cette ulcération, qui siége à l'extrémité de la langue, un peu sur le côté droit, a la largeur d'une pièce de 50 centimes et présente l'induration caractéristique ; à la vulve, petits chancres sur les grandes et les petites lèvres ; pas d'engorgements ganglionnaires. Elle est mise à l'usage des pilules de proto-iodure de mercure. Au bout d'un mois, elle accouche d'un enfant fort et bien portant. Au bout de trois semaines, l'induration existe encore à la langue ; il survient quelques papules sur le front, quelques ulcérations superficielles dans la bouche et sur les côtés de la langue. Six semaines après l'accouchement, on la remet à l'usage des pilules de proto-iodure de mercure ; deux par jour d'un demi-grain chaque. Au bout de huit jours, elle se plaint que la quantité de son lait diminue. On ne fait pas d'abord attention à cette circonstance, et elle continue encore pendant quatre ou cinq jours ; mais alors elle se plaint de nouveau et plus sérieusement. On suspend les pilules, et, après huit jours, le lait était revenu à son abondance première. Deux semaines après, on reprend l'usage des pilules, et, au bout de huit jours, le phéno-mène se produit de nouveau. On cesse le proto-iodure, et l'on prescrit les pilules de sublimé. Le traitement s'achève par ce médicament, et rien ne se manifeste plus du côté des seins.

Cette observation prouve d'une manière évidente l'ac-tion manifeste du proto-iodure de mercure sur la sécrétion lactée. Il n'y a pas à s'y tromper ; car, à deux reprises différentes, on voit le même effet se reproduire, tandis que cela n'a plus lieu quand on remplace le proto-iodure par le sublimé.

Vérole, cancer, et iodure de potassium.

Nous avons observé plusieurs fois un fait que nous ne pouvons passer sous silence. Chez trois malades atteints d'une syphilis tertiaire extrêmement grave, et traités par l'iodure de potassium, nous avons vu survenir rapidement un cancer de l'estomac. Ce cancer existait-il auparavant sans se traduire par aucun symptôme? L'iodure de potas-sium l'a-t-il fait naître? Ou bien, au contraire, en a-t-il simplement provoqué le développement? Ou bien encore n'avons-nous observé dans ces trois faits qu'une simple coïncidence ? Nous ne sommes pas en mesure encore de résoudre ces questions ; mais maintenant, que notre esprit est éveillé, nous nous promettons de surveiller attentivement nos malades ; nous nous efforcerons de voir s'il y a bien là une action de cause à effet. C'est dans le but d'attirer aussi l'attention des médecins sur ce point que nous faisons cette remarque. Nous ajouterons que nos malades étaient tous des hommes jeunes, tous les trois à l'âge où le cancer de l'estomac est extrêmement rare.

2° Action thérapeutique.

Longtemps avant la découverte de l'iode, Girtaner donnait contre la syphilis l'éponge brûlée (qui contient de l'iode). Lorsque Courtois eut découvert l'iode en 1810, Coindet, de Genève, et Martini, de Lubeck, songèrent à le substituer à l'éponge dans le traitement de diverses maladies, et principalement de la syphilis ; ils obtinrent les plus heureux résultats. Wallace introduisit l'iodure de potassium dans la thérapeutique de la vérole ; il eut des succès inespérés. Il se servait d'une mixture ainsi composée :

```
Iodure de potassium. . . . . . . . .   8 grammes.
Eau distillée. . . . . . . . . . . . . .  250      —
        Quatre cuillerées par jour.
```

Mais jusque-là l'iode ou l'iodure de potassium était indistinctement employé contre tous les symptômes de syphilis ; aussi les praticiens avaient-ils de nombreux mécomptes. C'est M. Ricord qui a formulé d'une manière précise les cas dans lesquels cet admirable médicament rend réellement des services. Cet éminent praticien ne l'emploie que contre les accidents secondaires tardifs (tubercules de la peau) et contre tous les accidents tertiaires. Ainsi limité à ces cas, l'iodure de potassium est un remède héroïque et presque infaillible.

Il importe assez peu qu'on l'administre d'une manière ou d'une autre, en pilules, en nature, en sirop, dans la tisane, etc. etc. Mais le médecin devra surveiller attentivement le malade et ne jamais commencer par des doses élevées; il peut toujours, sans inconvénient, débuter par 0,50 par jour, et s'élever peu à peu à 1, 2, 3, 4, 5 et 6 grammes dans les vingt-quatre heures. En général, il faut s'en tenir à 3 grammes par jour; aller au delà, c'est s'exposer à des accidents; c'est, dans tous les cas, perdre l'action du remède, qui est rendu par les sécrétions sans produire d'action médicatrice. M. Puche a administré, sans inconvénient, 30 et 60 grammes d'iodure de potassium par jour; la dose nous paraît si élevée, que nous craignons qu'il n'y ait eu quelque fraude de la part du malade.

L'iodure de potassium incorporé dans de l'axonge, à toutes les doses possibles, forme un excellent fondant journellement employé.

Succédanés de l'iodure de potassium.

On a essayé de substituer à l'iodure de potassium le *bromure de potassium*. Au point de vue de l'économie, c'eût été un grand avantage; malheureusement, bien que le bromure de potassium ne soit pas sans une certaine action, c'est un remède beaucoup moins sûr que l'iodure, et qui produit des effets fâcheux sur l'organisme : il provoque une sorte de paralysie de tout le corps; sous son influence, l'intelligence sommeille, le malade devient lourd et paresseux, la peau perd sa sensibilité, et tous les sens s'émoussent, etc. C'est par conséquent un remède qu'il faut rayer de la thérapeutique de la vérole.

L'*iodure de fer* est un agent précieux, surtout quand la syphilis tertiaire attaque un sujet lymphatique ou scrofuleux.

Adjuvants de l'iodure de potassium.

En même temps qu'on administre l'iodure de potassium, on se trouvera très-bien de l'usage des amers en tisane, houblon, douce-amère, gentiane, quassia amara, quinquina, etc. etc. Les ferrugineux pourront aussi rendre les plus grands services ; enfin on devra toujours recommander une nourriture substantielle, de l'exercice et des distractions.

Traitement local de quelques accidents tertiaires.

En général, le traitement local de la syphilis tertiaire a peu d'importance ; cependant, dans quelques cas particuliers que nous allons signaler, il est utile d'y avoir recours.

1° *Orchite syphilitique.*

L'hydrocèle qui complique quelquefois le testicule syphilitique disparaît ordinairement seule ; mais, quand elle est trop lente à se dissiper, quand l'engorgement de l'organe persiste, ce qui est excessivement rare, la compression bien faite avec des bandelettes d'emplâtre de Vigo sera un excellent moyen. Si les douleurs sont trop vives, on essayera de les calmer avec des cataplasmes laudanisés ou les emplâtres de ciguë.

2° *Tumeurs gommeuses.*

En même temps qu'on fait prendre à l'intérieur l'iodure de potassium , on facilitera la résolution de ces tumeurs par des frictions avec la pommade d'iodure de potassium ou d'iodure de plomb. La compression sera aussi utile dans beaucoup de cas.

3° *Douleurs ostéocopes.*

Le traitement général les dissipe facilement; si elles persistent, on appliquera un vésicatoire sur le point douloureux ; on pourra aussi avoir recours aux stupéfiants.

4° *Exostoses et périostoses.*

Antiphlogistiques, sangsues, lorsqu'il y a excès d'inflammation. — Dès que le pus est formé , on doit se hâter d'ouvrir l'abcès. — Les exostoses éburnées ne peuvent pas disparaître; elles persistent quoiqu'on fasse , il ne faut donc plus s'en occuper. Cependant il faudrait les enlever si, par leur position , elles gênaient les fonctions d'un organe de quelque importance.

5° *Caries et nécroses.*

Les nécroses syphilitiques sont comme les nécroses ordinaires, elles se traitent absolument de la même manière; nous n'avons donc rien à en dire. Mais il n'en est pas ainsi de la carie ou ostéite ulcéreuse. Dans la carie ordinaire, en effet, la médecine étant à peu près impuissante pour combattre la cause qui la produit ou l'entretient, le chirurgien est obligé d'intervenir pour modifier au moins localement la vitalité des tissus. C'est ainsi qu'elles réclament souvent des cautérisations avec le fer rouge ou les caustiques potentiels, des ruginations, des résections ou même des amputations. Dans le traitement des caries syphilitiques, au contraire, on peut toujours se passer de ces moyens accessoires, la médication spécifique suffisant seule à la guérison.

6° *Ulcérations tertiaires.*

Elles se trouvent mieux d'un pansement local par l'iode et l'iodure de potassium, que de la cautérisation par les caustiques que nous avons déjà souvent signalés. Voici la solution que nous employons habituellement :

Iode.	5 grammes.
Iodure de potassium.	10 —
Eau.	506 —

Mêlez.

Imbibez la charpie de cette solution et appliquez-la sur l'ulcération. — Panser deux fois par jour.

TITRE III.

DE LA SYPHILIS HÉRÉDITAIRE.

Nous parlerons dans ce paragraphe non pas seulement de la syphilis du fœtus et de l'enfant, transmise par l'hérédité, mais encore du mécanisme de cette transmission.

§ Ier. Transmission de la syphilis par hérédité.

Nous n'avons pas besoin de dire que la blennorrhagie, n'étant pas un accident syphilitique, ne se transmet pas par l'hérédité et n'influence en aucune façon le fœtus ; mais parmi les accidents syphilitiques proprement dits ; tous sont-ils transmissibles ? Pour procéder par ordre, reprenons notre division de la syphilis en accidents primitifs, secondaires, et tertiaires.

1° *Accidents primitifs.*

Nous ne pensons pas que les accidents primitifs puissent se transmettre par l'hérédité. Chez la femme, le fait nous paraît incontestable ; mais chez l'homme ne pourrait-il pas y avoir, dans les circonstances suivantes, une influence directe du sperme sur l'œuf ? Supposons un individu atteint d'un chancre larvé du canal de l'urèthre, sans induration : la liqueur fécondante, en passant sur ce chancre, ne peut-elle pas se charger d'une partie de pus virulent, se mêler avec lui, et agir ensuite sur l'ovule. Nous ne croyons pas qu'il existe dans la science une seule observation qui puisse faire admettre la réalité de cette hypothèse ; mais, de plus, nous ne supposons pas que les choses doivent se passer ainsi. Nous pensons bien plutôt que ce sperme, imprégné de virus, infectera directement la mère, et alors, ou bien celle-ci n'aura que des accidents primitifs, et le fœtus ne sera nullement contaminé ; ou bien il surviendra chez elle des accidents secondaires, et ce cas rentre dans ceux que nous allons immédiatement étudier.

2° *Accidents secondaires.*

Tout le monde admet aujourd'hui que les accidents secondaires se transmettent par l'hérédité ; ce sont eux effectivement, et peut-être bien eux seuls, qui donnent lieu à la syphilis héréditaire. Mais, parmi les accidents secondaires, il est important d'établir deux grandes catégories : 1° les accidents secondaires récents, si nous pouvons ainsi parler, c'est-à-dire ceux qui dans un intervalle assez court succèdent aux accidents primitifs, et 2° les accidents secondaires de vieille date, ces accidents plusieurs fois mal guéris et reparaissant toujours, souvent vingt et trente années après l'infection primitive. — Les premiers donnent naissance à la syphilis héréditaire, se manifestant tantôt pendant la vie intra-utérine et devenant ainsi une cause puissante d'avortement ; le plus souvent, dans les trois premiers mois après la naissance. Celle-ci est caractérisée par une teinte terreuse de la peau, un état particulier de décrépitude, un coryza très-intense, le pemphigus, les taches, et les ulcérations, etc. etc. — Les seconds donnent naissance à une manifestation toute particulière de la syphilis, que l'on n'a pas étudiée jusqu'à ce jour, ou du moins que l'on n'a pas distinguée et mise suffisamment en relief. Si vous suivez attentivement dans la vie ces hommes qui ont eu d'abord un chancre avec induration, puis des accidents secondaires fréquemment renouvelés et toujours mal éteints, vous les verrez, après un temps toujours long, de dix à vingt ans, donner naissance à des enfants qui paraissent sains, mais qui présentent déjà quelques signes particuliers : un aspect général maladif, un teint pâle et terreux, des ganglions durs et engorgés. Ces enfants vivent ainsi un temps plus ou moins long, cinq, dix, quinze ans et plus ; puis tout d'un coup le mal éclate ; les os, les articulations, les muqueuses, quelquefois les organes profonds, deviennent malades, et ces enfants sont déclarés scrofuleux ; c'est une erreur, ils sont vérolés. Les symptômes qu'ils présentent ressemblent beaucoup sans doute à la scrofule proprement dite ; mais on peut cependant les en distinguer non pas par tel ou tel caractère isolé, mais par l'ensemble des caractères qu'offre leur mal, et surtout par l'influence de l'iode et de ses préparations sur ces accidents véritablement syphilitiques, et que nous appelerons *scrofuloïdes*. Tandis, en effet, que l'iode n'a qu'une action problématique sur la véritable scrofule, elle guérit les scrofuloïdes avec une rapidité qui tient du prodige. Nous nous étendrons plus longuement tout à l'heure sur cette importante question.

3° *Accidents tertiaires.*

M. Ricord admet que les accidents tertiaires peuvent transmettre aux enfants le germe de la scrofule ; nous ne pouvons partager l'opinion de notre savant confrère. D'abord la scrofule et la vérole n'ont pas de point de contact ; mais l'erreur vient ici de ce que M. Ricord, comme tous nos devanciers, n'avait pas distingué la scrofule et les scrofuloïdes. En second lieu, nous n'avons jamais vu que les enfants procréés par des parents atteints d'accidents tertiaires présentassent rien de particulier; ils jouissent d'une santé parfaite, et parcourent leur carrière, si longue qu'elle soit, exposés seulement, comme tout le monde, à des maladies accidentelles. Nous venons d'en voir dernièrement un bel exemple à l'hôpital Cochin : Une femme se présente portant à la jambe une tumeur gommeuse qui existait depuis *huit ans*, et qu'on avait inutilement traitée par une foule de moyens; nous reconnaissons un accident syphilique tertiaire, qui fut promptement guéri par l'iodure de potassium à l'intérieur. Or cette femme a une petite-fille de *six ans* qui présente tous les caractères de la santé la plus parfaite. — Nous venons de donner nos soins à un homme haut placé dans le monde politique, et qui présentait des accidents syphilitiques tertiaires datant d'une époque antérieure à son mariage, et consistant en des douleurs nocturnes, des insomnies fatigantes, une céphalée presque continuelle, des vertiges très-fréquents, etc. etc. Ces accidents, inutilement combattus jusqu'à ce jour, ont cédé comme par enchantement sous l'influence de l'iodure de potassium. — Cet homme est le père d'une demoiselle de 18 ans qui jouit de la plus belle santé.

Il est inutile de multiplier davantage ces exemples.

Nous n'oserions cependant pas affirmer absolument que les accidents tertiaires ne puissent pas avoir quelque influence sur la santé des enfants; mais, quelque attention que nous y ayons apportée, nous n'en avons jamais vu aucun exemple.

§ II. Quel rôle exact jouent les parents dans la transmission de la syphilis.

La syphilis héréditaire peut être transmise ou par le père seul, ou par la mère seule, ou par tous les deux à la fois.

1° *Le père seul est malade.*

On comprend que ce n'est qu'au moment de la conception que le père peut infecter le produit; plus tard ces deux êtres sont distincts et n'ont plus aucun rapport. Nous allons voir qu'il est loin d'en être ainsi quand la mère est infectée. Il n'est pas nécessaire que le père soit depuis longtemps sous le coup de la vérole constitutionnelle pour que le produit s'en ressente; nous sommes convaincus qu'il suffit qu'il soit atteint du premier des accidents secondaires, l'induration. Pour nous-mêmes, il est évident que l'influence sera d'autant plus active sur le produit, que le père sera depuis moins longtemps affecté d'accidents secondaires. On a dit que, dans un certain nombre de cas où la mère seule ou le père seul était malade, l'enfant venait sain au monde : nous n'oserions pas affirmer que cela soit jamais vrai dans les cas où le père est vérolé; mais, si cette immunité pour le fœtus peut s'observer quelquefois, ce n'est que dans les cas où la vérole est ancienne.

2° *La mère seule est malade.*

L'enfant est une greffe implantée pendant neuf mois sur la mère, vivant uniquement de celle-ci, et prenant dans les éléments de son sang les rudiments de son organisation. Or la mère peut probablement, pendant tout le temps de la gestation, infecter le fœtus; toutefois il est important de noter l'époque à laquelle elle a eu la vérole constitutionnelle, pour voir de quelle manière sera influencé le produit. Si la mère était déjà, au moment de la conception, sous le coup d'une vérole constitutionnelle, le germe ne nous paraît avoir aucune chance d'échapper à la contamination; il nous eemble même probable que, si aucun traitement ne survient, la grossesse a beaucoup de chances de ne point arriver à terme. Si la mère est affectée de vérole constitutionnelle dans les trois premiers mois de sa grossesse, l'embryon se trouvera à peu près dans les mêmes conditions et, en supposant qu'à la rigueur l'avortement n'ait pas lieu, l'enfant viendra au monde sous le coup d'une diathèse qui très-probablement le fera promptement mourir. Que si, au contraire, les accidents secondaires ne se développent chez la mère que dans les derniers temps de la grossesse (les deux ou trois derniers mois), non-seulement on n'aura plus à craindre l'avortement, mais même, dans un bon nombre de cas, l'enfant pourra venir au monde parfaitement indemne; son organisation, déjà assez forte, pourra lutter avantageusement contre l'infection générale. C'est surtout alors qu'on peut admettre que le parent sain a transmis à l'embryon la disposition réfractaire à l'infection générale.

Nous ne nous occupons pas ici de l'infection directe de l'enfant au moment du passage, c'est là une syphilis acquise et nullement une syphilis héréditaire.

3º *Les deux parents sont malades.*

L'enfant n'a aucune chance d'échapper à l'infection : elle

est fatale, et se montre dès le début avec des symptômes
très-graves ; c'est surtout alors qu'on doit craindre l'avortement, qui s'observe presque exclusivement dans les
quatre premiers mois de la grossesse.

Il nous est impossible, avant d'étudier en détail les
manifestations de la syphilis héréditaire, de ne pas dire
un mot des deux questions suivantes ; bien qu'elles ne rentrent pas absolument dans le sujet que nous traitons actuellement, elles y touchent cependant par plus d'un point. Ces
deux questions, les voici :

*Le fœtus infecté par le père peut-il, à son tour, infecter
la mère pendant son séjour dans l'utérus ?*

*La nourrice, sous le coup d'accidents secondaires seu-
lement, peut-elle infecter son nourrisson ; et réciproquement le nourrisson atteint de syphilis héréditaire peut-il
infecter la nourrice ?*

§ III. Le fœtus infecté par le père peut-il, à son tour, infecter la mère pendant son séjour dans l'utérus ?

Nous répondons immédiatement : non ! Non, le fœtus infecté ne saurait transmettre la syphilis à sa mère jusqu'alors restée saine. Nous avons eu beau observer jusqu'à
présent, et observer avec la plus grande attention, nous
n'avons jamais vu de mère infectée par le fœtus (c'est
une chose malheureusement trop commune que l'union d'un
homme vérolé avec une jeune fille parfaitement saine) ; —
nous avons inutilement fouillé les auteurs pour y découvrir
quelques observations concluantes à l'appui de cette opinion, admise par un grand nombre de pathologistes ; nous
n'avons pas trouvé davantage. M. Depaul, dans un mé-

moire récemment présenté à l'Académie nationale de médecine, dit bien qu'il possède plusieurs faits prouvant d'une manière évidente cette influence du fœtus sur la mère ; mais, que nous sachions, M. Depaul n'a pas publié ces observations, nous ne pouvons donc qu'attendre.

M. le D\u02b3 Sémanas, de Lyon, a adressé à M. Diday la relation d'un prétendu fait de *syphilis constitutionnelle transmise du fœtus à la mère ;* voici cette observation dans son entier (voir *Gazette médicale* de Paris, année 1849, p. 777) :

« Madame P., demeurant à Lyon, rue Centrale, mariée depuis le mois d'octobre 1848, vint me retenir pour ses couches, qu'elle jugeait pouvoir fixer à la fin de juin 1849. Madame P. est âgée de vingt-quatre ans ; elle est petite, d'un tempérament nervoso-sanguin, de *santé parfaite avant comme après son mariage,* dernière circonstances que des occasions fréquentes de la voir me permettent d'affirmer positivement. Sa grossesse n'a rien présenté de remarquable, sauf les petites indispositions inhérentes à cet état.

« Le 30 mai 1849, c'est-à-dire huit mois seulement après l'époque présumée de la conception, madame P. me fit appeler de grand matin pour des coliques accompagnées d'un malaise dont elle ne se rendait pas compte. A mon arrivée, je reconnus le commencement du travail de l'enfantement, travail qui, après une durée de six heures, se termina par l'expulsion d'un enfant de parfaite apparence, vif et bien portant, sauf son petit volume. L'enfant fut mis en nourrice.

« A quelques jours de là, je reçus la visite du mari, M. P., qui venait me consulter pour une éruption ancienne du cuir chevelu. Mon examen me permit de constater l'existence d'une syphilis constitutionnelle arrivée à sa deuxième période, exprimée par pustules sur le cuir chevelu, alopécie, et syphilide palmaire des plus caractéristiques.

« M. P., interrogé par moi, m'affirma que son affection, dont il ignorait soi-disant l'origine, remontait à plusieurs mois avant son mariage ; il ne se souvenait pas, il assurait même n'avoir jamais eu de chancre, etc. etc.

« Après avoir formulé un traitement *ad hoc*, je profitai de la circonstance pour éclairer M. P. sur le genre de son affection, et pour le prévenir que son enfant, bien portant jusqu'ici, ne manquerait pas d'éprouver quelque atteinte fâcheuse du même mal, qui, suivant toute probabilité, le ferait mourir.

« Mes prévisions ne furent que trop bien confirmées à l'égard de l'enfant, puisque, le 19 juillet, c'est-à-dire cinq semaines environ après la naissance, ce dernier me fut apporté, et que je constatai sur lui : ulcères de mauvais caractère siégeant derrière les oreilles et sur le cuir chevelu, émaciation de tout le corps, ratatinement général, facies de vieillard, diarrhée colliquative, etc. Bref, ainsi que cela arrive en pareil cas, la mort eu lieu au bout de peu de jours d'un traitement complétement inefficace.

« Quant à la mère, dont les suites de couches avaient été *des plus heureuses*, et que je considérais comme exempte désormais de tout inconvénient du même genre (bien convaincu que j'étais d'ailleurs de l'impossibilité d'une communication *directe* de la syphilis constitutionnelle entre adultes), celle-ci n'en fut pas moins frappée d'une syphilis secondaire et tertiaire à marche des plus aiguës, ainsi que cela résulte de l'exposé suivant :

« L'affection débuta chez elle le 19 juillet, c'est-à-dire *à la même époque* que chez l'enfant, par des pustules nombreuses occupant le tour des ailes du nez et de la bouche, ainsi que le cuir chevelu. Le 21, semblables pustules avaient envahi toute l'étendue des parties génitales externes, qui s'en trouvaient gonflées et très-douloureuses. Du 24 au 30, une éruption roséolique s'étendait à plusieurs reprises sur le tronc et les membres; enfin, vers les premiers jours du mois d'août, des douleurs ostéocopes intolérables, surtout la nuit, se firent sentir; il s'y joignit de l'angine, une plaque ulcérative au palais, et des croûtes sanguinolentes dans le nez.

« Tous ces phénomènes, remarquables par leur acuité, ne le furent pas moins par leur promptitude à disparaître sous l'influence d'un traitement énergique, dont l'iodure de mercure et l'iodure de potassium, associés ou alternés, furent la base, de telle sorte que, le 10 septembre suivant, la malade était ou paraissait complétement guérie : il n'y a pas eu de récidive jusqu'ici. Le mari, chez qui l'affection montrait d'abord plus de résistance au traitement, paraît également guéri. »

Nous avons peine à comprendre comment deux observateurs instruits et consciencieux, tels que MM. Sémanas et Diday, acceptent une pareille observation sans en voir immédiatement le côté vulnérable. — Dans des cas analogues, il faudrait d'abord que la moralité de la mère fut au-dessus de toute atteinte ; c'est la seule manière de raisonner, avec un peu de certitude, sur un point dont on ne peut jamais être parfaitement sûr. Or la dame qui fait le sujet de l'observation de M. Sémanas accouche après sept mois et demi de mariage, un peu plus, un peu moins, d'un enfant d'un petit volume, il est vrai, mais vif, bien portant, d'une bonne santé apparente. Tout indique un accouchement *à terme* après sept ou huit mois au plus de mariage.

Mais laissons ce point de moralité, et voyons si la maladie du père et de la mère ne peut pas être autrement interprétée.

Voilà un homme qui se présente un jour avec des symptômes de syphilis constitutionnelle bien tranchés. Où est la source? Il l'ignore ou feint de l'ignorer. M. Sémanas dit bien «que M. P., interrogé par moi, m'affirma que son affection, dont il ignorait soi-disant l'origine, remontait à plusieurs mois avant son mariage; » mais de quelle affection s'agit-il? Du chancre? Non, on ignore s'il y en a eu. De la syphilide? Comment! Voilà une syphilide fort ennuyeuse après tout, affectant la tête et les mains, que M. P. garde pendant quinze ou vingt mois, sans essayer de s'en débarrasser! Il y a plus, il la garde pendant qu'il fait sa cour à madame P.; il n'essaye pas même de s'en guérir avant le jour de ses noces; marié, sa femme ne lui en fait pas d'observation, et il ne va pas consulter un médecin. Non, ça n'est pas ainsi que les malades agissent habituellement. Sans doute, et nous le savons autant que qui que ce soit, il est des malades qui sont, à leur endroit, d'une négligence extrême, mais ce n'est pas habituellement parmi ceux de la classe de M. P. qu'on rencontre cette stupide incurie.

Il n'est pas d'ailleurs difficile d'interpréter autrement ce fait. Pour une raison quelconque, que nous n'avons pas à apprécier, M. P. veut cacher l'origine de son mal; s'il l'avait contracté étant garçon, que lui importerait de l'avouer? Mais il n'ose pas dire qu'il a contracté la syphilis depuis son mariage. Or, dans cette hypothèse, tout se passse suivant les règles ordinaires de l'évolution de la vérole. Le père est atteint d'une syphilis constitutionnelle qui a débuté non pas quelques mois avant son mariage, mais très-probablement quelques jours seulement avant de consulter le médecin. La femme, contaminée par son mari, ou bien source première de l'infection de celui-ci, est affectée à son tour de syphilis secondaire et tertiaire, un peu plus tard que son mari seulement. Enfin l'enfant succombe, ce qui arrive presque fatalement lorsque les deux parents sont malades.

Voilà très-probablement l'explication vraie des faits, car celle que donne M. P... est plus qu'invraisemblable. Si M. Sémanas eût poussé celui-ci, sans contredit, il eût obtenu quelques aveux qui auraient bien modifié le titre de son observation.

Dans tous les cas, et même en supposant que notre interprétation soit erronée, on voit que ce n'est pas avec de semblables observations qu'on peut arriver à prouver le fait, que nous nions, de *la transmission de la syphilis du fœtus à la mère*. De pareilles observations ont besoin d'être entourées de toutes les garanties qui manquent absolument à celle-ci : moralité de la mère, précision dans les détails, origine certaine de la maladie, etc. etc. Aussi répéterons-nous, en terminant, que nous avons peine à comprendre que MM. Sémanas et Diday aient accepté un pareil fait comme concluant, car M. Sémanas regarde son observation *comme parfaitement concluante,* et M. Diday, comme un fait qui lui *paraît digne de figurer parmi les mieux constatés de cette catégorie.*

Il est à désirer, pour les partisans de cette doctrine, que les observations de M. Depaul aient été recueillies avec plus de soin et présentent un degré plus complet d'exactitude.

Pour nous, voici ce qu'une observation patiemment et lentement faite nous a montré : Il n'est personne à qui il ne soit arrivé de rencontrer de par le monde des jeunes filles pleines de vigueur et de santé, fraîches, fortes, d'un embonpoint convenable, et qui, dans ces conditions heureuses, se mariaient à des hommes vérolés ; ces jeunes femmes mettent au monde des enfants vérolés aussi, ou bien avortent, coup sur coup, deux, trois fois. Si vous les retrouvez au bout de quelque temps après les avoir perdues de vue, vous ne pouvez plus les reconnaître : au lieu de ces filles naguère si robustes, d'un teint frais et rose, vous retrouvez des femmes déjà fatiguées et vieillies ; leur visage est pâle, comme terreux ; les yeux sont mornes, les chairs molles et flasques, les forces musculaires à peu près nulles, les seins affaissés ; elles sont tristes, ennuyées ; ainsi qu'on le répète vulgairement autour d'elles, *le mariage ne leur a pas été favorable ;* et cependant vous ne trouvez sur ces femmes aucune des manifestations de la syphilis, ni taches, ni ulcérations, ni exostoses, rien ; leurs cheveux même, souvent blanchis, ne sont pas, la plupart du temps, tombés. Ce n'est donc pas là l'infection syphilitique ; c'est un état contre lequel le mercure est complétement impuissant, et même nuisible, mais contre lequel la nature seule est capable de lutter. Si de nouvelles grossesses ne viennent pas augmenter le mal, on voit peu à peu l'organisme reprendre le dessus, les forces revenir avec la santé et la jeunesse ; ces femmes sont guéries, et désormais, si leurs maris ont été délivrés aussi de leur mal, elles pourront procréer des enfants sains et vigoureux.

§ IV. Infection du nourrisson par la nourrice, et de la nourrice par le nourrisson.

Beaucoup de pathologistes et de syphilographes ont longtemps admis et admettent encore ces deux ordres d'infection ; depuis, cependant, que l'on apporte une attention plus soutenue dans l'examen des faits, les partisans de cette opinion diminuent tous les jours, car tous les jours on peut s'apercevoir que la plupart des observations recueillies l'ont été fort à la légère, et que tous les renseignements se bornaient au témoignage seul des malades : on sait le cas que nous faisons d'une pareille preuve. Comment d'ailleurs pourrait se produire l'infection ?

De la nourrice au nourrisson, le mal se communiquerait par le lait, lequel agirait ici comme le sperme, comme le sang vicié de la mère dans la syphilis héréditaire. Évidemment on a assimilé là deux ordres de faits qui n'ont aucune relation. Autre chose est la molécule formatrice d'un corps encore à l'état de germe, autre chose est la nourriture de ce corps complétement développé. Naguère, dans le sein de sa mère, l'enfant devait forcément ressentir toutes les impressions de celle-ci, puisqu'il vit uniquement de sa vie à elle ; maintenant il est formé, il vit de sa vie propre ; ses organes peuvent réagir contre les influences venues du dehors. L'assimilation entre ces deux cas n'est donc pas exacte. Et d'ailleurs ce lait vicié que tette l'enfant, il va le digérer, le modifier, et dans ce travail de la digestion, savons-nous au juste ce qui se passe ? ne savons-nous pas, dans tous les cas, que les virus sont décomposés dans le travail de la digestion ? Tel virus qui, implanté sous la peau à des doses infinitésimales, vous tuerait presque instantané-

ment, pourra être impunément avalé et digéré dans des proportions très-considérables ? Théoriquement nous ne voyons
donc pas que la nourrice doive nécessairement infecter le
nourrisson.

L'infection de la nourrice par celui-ci se ferait habituellement par la salive ou par des accidents syphilitiques secondaires qui peuvent actuellement exister dans la bouche
de l'enfant ; la salive ou l'écoulement fourni par les altérations secondaires s'introduirait alors par le mamelon et
vicierait promptement le sang de la nourrice, laquelle ne
tarderait pas à présenter des symptômes de syphilis constitutionnelle. C'est, comme on le voit, la théorie de l'inoculation des accidents secondaires : or ils ne s'inoculent pas chez
les enfants plus que chez les adultes ; théoriquement nous
rejetons donc encore cette espèce d'infection. Toutefois,
selon notre habitude de ne pas nous en tenir à la théorie,
passons à l'examen des faits.

Eh bien, nous n'hésitons pas à le dire, parce que cela est
vrai, pas un de ceux que nous avons examinés n'offre un
degré de certitude suffisant pour forcer à croire : ici ce sont
des renseignements fournis par les parties intéressées elles-
mêmes ; là le témoignage d'un médecin qui certifie la moralité
de la nourrice et de son mari, mais qui n'examine ni l'un ni
l'autre ; ailleurs c'est l'observation de M. Bouchacourt, qui
a fait grand bruit, que l'on regarde comme la plus concluante, et que nous allons citer, à cause de cela, pour
qu'on ne nous accuse pas de dissimuler la vérité.

Infection de la nourrice par le nourrisson.

« Un enfant de deux mois, nourri jusqu'alors par une
jeune femme qui, *au bout de quelques jours,* était tombée
malade et avait présenté des *ulcères aux deux seins,* des

glandes engorgées au cou et à la tête, fut repris par ses parents pour être offert à une seconde nourrice. Il avait alors la face gonflée, couverte de boutons, les narines obstruées par la suppuration, et il ne pouvait crier.

«La nourrice qui le recevait était bien portante, mère de quatre enfants, et son dernier, âgé d'un an, était en très-bonne santé.

«Après six semaines de lactation, cette femme, à son tour, vit apparaître de petites pustules, des crevasses et des ulcères, autour du mamelon gauche; les glandes de l'aisselle s'engorgèrent, l'une d'elles devint dure et douloureuse; son propre enfant eut bientôt le visage couvert de pustules, les lèvres excoriées; il eut une ophthalmie purulente, et plus tard des pustules sur le dos, sur la nuque, sur la poitrine et autour de l'anus; sa fille aînée, âgée de douze ans, qui soignait et embrassait maintes fois par jour le nourrisson étranger, fut aussi affectée; elle fut prise d'une inflammation vive de la bouche, avec ulcération de la muqueuse buccale.

«La nourrice se fait traiter; on examine ses parties génitales, celles de son mari, qui ne présentent aucune altération ni aucune cicatrice. Cependant les médecins sont d'accord, il n'y a point de doute sur l'existence d'une affection syphilitique, on la traite comme telle, et elle guérit.» (*Revue médicale.*)

Nous pensons, à notre tour, qu'il ne saurait y avoir de doute sur l'infection de la seconde nourrice et de sa fille par le nourrisson; mais quels accidents présentait celui-ci, et d'où les tenait-il? On avouera sans peine que le commencement de cette observation manque absolument de précision, et que s'il en ressort quelque chose, pour qui veut bien examiner, c'est que la première nourrice fut affectée d'ulcérations primitives du mamelon, que c'est ainsi que s'infecta le nourrisson ; et l'on s'explique alors très-aisément qu'il ait, à son tour, infecté la nourrice. Mais à coup sûr rien ne prouve qu'il y ait eu chez l'enfant une syphilis constitutionnelle héréditaire.

Mais, d'un autre côté, parmi les partisans de l'opinion que nous professons, nous allons trouver une série de faits qui ne sauraient laisser subsister aucun doute : — Pour démontrer la possibilité ou l'impossibilité de l'infection directe de la nourrice par le nourrisson ou réciproquement, il fallait deux séries d'expériences : d'une part, des nourrices infectées allaitant des nourrissons sains ; d'une autre part, des nourrissons infectés et des nourrices saines. M. Cullerier, admirablement placé à Lourcine pour cela, a entrepris ces expériences, qui ne pouvaient plus laisser subsister aucun doute : — la première série comprend cinq exemples de nourrices infectées. L'une d'elles était affectée de céphalée, d'alopécie, de roséole et d'ulcérations secondaires des amygdales, mais les seins étaient intacts. Une autre était affectée de plaques muqueuses confluentes à la vulve et dans la gorge ; il n'y avait aucune lésion de la peau, les mamelles étaient saines. La troisième avait une roséole très-confluente sur tout le corps et sur les seins jusqu'à la base du mamelon, en même temps que des plaques muqueuses aux parties génitales, et une lésion semblable à la commissure des lèvres buccales. La quatrième portait sur diverses régions un lichen syphilitique, et à la base d'un des mamelons, une plaque muqueuse ulcérée envahissant une grande partie de l'aréole.

Chez la cinquième, la figure, le ventre et la poitrine,
étaient parsemés de pustules d'ecthyma à forme psydra-
ciée ; les deux seins en présentaient aussi, et vers les mamelons, ces pustules étaient déchirées, et furent entretenues pendant longtemps à l'état d'ulcération par la succion
de l'enfant.

*Les cinq enfants allaités par ces femmes ne présentèrent
aucun signe d'infection.*

Dans la seconde série, se trouvent six cas d'enfants
infectés, qui tous présentaient les caractères bien tranchés
de l'affection syphilitique héréditaire ; en outre . deux de
ces enfants avaient des plaques muqueuses aux lèvres ; un
troisième en présentait sur la langue ; le quatrième avait
un coryza chronique avec sécrétion très-abondante.

*Les six femmes qui allaitèrent ces enfants ne présentè-
rent aucun signe d'infection.* — Dans ces quatre cas particuliers même, avec plaques muqueuses à la bouche et
coryza, le mamelon des nourrices n'a pas présenté la moindre excoriation, la moindre rougeur.

Il nous semble qu'après toutes ces expériences, le doute
n'est plus permis. Nous engagerions même à ne pas les
renouveler fréquemment ; car, si pour la nourrice elles
n'offrent évidemment aucun danger, et si, de ce côté, il
n'y a rien à craindre, il n'en doit pas être de même à
l'égard du nourrisson. Il y a entre le lait d'une nourrice
affectée de vérole constitutionnelle et le lait d'une nourrice en bonne santé la même différence qu'entre une nourriture saine et une nourriture malsaine ; or il ne peut pas être
indifférent pour ce pauvre petit être de prendre une bonne
ou une mauvaise nourriture, un lait riche en substances
nutritives, ou au contraire un lait pauvre et altéré. Sans
doute l'enfant n'aura pas la vérole, mais il ne se dévelop-

pera pas aussi bien qu'il l'eût fait dans de meilleures circonstances (1).

---

(1) Certes nous sommes sûrs d'en avoir assez dit pour convaincre nos lecteurs que le nourrisson infecté de syphilis héréditaire ne saurait, à son tour, infecter sa nourrice. Nous ne résistons pas cependant au plaisir de donner ici l'opinion de M. Ricord. Nos lecteurs nous pardonneront cette longue citation, à cause de la logique et de l'esprit qu'ils remarqueront dans tout cet article.

« Nous voilà encore avec les nourrices! C'est la nommée Watzka, n° 2950, qui va fournir une preuve accablante en faveur de la transmission de la syphilis secondaire du nourrisson à la nourrice, et *vice versa*.

« Cette femme, au moment de son admission, présente à la base de chaque mamelon une plaque muqueuse oblongue, ayant, au sein droit, le volume d'une fève, au sein gauche, celui d'un pois, *reposant sur une large base*, et couverte d'une exsudation plastique; il existe une ulcération profonde sur chacune des amygdales, et une inflammation catarrhale de la gorge. Le 9 mars, il se joint aux phénomènes précédents un exanthème maculé et papuleux, extrémement abondant sur toute la surface cutanée. Les parties génitales, à part quelques cicatrices, suites d'accouchement, ne présentent rien d'anormal. Le mari de la malade est bien portant. (Il paraît que les accidents secondaires ne sont pas contagieux pour lui!) (*Dans cet article, M. Ricord combat les opinions de M. Waller, de Prague.*) — Elle prétend avoir été infectée par son nourrisson, qui lui avait été confié par l'établissement des Enfants Trouvés, trois mois auparavant (décembre 1847). A la fin du troisième mois, vers le milieu de février, elle avait remarqué d'abord au sein gauche, et sept jours après, au sein droit, un point rouge, un peu excorié, qui s'est élevé peu à peu, et qui, plus tard, a acquis la forme tuberculeuse déjà décrite; quant à l'affection de la gorge, l'absence de symptôme subjectif ne permet pas à la malade d'en préciser le début. D'ailleurs, au bout de quatre semaines, elle guérit par l'emploi du proto-iodure de mercure et des bains chauds. L'enfant trouvé qui lui avait été confié était une fille (Catherine Holub) qui, à ce moment-là, était parfaitement bien portante, et n'avait par conséquene ni accidents primitifs ni accidents secondaires, mais qui, bientôt après, eut au visage et surtout aux lèvres une éruption pustuleuse, à en juger par la description qu'en fit la nourrice. Ce n'est qu'au bout de trois mois qu'elle restitua le nourrisson à l'établissement des Enfants Trouvés, où il mourut peu de temps après, à l'âge de quatre mois. *Je n'ai pu, il est vrai, me procurer des renseignements sur la manière dont la syphilis s'était comportée du vivant de l'enfant;* seulement, sur le registre de l'hôpital, je vis qu'il y avait été traité dans la division

§ V. La vérole est une cause puissante d'avortement.

On ne saurait nier que la vérole ne soit une cause puis-

---

des enfants malades pour un pemphigus syphilitique. Dans le compte rendu de l'autopsie, on mentionnait, aux signes de l'inspection extérieure, des écailles, des eschares, des points cicatriciels d'un rouge bleuâtre et foncé, surtout à la bouche et au cou ; *comme cause de mort, on avait noté une anémie générale, avec catarrhe des bronches et du colon.*

«En même temps qu'elle allaitait cet enfant trouvé, Watzka nourrissait aussi son propre enfant, petite fille forte et robuste. *Celle-ci, âgée de neuf mois,* dit M. Waller, *eut, au dire de la mère, quelques jours avant son entrée dans l'établissement, une éruption à la cuisse droite, éruption que nous reconnûmes être formée par des* TUBER-CULES SYPHILITIQUES *de la peau. Ils étaient épars sur la partie externe de la cuisse, avaient le volume d'un pois, étaient presque circulaires et d'une teinte rouge sale ; quelques-uns étaient secs, d'autres couverts d'écailles, d'autres enfin commençaient à s'ulcérer. Sur le reste du corps, existait un exanthème maculé et papuleux semblable à celui de la mère. Quelques doses de calomel, plus tard des lotions avec le sublimé, et des bains chauds, guérirent cette enfant dans l'espace de trois semaines.*

«*Déjà la marche de la maladie, chez la mère et chez l'enfant,* continue M. Waller, *m'avait frappé par sa singularité et m'avait fait penser à une contagion par l'enfant trouvé ; mais ce qui me confirma encore plus dans cette supposition, ce fut de voir, le 1er avril, se présenter dans mon service la mère de Watzka, vieille femme de soixante et dix ans, maigre et chétive. A l'exception des plaques muqueuses des mamelons, elle présentait les mêmes manifestations syphilitiques que sa fille, à savoir : ulcérations profondes aux deux amygdales, exanthème maculé et papuleux de tout le corps. Les syphilides étaient excessivement nombreuses, et elles s'étaient d'abord développées à la joue gauche et au côté gauche du cou, où cette femme, qui soignait les enfants allaités par sa fille, avait l'habitude de porter le nourrisson malade, quand elle voulait l'apaiser ou l'endormir. Les parties génitales n'offrent pas de trace de maladies syphilitiques antécédentes. Cette malade fut guérie par l'emploi du sublimé à l'intérieur.*

«Ah ! M. Waller, vous qui trouvez les autres légers et parfois obscurs, êtes-vous grave et clair ici ? Avez-vous mis votre savoir et votre expérience cliniques à contribution dans cette observation ? Comment, sans hé-

sante d'avortement. Tous les jours, on a l'occasion
d'observer des faits qui confirment cette proposition;

---

siter, ne tenant aucun compte du temps depuis lequel Watzka était malade, vous appelez tubercules muqueux les ulcérations des seins que vous
décrivez si bien avec une *large base ?* Je ne sais pas comment sont faits
les tubercules muqueux à Prague; mais, à Paris, vos tubercules muqueux
seraient de fort beaux *chancres indurés à large base,* et à la période de
réparation saillante (*ulcus elevatum*). Vous ne dites rien des ganglions
voisins ; on voit que vous n'avez pas l'habitude d'analyser avec soin vos
malades, et que vous vous contentez toujours d'un examen superficiel.
Quoi qu'il en soit, je puis vous assurer que si vous aviez inoculé le pus de
ces prétendus tubercules muqueux, bien qu'ils procédassent évidemment
d'un chancre, ils ne vous auraient rien donné.

« Poursuivons. — Il est évident qu'à la suite des deux chancres indurés
des seins, Watzka a eu une bonne vérole. Mais qui lui a communiqué ces
chancres des mamelons ? est-ce le nourrisson *trouvé ?* Celui-ci n'avait rien
au moment où il a été pris en nourrice, on vous l'a dit du moins, vous ne
l'avez jamais vu, on ne savait rien de l'histoire de ses parents, on n'a pas
vu le début de la maladie chez lui. Il est devenu malade dans ses rapports
avec la femme qui le nourrissait, dit-on; il est peut-être mort plus tard
de la vérole, c'est possible, c'est probable même; mais qu'est-ce qui
prouve que cette femme ne l'a pas infecté, comme elle a infecté son propre
enfant ? Comment affirmer que les chancres des seins de Watzka ne lui ont
pas été communiqués par un des procédés que j'ai déjà fait connaître, ou
par quelque autre plus ingénieux ? Prouvez-moi le contraire autrement que
par l'assertion de la malade. Allez-vous invoquer, en faveur de votre hypo-
pothèse, ce qui est arrivé à la mère de Watzka, à cette femme de soixante
et dix ans (non exempte pour cela d'accident primitif, ainsi qu'on a pu en
voir autrefois des exemples dans mon service) qui, ayant l'habitude d'ap-
puyer les enfants que sa fille allaitait sur sa joue gauche, avait contracté
sur cette joue une syphilide pour première manifestation; syphilide primitive par conséquent ? Mais, cette preuve, vous ne voulez pas, vous ne
pouvez pas l'invoquer, vous qui n'admettez pas, avec raison, les syphilides primitives de M. Cazenave.

« Soyez léger, M. Waller, je vous le permets, car, par goût, je n'aime
pas les gens lourds; mais soyez logique. D'un autre côté, vous n'avez pas
trouvé de traces de maladie syphilitique aux parties génitales. Avez-vous
examiné au speculum, et quand même vous l'auriez fait, vous savez comme
moi que sur le vagin, sur le col de l'utérus, le chancre ne laisse pas de
traces quatre-vingt-dix-neuf fois sur cent. Tenez, ne parlons plus de cette
observation.

« Passons à la seconde, à Nowak. Qu'est-ce qui a établi le diagnostic de nous dirons même qu'ils ont en eux une telle ressemblance, qu'ils semblent calqués les uns sur les autres.

C'est un jeune ménage sous le coup d'une affection

---

la maladie de l'enfant ? Qui a établi le diagnostic des premiers accidents de la nourrice ? *C'est la malade elle-même!* Et vous acceptez ce diagnostic, sans conteste, en ne voyant la malade, pour la première fois, que trois mois après le début. Comment, lorsque je vous conteste votre diagnostic, à vous, médecin de l'hôpital des Vénériens, lorsque j'appelle *chancre induré caractéristique* ce que, par système, vous voulez appeler plaque muqueuse, vous ne doutez même pas de la science et de la juste appréciation de Nowak ? Cette femme, qui pouvait avoir la vérole, malgré son érythème noueux de la grosseur d'un œuf de poule, ce que la syphilis n'empêche pas, mais ne produit pas en France, n'avait, dites-vous, que des cicatrices, suite d'accouchement, aux parties génitales ! Je vous serai très-reconnaissant, dans votre prochain travail, de me faire connaître comment, dans tous les cas, vous distinguez les cicatrices, suites du chancre, de celles qui résultent de l'accouchement, surtout quand elles existent ensemble sur les mêmes régions. Pour moi, je confesse ma profonde ignorance, je les confonds souvent. Que vous dire aussi du plus jeune enfant de cette femme, que vous reçûtes en même temps qu'elle, c'est-à-dire trois mois après le début de la maladie, et chez lequel la mère avait d'abord *diagnostiqué* des plaques muqueuses de la vulve, qui n'existaient plus au moment où elle fut soumise à votre observation? Je vous dirai que je n'accepte pas plus ce diagnostic que celui dont vous m'avez fourni les éléments dans votre première observation.

« Et le fils du mari de cette femme, *garçon âgé de quatorze ans*, qui a une *syphilis des os et du périoste*, siégeant aux deux tibias, avec des ulcérations superficielles des amygdales et des plaques muqueuses de l'anus ! Par où et comment a commencé la maladie ? Est-ce par l'anus ? est-ce par l'allaitement ? Les deux filles de Rosalie Nowak, qui demeurent conjointement avec le fils du mari, dans la maison paternelle, accusent également depuis longtemps des douleurs dans les os ! Oh! Voltaire, on vous vole ; car c'est l'histoire que vous avez donnée de notre infortuné confrère Sidrac, qui prit la vérole de sa femme la première nuit de ses noces, et auquel cette chaste moitié donna pour excuse que c'était un mal de famille. Avec la bonhomie de Sidrac, on comprend que les fables de Portal et de Vercelloni aient eu du succès; mais, avec le savoir et l'esprit juste de notre confrère et ami M. Bouchut, on donne les faits pour ce qu'ils valent ; et là où il reste des doutes, on fait ce que j'ai cru devoir faire, on reste dans les *douleurs*. » (P. Ricord, *Lettres sur la syphilis*, 29ᵉ lettre.)

syphilitique mal guérie. Première grossesse , avortement ; deuxième grossesse , avortement ; troisième , avortement, et ainsi de suite, jusqu'à ce qu'enfin on s'avise de la cause ; on fait suivre un traitement mercuriel bien dirigé , une nouvelle grossesse a lieu , et l'enfant arrive à terme. — Il ne faut pas cependant tomber dans l'exagération et croire, avec certains auteurs, que la syphilis soit une cause presque nécessaire d'avortement ; des faits nombreux viendraient démentir cette proposition. Si les avortements de cause syphilitique sont fréquents, les enfants infectés de syphilis héréditaire sont loin aussi d'être rares.

Voici à quelles règles notre expérience nous a conduits:

1° Si les deux parents sont vérolés au moment de la conception , l'avortement nous paraît presque forcé, aucun traitement n'intervenant.

2° Si le père est seul vérolé, l'avortement n'est plus forcé, mais il sera assez fréquent ; 1 cas sur 4 environ.

3° Si la mère seule est infectée, l'avortement sera trèsrare et ne se montrera jamais que dans les trois, ou, au plus, les quatre premiers mois de la grossesse.

Nous avons dit ailleurs que le mercure bien administré n'était jamais une cause d'avortement, et que son emploi empêchait même très-souvent celui-ci, par cela seul qu'il guérit la vérole.

§ VI. **Symptômes de la syphilis héréditaire.**

Comme nous l'avons déjà dit, nous diviserons les accidents de la syphilis héréditaire en 1° *accidents précoces* ou *secondaires*, ce sont ceux qui se montrent immédiatement ou peu après la naissance ; 2° *accidents tardifs* ou *tertiaires*, ils ne se montrent peut-être jamais avant la deuxième année, et sont surtout fréquents entre cinq et quinze ans. Ces derniers constituent les *scrofuloïdes*.

1° Accidents précoces ou secondaires.

Les uns sont communs à la syphilis acquise des adultes et à la syphilis héréditaire : ce sont les syphilides, les ulcérations de la peau et des muqueuses, etc.; les autres sont propres à cette dernière seulement. Nous ne nous occuperons ici que de ces derniers, renvoyant pour les autres à ce que nous avons écrit sur la syphilis constitutionnelle de l'adulte.

La forme secondaire de la syphilis constitutionnelle héréditaire s'observe habituellement dans les trois premiers mois de la vie, jamais peut-être passé le sixième mois; il est assez rare que les enfants naissent avec la vérole, assez rare aussi que les accidents se montrent dès le premier jour de la naissance et avant le quinzième. Le pemphigus, que nous avons décrit ailleurs, est presque le seul symptôme qui apparaisse au moment de la naissance.

A. *Décrépitude en miniature.*

C'est ainsi que Doublet appelait cet état particulier qui caractérise les enfants vérolés et qui leur donne l'aspect de petits vieillards : les traits sont tirés, les yeux excavés, des rides très-manifestes existent à la face et principalement vers les commissures des lèvres; les enfants sont hâves, amaigris, ils poussent à peine quelques cris plaintifs. C'est là assurément un des bons signes de la vérole héréditaire; mais il ne faudrait pas croire, comme on l'a dit longtemps, que les enfants vérolés apportent en naissant cet air de décrépitude. Les enfants qui ont déjà en eux le germe de la syphilis, germe qui va se développer d'une façon si désastreuse, ces enfants viennent au monde avec les apparences de la santé la plus parfaite, un embonpoint ordinaire, une teinte rosée de la peau ; cet aspect sénile ne se montre que plus tard, alors que d'autres symptômes syphilitiques vont aussi se développer.

B. *Coryza.*

Un signe de syphilis héréditaire très-commun, mais qui n'est pas toujours le premier à se montrer, c'est un coryza particulier que nous allons décrire en quelques mots. Il est précédé d'un enchifrènement souvent très-passager qui n'offre rien de spécial, et qui bientôt est suivi de l'écoulement par le nez de quelques gouttes de sang, mêlées ordinairement à des mucosités. Cet écoulement de sang se produit plusieurs jours de suite, et souvent plusieurs fois dans la même journée ; en même temps, l'écoulement des narines, de muqueux qu'il était primitivement, devient bientôt muqueux et purulent tout à la fois : il excorie les parties sur lesquelles il s'écoule, les lèvres, le menton, etc. La respiration devient de plus en plus difficile, et l'enfant est quelquefois dans l'impossibilité absolue de téter. Le mal se propage souvent au larynx, et alors la toux est enrouée et fréquente. Enfin il arrive quelquefois que les os du nez, à la suite des ulcérations de la muqueuse, sont nécrosés et cariés, ce qui donne à la figure cet aspect particulier que nous avons déjà signalé chez l'adulte à propos de la carie des os propres du nez survenant à la suite des ulcérations de la muqueuse ou des tubercules de la peau.

C. *Altération de couleur de la peau.*

Tous les syphilographes ont noté la couleur que prend fréquemment la peau chez les individus adultes qui sont sous le coup de la cachexie syphilitique : elle est pâle, terne, d'un jaune terreux, ressemblant beaucoup d'ailleurs à la coloration de la peau dans toutes les cachexies. Cette couleur particulière s'observe aussi chez les enfants, mais d'une manière plus marquée, ce qui en fait ici un symptôme très-important. La peau du visage surtout est terne, mate, comme bistrée. «On dirait, écrit M. Trousseau, qu'une couche de matière colorante a été déposée inégalement (*Arch. gén. de méd.*, 4ᵉ série, t. XV, p. 159; 1847).

« La teinte bistrée manque rarement; elle varie quant à l'étendue, à l'intensité, et à l'époque de son apparition. Tantôt elle occupe presque toute la surface de la peau, mais alors même elle se prononce davantage sur les lieux d'élection; tantôt elle réside exclusivement au visage; tantôt enfin quelques points de la face, presque toujours les mêmes, en sont seuls affectés. En général, plus la teinte est diffuse, moins elle est fortement accusée. On la constate surtout au bas du front, sur le nez, sur les paupières et sur la partie la plus saillante des joues; les portions plus profondes, comme l'angle interne de l'orbite, le creux de la joue et celui qui sépare la lèvre inférieure du menton, en sont presque toujours préservés. On ne saurait cependant lui assigner de limites exactement régulières. » — Cette coloration est, dans quelques cas rares, si intense qu'on croirait presque avoir affaire à de véritables éphélides.

D. *Abcès du thymus.*

M. le professeur P. Dubois a, le premier, signalé une altération particulière du thymus, qu'il rattache à la syphilis héréditaire ; c'est la présence dans cet organe de pus réuni en petits foyers ou en collection. L'aspect extérieur de cette glande malade est tout à fait semblable à celui de la glande dans l'état de santé le plus parfait : c'est la même coloration, le même volume, le même degré de consistance ; mais, si on coupe le thymus, on y trouve un nombre plus ou moins considérable de petits foyers purulents, ou bien une collection unique, laquelle n'est jamais très-abondante. Cet état du thymus coïncide presque toujours avec d'autres lésions manifestement syphilitiques et surtout avec le pemphigus *neonatorum*. Cependant il est bon de savoir que le thymus sécrète naturellement un liquide blanchâtre, visqueux, qu'au premier abord, on pourrait prendre pour cette sécrétion purulente liée à la syphilis des nouveau-nés. Il suffit de signaler la possibilité de cette erreur pour qu'on l'évite toujours avec un peu d'attention. — Cette altération peut s'observer aussi bien chez les fœtus qui meurent dans le sein de leur mère que chez ceux qui, venant au monde avec les apparences d'une bonne santé, succombent ensuite sous l'influence de la syphilis héréditaire (voir *Gaz. méd. de Paris*, année 1850, p. 392).

E. *Altération syphilitique du poumon.*

A peu près à la même époque, M. le Dr Depaul observait chez les enfants une affection du poumon qu'il rattachait, avec beaucoup de raison, à l'infection syphilitique.

Cette altération du poumon se présente sous deux aspects particuliers, comme les abcès du thymus : tantôt ce sont de simples indurations constituées par du pus infiltré, tantôt de véritables collections purulentes, à parois plus ou moins épaisses, renfermant dans leurs mailles un liquide de même nature. En même temps qu'il observait cette lésion, M. Depaul rencontrait sur la peau ou ailleurs d'autres traces très-manifestes de syphilis; aussi en a-t-il conclu qu'elle était syphilitique dans tous les cas. Nous pensons que cet observateur a poussé trop loin ses conclusions. On rencontre, selon nous, cette altération anatomique, ou au moins quelque chose d'entièrement analogue, dans des cas où très-certainement l'enfant n'est point infecté de vérole. Quoi qu'il en soit, nous reconnaissons avec lui que cette lésion du poumon est souvent produite par la syphilis ; mais nous n'oserions pas, comme il l'a conseillé, donner un traitement mercuriel aux parents sur le vu seulement de cette altération, alors que le père et la mère n'offriraient aucune trace de vérole, et que rien ne nous prouverait que l'un ou l'autre l'ait eue. — La mort de l'enfant survient toujours promptement, quand déjà le fœtus n'a pas succombé dans le sein de sa mère.

F. *Affection syphilitique du foie.*

Déjà depuis deux ou trois ans, M. le Dr Gubler avait signalé une lésion du foie qu'il rattachait aussi à la syphilis héréditaire. Il vient de publier tout dernièrement, dans la *Gazette médicale,* un important mémoire sur ce point de la pathologie; en voici l'analyse succinte :

Anatomie pathologique. — La lésion dont il s'agit

ici est *tantôt générale, tantôt partielle*. Quand la lésion est *générale*, le foie est très-volumineux, turgide, d'une couleur jaune particulière, analogue à celle de certaines pierres à fusil. L'apparence des deux substances du foie a complétement disparu ; celui-ci est hypertrophié, dur, très-élastique ; incisé, il crie sous le scalpel ; si on le presse assez fortement, on voit sourdre par la section des coupes non pas du sang, mais une sérosité limpide, citrine, coagulable à la chaleur. Cet état général présente, dans certains cas, des caractères un peu moins tranchés, bien qu'ils restent absolument les mêmes. — Quand la *lésion est partielle*, le foie, quoique hypertrophié, est moins volumineux cependant que dans le cas précédent ; il offre un singulier assemblage de colorations, brun, rouge, appartenant à la partie saine du foie ; et jaune pierre à fusil, appartenant à la partie malade. La portion jaune est toujours moins étendue que la portion présentant la coloration normale ; d'ailleurs cette portion jaune est dure, élastique, présente, en un mot, tous les caractères que nous avons signalés quand le foie est entièrement malade ; la portion saine, de son côté, offre tous les caractères d'un foie normal ; cependant elle les perd sensiblement en s'approchant des parties malades, pour prendre peu à peu l'aspect de celles-ci, de telle façon qu'il n'existe pas entre les deux de ligne de démarcation tranchée. Dans le tissu induré, la trame vasculaire est à peu près imperméable, les réseaux capillaires sont oblitérés, et le calibre des vaisseaux d'un ordre plus élevé est lui-même considérablement rétréci, ce qui tient, selon M. Gubler, à un dépôt abondant de lymphe plastique dans le tissu du foie, ou plutôt à une transformation fibroplastique de ce même organe dans tous les points malades, transformation qui prouve l'existence d'une inflammation antérieure; et effectivement celle-ci a laissé des traces à la surface de l'organe : ce sont des pellicules pseudomembraneuses, minces, transparentes, difficiles à voir à l'œil nu, mais faciles à détacher avec l'ongle. — Les autres organes n'ont présenté rien de bien notable, si ce n'est le poumon, qui offrait les caractères d'une pneumonie soit aiguë, soit chronique.

Causes. — Selon M. Gubler, cette altération du foie ne se montre que dans la syphilis, où plusieurs autres observateurs l'ont aussi notée (MM. Trousseau, Lebert, Depaul, etc.). On observe en même temps, presque toujours, d'autres signes de vérole sur l'enfant, et il n'est pas difficile d'acquérir la certitude que les parents sont aussi sous le coup de la syphilis constitutionnelle : dans un seul cas observé par M. Gubler, l'enfant ne présentait que cette unique lésion. C'est donc bien là un symptôme de la syphilis héréditaire que l'auteur rapporte aux accidents de la période tertiaire; selon lui, c'est une dégénérescence fibroplastique analogue aux tumeurs gommeuses, analogue aussi à l'orchite ou sarcocèle syphilitiques; elle se montre surtout pendant la vie extra-utérine, mais on l'a vue durant la vie fœtale.

Symptômes. — La lésion du foie ne se trahit par aucun symptôme appréciable, ceux que l'on observe sont uniquement des symptômes de péritonite. « Les enfants commencent à geindre, agitent leurs membres abdominaux, et, suivant la remarque de M. Trousseau, pleurent sans verser de larmes; il survient des vomissements, de la diarrhée ou de la constipation; le ventre se météorise, la moindre pression exercée sur cette région provoque des plaintes et de l'agitation ; le pouls s'accélère et devient très-petit, la peau conserve pendant quelque temps une température moyenne. Bientôt le visage s'altère profondément, les traits s'effilent, les yeux s'excavent et s'entourent d'un cercle bleuâtre, l'abattement devient extrême, les membres se glacent, et les petits malades ne tardent pas à succomber.

« Ces accidents ne précèdent guère que deux à quatre jours la terminaison fatale, et ils sont loin de se présenter toujours avec l'ensemble que nous venons de retracer. Ordinairement les vomissements prédominent et s'accompagnent de constipation ; dans un cas, il y a eu surtout de la diarrhée ; enfin ces deux dérangements fonctionnels peuvent manquer chez le même sujet.

« Tant que l'infiltration plastique n'est pas très-étendue, la sécrétion biliaire se fait encore, et le jeu régulier des grandes fonctions n'est pas entravé. Il n'en est plus de même quand la presque totalité de l'organe se trouve envahie ; c'est alors que les accidents formidables signalés tout à l'heure font, pour ainsi dire, explosion, et viennent éclairer trop tardivement sur la nature d'un mal désormais au-dessus des ressources de l'art.

« Jusque-là rien ne faisait présager une issue funeste. Mais les premières phases du travail pathologique devront-elles toujours passer inaperçues ? Non, sans doute ; certains troubles doivent nécessairement exister du côté des organes digestifs, dès le début du mal, peut-être aussi du côté des organes respiratoires. Mes recherches n'ayant pas encore été dirigées vers ce point, je ne puis que le signaler à l'attention des observateurs. »

Chose assez remarquable, avec une semblable lésion, on

n'a jamais observé ni ictère, ni anasarque, ni infiltration des membres inférieurs ; le sujet est toujours chloro-anémique.

Diagnostic. — Pronostic. — «On voit, par tout ce qui précède, que nous ne sommes pas en mesure de fournir les éléments d'un bon diagnostic ; cependant, si nous trouvions réunis chez un jeune sujet syphilitique des troubles sérieux du côté de la digestion, avec une chloro-anémie bien caractérisée et l'augmentation du volume et de la consistance du foie, nous serions en droit de présumer l'existence de l'infiltration plastique de ce viscère. Cette affection serait pour nous hors de doute, s'il se joignait à ces particularités les symptômes d'une péritonite.» Cette maladie est toujours mortelle quand l'infiltration est très-étendue ; dans les autres cas, elle est au moins extrêmement grave.

Traitement. — Il devra consister dans les préparations mercurielles et iodurées (voyez *Gazette méd. de Paris,* année 1852).

Diagnostic et pronostic de la syphilis héréditaire. — Le *diagnostic* de la syphilis héréditaire précoce est rarement embarrassant; le *pronostic* est toujours grave.

Traitement. — Comme la syphilis acquise, la syphilis héréditaire doit être traitée par l'usage des mercuriaux ; mais comment administrer ceux-ci ? Beaucoup de praticiens font prendre le mercure à la nourrice, de manière que le lait devienne médicamenteux. Ce moyen est infidèle, et nous aimons mieux faire absorber directement le mercure au petit malade ; seulement les doses doivent être, en quelque sorte, infinitésimales. Le sirop mercuriel gommeux de M. Lagneau rend ici de véritables services, a cause de la facilité de son administration. Les bains de sublimé sont souvent très-utiles.

2° **Accidents tardifs, tertiaires, ou scrofuloïdes.**

Le nom seul que nous imposons à ces symptômes de la syphilis héréditaire indique qu'ils ont un très-grand rapport avec la srcrofule proprement dite; avec laquelle d'ailleurs ils sont encore toujours confondus ; il est pourtant de la plus grande importance de distinguer ces deux affections, et ce que nous allons dire se rapportera presque uniquement au diagnostic différentiel de ces deux maladies.

La scrofule se développe, en général, plus tard que les scrofuloïdes. On sait quel est l'aspect extérieur des enfants scrofuleux ; ils sont gras, frais, roses ; leur peau est d'une transparence remarquable ; leurs yeux sont en général grands, bleus, entourés d'un cercle brun, les cils sont longs et relevés. Ces enfants sont gais, joueurs, tout en eux respire la santé la plus parfaite; mais à cet aspect général, à leurs lèvres un peu grosses, à leur mâchoire carrée, à leur tête souvent développée sur les tempes, le médecin reconnaît sinon la scrofule, au moins la diposition scrofuleuse. Cependant le mal fait des progrès, les ganglions deviennent plus gros, un peu douloureux, l'enfant ne perd pas encore pour cela les apparences de la santé la plus parfaite.

Les enfants affectés de scrofuloïde n'ont pas du tout ces apparences extérieures ; rien qu'à les voir, vous sentez qu'ils souffrent : leur teint est pâle, mat, un peu terreux ;

ils sont maigres, leurs yeux sont caves et mornes, leurs cheveux sont un peu rares. Tandis que les scrofuleux sont blonds en général, ceux-ci sont bruns ou blonds indifféremment ; leurs lèvres ne sont pas grosses, leur mâchoire inférieure n'offre rien de spécial ; ils sont tristes, moroses, peu joueurs ; les ganglions sont développés, mais moins que chez les scrofuleux, et ils sont plus durs.

Cependant la cachexie va se montrer chez les scrofuleux ; ici les différences vont devenir moindres : l'enfant a perdu ses couleurs, souvent son embonpoint ; la gaîté disparaît, le teint devient pâle et terne à son tour ; les ganglions s'abcèdent, c'est là le premier symptôme de la scrofule confirmée ; le pus de ces abcès a un caractère spécial, le caractère du pus tuberculeux. Si la maladie continue à faire des progrès, les os deviennent malades à leur tour, ainsi que les articulations ; il se fait des ulcérations nombreuses et d'un aspect particulier, la suppuration est très-abondante, mal liée, séreuse ; les poumons se prennent enfin, et le malade meurt dans la phthisie et le marasme.

Dans les scrofuloïdes, la marche de tous les accidents est encore bien différente : la maladie frappe beaucoup moins sur les ganglions, qui sont cependant assez fréquemment malades ; le siége du mal est principalement dans les os et dans les articulations. Les parties affectées sont peu ou point douloureuses dans la scrofule ; dans les scrofuloïdes, elles sont le siége de douleurs très-vives, continues, et non pas seulement nocturnes Les parties frappées par la maladie suppurent moins fréquemment dans les scrofuloïdes que dans la véritable scrofule ; quand elles suppurent, le pus ne nous a offert jusqu'à présent, soit à l'œil nu, soit au microscope, aucun caractère distinctif important; cela cependant est encore à examiner. — Les muqueuses se prennent aussi fréquemment : les yeux sont affectés d'ophthalmies rebelles, la pituitaire est le siége d'un coryza grave et difficile à guérir, des écoulements se font par les oreilles aussi bien dans la scrofule que dans les scrofuloïdes.

C'est qu'il arrive un moment où ces maladies, à force de progresser, finissent par ne plus offrir aucun signe distinctif; même dans la scrofuloïde, les organes internes sont frappés, les poumons deviennent malades, et la maladie présente tous les signes de la phthisie; le cerveau se prend, et le médecin croit avoir affaire à une méningite tuberculeuse, sans que rien, si ce n'est l'instinct, le hasard ou un ressouvenir, puisse le mettre sur la voie de la maladie réelle.

Mais si, averti à temps, il administre les préparations d'iode, il saura bien vite à quoi s'en tenir : *Naturam morborum ostendit curatio.* Malgré le médicament, la scrofule continuera le plus souvent à marcher, ou tout au plus, mais pour toute autre cause, restera stationnaire; sous son influence, au contraire, les scrofuloïdes vont guérir comme par enchantement, et le malade retrouvera une santé parfaite.

Ce n'est d'ailleurs qu'avec cette distinction entre les accidents scrofuloïdes et la scrofule qu'on peut comprendre tout ce qui a été dit de l'action médicatrice de l'iode et de ses préparations dans cette dernière maladie, et nous ne pouvons nous expliquer comment cette différence d'action du remède n'a pas fait voir aux observateurs que ces accidents, qu'ils rangeaient sous un même titre, devaient être rapportées à deux maladies distinctes et de causes bien différentes.

APPENDICE (1).

CHAPITRE PREMIER.

Du phimosis.

Le phimosis est un vice de conformation accidentel ou congénital, caractérisé par l'impossibilité de ramener le prépuce en arrière de la couronne du gland. — Il y a donc deux sortes de phimosis : celui que l'on apporte en naissant, et celui qui survient sous l'influence d'une cause accidentelle.

1° Phimosis congénital.

Nous ne dirons que quelques mots du phimosis congénital que l'on observe très-fréquemment. En général, presque tous les enfants portent un phimosis qui disparaît plus tard, vers l'âge de la puberté, quand les organes génitaux prennent tout leur développement. Habituellement, dans ces circonstances, ce vice de conformation ne constitue pas une infirmité, et l'on n'y fait pas autrement attention, laissant à la nature, et surtout au temps, le soin d'en débarrasser l'individu ; mais, dans certains cas, le phimosis est

---

(1) Nous plaçons dans cet appendice les affections qui accompagnent souvent les maladies vénériennes, sans être absolument sous leur dépendance, dans un grand nombre de cas.

poussé tellement loin , qu'il constitue une véritable maladie, et devient la source d'accidents nombreux et quelquefois assez graves. Ainsi il est des enfants dont l'ouverture du prépuce est tellement étroite , qu'on pourrait à peine y introduire une sonde cannelée ; chez d'autres, cette ouverture est un peu plus large à la vérité , mais elle n'est pas dans la direction du méat urinaire, et dans les deux cas, il arrive que l'urine s'échappe difficilement ; qu'une partie est retenue entre le gland et le prépuce , s'y décompose et donne lieu à de la rougeur, de l'inflammation , de la douleur des parties, quelquefois à une véritable balanite ; dans quelques cas enfin , il se forme entre le gland et le prépuce des calculs qui deviennent ensuite , à leur tour, la cause d'inflammations et de douleurs continuelles.

Comme nous l'avons dit , avec l'âge , le phimosis congénital disparaît le plus souvent ; mais , dans quelques cas aussi, il persiste , et lorsqu'il est porté au point que nous venons de signaler, il donne souvent lieu, chez l'adulte, aux accidents les plus nombreux et les plus graves ; comme chez l'enfant, il détermine un état d'irritation et d'inflammation continuel , qui dégénère en un engorgement chronique très-douloureux des parties.

Il ne faut pas, en général, opérer les enfants qui sont atteints de phimosis, et nous en avons dit la raison. Si cependant il est porté à un point extrême , on devra pratiquer la circoncision ; cette opération est le meilleur moyen d'empêcher les accidents que nous venons de signaler. Si on ne se décide pas à la pratiquer, on ne saurait trop recommander de tenir les parties parfaitement propres, et de faire , au moins deux fois par jour, des injections d'eau fraîche entre le gland et le prépuce.

2° **Phimosis accidentel.**

Le phimosis accidentel, affection très-fréquemment liée aux maladies vénériennes, se présente dans deux conditions primordiales bien distinctes : 1° ou bien, par suite d'une altération quelconque du prépuce, l'orifice de celui-ci étant rétréci, ce repli membraneux ne peut plus être ramené au delà de la couronne du gland resté sain ; 2° ou bien le gland, étant enflammé, tuméfié, ne permet plus au prépuce, demeuré sain, d'être ramené en arrière. Dans quelques cas rares enfin, ces deux conditions se trouvent réunies sur le même individu.

— Ces deux ordres d'altérations reconnaissent d'ailleurs un assez grand nombre de causes : ce sont une balanite ou une inflammation de prépuce, ou plus souvent des chancres du gland ou du prépuce ; dans un certain nombre de circonstances, ce sont des végétations ou autres tumeurs qui siégent sur le gland ; — il n'est pas rare enfin que l'induration sous-chancreuse, faisant perdre au prépuce son extensibilité, l'empêche de glisser sur le gland, et de là une nouvelle sorte de phimosis. — On comprend d'ailleurs qu'il importe peu que l'inflammation soit ou ne soit pas de nature vénérienne pour provoquer le phimosis ; mais nous ne saurions admettre, comme quelques auteurs, que le phimosis puisse être un accident essentiel de la vérole, ou, en d'autres termes, qu'il se montre sous l'influence du virus vénérien, et sans avoir été précédé de chancres ou de blennorrhagie du gland. — Quelquefois, sans cause bien appréciable, ou sous l'influence soit de la masturbation, soit d'un coït trop fréquemment répété, ou même d'un simple coït exercé dans les circonstances ordinaires, il se

26

fait dans le prépuce un abondant épanchement de sérosité, un véritable œdème qui ne permet plus de découvrir le gland.

Symptômes. — Le phimosis est inflammatoire ou indolent, et cette différence dans la nature du mal tient principalement à la différence des causes. Le phimosis indolent ou œdémateux n'est presque jamais lié à un chancre ou à une balanite, mais il reconnaît habituellement pour cause une légère irritation du gland ou du prépuce, ou la présence de végétations, ou enfin la masturbation et le coït. Dans ces cas, il n'y a pas de douleur, pas de rougeur de la peau, pas de trace d'inflammation ; le seul signe du mal consiste dans l'impossibilité de ramener le prépuce en arrière du gland et dans cet épanchement de sérosité que nous venons de signaler ; le prépuce est alors gonflé, d'un blanc mat et comme transparent.

Le phimosis inflammatoire est accompagné de rougeur des parties, de douleur, et quelquefois d'une réaction générale qui peut devenir très-intense. Les symptômes d'ailleurs ne sont pas toujours les mêmes : tantôt le gland seul est tuméfié, rouge, luisant, douloureux, sans que le prépuce paraisse en aucune façon participer à la maladie ; tantôt, le gland restant parfaitement intact, le prépuce seul est affecté ; il est rouge, gonflé, tendu, très-douloureux ; la portion qui dépasse le gland forme un bourrelet assez semblable à un champignon, et fendillé en plusieurs endroits. Dans ce cas, le passage des urines est très-douloureux, et cette douleur dure encore longtemps après avoir uriné ; quelquefois le gland et le prépuce participent tous les deux à l'inflammation. Dans tous les cas, il se fait entre ces deux organes une suppuration toujours assez abondante qui s'écoule au dehors ; mais quelquefois le limbe du prépuce est tellement rétréci, que le pus est retenu en totalité ou en partie, et qu'il séjourne comme dans un cloaque, entre le prépuce et le gland. L'inflammation alors est augmentée, la douleur plus vive, et assez fréquemment il se forme un abcès soit au prépuce, soit au gland.

Marche, durée et terminaison. — Le phimosis accidentel indolent a une marche rapide et se termine toujours promptement et heureusement ; mais il n'en est pas de même du phimosis accidentel inflammatoire. — Quand il est lié à des chancres, sa marche est souvent lente et sa durée très-longue ; il se passe toujours un temps considérable avant que les parties aient repris leur souplesse ordinaire. Le phimosis qui accompagne une balanite est aussi très-long, si on l'abandonne à lui-même ; mais l'art en triomphe ordinairement assez vite. — Les *terminaisons* du phimosis sont également très-variées ; le phimosis indolent, nous venons de le dire, se termine toujours heureusement. — Quand il existe des chancres, ceux-ci deviennent quelquefois phagédéniques, et le prépuce peut être détruit en totalité ou en partie ; d'autres fois la gangrène survient par le fait seul de l'inflammation excessive, et elle peut emporter tout à la fois et le prépuce et le gland ; — enfin il se forme, dans certains cas, des abcès qui fournissent une suppuration abondante ; une partie du prépuce peut être désorganisée, et le gland vient faire hernie par l'ouverture artificielle ; la verge paraît alors bifurquée. — Dans quelques cas très-rares enfin, le prépuce reste engorgé, comme induré ; il a définitivement perdu sa souplesse, et le malade conserve un phimosis pour le reste de ses jours, si une opération ne l'en débarrasse.

Diagnostic. — Pronostic. —On n'est jamais embarrassé pour reconnaître un phimosis ; toute la question du *diagnostic* porte donc uniquement sur sa cause, et il n'est pas toujours facile de la découvrir, principalement chez les individus atteints de phimosis congénital. Chez eux, en effet, comment reconnaître au juste si les accidents que l'on observe sont liés à un chancre, ou à une balanite, ou à un herpès, un eczéma, ou seulement entretenus par la malpropreté. Dans les cas très-embarrassants, on devra surtout examiner la nature de l'écoulement fourni par les parties : s'il y a une balanite, il est abondant, mucoso-purulent, d'une couleur jaune ; quand il existe un chancre, à moins qu'il n'y ait en même temps balanite, le pus est beaucoup moins abondant mais plus lié ; enfin, quand le phimosis est entretenu par une cause non spécifique, l'écoulement est peu abondant et en très-grande partie formé d'une sérosité épaisse mélangée de très-peu de pus. Dans les cas où il existe un chancre avec induration, cause de phimosis, on le sentira facilement à travers la peau préputiale, qu'il siége d'ailleurs sur le prépuce ou sur le gland. Enfin on ne manquera jamais d'interroger les ganglions de l'aine ; si on trouve un bubon, on pourra presqu'à coup sûr, 99 fois sur 100, déclarer que le phimosis est occasionné par un chancre. — Le *pronostic* est en général peu grave.

Traitement.— Le phimosis naturel de l'adulte ne peut être guéri que par une opération chirurgicale se rapportant à l'une des trois méthodes suivantes : l'incision, l'excision, et la circoncision.

1.º *Incision.* —Le malade est assis sur une chaise ou couché sur le bord de son lit. Le chirurgien saisit avec le pouce et l'index de la main gauche un des côtés du prépuce et l'attire en avant ; en même temps, il introduit entre le prépuce et le gland, sur la face supérieure et sur la ligne médiane, une sonde cannelée qu'il fait glisser jusqu'au cul-de-sac préputial. Tandis qu'un aide soutient la verge en rapport avec la sonde, le chirurgien, tenant toujours celle-ci de la main gauche, fait glisser le long de sa rainure un bistouri droit à lame étroite. Arrivé au cul-de-sac de celle-ci, il fait saillir la pointe du bistouri à travers la peau et le retire promptement vers lui, en incisant le prépuce d'arrière en avant. — Le plus souvent la muqueuse est intéressée dans une moindre étendue que la peau ; il faut alors, avec des ciseaux, régulariser l'incision. — Nous préférons cette manière d'opérer à celle qui consiste à garnir la pointe du bistouri d'une boulette de cire, et à l'introduire à plat, sans sonde cannelée, entre le prépuce et le gland, puis à retourner vivement le tranchant vers la peau et à l'inciser.

M. J. Cloquet a modifié ce procédé : il incise le prépuce à sa partie inférieure, sur l'un des côtés du frein, en faisant usage de la sonde cannelée, puis il divise le frein lui-même avec des ciseaux.

Ces procédés sont à peu près complétement abandonnés, parce que le malade, après l'opération, restait avec un prépuce extrêmement disgracieux.

2° *Excision*. — Le premier temps de l'opération est le même que celui de l'incision ; puis on saisit les deux lèvres de la plaie, on les tend, et on en excise, avec le ciseau ou le bistouri, deux lambeaux triangulaires, dont la pointe vient se réunir au cul-de-sac du prépuce. — Lisfranc se contente d'enlever sur la face supérieure du prépuce, avec des ciseaux courbes sur le plat, un lambeau semi-lunaire.

L'excision donne un résultat plus satisfaisant que l'incision, mais la circoncision est encore de beaucoup préférable.

3° *Circoncision*. — Il importe de se rappeler avant tout que le prépuce est uni au gland par une commissure non pas circulaire, mais oblique de haut en bas et d'avant en arrière, comme la couronne du gland ; l'incision ne devra donc pas être perpendiculaire à l'axe de la verge, mais bien dirigée dans le sens de la commissure. — Cela dit, nous allons décrire les deux procédés de circoncision le plus souvent usités.

Procédé de Lisfranc.

L'opérateur saisit le bord libre du prépuce avec des pinces à dissection qui embrassent la peau et la muqueuse, et les confie à des aides qui tirent en avant la partie libre du prépuce ; ensuite il embrasse la peau transversalement avec les mors d'une pince à anneau, entre le gland et les pinces à dissection ; puis, d'un coup de ciseau, il incise rapidement la portion de prépuce qu'il veut enlever.

Procédé de M. Ricord.

L'opération comprend trois temps :

1° On tire le prépuce en avant assez fortement, et on trace avec de l'encre l'incision que l'on va pratiquer ; puis on l'abandonne à lui-même, et on s'assure ainsi si l'opération terminée sera convenablement faite. On trace une nouvelle ligne, si la première ne paraît pas convenable.

2° On ramène le prépuce en avant, on passe derrière la ligne d'encre des pinces particulières inventées par M. Ricord ou simplement des pinces à pansement, et on coupe au devant d'elles toute la partie libre du prépuce.

3° La peau se rétractant plus que la muqueuse, il convient d'ébarber celle-ci ; pour cela, on la saisit à sa partie supérieure avec des pinces à disséquer, on la fend jusqu'au niveau de la peau, puis on l'ébarbe à droite et à gauche, et on coupe le frein, s'il est trop long. — On réunit ensuite les bords de la plaie à l'aide de plusieurs nœuds, ou mieux, à l'aide des serres fines de M. Vidal.

Procédé des auteurs.

Nous avons adopté d'une manière générale le procédé suivant, qui a l'avantage d'être plus simple, plus expéditif, que celui de M. Ricord, et de donner un résultat à peu près identique.

1er *temps.* Le prépuce, étant attiré fortement en avant, est saisi entre les mors plats d'une pince à pansement que l'on confie à un aide.

2e *temps.* D'un coup de ciseaux droits, on retranche tout ce qui dépasse le mors de la pince.

La pince étant enlevée, la peau du prépuce se rétracte en arrière, et le gland reste couvert de la muqueuse ; alors, dans un

3e *temps,* on divise longitudinalement cette muqueuse avec des ciseaux introduits entre elle et la portion dorsale du gland.

4e *temps.* Cette muqueuse ainsi divisée est renversée en arrière et maintenue en contact avec la peau du prépuce, au moyen de serres fines ou de quelques points de suture.

Le phimosis accidentel ne nécessite pas habituellement d'opération ; lorsqu'elle devient nécessaire, il faut avoir recours à l'une des trois méthodes précédentes. C'est surtout dans les cas où le phimosis est provoqué par des chancres qu'il faudra bien y réfléchir avant de se décider à faire l'opération ; alors effectivement la plaie s'inoculera fatalement, et on aura un chancre énorme, lequel pourra donner lieu à des accidents graves. Toutefois, lorsqu'on peut craindre la gangrène, il n'est pas permis d'hésiter un seul instant.

Quand le phimosis est accidentellement produit par un eczéma, un herpès, et même une balanite, les soins de propreté et les injections d'eau froide entre le gland et le prépuce en triomphent habituellement sans peine ; — si l'eau ne suffit pas, on y ajoutera un peu d'extrait de saturne ou de sulfate de fer.

CHAPITRE II.

Du paraphimosis.

On appelle paraphimosis cet état dans lequel le prépuce, étant, par une cause ou par une autre, tiré en arrière de la couronne du gland, ne peut plus être ramené sur ce dernier organe. — Le paraphimosis est toujours accidentel.

Causes. — Le paraphimosis est fréquemment une conséquence du phimosis ; voici comment il se produit alors : chez

les enfants ou chez toute autre personne atteinte de phimosis, si, par un effort quelconque, dans la masturbation, le
coït, etc., le prépuce est violemment tiré en arrière du
gland, il arrive très-fréquemment qu'il n'est plus possible
de le ramener dans sa position naturelle; la portion rétrécie du prépuce exerce alors sur le gland une constriction
plus ou moins forte, la circulation est interrompue, le gland
se gonfle, et il devient de plus en plus impossible de faire
cesser cet étranglement. — D'autres fois, on observe le
paraphimosis sur des individus naturellement bien conformés, à la suite d'une altération quelconque du gland, la
balanite, et les chancres surtout; dans ces cas, le gland,
enflammé, se gonfle, s'œdématie, et son état actuel n'est
plus en rapport avec le prépuce qui ne peut plus le recouvrir. — Enfin, dans d'autres circonstances, sans que
le gland soit affecté, le prépuce, malade à son tour, s'en-
gorge, s'enflamme, son ouverture se resserre, et le paraphimosis survient. — Ces deux dernières espèces s'observent
principalement sur les individus qui ont naturellement le
gland découvert.

Symptômes. — Le paraphimosis est, comme le phimosis, indolent ou inflammatoire. — Le paraphimosis indolent est assez rare : dans cette forme, le gland et le prépuce
sont plutôt le siége d'un œdème que d'une inflammation ; le
bourrelet formé par ce dernier est quelquefois très-gros,
pâle, mou, facilement dépressible par la plus légère compression ; le gland est à peine rouge, mais tendu, luisant.
C'est surtout chez les enfants qu'on observe cet état, qui
cesse facilement par l'usage d'une compression bien faite,
car l'étranglement est peu considérable.

Le paraphimosis inflammatoire est quelquefois une

affection extrêmement sérieuse. Dans les cas d'intensité médiocre, le gland est rouge, gonflé, douloureux; le bourrelet formé par le prépuce est d'un rouge pâle et le siége d'une infiltration séreuse abondante; le corps de la verge participe rarement à l'inflammation du gland; mais quand la constriction est très-vive, ce dernier devient très-rouge, lisse, luisant, son volume est doublé et même triplé, la moindre pression est extrêmement douloureuse; les chancres dont cet organe est le siége s'agrandissent, et prennent un aspect violacé et blafard; quelquefois encore le gland devient d'un rouge livide, il est le siége de douleurs intolérables, enfin il tombe en gangrène. Le bourrelet préputial qui est la cause de l'étranglement est quelquefois très-volumineux, rouge et douloureux; il y a souvent deux cercles d'étranglement : le premier formé par l'anneau du prépuce; le second, situé plus en arrière, par un des replis de la peau de la verge; entre ces deux points, le prépuce peut être lui-même frappé de gangrène.

Dans certains cas, rares à la vérité, le prépuce se déchire largement entre les deux points d'intersection, et il se fait par là une hémorrhagie abondante. Nous en avons vu dernièrement un cas remarquable : un jeune homme, atteint de phimosis habituel, se lave la verge après avoir tiré le prépuce en arrière du gland; il monte à cheval sans songer à ramener le prépuce à sa position naturelle, ce qui lui était très-facile, tant son phimosis était léger. A peine était-il depuis quelques minutes en selle, qu'il éprouva à la verge des douleurs très-violentes. Il voulut cependant continuer sa promenade, bien qu'il sentît sa jambe et son pantalon mouillés; mais la douleur devint telle, qu'il fut obligé de descendre de cheval; il eut immédiatement une demi-syncope, et en le déshabillant, on remarqua qu'il avait perdu une grande quantité de sang ; sa botte en était presque pleine. Cette hémorrhagie s'était faite par une de ces déchirures que nous signalions à l'instant. Malgré cette perte de sang abondante, la réduction ne pût être obtenue naturellement et il fallut pratiquer le débridement.

Diagnostic. — Pronostic. — Il est absolument impossible de méconnaître la maladie ; le pronostic est quelquefois très-sérieux ; habituellement toutefois, le paraphimosis est une maladie légère.

Traitement. — Le traitement du paraphimosis se borne aux deux opérations suivantes : 1° la réduction, 2° le débridement.

§ Ier. Réduction.

La méthode de la réduction comprend plusieurs procédés.

1° Le malade est couché sur le bord de son lit ; le chirurgien, après avoir enduit le gland d'un corps gras (huile, cérat ou beurre), saisit la verge au delà de l'étranglement avec les doigts médius et annulaire de chaque main et appuie ses pouces sur le gland. Alors, pendant qu'il refoule le gland en arrière, il essaie de ramener le prépuce en avant. — On se sert ordinairement d'un linge fin pour tenir la verge afin que les doigts ne glissent pas, et aussi pour que la pression soit moins douloureuse. — Ce procédé réussit assez bien quand le paraphimosis est récent, peu inflammatoire, et que l'étranglement n'est pas considérable ; mais il est très-douloureux et a l'inconvénient d'aplatir le gland, et par conséquent d'augmenter le diamètre transverse de sa base, ce qui suffit souvent pour empêcher la réduction.

2° Boyer, dans les cas simples, préférait comprimer la verge, le bourrelet préputial et le gland, par une bande roulée, modérément serrée ; en même temps, il faisait maintenir la verge relevée contre le ventre. — Chaque fois que nous employons ce procédé, nous faisons tremper la bande dans un liquide résolutif ; au bout de quelques heures, la réduction s'opère d'elle-même ou tout au moins est devenue très-facile.

3° On saisit la verge à pleine main de la main gauche, de manière que le pouce et l'index viennent s'arrêter, et en quelque sorte s'arc-bouter, formant un cercle derrière le bourrelet préputial. On comprime, on masse quelque temps le gland entre le pouce et les deux premiers doigts de la main droite ; puis, tandis qu'on presse fortement la base du gland avec ces mêmes doigts, en essayant de le repousser en bas, ou presse fortement de bas en haut avec la main gauche, de manière à faire glisser le prépuce sur le gland. — M. Seutin a imaginé une pince terminée par deux espèces de cuillers qui embrassent la base du gland, et le compriment sans présenter le volume du doigt ; elles offrent surtout cet avantage, que le prépuce peut aisément glisser sur elles.

Dans ces divers procédés, il est souvent nécessaire de faire sur le bourrelet trois ou quatre scarifications profondes, pour donner issue à la sérosité et le dégorger, ce qui rend la réduction beaucoup plus facile.

Quand celle-ci est obtenue, le plus souvent il n'y a rien à faire ; si cependant on redoute l'inflammation, on fera bien de recouvrir la verge de compresses d'eau froide souvent renouvelées et de la tenir relevée contre le ventre.

§ II. Débridement.

1° Le malade est couché sur le bord de son lit ; le chirurgien se place à sa droite, et, de sa main gauche, saisit la verge, de telle façon que les quatre derniers doigts soient en dessous et le pouce sur le gland ; il refoule en arrière le bourrelet préputial, et reconnaît l'anneau qui étrangle le gland et qui ressemble à une corde fortement tendue. Prenant alors de sa main droite un bistouri pointu, à lame droite, le tranchant tourné en haut, il enfonce la pointe sous la bride et la coupe en faisant un mouvement de bascule qui porte la pointe de l'instrument en haut. Il opère de la même manière deux ou trois autres débridements, à 5 ou 6 millim. l'un de l'autre. — L'étranglement cesse dès lors, mais il n'est pas encore toujours facile de réduire ; il importe d'obtenir le dégorgement du bourrelet soit par des incisions, soit par le massage.

2° On tient la verge et le bistouri de la même manière, on reconnaît le cercle constricteur, et on plonge l'instrument au-dessous, comme dans le procédé précédent, seulement on fait une seule incision, mais beaucoup plus étendue ; on divise non-seulement le bourrelet préputial, mais encore, en arrière de lui, la peau dans une étendue de 1 à 2 centimètres. Il est bon d'être prévenu qu'il n'est pas toujours facile de mettre à découvert le cercle constricteur, et à plus forte raison de le diviser. Le gonflement des tissus est quelquefois tel que, pour parvenir à ce cercle, l'incision doit avoir plus d'un centimètre de profondeur.

CHAPITRE III.

Des végétations.

Les végétations, qui se définissent par leur nom même, ont longtemps été, et sont encore, considérées par quelques auteurs comme causées presque uniquement par le virus syphilitique. C'est à coup sûr une erreur ; il y a au contraire fort peu de végétations réellement syphilitiques, et nous ne reconnaissons comme telles que celles qui se produisent sur les chancres bourgeonnants et sur les plaques muqueuses, lesquelles, ainsi que nous l'avons déjà dit ailleurs, bourgeonnent quelquefois et se changent en véritables végétations. En dehors de ces deux espèces, nous n'admettons que des végétations de causes ordinaires ; et la preuve qu'elles ne sont pas syphilitiques, c'est que le traitement mercuriel ne peut rien sur elles, c'est qu'elles guérissent par les moyens les plus simples, caustiques, ligature, excisions, etc., sans se montrer de nouveau au même point ou dans le voisinage, au moins dans le plus grand nombre des cas. Lorsqu'elles répullulent, c'est que la cause qui leur avait donné une première fois naissance continue d'agir et reproduit les mêmes effets.

Les mêmes auteurs admettent des végétations primitives et secondaires ; il est absolument impossible de motiver cette division, car, sans contredit, jamais les végétations ne sont par elles-mêmes contagieuses. Si elles l'ont paru quelquefois, c'est par le fait d'une simple coïncidence, ou bien dans les cas de chancres bourgeonnants. Mais ces chancres bourgeonnants ne constituent pas de véritables végétations, pas plus que les bourgeons charnus d'une ulcération ou d'une plaie ordinaire. « Quand elles ont été précédées, dit M. Ricord, dont nous partageons l'opinion, par des accidents vénériens primitifs ou par la syphilis constitutionnelle, elles semblent être une conséquence fortuite des irritations locales que ces conditions peuvent produire, mais non un effet spécifique, puisque d'autres causes peuvent les faire naître » (*loc. cit.*).

On a longtemps divisé les végétations en *excroissances* et en *végétations proprement dites* ; nous aimons mieux les diviser en : 1° *végétations sessiles* ; 2° *végétations pédiculées*.

Causes. — Il est entièrement impossible, dans la plupart des cas, de déterminer la cause efficiente des végétations. Nous avons déjà presque complétement rejeté la syphilis, et nous pourrions, à la rigueur, la repousser complétement ; car, même pour ces végétations qui poussent sur les chancres et sur les plaques muqueuses, la vérole joue-t-elle bien le rôle de cause active ? Il est au moins permis d'en douter, et l'on peut supposer qu'elles se montreraient également sur une ulcération simple et sur une plaque muqueuse non syphilitique, s'il en existait. En d'autres termes, le virus syphilitique ne serait rien, et l'altération secondaire, ulcération et plaque muqueuse, tout. La malpropreté chez beaucoup d'individus qui laissent séjourner la matière sébacée entre le gland et le prépuce, l'écoulement blennorrhagique séjournant dans ces mêmes parties, paraissent souvent déterminer l'apparition des végétations. Il en est de même, malgré tous les soins de propreté, de l'irritation des parties qu'on observe dans la balanite, que cette irritation soit vénérienne ou simplement herpétique et eczémateuse.— On les

observe souvent chez les femmes enceintes, où elles guérissent habituellement aussitôt après la parturition. — Ce ne
sont quelquefois que de simples verrues résultant d'une altération d'un follicule de la peau ou des muqueuses. — Dans
quelques cas enfin, elles sont produites par une simple
hypertrophie du tissu cellulaire sous-muqueux ou sous-cutané, sans altération appréciable à l'extérieur.

Siége. — La peau, dans toutes les parties du corps, peut
être le siége des végétations, mais elles se montrent bien
plus fréquemment sur les muqueuses, ou au voisinage de
leurs orifices, ou dans ces parties du corps où la peau participe plus ou moins aux fonctions des véritables muqueuses. Ainsi elles apparaissent de préférence au gland,
au prépuce, sur le frein, à la vulve, au vagin, au col
de l'utérus et dans sa cavité ; dans l'intérieur de l'urèthre,
de l'anus, au pourtour de celui-ci ; sur la langue, le voile
du palais, le larynx, l'ombilic, la partie interne et supérieure des cuisses, le pli de l'aine, la rainure interfessière,
l'angle péno-scrotal, etc. etc.

Symptômes. — 1° *Végétations sessiles.* — D'un volume médiocre, plus ou moins nombreuses, elles tiennent
à la peau ou à la muqueuse par une partie large et s'élèvent peu en hauteur. Leur surface est rarement unie, elle
est ordinairement formée de granulations rougeâtres, sai-
gnant quelquefois très-facilement, et qui leur donnent une
certaine ressemblance avec les *mûres,* les *fraises,* les *fram-
boises,* auxquelles on les compare toujours dans les descriptions. — Ces végétations sont peu ou pas douloureuses, toutefois elles le deviennent si elles sont irritées par
la marche ou toute autre cause ; elles sont habituellement

dures et friables. —2° *Végétations pédiculées*. Le point par lequel ces végétations s'implantent sur la peau est petit, et représente une tige, d'où partent plusieurs rameaux qui s'étendent plus ou moins. Lorsque rien ne les gêne, ces rameaux s'étalent en tout sens, d'une manière assez symétrique, et la végétation tout entière ressemble assez bien à un *chou-fleur*; mais, lorsqu'elle a son siége entre deux surfaces rapprochées, elle s'aplatit, son bord est tranchant, convexe, granulé; elle est assez semblable à une *crête de coq*; quelquefois enfin de la tige commune s'élancent d'autres petites tiges droites, renflées légèrement à leurs bords libres, et présentant l'aspect de *poireaux*. C'est d'ailleurs sous ces noms de choux-fleurs, crêtes de coq et poireaux, qu'on les désigne habituellement. — Ces diverses espèces de végétations pédiculées sont en général humides, friables, et saignent facilement comme les premières, mais plus facilement peut-être; elles ne sont douloureuses que lorsque, par une cause ou par une autre, elles sont irritées ou enflammées. A leur début, ce sont de simples granulations recouvertes par la peau ou la muqueuse; plus tard elles semblent percer cette peau ou cette muqueuse, et c'est alors qu'elles augmentent rapidement de volume; en général cependant, elles sont assez petites, mais dans quelques cas (les choux-fleurs surtout), elles se réunissent en si grand nombre, qu'elles présentent un volume énorme, la grosseur du poing d'un adulte par exemple, et même davantage.

Que ces végétations soient sessiles ou pédiculées, elles donnent rarement lieu à un écoulement quelconque lorsqu'elles sont situées sur un point bien découvert de la peau; sur les muqueuses, elles fournissent en général un écoulement peu abondant d'une matière blanche, quelquefois roussâtre, presque entièrement formée de pus qui répand une odeur insupportable dans les points où elle séjourne longtemps privée d'air, et principalement au vagin et au voisinage de l'anus.

Diagnostic. — Le *diagnostic* des végétations est bien rarement difficile ; il importe cependant de savoir distinguer des végétations proprement dites les plaques muqueuses exubérantes et les chancres bourgeonnants ; un peu d'attention suffira pour éviter l'erreur. On a pris quelquefois les végétations emprisonnées entre le gland et le prépuce, donnant lieu à une suppuration fétide et ichoreuse, et dans quelques cas frappées de gangrène, pour un véritable cancer.

Pronostic. — Les végétations ne constituent jamais un accident grave ; elles ne sont point l'indice de vérole constitutionnelle, mais elles ne cèdent pas toujours facilement à nos moyens thérapeutiques et répullulent parfois avec beaucoup de ténacité.

Traitement. — Le traitement général par les mercuriaux est, à coup sûr, le plus souvent inutile : combien de fois, en effet, ne l'a-t-on pas vainement essayé ! Pendant sa durée, les végétations continuaient souvent à croître, et puis se séchaient et tombaient un jour, à quelques mois de là, soit sous l'influence d'un traitement local, soit même sans aucune espèce de médication. Cependant le mercure sera incontestablement utile contre les plaques muqueuses végétantes et les végétations proprement dites, dont le pédicule aurait pris racine sur une induration sous-chancreuse. — Mais le plus souvent le traitement doit être uniquement local ; les ressources thérapeutiques sont d'ailleurs nombreuses, et nous les rapporterons aux cinq classes suivantes : 1° applications irritantes , 2° caustiques , 3° ligature, 4° arrachement, 5° excision.

1° *Applications irritantes.* — La plus usitée et la plus utile en général consiste dans un mélange., par parties égales, de poudre de sabine et d'alun ; sous son influence , on voit les végétations se sécher et tomber par morceaux sous la moindre traction. On fait souvent aussi usage de petits plumasseaux de charpie qu'on trempe préalablement dans une liqueur irritante , telle que la liqueur de Van Swieten , l'eau de Goulard , l'eau phagédénique , une solution concentrée d'hydrochlorate d'ammoniaque. — Quelques pommades réussissent aussi très-bien , et principalement la pommade au précipité rouge et au nitrate d'argent. — Il est bon , avant de faire usage de ces applications irritantes, de ramollir les végétations, quand elles sont dures, avec des cataplasmes de farine de graine de lin.

2° *Caustiques.* — Les plus usités sont le nitrate d'argent, le nitrate acide de mercure , le sublimé en solution concentrée, la potasse caustique, la poudre de Vienne, le sulfate de cuivre , le beurre d'antimoine , le fer rouge, etc. —On ne devrait faire usage de la cautérisation que dans les cas très-rares où l'on craint de ne pouvoir enlever avec l'instrument tranchant toute la tumeur et la partie de peau sur laquelle elle est implantée ; mais il est des personnes qui redoutent tellement l'usage du bistouri et des ciseaux , que le médecin se voit obligé de faire assez fréquemment usage des caustiques. Il est un certain nombre de précautions utiles à prendre dans leur application ; il convient , on le comprend, d'intéresser non-seulement la tumeur elle-même, mais encore son pédicule et la partie de peau ou de muqueuse sur laquelle il est implanté. On devra donc mesurer la force et la quantité du caustique à la grosseur de la végétation ; mais, en même temps, il est un écueil qu'on doit éviter soigneusement, c'est d'intéresser, sans utilité aucune, les parties environnantes. Dans ce but, si l'on se sert d'un caustique liquide, on fera bien d'en imbiber une rondelle de coton de la grandeur juste de la végétation, et qu'on recouvrira d'une autre rondelle plus grande et sèche ; — si l'on se sert d'un caustique solide, on appliquera préalablement un morceau de diachylon percé à son centre d'un trou par où passera la végétation, sur laquelle on appliquera le caustique, et on recouvrira le tout d'un autre morceau de diachylon, absolument comme pour l'application d'un cautère. On peut encore se servir avec avantage des pinces porte-caustiques.

Les caustiques, par l'inflammation vive qu'ils provoquent, sont souvent la cause d'un phimosis ou d'un paraphimosis, quand la végétation a pour siége le gland ou le prépuce. On ne doit y avoir recours dans ces circonstances qu'avec de grandes précautions.

3° *Ligature.* — La ligature ne trouve guère son emploi que dans quelques végétations pédiculées situées dans des lieux où le chirurgien peut aisément les saisir ; il convient, en effet, pour que la ligature réussisse, que la tumeur soit parfaitement enlevée jusqu'à la peau ou à la muqueuse. Nous ne décrirons pas le manuel opératoire, que chacun peut varier à sa fantaisie ; nous dirons seulement qu'il sera bon, après la chute de la végétation, de cautériser le point où elle s'implantait, pour éviter les récidives.

4° *Arrachement.*—Il n'y a guère que les malades qui emploient ce moyen pour se débarrasser de leurs végétations ; c'est un fort mauvais procédé, très-douloureux, et exposant fréquemment à des récidives ; il ne trouve guère son emploi que dans les végétations pédiculées, et principalement les poireaux.

5° *Excision.* — L'excision constitue, sans contredit, le meilleur traitement des végétations, et c'est presque le seul auquel, pour notre compte, nous ayons recours ; elle expose, moins que les autres procédés, aux récidives, parce qu'on peut plus facilement enlever la totalité de la végétation et la partie de peau ou de muqueuse sur laquelle elle est implantée ; elle est très-peu douloureuse, et c'est l'opération la plus prompte et la plus simple. Ce sont ces diverses raisons qui nous ont engagés à lui donner la préférence. L'excision ne se pratique pas toujours de la même manière, quelquefois il est absolument indispensable de se servir du bistouri, quelquefois de ciseaux droits ; dans certaines circonstances, il sera nécessaire d'employer des ciseaux courbes sur leur bord, mais le plus souvent on devra faire usage de ciseaux courbes sur leur plat. Dans tous les cas, on aura soin de soulever un peu la tumeur pour l'emporter tout entière, et même la peau ou la muqueuse sous-jacente. — A la suite de l'opération, il se fait habituellement une petite hémorrhagie qui s'arrête spontanément ; si elle paraissait trop abondante, on la ferait cesser en cautérisant avec le nitrate d'argent la plaie que l'on vient de produire. On fera bien d'ailleurs d'avoir toujours recours à cette cautérisation après l'excision, afin d'éviter les récidives d'une manière plus certaine encore.

CHAPITRE IV.

De l'impuissance.

Beaucoup d'auteurs ont confondu sous le nom d'*impuissance* et l'impuissance proprement dite et la stérilité; d'autres ont séparé ces deux affections, réservant le titre d'impuissance à cet état particulier dans lequel le coït est impossible, et celui de stérilité à l'état dans lequel, le coït s'exerçant convenablement et dans les circonstances qui paraissent les plus convenables, la fécondation cependant n'a pas lieu. Pour nous, nous confondrons ces deux affections, qui, en définitive, aboutissent au même résultat, l'impossibilité de la reproduction de l'espèce, sous le titre générique d'impuissance, et nous dirons que l'impuissance est un état de l'individu pendant lequel ou bien 1° le coït n'est pas possible, ou bien 2° ce coït ne peut pas être fécondant. L'impuissance est définitive ou passagère. Nous aurons à l'examiner chez l'homme et chez la femme.

Si on l'observe assez souvent à la suite des maladies vénériennes, elle est beaucoup plus fréquemment encore liée à une autre cause. L'étude de cette pénible affection est assez intéressante par elle-même, se lie par tant de points au sujet que nous traitons, et le médecin syphilographe sera si souvent consulté à ce sujet, que nous croyons devoir nous en occuper longuement et traiter à fond cette question, sans nous en tenir uniquement à ses points de contact avec les maladies blennorrhagiques et syphilitiques.

§ Ier. De l'impuissance chez l'homme.

Tous les cas d'impuissance chez l'homme peuvent se rapporter aux quatre chefs suivants : 1° ou bien les organes extérieurs de la génération ne sont pas dans les conditions voulues; 2° ou bien la sécrétion spermatique ne se fait plus ou se fait mal; 3° ou bien l'émission du sperme est impossible ou irrégulière; 4° ou bien enfin le pénis n'entre pas en érection.

1° *Les organes extérieurs de la génération ne sont pas dans les conditions voulues.*

L'absence congénitale ou accidentelle de la verge semble au premier abord une condition absolue d'impuissance, et cependant il n'en est rien. Quelquefois, en effet, la verge est remplacée par un petit mamelon, au centre duquel vient s'ouvrir le canal de l'urèthre; il n'est pas impossible, dans ces circonstances, que la fécondation ait lieu. On sait effectivement qu'il suffit, dans quelques circonstances, que du sperme soit déposé à l'entrée du vagin pour que la fécondation s'opère. Malgré tout, cette absence de la verge doit être le plus souvent cause d'impuissance, ainsi que sa brièveté excessive. On a vu assez souvent un chancre phagédénique détruire la verge dans toute sa longueur, d'autres fois le paraphimosis et le priapisme en ont déterminé la gangrène, enfin la verge a été amputée. Ces diverses altérations n'occasionnent une impuissance absolue que si toute la verge a été détruite; l'impuissance est d'autant moins à redouter qu'on a pu conserver au membre plus de longueur. Dans certains cas de tumeur des bourses, le pénis disparaît complétement au milieu des tissus engorgés ou infiltrés; l'impuissance en est la conséquence, mais elle n'est que passagère, et disparaît avec le gonflement des parties.

La grosseur excessive du membre viril peut être une cause d'impuissance, mais elle n'est le plus souvent que relative; il est extrêmement rare en effet de rencontrer des verges d'une grosseur telle, qu'aucun vagin ne puisse les recevoir. — La *bifurcation* de cet organe ne s'oppose à l'acte du coït, d'une manière absolue, que dans les cas rares où il est impossible d'introduire dans le vagin aucune des deux portions.

La *direction vicieuse* du membre viril ne s'oppose pas en général à l'acte de la copulation, mais elle le gêne toujours plus ou moins. Il en est de même des tumeurs qui peuvent se développer sur cet organe. Albinus cite le cas d'un homme chez lequel la gaîne fibreuse qui enveloppe et bride les corps caverneux avait été déchirée; au moment de l'érection, le pénis prenait un volume énorme, et il était absolument impossible que cet homme pût exercer le coït. Dans les cas d'imperforation de la verge avec extrophie de la vessie, on comprend du reste que l'impuissance est forcée, sans qu'il y ait pour le malade aucune chance de guérison. Alors en effet le pénis manque absolument, ou bien il est très-court et imperforé.

Traitement de ces divers accidents. — On ne peut espérer de guérir l'individu ou d'apporter quelques soulagements à son état que dans les cas de direction vicieuse de la verge et de tumeurs ayant leur siége sur cet organe. Si on peut enlever ces dernières, le malade se trouvera par ce seul fait entièrement guéri; et dans les cas de courbure tenant à une trop grande brièveté du frein, il suffit d'inciser celui-ci. Les autres cas sont absolument incurables.

2° *La sécrétion spermatique ne se fait plus ou se fait mal.*

Dans les cas rares où les deux testicules manquent con-génitalement, dans les cas beaucoup plus fréquents où ils ont été extirpés, et enfin dans ceux où une maladie les a détruits ou profondément altérés, l'impuissance est toujours une conséquence obligée. — L'extirpation des testicules était une coutume autrefois assez fréquente parmi les peuples de l'Occident, et surtout de l'Italie, où on faisait des cas-trats pour avoir de meilleurs chanteurs. Aujourd'hui on ne trouve plus guère des eunuques qu'en Orient. Un fait remarquable, c'est que ces individus, pour la plupart au moins, sont encore susceptibles de se livrer au coït; mais chez eux, comme bien on le comprend, ce coït est tou-jours infécond. — Les affections qui peuvent causer la perte du testicule ou entraîner l'abolition de ses fonctions sont le cancer et les tubercules, la syphilis, qui amène leur dé-générescence fibroplastique et leur fonte complète, et quel-quefois, mais rarement, l'orchite blennorrhagique, qui peut entraîner l'atrophie des deux glandes séminales. Pour qu'il y ait impuissance, il faut que les deux testicules soient altérés à la fois, car sans cela celui qui est resté sain sup-plée parfaitement l'autre dans ses fonctions.

Il est un assez grand nombre d'individus chez qui les testicules ne sont pas descendus dans le scrotum; chez eux ces organes se sont arrêtés à l'anneau ou sont restés dans le ventre. On a prétendu qu'ils étaient plus portés aux plaisirs de Vénus, c'est une grossière erreur; l'observa-tion prouve au contraire que, dans la plupart des cas, si-non toujours, ces testicules ne contiennent point d'animal-cules spermatiques, alors même que leur volume et leur

tissu diffère peu de l'état normal ; des recherches multipliées, chez les animaux , ont mis ce fait hors de doute.

Il est absolument impossible d'apporter aucun remède à
l'impuissance causée par ces diverses causes.

3° *L'émission du sperme est impossible ou irrégulière.*

L'*épispadias* et l'*hypospadias* sont quelquefois cause
d'impuissance, mais non pas évidemment dans tous les
cas. Lorsque ces deux vices de conformation sont peu prononcés, c'est-à-dire lorsque le canal de l'urèthre s'ouvre
sur le gland ou sur un point de la verge rapproché du
gland, non-seulement la fécondation est possible, mais elle
est encore facile. Elle devient au contraire de plus en
plus rare à mesure que l'ouverture uréthrale se rapproche
du pubis, et elle n'est absolument impossible que dans les
cas où cette ouverture est située de telle manière que le
sperme ne peut plus être porté à l'orifice des organes génitaux de la femme. Morgagni cite le cas d'un hypospade qui
put, à l'aide d'un moyen artificiel, féconder sa femme, bien
qu'il fut affecté d'un hypospadias extrêmement prononcé,
l'urèthre venant s'ouvrir à la partie supérieure d'une fente
formée par la division incomplète du scrotum. Marc cite
aussi un hypospade, père de plusieurs enfants qui lui res-
semblaient beaucoup, et chez lequel l'ouverture de l'urèthre se trouvait à plus de 11 lignes de l'extrémité du gland.
On voit donc combien est erronée l'opinion des auteurs
qui regardent tous les hypospades comme absolument impuissants.

Dans les cas où l'ouverture de l'urèthre se fait près de
l'extrémité du gland, on peut essayer de guérir ce vice de
conformation en faisant une ouverture artificielle qui, par-

tant de l'extrémité de la verge, aille rejoindre le canal de l'urèthre. Les autres cas sont absolument incurables.

Les *rétrécissements de l'urèthre,* quand ils sont très-prononcés, sont une cause d'impuissance; dans ces cas, le sperme se ramasse derrière le rétrécissement, et ne sort ensuite qu'en bavant peu à peu, au lieu d'être projeté vigoureusement du côté du col utérin. Comme il est dans presque tous les cas possible de remédier à un rétrécissement de l'urèthre, l'impuissance qui en dépend n'est donc que momentanée, elle disparaît avec le rétrécissement. — Il en est de même d'un gonflement très-considérable de la prostate; seulement, cette affection étant quelquefois incurable, l'impuissance peut devenir elle-même définitive. — De Lapeyronie cite un cas très-intéressant de dyspermatisme : il s'agit d'un individu qui avait eu une gonorrhée; une cicatrice s'était faite sur le point de l'urèthre où les canaux éjaculateurs viennent s'ouvrir, et avait changé la direction de leur orifice, de telle façon que le sperme était rejeté dans la vessie. Ce cas est rare dans la science. — On cite aussi des cas de gonorrhées à la suite desquelles l'orifice de ces mêmes conduits était rétréci ou oblitéré. — Enfin il se peut que l'érection soit tellement forte chez certains individus, que le canal de l'urèthre soit oblitéré momentanément; le sperme ne s'écoule alors en bavant que lorsque l'érection a considérablement diminué. Ce peut être là encore une cause, mais très-rare, d'impuissance.

Dans un autre ordre de faits, nous rencontrons comme cause absolue d'impuissance l'oblitération des canaux excréteurs du sperme, en quelque point qu'elle se produise. Cette question est encore fort obscure. Dans un travail récent (*Arch. gén. de méd.*, 1847), M. Gosselin l'a parfaitement traitée au point de vue de l'anatomie; mais nous ne croyons pas que ce travail ait donné lieu à aucune recherche importante faite au lit du malade. Quoi qu'il en soit, nous croyons utile de rendre compte du mémoire de M. Gosselin.

Cet habile anatomiste n'a jamais trouvé d'oblitération dans les canaux éjaculateurs ; il en a trouvé dans le canal déférent, la queue de l'épididyme, la tête de l'épididyme, et les canaux séminifères du testicule.

Dans le seul cas observé d'*oblitération du canal déférent*, M. Gosselin trouva deux kystes sur la tête de l'épididyme ; le canal de celui-ci était en outre très-dilaté, et d'une couleur jaune très-prononcée. Le canal déférent semblait, à la vue, avoir disparu complétement ; cependant, en disséquant avec soin, à partir de la fin de l'épididyme, on rencontra « un cordon assez gros qui, pour la forme et le volume, représentait bien le commencement du conduit déférent; mais, après 8 ou 10 millimètres de longueur, ce conduit s'effilait tout à coup, devenait très-mince ; un peu plus loin, il disparaissait et se changeait en un filament celluleux, qui bientôt ne se distinguait plus en rien du tissu cellulaire du cordon » (*loc. cit.*). Le canal déférent n'existait pas davantage dans le canal inguinal et l'abdomen, mais on le retrouvait très-apparent à côté de la glande séminale, à partir de laquelle il commençait encore une fois à disparaître pour se perdre dans le tissu cellulaire. Le liquide contenu dans la vésicule séminale contenait un liquide abondant, mais pas un seul spermatozoaire ; au contraire, le liquide contenu dans l'épididyme en renfermait une très-grande quantité. — Il est évident que le sperme, arrêté dans sa marche par cette oblitération, avait amené la dilatation des conduits de l'épididyme. Le testicule avait son aspect naturel. — L'appareil séminifère, de l'autre côté, était parfaitement sain et dans les conditions normales.

Oblitération au niveau de la queue de l'épididyme.

Le premier fait de ce genre que rencontra M. Gosselin peut se résumer ainsi : 1° induration très-grande sans augmentation notable de volume, au niveau de la queue de l'épididyme ; 2° dilatation comme variqueuse du canal de l'épididyme dans toute sa longueur ; 3° oblitération dans le point induré. — Ni le canal déférent, ni la vésicule séminale, ni l'épididyme, ne renfermaient d'animalcules spermatiques. Le testicule n'était nullement atrophié. — De l'autre côté, le testicule, l'épididyme, etc., tout est dans son état normal, et le liquide séminifère contient de grandes quantités de spermatozoaires. — Un second fait s'est présenté à M. Gosselin, entièrement semblable à celui-là. Dans d'autres cas, l'oblitération existe au même point, sans dilatation variqueuse de l'épididyme ; dans d'autres enfin, cette oblitération n'est qu'incomplète ; elle gêne sans empêcher entièrement le passage des liquides. Toutefois, dans le cas observé par M. Gosselin, on ne trouvait plus de spermatozoaires au delà du rétrécissement, ni dans le canal déférent, ni dans la vésicule séminale, tandis qu'ils étaient très-abondants dans l'épididyme.

Oblitération au niveau de la tête de l'épididyme.

Ici nous n'avons pas un seul canal, mais une réunion de plusieurs canaux distincts (de sept à douze). M. Gosselin a observé encore, en cet endroit, des oblitérations avec dilatation des canaux efférents, depuis leur émergence du testicule jusqu'à leur entrée dans l'épididyme. L'injection était arrêtée au niveau de la tête de l'épididyme, et quand elle continuait son trajet, ce n'était que par quelques-uns de ces canaux, les autres étant complétement oblitérés. Cette lésion, on le comprend, n'entraîne pas les mêmes désordres que les précédentes, car le sperme peut continuer de circuler, et partout il renferme des animalcules spermatiques.

Oblitération des vaisseaux séminifères.

Cette lésion était parfaitement connue, même avant les travaux de M. Gosselin; les canaux séminifères du testicule s'oblitèrent et disparaissent à la suite de plusieurs lésions, dégénérescence cancéreuse, dégénérescence fibroplastique, etc. etc.

Tel est le résumé rapide du beau travail de M. Gosselin sur les oblitérations des voies spermatiques; il n'est pas intéressant seulement au point de vue anatomique, physiologiquement il offre le plus grand intérêt. En effet, tandis que toutes les autres sécrétions deviennent une cause de trouble dans l'économie dès que leur canal vecteur oblitéré ne laisse plus passage aux liquides sécrétés, ici rien de semblable; le sperme, quoique toujours formé dans le testicule, est résorbé sur place, et tout se passe absolument comme s'il était rejeté au dehors. Aussi, comme il n'existe point de lésion fonctionnelle; comme, chose très-remarquable, le testicule présente le même volume, le même aspect que celui du côté sain; comme c'est à peine si l'on trouve une induration, une dilatation variqueuse de l'épididyme, on conçoit sans peine que cette altération passera le plus souvent inaperçue, et que ce ne sera que par hasard, et comme par exception, qu'on la reconnaîtra sur l'homme vivant, comme ce n'est que par hasard d'ailleurs qu'on l'a trouvée sur le cadavre.

En outre, nous avons toujours vu que le testicule sain suppléait parfaitement le testicule malade ; or, comme il est extrêmement rare que la lésion qui pourrait donner naissance à l'oblitération affecte à la fois les deux testicules, on voit que l'impuissance doit être bien rarement la conséquence de cette lésion. Toutefois l'impuissance s'observera forcément chaque fois que les voies spermatiques seront oblitérées des deux côtés ; les érections se produiront, les rapports sexuels sembleront s'accomplir dans les circonstances voulues pour la fécondation, mais celle-ci n'aura pas lieu parce que le liquide sécrété par les vésicules séminales ne contiendra pas un seul spermatozoaire.

Les maladies qui peuvent donner lieu à cette lésion sont l'épididymite et l'orchite, les tubercules du testicule, et le testicule syphilitique ou dégénérescence fibroplastique. — Nous devons avertir que nous raisonnons ici par induction, car nous ne pourrions pas offrir un seul exemple clinique d'oblitération des voies spermatiques ; mais puisque celle-ci existe, elle doit très-probablement être liée à une des maladies que nous venons de signaler. M. Gosselin rapporte aux seuls progrès de l'âge l'oblitération au niveau de la tête de l'épididyme.

Des tumeurs qui comprimeraient fortement un des points des voies spermatiques devraient, si la compression était suffisante pour empêcher la marche du sperme, donner lieu aux mêmes lésions et aux mêmes phénomènes.

4° *Le pénis n'entre pas en érection.*

Nous ne rechercherons pas ici si le cervelet tient sous sa

dépendance les actes de la génération, nous devons dire cependant que nous regardons comme une simple hypothèse tout ce qu'a dit Gall à ce sujet. Certains faits peuvent lui donner un semblant de raison, mais combien d'autres plus nombreux lui donnent tort ; ainsi tous les animaux invertébrés n'ont pas de cervelet, et beaucoup d'espèces cependant se font remarquer par leur ardeur pour l'acte vénérien. M. Ricord a observé des érections fréquentes, qui nécessitaient les rapprochements sexuels, chez un individu à qui il avait amputé les deux testicules, et chez lequel, à l'autopsie, on trouva le cervelet entièrement détruit et envahi par une tumeur. Malgré tout, et quelle qu'en soit la cause, il y a un grand nombre d'individus que l'imagination seule rend impuissants ; il semble qu'il suffise, pour entraver cette fonction, que l'esprit, et par conséquent le cerveau, soit trop vivement mis en jeu. Combien d'individus inaptes à se rapprocher d'une femme, par ce fait seul qu'ils craignent de ne pas le pouvoir ! Combien qui, trop préoccupés de l'objet de leur désir, ne sont plus capables d'en jouir, alors qu'il ne leur oppose plus de résistance ! N'a-t-on pas vu des individus, très-épris d'une femme, frappés immédiatement d'impuissance auprès d'elle, parce qu'ils lui trouvaient le plus léger défaut ! Rousseau ne se sentit-il pas pris d'un profond dégoût pour une belle courtisane, parce qu'il s'aperçut qu'un des tetons de celle-ci était borgne. A coup sûr, ce sont là des effets de l'imagination seule, car la plupart de ces individus seront parfaitement aptes à avoir des rapports avec toute autre femme. — Il semble que pour bien exécuter l'acte du coït, il faut n'y pas songer en quelque sorte ; il faut que l'imagination sommeille entièrement, et que les sens seuls entrent en action.

A côté de cette impuissance très-passagère et relative, on en observe une persistante et souvent incurable.

L'âge la produit toujours un peu plus tôt, un peu plus tard ; mais c'est là un des phénomènes naturels dont nous n'avons pas à nous occuper. Souvent les passions trop vives, l'abus du coït, provoquent cette impuissance ; on voit alors des hommes mûrs et même des hommes très-jeunes qui, malgré les plus vifs désirs, sont incapables d'entrer en érection. A quoi cela tient-il ? Le sperme n'est-il plus sécrété dans le testicule ? ou bien les vésicules séminales ne sont-elles plus sensibles à l'action du liquide qu'elles contiennent ? ou bien enfin les muscles, trop fatigués, ne peuvent-ils plus entrer en exercice ? Cet état d'anaphrodisie dure plus ou moins longtemps, et quelquefois pendant toute la vie.

La *masturbation* agit dans le même sens : les hommes jeunes et adultes qui se livrent encore à cette déplorable habitude, s'ils ne deviennent pas incapables de cohabiter avec une femme, éprouvent au moins pour ce sexe un tel dégoût, une telle aversion, qu'au lieu d'être portés à s'en rapprocher, ils ne tendent qu'à le fuir. En dehors de leur funeste passion, les sens ne parlent pas chez eux. — Les enfants qui se sont livrés sans frein à la masturbation peuvent aussi devenir plus tard entièrement impuissants : nous pourrions citer plusieurs exemples à l'appui de notre proposition, et nous ne comprenons pas que Hunter ait nié l'influence de la masturbation sur l'impuissance.

On a vu quelquefois une continence absolue produire absolument les mêmes résultats.

Une vie très-sédentaire, les travaux de l'intelligence trop longtemps prolongés, un régime affaiblissant, etc., amènent souvent, sinon un état absolu d'impuissance, au moins une espèce d'atonie des organes de la génération, qui empêche toute érection ou rend celle-ci insuffisante et de trop courte durée pour que le rapprochement sexuel puisse avoir lieu.

Traitement. — Cette sorte d'impuissance se guérit dans un grand nombre de cas, et souvent avec facilité. C'est dans l'hygiène que l'on trouvera le meilleur mode de traitement : l'exercice en plein air, la bonne nourriture, la gymnastique, le repos de l'esprit, le calme de la campagne, les préparations toniques, suffiront presque toujours pour guérir ces libertins que l'abus des plaisirs de Vénus avait plongés dans l'impuissance. Si l'homme habitué à la masturbation a assez d'empire sur lui-même pour se débarrasser de ce vice, il verra peu à peu diminuer son dégoût pour les femmes et disparaître son espèce d'impuissance. — Quant à ceux à qui l'imagination seule *noue l'aiguillette*, comme on disait jadis, on ne peut guère que leur donner des conseils, le plus souvent inutiles, car cet état ne persiste pas au delà de quelque temps. C'est une espèce de charme qui disparaît un jour et ne reparaît plus, auprès de la même femme, au moins.

On a quelquefois besoin de s'adresser à une médication plus active, le régime, le repos, etc., ne suffisant pas. On se trouvera bien, dans ces cas, des aromatiques à l'intérieur, tels que les épices, la vanille, la menthe, le safran, le musc, l'opium, dont les Orientaux font un si grand usage en le mélangeant à divers aromates, le *cannabis indica* (hatchich), etc. On y ajoutera l'usage des bains froids, des douches, des bains et des frictions aromatiques, de la flagellation, du massage, etc., coutumes dont la débauche fait un trop fréquent emploi, mais dont la médecine ne peut pas négliger l'usage ; on a préconisé les bains de vapeurs aromatiques sur les parties génitales ; Sauvages rapporte l'exemple d'un jeune homme à qui il rendit ses facultés génératrices par une immersion dans une décoction de graines de moutarde. L'électricité et le galvanisme rendront quelquefois des services signalés. — On a aussi recommandé, comme aphrodisiaques, l'artichaut, les champignons, les truffes, etc.

Mais les deux médicaments qui seront, à coup sûr, le plus utiles sont la *poudre de cantharides* et le *phosphore ;* la première d'ailleurs entre dans la composition de la plupart des préparations aphrodisiaques. Ces deux médicaments sont extrêmement actifs, et agissent véritablement en rendant aux organes génitaux l'excitation que ceux-ci ont perdue ; mais ils doivent être employés avec une prudence extrême, car on les a vus occasionner les accidents les plus graves, l'hématurie, la cystite, le priapisme, et même le sphacèle de la verge. Combien de libertins usés, combien de vieillards décrépits, n'ont-ils pas trouvé la mort à la suite de l'emploi imprudent de ces moyens artificiels ! Si donc le médecin juge convenable de les employer, ce sera toujours avec une extrême réserve, et seulement pour ces impuissants chez qui les forces sont seulement déprimées et non pas complétement éteintes.

§ II. De l'impuissance chez la femme.

L'impuissance de la femme est plus généralement désignée sous le nom de stérilité. Pour nous, impuissance et stérilité ne seront qu'une seule et même chose.

L'impuissance chez la femme reconnaît un grand nombre de causes ; mais chez elle, nous ne trouvons pas, comme chez l'homme, cette influence si marquée de l'imagination et les autres causes qui s'opposent à l'érection. A moins de raisons matérielles que nous signalerons tout à l'heure, la femme peut toujours se livrer aux devoirs conjugaux, et il paraît presque indifférent, relativement à la fécondation, qu'elle soit ou non sensible aux attraits qu'offre le rapprochement des sexes. On a vu, en effet, devenir fécondes des femmes qui éprouvaient de la répugnance ou de l'aversion pour l'homme qui les approchait ; d'autres le devenir pendant qu'elles étaient plongées dans la léthargie ou un sommeil artificiel qui les privait complétement de la conscience de l'acte qui s'exerçait sur elles ; beaucoup sont mères de plusieurs enfants et n'ont jamais éprouvé aucun attrait dans l'acte de la copulation. —On a soutenu aussi, mais, selon nous, sans preuves, que les femmes que l'on appelle trop passionnées sont habituellement stériles.

Les causes absolues d'impuissance chez la femme sont : l'*absence du vagin*, puisque tout rapport sexuel est impossible ; l'*oblitération des organes génitaux*, congénitale ou acquise, produite par la soudure des grandes ou petites lèvres, des caroncules myrtiformes, la persistance de l'hymen ; le *resserrement excessif du vagin*, si l'art ne peut y apporter aucun remède ; et encore est-il tel cas où, malgré cela, la fécondation pourra avoir lieu, puisque nous avons vu qu'il suffit quelquefois que du sperme soit déposé à l'entrée des organes génitaux externes pour que la femme devienne enceinte ; — l'*absence d'utérus* que l'on a observée quelquefois, ce dont on s'assure soit par le toucher vaginal, soit par le toucher par le rectum, pendant qu'on introduit une sonde dans la vessie ; — l'*oblitération de la cavité du col ou du corps de l'utérus et des trompes*, l'*absence* ou l'*atrophie des ovaires*, qu'il est presque impossible de reconnaître sur le vivant.

Les autres causes d'impuissance, mais moins absolues, sont : la *communication du vagin avec le rectum ou la vessie ;* dans ce cas, en effet, la fécondation est infiniment plus difficile ; en outre, les rapports conjugaux ont quelque chose de si dégoûtant dans ces circonstances, qu'ils doivent être fort rares ; — le *prolapsus du vagin et de l'utérus* n'est pas toujours une cause d'impuissance, car il est aisé de remédier à cet accident ; d'ailleurs on a vu accoucher heureusement des femmes qui présentaient ce vice de conformation ; — une *obliquité considérable de l'utérus ;* c'est une cause fréquente de stérilité, mais on y peut facilement remédier soit par certaines positions pendant le coït, soit par un traitement bien dirigé ; — le *carcinome de l'utérus* n'est pas une cause absolue d'impuissance, et nous venons de voir un exemple très-remarquable d'une femme devenue enceinte, malgré un cancer très-avancé de l'utérus, et qui a pu mettre au monde un enfant qui avait vécu jusqu'aux derniers jours de la grossesse ; des vomissements incoërcibles devinrent alors la cause de la mort du fœtus ; — il en est de même d'*un polype de l'utérus et du vagin.* — Enfin le *développement excessif du clitoris et des nymphes,* qu'on a considéré, à tort, comme cause d'impuissance, ne s'oppose nullement à l'acte de la copulation ; il est d'ailleurs aisé de débarrasser la femme par l'excision de ces parties.—L'*absence des règles* est habituellement une cause d'impuissance ; cependant beaucoup de femmes deviennent grosses sans avoir été jamais réglées, et l'un de nous connaît une dame qui ne voit jamais ses règles que pendant le premier mois de la gestation. Cette dame a eu quatre enfants, et ce phénomène s'est toujours reproduit : l'apparition des règles était pour elle le meilleur signe de la grossesse. — Des *règles extrêmement abondantes,* la *leucorrhée,* peuvent être considérées comme des causes passagères d'impuissance.

Ainsi on voit qu'il n'y a d'impuissance réellement incurable chez la femme que celle qui tient à une absence absolue du vagin ou de l'utérus, à l'oblitération de celui-ci et des trompes, à l'absence ou à l'atrophie des ovaires. Toutes les autres causes sont passagères, ou peuvent être écartées par des moyens qu'il serait trop long d'énumérer ici.

LA SYPHILISATION.

Nous nous en serions tenus sur la syphilisation au peu de mots qui se trouvent à la fin de notre introduction, si la dernière discussion de l'Académie de médecine, discussion qui a eu un si grand retentissement, ne nous obligeait à entrer dans tous les détails de la question. Nous le regrettons, car en vérité la syphilisation ne mérite pas l'honneur que lui a fait la savante assemblée.

Cependant, pour que nos lecteurs soient bien à même de juger la question, et pour rester fidèles à nos habitudes d'exposer sans détour les opinions des auteurs, soit que nous les adoptions, soit que nous les combattions, nous allons commencer par donner un résumé complet des travaux des syphilisateurs. — Nous les jugerons ensuite.

Ces travaux comprennent deux parties bien distinctes :

1° L'*inoculabilité de la syphilis aux animaux*,

2° La *syphilisation proprement dite.*

PREMIÈRE PARTIE.

De l'inoculabilité de la syphilis aux animaux.

Malgré tous les efforts des expérimentateurs, malgré des expériences nombreuses, très-souvent répétées, on n'était point, jusqu'à nos jours, parvenu à inoculer aux animaux le pus chancreux, si facilement inoculable sur l'homme. Hunter avait fait à cet égard des tentatives multipliées sans en obtenir aucun succès ; il en avait conclu que *l'homme seul était susceptible de l'irritation syphilitique*. Turnbull, Bru, Cullerier l'ancien, M. de Castelnau, M. Ricord, M. Cullerier neveu, arrivèrent aux mêmes résultats négatifs que Hunter. «J'ai, dit M. Ricord, tenté l'inoculation du pus syphilitique, pris dans toutes les conditions possibles, sur des chiens, sur des chats, sur des lapins, sur des cochons d'Inde, sur des pigeons, qu'on avait dit être bientôt tués par l'absorption du virus vénérien ; dans aucun cas, et malgré la diversité des expériences, il n'a été possible de transmettre la maladie. Il ne faut pas, comme l'a fait dans ces derniers temps l'école physiologique, confondre les ulcérations simples et les affections catarrhales, dont les animaux peuvent être affectés comme l'homme, avec la véritable syphilis.» (*Traité de la syphilis*, par John Hunter, traduit par M. Richelot et annoté par M. P. Ricord, p. 164.) Aussi tous les observateurs avaient-ils conclu, avec Hunter, que «de quelque manière que le virus syphilitique ait pris naissance, il a certainement débuté dans l'espèce humaine, car nous ne connaissons aucun autre animal qui puisse en être infecté» (*loc. cit.*).

C'est en 1844 que M. Auzias-Turenne résolut de reprendre ces expériences et de voir s'il n'y avait pas moyen de faire autrement et mieux. Nous lui cédons la parole : «Je me suis mis à faire, dit-il, des expériences. Je les ai poursuivies, sans me décourager, depuis 1844. Il serait inutile d'entrer dans le détail de mes tâtonnements, de mes revers et de mes succès, et d'indiquer les différents procédés opératoires que j'ai tour à tour essayés et abandonnés. Voici le procédé opératoire que j'adopte aujourd'hui, et les résultats que j'en obtiens.

Procédé opératoire. — «J'attache une grande im-
«portance au choix de la partie sur laquelle on prati-
«que l'inoculation. La première idée qui vient à tout le
«monde, c'est d'expérimenter vers les parties génita-
«les; c'est ce qu'avait fait Hunter, et ce qu'ont fait pro-
«bablement tous les expérimentateurs de son école. Je me
«heurtai moi-même contre cet écueil. Je résolus ensuite
«de parcourir empiriquement tout le corps ; c'est ce que je
«fis, en laissant néanmoins de côté la tête, et surtout la
«face, dont je m'éloignai constamment, à cause du voisinage
«dangereux des dents.

«J'ai eu *quelques* succès, dont j'ai profité; j'ai eu beau-
«coup de revers, qui m'ont été bien plus utiles. Ce sont eux
«surtout qui m'ont appris *à éviter les lieux où l'animal*
«*peut se lécher.* Voici à ce propos un fait curieux : Un
«singe était paralysé des membres supérieurs et demeurait
«habituellement accroupi sur les tubérosités sciatiques,
«obligé de condamner ses membres inférieurs à l'unique
«fonction d'assurer son équilibre. Il pouvait se lécher le

«haut du scrotum et la partie supérieure de ses mains de
«derrière sans pouvoir conduire sa langue jusqu'au-dessous
«du scrotum, ni à la face plantaire de ces mêmes mains.
«Eh bien, j'ai pu aisément lui donner des chancres dans
«les parties inaccessibles à la langue; mais il m'a été im-
«possible de lui en donner dans les autres. Ce singe est le
«sujet de la première série d'expériences qu'on pourra lire
«plus loin.

«Depuis lors, j'ai expérimenté sur la face et sur le pa-
«villon de l'oreille en particulier, et mes succès ont été
«nombreux. Aujourd'hui que le procédé opératoire m'est
«familier, je réussis à peu près partout; mais je donne la
«préférence, sur toute autre place, au pavillon de l'oreille,
«en m'éloignant de la partie supérieure et de la partie pos-
«térieure de sa circonférence, qui ne sont pas assez pourvues
«de vitalité. Mon lieu d'élection sur le pavillon de l'oreille
«lui-même est sa face mastoïdienne. Voici d'ailleurs les
«principales raisons qui fixent mon choix :

«1° La partie est facile à manier,

«2° L'animal ne peut pas la lécher,

«3° Il ne voit rien de ce que l'on fait, et ne conçoit par
«conséquent aucune espèce de crainte;

«4° Le tissu cellulaire de la partie mastoïdienne de l'o-
«reille étant lâche et séreux, on y perçoit facilement l'*in-
«duration*, qui prend là un caractère prononcé. L'*indura-
«tion*, à mon sens, est la *règle* et non pas l'*exception* (1).

«C'est un point sur lequel je me réserve de m'expliquer

---

(1) C'est là une erreur grave; l'*induration* est bien certainement l'*exception* et non pas la *règle*. Mais M. Auzias confond l'engorgement des
tissus, leur dureté, avec l'induration, et chacun sait combien les tissus
lâches et séreux s'engorgent facilement et durcissent.

«plus loin. Deux instruments suffisent à cette petite opé-
«ration:

«1° Une spatule ou bien un instrument mousse quelcon-
«que pour ramasser le pus et le déposer sur l'endroit ino-
«culé ;

«2° De petits ciseaux courbes sur le plat et pointus.

«Je préfère beaucoup ce dernier instrument à la lancette.
«La piqûre de la lancette provoque chez l'animal un mou-
«vement brusque qu'il est important d'éviter pour la pré-
«cision de l'opération et la sécurité de l'opérateur. L'ani-
«mal, au contraire, ne paraît jamais sentir l'action des
«ciseaux, dont on est d'ailleurs toujours maître.

«Je fais maintenir l'animal, s'il est indocile, et je rase
«au besoin la place que j'ai choisie. Il est plus simple d'en
«exciser les poils avec les ciseaux courbes. Voici le pro-
«cédé opératoire :

«1° Je coupe avec la pointe des ciseaux l'épiderme dans
«l'étendue de 1 millimètre. Plus l'incision est superficielle,
«pourvu que l'épiderme soit entamé, mieux l'opération
«réussit. S'il vient du sang, je considère le succès comme
«douteux, et je fais une section dans un autre endroit.
«Quelquefois je fais plusieurs sections, à une certaine dis-
«tance les unes des autres.

«2° Je dépose sur la portion dénudée du derme le pus
«chancreux simple ou délayé dans un peu de salive.

«3° Je maintiens pendant une minute la partie humide,
«au moyen du pus chancreux ou d'un peu de salive; en
«même temps, je frotte avec l'instrument mousse la péri-
«phérie du lieu.

«J'abandonne ensuite l'animal à lui-même.

«Je ne redoute jamais le mélange du pus avec de la sa-
«live, chaque fois que celle-ci n'est pas assez abondante

«pour l'entraîner ; l'essentiel est qu'une certaine humecta-
«tion empêche les fluides de se coaguler et d'emprisonner
«le virus.

«Le lendemain de cette petite opération, une *papule* se
«montre *sur place*. Le surlendemain, apparaît une *vésicule;*
«celle-ci se convertit, au bout de vingt-quatre heures, en
«*pustule*. Ces phénomènes, parfaitement réguliers, mettent
«plus ou moins de temps à se produire. Enfin un chancre
«couvert d'une croûte est le terme de cette évolution. Ce
«chancre s'arrondit, se creuse et s'étend ; un pus abondant
«et foncé en couleur soulève la croûte et l'épiderme, à une
«certaine distance de cette croûte. La peau voisine est
«chaude, rouge et tuméfiée. L'abondance du pus, qui tend
«et irrite les parties, sollicite l'animal à se gratter, et ce
«liquide se fait jour de temps en temps par les bords de la
«croûte, qu'il soulève et décollent. Dès qu'il s'en est écoulé
«une certaine quantité, les parties sont moins tendues ; les
«bords de la croûte se recollent, ou elle se reproduit de
«toutes pièces par la concrétion du pus, si elle a été en-
«traînée. L'épiderme se rétracte, il se ride concentrique-
«ment au chancre, et se détache par pellicules. Le chancre
«suit ainsi son progrès pendant plusieurs jours, et la série
«de ces derniers phénomènes (je veux parler de ceux qui
«se sont montrés après la pustule) se répète plusieurs fois.
«L'ulcération s'arrête enfin, se rétrécit graduellement et
«finit par disparaître, sans jamais avoir perdu la physio-
«nomie ni aucun des attributs du chancre de la peau.

«Il est très-facile de propager un chancre d'animal à
«animal, et de filiation en filiation, jusqu'à un nombre in-
«déterminé de générations, sans qu'il perde sa vigueur.»
(*Loc. cit.*)

M. Auzias-Turenne a jusqu'à présent réussi à inoculer le

singe, le chien, le chat, le renard, le lapin, le bouc, le rat; il a échoué sur les oiseaux.

Plus tard, poussant plus loin ses expérimentations, M. Auzias-Turenne essaya sur l'homme l'inoculation des chancres communiqués au singe; cette expérience très-concluante a eu un très-grand retentissement, c'est celle de M. Robert de Welz. Comme ce point offre un grand intérêt, nous allons laisser M. Auzias le raconter lui-même.

«Le 5 juin 1850. Le sujet est un singe macaque, mâle, «âgé de deux ans et bien portant. Nous l'avons gardé et «observé plusieurs jours avant les expériences, afin d'être «bien sûrs de l'intégrité de sa santé, et de l'habituer à nos «manœuvres. M. Welz a écrit longuement l'histoire du «malade auquel a été emprunté le pus. Pour cette série «d'observations, comme pour les autres, je me bornerai à «dire que le pus a été constaté inoculable au malade lui-«même. Je n'en avais recueilli qu'une petite quantité qui «s'était desséchée sur le bord du goulot d'une petite fiole; «lorsque, quatre heures après, je fis la première inocula-«tion, je fus obligé de délayer ce pus dans de la salive; «j'ai fait à la partie antérieure de l'hélix droit, suivant mon «procédé ordinaire, deux inoculations distantes de 2 milli-«mètres l'une de l'autre.

«Je reviens à M. Robert de Welz, que je laisse d'abord «s'exprimer lui-même, les faits qu'il raconte étant con-«formes aux détails que j'ai consignés dans mes notes.

«Tant pour constater, dit M. de Welz, que l'ulcération «inoculée était bien un chancre, que pour essayer la possi-«bilité de transporter la syphilis des animaux à l'homme, «je résolus de me soumettre à cette inoculation.

«Agé de trente-trois ans, j'ai une constitution forte, un «habitus robuste, un tempérament sanguin cholérique, et

«j'ai toujours eu une bonne santé, n'ayant spécialement ja-
«mais eu de maladie syphilitique.

«J'inoculai le 9 juin, à onze heures du matin, au côté
«externe de mon bras droit, du pus pris à la première ul-
«cération du singe, en introduisant si superficiellement la
«lancette sous mon épiderme, que cela n'y produisit au-
«cune coloration de sang.

«Les 9 et 10 juin, il me fut impossible de percevoir au-
«cun changement appréciable à la peau, et j'eus même de
«la peine à trouver ce point, ayant négligé de le recouvrir
«d'un verre de montre. Je croyais si peu à la réussite de
«l'opération, que je négligeai de m'en occuper le 11 juin;
«mais le 12, dans l'après-midi, je remarquai avec sur-
«prise, à la place où j'avais fait l'inoculation, l'épiderme
«soulevé par du liquide avec un halo rouge, mais qui n'a-
«vait pas au milieu ce point noir que M. Ricord indique
«comme le résultat du desséchement du sang de la petite
«piqûre. Dans la matinée du 13 juin, la vésicule éclate, et
«il en coule une goutte d'un pus d'un jaune verdâtre; l'a-
«réole rouge qui entourait ce point s'était un peu agran-
«die. Je me rendis ce jour-là, avec M. Auzias, à la clinique
«de M. Ricord, que j'ai le plaisir de suivre depuis plus
«d'une année et demie, afin de montrer à ce célèbre sy-
«philographe le résultat de l'inoculation. M. Ricord uti-
«lisa cette occasion pour faire une leçon remarquable,
«dans laquelle, après avoir traité de l'historique de l'ino-
«culation, il parla de l'influence et des suites qu'une telle
«découverte était à même d'accomplir dans cette matière;
«mais il ne crut pas encore pouvoir se prononcer définiti-
«vement sur la nature des ulcérations que l'inoculation
«avait produite chez moi.

«Le 14, la tumeur de mon bras gauche s'était recou-

«verte d'une légère eschare qui fut éloignée, et sous la-
«quelle on trouva un fond gris lardacé, à bords nettement
«tranchés ; les tissus sous-jacents commençaient à s'enflam-
«mer, à s'infiltrer et à s'indurer.

«A ma demande, M. Ricord inocula sur mon bras gauche,
«le même jour, à onze heures du matin, du pus pris à la
«seconde ulcération du singe, qui, comme je l'ai dit, avait
«été produite au moyen de la première. La piqûre ayant
«été plus profonde que la première fois, ce point fut rougi
«par un peu de sang qui s'échappa ; ma première ulcéra-
«tion et la plaie où l'inoculation venait d'avoir lieu furent
«mises sous cloche, au moyen de verres de montre.

«Le 15 juin, dans l'après-midi, la sécrétion du pus de
«la première ulcération avait augmenté ; les tissus envi-
«ronnants étaient enflammés dans une assez grande éten-
«due, et les mouvements du bras très-douloureux. La se-
«conde plaie inoculée présentait déjà, ce jour-là, une
«vésicule qui offrait à son sommet un point noir et un halo
«rouge enflammé. M. Ricord, auquel je me montrai, re-
«connut la première ulcération pour un chancre, et me
«recommanda de la cautériser avec de la pâte de Vienne,
«ce que je négligeai alors, faute de temps pour m'en oc-
«cuper.

«Le 16, agrandissement du premier chancre, et aug-
«mentation de l'inflammation des tissus ambiants. La se-
«conde ulcération présentait une pustule remplie d'un pus
«verdâtre ; sans cause déterminée, je sentis ce jour un lé-
«ger frisson qui alterna avec un sentiment de chaleur, de
«grands abattements dans les membres, et de douleurs
«vagues dans les articulations. La tête étant prise, je man-
«quai d'appétit, et mes urines étaient d'un rouge foncé ; le
«lendemain, tous ces phénomènes avaient disparu. Sans

«vouloir nier qu'ils puissent avoir été tout à fait indépen-
«dants de la présence des ulcérations syphilitiques, je se-
«rais persuadé, au cas où j'aurais plus tard une syphilis
«constitutionnelle, que c'est ce jour-là qu'elle commença.

«Le 17, même état de la première ulcération; la pus-
«tule de la seconde inoculation avait éclaté, et l'ulcération
«était recouverte d'une croûte; le tissu cellulaire ambiant
«commençait à s'enflammer.

«Le 18, agrandissement de la première ulcération qui,
«avec les parties enflammées qui l'entourent, atteint à peu
«près l'étendue d'une pièce d'un sou; augmentation de
«l'inflammation du tissu ambiant de la seconde. M. Ricord
«me présente, ce jour-là, à ses auditeurs, et comme tou-
«jours, loyal et noble, prêt à rendre hommage à la vé-
«rité, et à reconnaître les services rendus à la science par
«d'autres personnes, dussent les résultats être en opposi-
«tion aux idées qu'il professait jusque-là, il déclara que les
«expériences de M. Auzias-Turenne avaient pleinement
«réussi, et que les deux ulcérations dont j'étais porteur
«étaient de vrais chancres.

«Le 19, dans la soirée, je cautérisai ma première ulcé-
«ration avec de la pâte de Vienne, afin de la détruire, après
«l'avoir laissée subsister pendant dix jours; cela eut lieu
«tandis que j'étais soumis à l'influence du chloroforme.

«Quant au second chancre, je le laissai subsister jus-
«qu'au soir du 24 juin, époque où je le détruisis de même,
«après que j'en eus été le porteur pendant dix jours aussi;
«il avait alors acquis une beaucoup plus grande étendue que
«le premier; le tissu cellulaire était enflammé, et induré
«dans une beaucoup plus grande étendue, mais on ne put
«déterminer si cette induration était spécifique, à cause de
«l'inflammation qui l'accompagnait. L'état de ma santé

«avait été d'ailleurs satisfaisant pendant tout ce temps ; je
«remarquai, par hasard, le 17 juin, dans l'après-midi, une
«légère éruption de roséole sur ma poitrine ; mais je ne
«voudrais pas déclarer si elle était ou non de nature spéci-
«fique.

«J'ai montré, pendant son existence, le second de mes
«chancres à plusieurs médecins, entre autres à MM. Vel-
«peau, Vidal (de Cassis), Cullerier, Lebert, de Graefe et
«Cornay ; je le présentai également à la Société biologique,
«et aucune des personnes qui le virent ne mit en doute que
«ce ne fût réellement un chancre.

«Je résolus de faire un troisième essai, et je m'inoculai
«encore une fois, le 25 juin, du pus pris au premier chan-
«cre du singe, et, afin de ne laisser prise à aucun doute,
«je n'employai que des instruments neufs, qui n'avaient
«jamais servi ; je pratiquai cette inoculation comme la pre-
«mière, c'est-à-dire en glissant légèrement la lancette sous
«l'épiderme. L'ulcération se développa plus lentement en-
«core que la première fois, et pendant les deux premiers
«jours, il n'y eut rien d'appréciable à la place inoculée ; ce
«ne fut qu'au troisième jour que les phénomènes se déve-
«loppèrent, en suivant seulement la marche régulière que
«décrit si bien M. Ricord ; néanmoins il ne se manifesta
«pas plus cette fois que la précédente de points noirs au
«sommet de la vésicule. Le septième jour, l'ulcération
«avait atteint tout son développement, et montrait évidem-
«ment le caractère d'un chancre ; je le détruisis comme les
«précédents, après l'avoir laissé marcher pendant deux se-
«maines. Après chacune des trois ulcérations, eut lieu, dans
«le tissu cellulaire de tout le bras, une violente inflammation,
«qui cessa au bout de vingt-quatre heures. Actuellement
«les trois ulcérations sont recouvertes d'eschares noires,

29

«dont les bords sécrètent un pus très-liquide, sanguino-
«séreux ; je ne vis jamais se produire, chez moi, ni engor-
«gement des ganglions axillaires, ni aucun autre phéno-
«mène secondaire ; cependant je m'engage à publier ce qui
«pourrait survenir en moi dans la suite...» (*Loc. cit.*)

Plus récemment, M. Diday, ancien chirurgien en chef
de l'Antiquaille de Lyon, est venu confirmer les résultats
obtenus par M. Auzias-Turenne. M. Diday n'a fait que trois
expériences, mais elles sont claires, nettes, parfaitement
exposées. Les voici en résumé.

Dans la *première expérience*, M. Diday inocule à un
jeune chat le pus d'un chancre que portait un jeune homme
de dix-neuf ans, vierge jusqu'alors de tout accident vénérien. Voici le procédé opératoire du chirurgien de Lyon :
«Sur le milieu de la face interne du pavillon de l'oreille,
«je grattai l'épiderme dans l'étendue de 3 millimètres en-
«viron. Ce grattage fut fait avec le bistouri tenu comme
«pour éplucher des carottes. Je le cessai au moment où,
«l'épiderme étant entièrement enlevé, les tissus sous-jacents
«commençaient à rougir, sans cependant qu'il coulât une
«goutte de sang.
«Ceci fait, M. Doyon, interne de l'Antiquaille, qui vou-
«lut bien me prêter son concours amical, me présenta une
«allumette avec laquelle il venait de prendre du pus sur le
«chancre. Ce chancre étant presque sec, il fallut pour cela
«en racler la surface. Aussi l'allumette était à peine mouil-
«lée, et à son extrémité seulement, d'un pus sanguinolent,
«dont la quantité n'équivalait certainement pas à la dixième
«partie d'une goutte d'eau. Je l'appliquai, en l'appuyant,
«contre la surface dénudée de l'oreille du chat, lequel fut

«ensuite tenu immobile près de huit minutes , afin de don-
«ner au pus le temps de sécher. » (Voy. *Gazette médicale
de Paris*, année 1851 , page 809.)

L'inoculation réussit parfaitement, une ulcération survint au point inoculé ; avec le pus de cette seconde ulcération , on inocula le chat sur la seconde oreille , et cette
deuxième inoculation réussit aussi bien que la première.—
La première expérience fut faite le 20 février 1851 ; « le
10 mars, l'ulcère tend manifestement à entrer en voie de réparation ; sa surface commence à se dessécher.» «Le 13 ,
l'ulcère est réduit au tiers de son étendue. C'est maintenant une plaie simple et superficielle qui sera guérie dans
quatre à cinq jours. » — Il est bon de noter, car M. Diday
en fait lui-même la remarque, que, pendant ce temps, «*l'a-
nimal est resté dispos, actif; il mange comme d'habitude.* »

La description de M. Diday ne peut laisser aucun doute,
il a bien certainement obtenu des ulcérations spécifiques ,
de vrais chancres. Cependant il ne s'en tient pas là , il veut
une preuve de plus ; cette preuve malheureuse, il l'obtint
dans une

Deuxième expérience. Avec un noble courage , et au
lieu d'user de la légitime influence que lui donne son talent
pour engager tel ou tel de ses élèves ou de ses malades à
se laisser inoculer, c'est sur lui-même qu'il va faire l'essai.
Essai malheureux , nous le répétons , et qui causa à notre
confrère de longues et de cruelles douleurs.

«Je résolus, en conséquence, de faire un effort de plus
«pour prévenir ou dissiper les doutes. Si c'étaient vraiment
«des chancres que j'avais donnés à mes chats, à son tour,
«le pus de ces ulcérations, étant inoculé à l'homme, devait
«produire chez lui des chancres. C'est cette contre-épreuve

«que je voulus réaliser ; et comme je ne me crus pas le
«droit de rendre un autre que moi-même objet de cette
«tentative ; comme , d'ailleurs , n'ayant jusqu'ici jamais
«contracté de chancres, je me trouvais dans de bonnes condi-
«tions expérimentales , ce fut sur moi que je la pratiqu ai.

«Le 8 mars , à neuf heures du matin, en présence de
«M. le professeur Rey et de M. Eynaud, je commençai par
«détacher de la peau , sur la face dorsale du fourreau de
«la verge , une parcelle d'épiderme , avec la pointe d'une
«lancette fraîchement repassée chez Capron. J'y revins à
«deux reprises , et me fis ainsi deux petites excoriations ,
«distantes à peine d'un millimètre. Une ou deux gouttes
«de sang sortirent. Quand le saignement fut fini, j'essuyai
«la lancette avec un mouchoir propre ; puis , sur un point
«de la partie supérieure de l'ulcère n° 2 (du chat), je
«recueillis , avec le bout de la lancette, un peu de pus sé-
«reux, qui , à cette époque, mouillait à peine la partie dé-
«nudée.

«Je l'appliquai à la surface de mes excoriations, et l'y
«laissai sécher pendant quelques minutes. » (*Loc. cit.*)

Le résultat de cette inoculation fut un chancre phagédénique et un bubon , qui durèrent, en définitive , jusqu'au
5 juillet, c'est-à-dire quatre mois, moins un jour, et qui ne
laissèrent pas que d'altérer fortement la santé générale de
l'expérimentateur.

Dans une *troisième expérience*, M. Diday inocule un
lapin avec le pus de son chancre phagédénique ; l'expérience fut faite le 12 avril ; vers le 23 , il commença à se
produire une induration très-marquée ; le 4 mai, les ulcérations « *tendaient visiblement à une cicatrisation pro-
chaine.* »

Les faits que nous venons d'exposer n'ont pas besoin de commentaire ; de quelque façon qu'on les envisage, il en ressort d'une manière bien évidente :

1° Que le pus chancreux de l'homme peut être inoculé aux animaux ;

2° Que les ulcérations développées sous son influence fournissent elles-mêmes un pus inoculable aux animaux et à l'homme ;

3° Que le pus fourni par ces ulcérations transmet à l'homme la syphilis.

A cet égard, il ne reste aucun doute dans notre esprit, et nous ne pouvons accepter ces fins de non-recevoir, basées sur ce que le pus primitif appliqué de l'homme aux animaux a pu se conserver intact, dans la série d'inoculations successives, de sorte que les animaux n'auraient joué que le rôle de corps inerte, et auraient pu conserver le pus virulent, comme l'auraient fait deux lames de verre. — Si l'on admettait une pareille objection, il faudrait rayer immédiatement tout ce qui est relatif à l'inoculation, comme preuve expérimentale. Nous regrettons de nous trouver sur ce point en désaccord avec des hommes dont nous partageons presque entièrement toutes les idées.

Mais, s'il est bien établi que les animaux peuvent recevoir la syphilis primitive, que faut-il penser de leur aptitude à recevoir la syphilis constitutionnelle ? A ce sujet, il faut le dire, les expériences n'ont donné qu'un résultat négatif ; cela ne veut pas dire qu'il n'arrivera pas un moment où, par des expériences autrement combinées, il sera possible de développer la syphilis constitutionnelle chez les animaux ; nous nous garderons bien d'émettre une proposition aussi absolue, nous dirons seulement qu'on n'y est point encore parvenu ; car nous ne pouvons considérer comme des preuves suffisantes les quelques faits tronqués ou apocryphes qu'on a mis en avant.

On a prétendu, en effet, avoir observé des symptômes de vérole constitutionnelle bien évidents :

1° *Sur un singe.* — Ce singe, qui appartenait à notre confrère M. le Dʳ Langlebert, fut inoculé sur trois points différents, en juin 1850. Les inoculations donnèrent lieu à trois ulcérations qui durèrent chacune une vingtaine de jours ; l'une d'elles, dit-on, se serait indurée. M. Langlebert lui-même a écrit qu'il avait toujours considéré cette prétendue induration comme un simple tissu inodulaire. Dix mois après l'inoculation, on remarqua sur ce singe, là où portait sa ceinture, deux petites croûtes qui, au premier abord, parurent suspectes. M. Cazenave, consulté sur la nature de ces croûtes, déclara sans hésiter, que sur l'homme il les considérerait comme de nature syphilitique. *Ces croûtes tombèrent au bout de deux ou trois jours, sans laisser aucune trace, et sans que depuis il soit survenu aucune autre manifestation.* Ce singe a depuis été inoculé encore une fois ; une ulcération spécifique en est résultée, et cependant *dix mois après cette seconde inoculation, le singe ne présente aucun signe d'infection constitutionnelle.* — Ce singe aurait eu aussi, dit-on, une ophthalmie chronique de nature évidemment syphilitique. M. Langlebert a écrit pour constater que cette ophtalmie avait duré *quarante-huit heures.*

Est-ce là, nous le demandons, de la vérole constitutionnelle ?

2° *Sur une chatte et ses petits.* — Cette chatte fut inoculée et eut la syphilis, dit-on, car on ne la décrit pas.

Plus tard, elle mit bas quatre petits, qui tous moururent présentant des symptômes d'infection syphilitique. L'un d'eux même offrit ce phénomène, qu'il mourut de la vérole, malgré la syphilisation, qui est cependant un remède, comme on le sait, infaillible. — Ne serait-ce pas que cette chatte n'avait pas la vérole ? car enfin les petits des chats meurent bien souvent sans avoir la syphilis, et chez eux, les maladies de la peau ne sont pas fort rares.

3° *Sur un chien de l'hôpital Saint-Louis.* — Cette dégoûtante histoire n'existe qu'en souvenir. Il nous semble qu'on eût bien fait de l'oublier entièrement, ou tout au moins de ne la point rappeler ; son plus mince défaut c'est de n'être pas vraisemblable.

4° *Enfin M. Kunde écrit de Vienne que M. Siegmund possède en ce moment quelques animaux atteints de syphilis constitutionnelle.* — Nous ignorons complétement ce qu'il peut y avoir de fondé dans cette assertion.

M. Diday, d'ailleurs, malgré ses expériences d'inoculations, ne s'avance pas jusqu'à dire qu'il a obtenu sur les animaux la syphilis constitutionnelle ; ses expériences ont un autre but.

« Ce que je voulais, dit-il, ce que je crois avoir prouvé par cette série d'expériences, c'est uniquement que la syphilis primitive est transmissible de l'homme aux animaux ; que le pus d'un chancre primitif de l'homme, inoculé à un animal, reproduit sur celui-ci un chancre jouissant de toutes les propriétés du premier, y compris l'inoculabilité. — Si donc on venait à m'opposer que ni les chats, ni moi, nous n'avons eu d'induration ni d'accidents constitutionnels, je laisserais l'objection comme non avenue ; car je n'ai, en aucune manière , eu la prétention de démontrer ce fait ; il est hors de la question actuelle. J'ajouterai même que mes vœux sont contre sa réalisation ; plus il sera prouvé que la syphilis inoculée aux animaux y demeure forcément à l'état primitif, et plus on pourra nourrir l'espoir de parvenir à développer chez eux la maladie analogue contre la vérole, à ce qu'est la vaccine contre la variole, maladie dont la première condition serait d'être *locale ou inoffensive pour la constitution.* » (*Loc. cit.*)

Passons maintenant à la syphilisation proprement dite.

SECONDE PARTIE.

De la syphilisation proprement dite.

Lorsque M. Auzias-Turenne répétait ses expériences sur les animaux, il remarqua, dit-il, que, dans tous les cas et sans aucune exception, les chancres se développaient d'autant moins sur le même animal que celui-ci avait été plus souvent inoculé : le premier chancre avait toujours une durée plus longue que le second, lequel durait à son tour plus longtemps que le troisième, et ainsi de suite jusqu'à ce qu'enfin il devenait entièrement impossible d'inoculer de nouveaux chancres à l'animal. Ce dernier alors, selon M. Auzias, était SYPHILISÉ, *la* SYPHILISATION *étant un état de l'organisme dans lequel celui-ci n'est plus apte à subir l'évolution de la syphilis, par suite d'une sorte de saturation syphilitique* (*loc. cit.*, p. 174). M. Auzias appelle enfin *syphilisme* l'aptitude de l'animal à être syphilisé, et, comme il le dit lui-même : «un individu a d'au-«tant plus de *syphilisme* qu'il est plus facile à *syphiliser.*»

D'après M. Auzias, la syphilisation est un fait général, sans exception aucune; tous les animaux peuvent être syphilisés; de quelque façon qu'on s'y prenne, quel que soit le mode opératoire qu'on mette en usage, on arrive toujours à ce résultat. «Il ne s'agit donc pas d'un fait exceptionnel; «c'est, au contraire, un fait sans exception. En effet, commu-«nique-t-on à un animal des chancres successifs par inocu-«lation, *quelle que soit la distance qu'on mette dans leur* «*succession, ou de quelque manière qu'on les combine,* le «premier chancre se manifeste plus vite, devient plus

«large , fournit plus de pus , s'accompagne d'une inflam-
«mation plus grande , et enfin dure plus que le deuxième.
«Celui-ci est au troisième ce que le premier est au second,
«et ainsi de suite jusqu'à ce que l'animal ne soit plus sus-
«ceptible d'en contracter aucun. » — D'ailleurs M. Auzias-
Turenne ne sait pas bien quelle peut être, dans ce nouvel
état de l'individu , la modification qu'a subie l'organisme.
Est-ce le système nerveux qui est impressionné d'une certaine façon ? sont-ce les humeurs qui sont *imprégnées* d'une
certaine manière ? Il ne le sait pas et ne s'en inquiète que
fort peu ; et en effet, ce qui importe, c'est que «l'animal
syphilisé se trouve à l'abri de toute *contagion syphilitique*. »

Dans son mémoire , que nous suivons presque pas à pas,
M. Auzias-Turenne pose quelques résultats plus ou moins
importants de la syphilisation :

1° Un animal est d'autant plus difficile à syphiliser qu'il
est plus gros. L'homme est donc plus difficile à syphiliser
que le singe , et moins sans doute que le bœuf ou l'élé-
phant.

2° La syphilisation est en raison directe du nombre des
chancres. «En effet, on obtient dit-il, d'autant plus rapi-
«dement la *syphilisation*, que ceux - ci sont plus nom-
«breux , toutes choses étant égales d'ailleurs. »

3° «*Rapports de la syphilisation avec l'étendue des chan-
«cres*. Ces rapports n'existent pas d'une manière abso-
«lue ; mais la *syphilisation* ralentit l'activité , et par consé-
«quent l'extension des chancres ; elle diminue aussi leur
«durée. L'étendue des chancres est donc , d'une manière
«générale, en raison inverse de la *syphilisation* et du *sy-
«philisme*. » (Page 418.)

4° «*Rapports de la syphilisation avec la manière dont*

« *les chancres se succèdent ou se combinent.* On peut
« distinguer trois cas : 1° les chancres sont donnés les uns
« après les autres : le deuxième quand le premier est à sa
» fin ; le troisième quand le deuxième est à sa fin , et ainsi
« de suite ; 2° les chancres sont donnés les uns après les au-
« tres : le deuxième quand le premier est à son milieu, etc. ;
« 3° les chancres sont donnés et marchent tous ensemble ;
« or il faudra, pour que la *syphilisation* devienne com-
« plète, le moins de chancres et le plus de temps dans le
« premier cas, et le moins de temps et le plus de chancres
« dans le troisième ; le deuxième cas tiendra le milieu , soit
« pour le temps , soit pour le nombre des chancres néces-
« saires à la *syphilisation.* Les combinaisons variées de ces
« trois cas rendent facilement raison de toutes les circon-
« stances qui peuvent se présenter. »

5° Il est impossible de préciser d'une manière absolue
le *temps moyen nécessaire à la syphilisation ;* cependant
il faut à peu près un mois de l'existence des chancres pour
syphiliser un singe.

M. Auzias-Turenne tire enfin de toutes ses expériences,
et des résultats qu'il en a obtenus, la conséquence suivante, qui offre au moins une grande originalité : — supposons , dit-il , un individu à moitié syphilisé : chez lui , il se
peut très-bien (et cela, dit-il , arrive souvent) que le pus
fourni par ses chancres ne soit plus inoculable sur lui-
même, tandis qu'il le sera encore sur un autre individu qui
sera dans un état moins avancé de *syphilisation* ou qui, à
plus forte raison, ne sera nullement *syphilisé.* Et c'est ainsi
qu'il explique comment un individu contracte la vérole
avec une femme, tandis qu'un autre ne prend rien ; —
comment le premier est infecté de chancres et le second
seulement de blennorrhagie ; — comment un homme peut

donner la vérole à une femme, alors même qu'il ne présente d'ulcération d'aucune espèce, mais seulement une induration plus ou moins apparente. (Page 423.)

Enfin M. Auzias résume ses expériences et *sa doctrine toute entière* (nous nous servons du mot doctrine, parce que M. Auzias et son école l'emploient continuellement) dans les propositions suivantes que nous devons citer textuellement, malgré leur longueur :

« 1. L'inoculation de la syphilis aux animaux est moins « une découverte qu'un instrument de découverte.

« 2. Plus les plaies sont étroites et superficielles, plus les « inoculations sont significatives. Ces inoculations répon- « dent parfois tardivement à la question dont on cherche la « solution, mais elles y répondent sûrement.

« 3. Le substantif *syphilisation* (le verbe correspondant « étant *syphiliser*) peut indiquer une sorte de saturation des « organes vivants par le vice syphilitique, ou mieux l'état « d'immunité auquel on arrive par une succession de chan- « cres ; et le mot *syphilisme* l'aptitude à être syphilisé.

« 4. Aucun animal susceptible de contracter le chancre « syphilitique ne s'est montré jusqu'ici réfractaire à la *syphi-* « *lisation.*

« 5. Il existe des degrés dans la *syphilisation ;* pourquoi « n'en existerait-il pas dans la vérole constitutionnelle ?

« 6. Les animaux sont susceptibles d'avoir, comme « l'homme, la syphilis constitutionnelle.

« 7. Personne n'est réfractaire à la syphilis constitution- « nelle avant d'avoir été *syphilisé.* Si beaucoup de gens y « échappent, bien qu'ayant contracté des chancres, c'est « qu'ils en ont heureusement contracté en trop petite ou en « trop grande quantité et dans un mode particulier de suc-

«cession. En réglant, par l'inoculation, le nombre et la
«succession des chancres, on pourrait donner, à coup sûr,
«à l'homme, comme on le peut aux animaux, la syphilis
«constitutionnelle.

«8. Il n'y a pas de différence fondamentale entre le
«chancre du singe et celui de l'homme.

«9. Un chancre est parfaitement caractérisé par sa forme,
«qui devient un type chez les animaux où il n'a point été
«modifié par des médicaments ou par quelques circonstances
«particulières; mais il faut examiner cette forme aux dif-
«férentes périodes de la durée des chancres.

«10. L'étendue d'un chancre est, toutes choses égales
«d'ailleurs, proportionnelle au volume de l'animal, et in-
«versement proportionnelle à son *syphilisme*.

«11. Le *volume* d'un chancre de singe est, relativement
«au *volume* de l'animal, aussi grand que celui d'un chan-
«cre d'homme.

«12. Un chancre de singe dure aussi longtemps, eu
«égard à l'activité des fonctions de l'animal, qu'un chancre
«d'homme.

«13. L'*inflammation* qui accompagne un chancre de
«singe est aussi considérable que celle qui accompagne
«un chancre d'homme.

«14. La *durée* d'un chancre est, toutes choses égales
«d'ailleurs, inversement proportionnelle à l'activité vitale
«et au *syphilisme* de l'animal.

«15. La *syphilisation* et le *syphilisme* sont, toutes cho-
«ses égales d'ailleurs, en raison inverse du *volume* de
«l'animal.

«16. La *syphilisation* est en raison directe du nombre
«des chancres simultanés.

« 17. La *syphilisation* est en raison inverse de l'étendue
« des chancres.

« 18. La *syphilisation* est en raison directe du nombre
« des chancres successifs qu'on donne à un animal.

« 19. Il faut beaucoup plus de chancres simultanés que
« de chancres successifs pour *syphiliser* un animal.

« 20. Il faut moins de temps pour *syphiliser* un animal
« par des chancres simultanés que par des chancres suc-
« cessifs.

« 21. Le *temps* nécessaire à la *syphilisation* est en rai-
« son directe du volume de l'animal et en raison inverse
« de l'activité de ses fonctions.

« 22. Les chancres deviennent d'autant moins vivaces
« qu'on les multiplie davantage, et surtout qu'on les mul-
« tiplie successivement sur le même animal.

« 23. Il y a des chancres qui peuvent ne durer que quel-
« ques jours sous l'influence d'une *syphilisation* plus ou
« moins complète.

« 24. On appelle ces chancres de *fausses pustules*, et on
« considère les chancres qui les ont engendrés comme
« n'étant plus *virulents*. C'est une double erreur, car ce
« sont des *pustules* parfaitement *virulentes*, quoique *avor-*
« *tées*.

« 25. Il répugne aux lois de l'organisme que le virus
« syphilitique puisse demeurer sans décomposition pendant
« plusieurs jours dans le derme ou sous l'épiderme. Il n'est
« donc pas possible de l'y prendre pour le transporter et le
« faire agir ailleurs ; à plus forte raison, est-il impossible
« de le *transplanter* plusieurs fois et à différentes époques
« d'un de ces lieux dans un autre. Le prétendu dogme de la
« *transplantation* est donc condamné par la physiologie.

« 26. Le virus syphilitique se transmet de l'homme aux
« animaux, des animaux aux animaux eux-mêmes, et de
« ceux-ci à l'homme : ces transmissions peuvent être indé-
« finies, sans dégénérescence du virus.

« 27. L'idée que le virus pourrait cesser d'être iden-
« tique à lui-même dans ces migrations et reproductions
« est en opposition avec celle de l'*unité* de ce virus.

« 28. Le virus chancreux est *un* comme le *vaccin* ou
« comme le *virus variolique.* C'est une graine qui germe
« plus ou moins bien, suivant les terres ; elle s'étiolerait
« et finirait par périr, si elle ne changeait jamais de ter-
« rain.

« 29. Les chancres sont des analogues des *pustules vac-*
« *cinales* ou des *pustules varioliques.* La *syphilisation* cor-
« respond à l'état général dans lequel nous sommes après
« une éruption vaccinale ou une éruption variolique.

« 30. Mais les *pustules chancreuses* sont des manifesta-
« tions moins aiguës que les *pustules vaccinales* ou que les
« *pustules varioliques.*

« 31. La syphilisation est, philosophiquement parlant,
« le plus haut degré de l'*état constitutionnel.*

« 32. L'*état constitutionnel* ordinaire est sur la route
« de la *syphilisation,* qui est un autre *état constitutionnel :*
« l'un se traduit en général par des symptômes (vérole
« constitutionnelle) et se trouve compatible avec de nou-
« veaux chancres ; l'autre ne se révèle à nous que par son
« incompatibilité avec l'existence d'une nouvelle syphilis
« primitive.

« 33. Si l'on ne peut arriver à la *syphilisation* qu'en
« passant par la syphilis primitive et par l'état syphili-
« tique constitutionnel, on peut dire, théoriquement,
« qu'elle guérit plutôt qu'elle ne prévient la syphilis pri-

«mitive et la syphilis constitutionnelle; mais on doit la
« considérer, pratiquement, comme prophylactique et comme
«curative de la syphilis primitive et de la syphilis consti-
«tutionnelle.

«34. Le virus syphilitique est le meilleur remède contre
«l'action du virus syphilitique.

«35. On *devrait* syphiliser : 1° tous ceux qui ont la
«syphilis, n'importe sous quelle forme; 2° toutes les filles
«publiques; 3° tous les militaires et tous les marins;
«4° tous ceux qui passent leur vie ensemble et en grand
«nombre (prisons, bagnes, manufactures, etc.); 5° enfin
«*tous ceux* qui peuvent être exposés à la contagion (1).

«36. On pourrait éteindre dans le monde la syphilis par
«une syphilisation universelle.

«37. J'ai vu un seul chancre suffire presque à la syphi-
«lisation d'un animal.

«38. On ne peut pas, au moyen de caustiques, produire
«des ulcérations identiques, même pour la physionomie,
«au chancre syphilitique primitif.

«39. Le vrai chancre *phagédénique* (2) est un chancre
«qui inocule sans cesse et très-activement une partie de sa
«circonférence. Le *phagédénisme* est en raison inverse du
« *syphilisme* et de la *syphilisation*.

«40. L'inoculation moins active de la totalité de la cir-
«conférence du chancre *pendant un temps plus court* est
«un caractère de tous les chancres en voie de progrès.
«Elle ne constitue pas de nouveaux chancres; c'est pour-

---

(1) Il était plus simple de dire d'emblée qu'on *devrait* syphiliser tout
le monde, car personne n'est absolument à l'abri de la contagion syphilitique, ni hommes, ni femmes, ni enfants, ni vieillards.

(2) Le phagédénisme dont parle ici M. Auzias-Turenne est le *phagédénisme sans gangrène.*

«quoi aucune espèce de phagédénisme ne saurait aboutir à
«la syphilisation.

«41. Quand, sous l'influence d'un état plus ou moins
«*local*, un chancre n'inocule plus aucune partie de sa cir-
«conférence, il se *cicatrise*.

«Quand, sous l'influence de la *syphilis constitution-
«nelle*, un chancre n'inocule plus aucune partie de sa cir-
«conférence, il s'*indure*, puis se *cicatrise*.

«Quand, sous l'influence de la *syphilisation*, un chan-
«cre n'inocule plus aucune partie de sa circonférence, il se
«*cicatrise* promptement, il *avorte* même, si la *syphili-
«sation* est complète.

«Ces trois propositions, surtout les deux premières, n'ont
«rien d'absolu.

«42. Toute inoculation qui *avorte* sur un individu *sy-
«philisé* peut réussir sur un individu qui ne l'est pas.

«43. On affirme souvent que le pus d'un chancre n'est
«plus inoculable quand c'est le malade qui ne l'est plus.
«Là se trouve, comme je l'ai dit plus haut, le secret des
«*fausses pustules*.

«44. Une inoculation peut n'être pas concluante, si elle
«est pratiquée sur le malade lui-même ; elle est toujours
«concluante, si elle est convenablement pratiquée sur un
«individu sain.

«45. Quand on donne à un singe plusieurs chancres à
«la fois, pourvu qu'ils ne soient pas confluents, la cicatri-
«sation se fait plus rapidement que si on ne lui en donnait
«qu'un.

«46. La *syphilisation* est plus facilement produite par
«plusieurs chancres que par un seul.

«47. Quand on donne à un singe des chancres séparés
«par une période de quelques jours, l'*induration* ne se

«montre pas toujours au premier chancre ; elle se montre
«souvent au second, ou même au troisième. Cette *indura-*
«*tion* apparaît alors à une époque en rapport avec la durée
«du premier chancre, de telle façon qu'elle peut se mon-
«trer vers les premiers jours du second ou du troisième
«chancre. Une pustule d'inoculation sur le malade lui-
«même peut donc être rapidement suivie d'*induration*.

«48. La *syphilisation* est, à un point de vue, le con-
«traire de la *saturation mercurielle ;* l'une empêche, l'au-
«tre favorise l'existence du chancre ; l'une conduit à l'*a-*
«*vortement* du chancre, et l'autre au *phagédénisme.*

«49. Les chancres que contracte un animal sont d'au-
«tant moins vivaces que celui-ci s'avance plus vers la *sy-*
«*philisation.* Les chancres ne peuvent pas même se pro-
«duire quand la *syphilisation* est complète. Elle n'em-
«pêche donc pas seulement un chancre de s'*indurer,* elle
«l'empêche d'*exister.* L'aptitude à contracter l'affection
«syphilitique locale est en raison inverse du *syphilisme* et
«de la *syphilisation.*

« 50. Toute tentative d'inoculer le pus syphilitique,
«qu'il provienne d'une manifestation primitive ou autre,
«doit tenir compte de la *syphilisation* et du *syphilisme.*

«51. Les chancres avortés qui se manifestent sur un
«animal plus ou moins *syphilisé* sont inoculables à un ani-
«mal bien portant. Il en est de même des chancres *volants*
«de l'homme et de la femme. Ils peuvent donc se trans-
«mettre par le coït, bien qu'ils passent souvent inaperçus.

«52. L'*induration* chancreuse n'est pas le prélude indis-
«pensable de la *syphilisation.* Il en est de même de l'*indu-*
«*ration lymphatique* et *ganglionnaire.*

«53. Il est rare qu'un singe soit soumis à une succession
«de chancres sans que l'un au moins de ces chancres s'*in-*

«*dure* ; mais, quand cette *induration* s'est montrée sur un «ou deux chancres, elle ne se montre pas sur ceux qui «suivent.

« 54. Le *syphilisme* est une règle qui paraît avoir peu «d'exceptions, si toutefois il en existe.

« 55. Un animal qui ne serait pas susceptible de con-«tracter le chancre pourrait être considéré comme *syphi-* «*lisé* ou doué du maximum de *syphilisme.*

« 56. Tout animal qui se *syphilise* facilement a beaucoup «de *syphilisme.*

« 57. Dire que les animaux peuvent être *syphilisés*, c'est «dire qu'ils peuvent passer par la *syphilis constitu-* «*tionnelle.*

« 58. L'induration du chancre peut cesser spontanément, «mais elle cède surtout à la syphilisation.» (*Loc. cit.*, p. 447 et suiv.)

Tel est l'exposé complet des doctrines de M. Auzias Turenne, que nous pouvons résumer dans ces trois propositions capitales :

1° On peut, par des inoculations successives, saturer un individu de syphilis, au point qu'il devient impossible ensuite de l'inoculer davantage;

2° La syphilisation peut prévenir le développement ultérieur de la syphilis, comme le vaccin prévient le développement ultérieur de la variole (*syphilisation préventive*);

3° La syphilisation guérit les accidents actuels de syphilis primitifs et constitutionnels (*syphilisation curative*).

On voit que rien n'y manque, ni une certaine précision, ni beaucoup d'assurance, ni surtout une exagération extrême, qui d'ailleurs est commune à tous les inventeurs et à tous les réformateurs. Quand on a lu ce mémoire, on se sent suffisamment éclairé : il est impossible qu'on ne ferme pas le livre en disant que c'est le travail d'un homme convaincu qui a dit son dernier mot. Aussi trouvons-nous, pour notre compte, que M. Auzias n'est guère fondé à reprocher à ses contradicteurs de s'en être tenus à sa seule lecture. Depuis lors, dit-il, j'ai publié autre chose. Et pourquoi faire, vraiment ! n'avez-vous pas posé les règles du manuel opératoire ?. n'avez-vous pas dit comment il faut s'y prendre pour syphiliser ? n'avez-vous pas dit que, quel que soit le procédé, on arrive toujours à la syphilisation ? n'avez-vous pas écrit qu'on *devrait* syphiliser l'espèce humaine toute entière ? Et ce n'était pas là votre dernier mot ! et vous aviez à changer ou à retoucher à une doctrine aussi dogmatiquement présentée !...

N'importe ; nous ne voulons pas encourir ce reproche, et nous allons encore (même au risque de lasser nos lecteurs) continuer l'étude des travaux sur la syphilisation.

D'abord, à part quelques lettres, quelques articles de journal très-peu importants, et son mémoire à l'Institut, nous ne connaissons plus rien de M. Auzias-Turenne ; si ce n'est encore une leçon publiée dans le *Journal de Toulouse*, et dans laquelle nous n'avons trouvé aucune chose nouvelle. Si M. Auzias a fait imprimer quelque travail important, nous regrettons que, dans sa lettre à M. Bégin, il n'en ait pas indiqué la source ; nous l'aurions consulté, sans contredit, avec plaisir. — Un point remarquable dans tout cela cependant, c'est que l'inventeur n'a pas publié une seule observation de syphilisation chez l'homme, bien qu'au dire de M. Malgaigne, il en possède plus de trois cents.

Le mémoire présenté à l'Institut en 1851 se termine par une série de propositions, comme le mémoire des *Archi-*

ves. Nous ne voulons pas les citer encore une fois en entier, nous dirons seulement que M. Auzias y cherche à
établir : — qu'il y a des pus *forts* et *faibles*, des pus *supérieurs* et *inférieurs* ; — que tel malade qui ne sera pas
influencé par un pus inférieur pourra très-bien l'être par
un pus supérieur ; — qu'à proportion qu'on est syphilisé
davantage, on a besoin, pour être influencé, d'un pus
de plus en plus supérieur ; — que la syphilisation peut
guérir le *cancer* tout comme la syphilis.

Après avoir écrit ce que nos lecteurs ont vu dans le premier mémoire, M. Auzias pose dans celui-ci les nouvelles
règles de la syphilisation ; elles sont très-larges, et chacun
peut en prendre ou en laisser à sa guise ; tous les procédés opératoires peuvent aisément y trouver place. On va
en juger.

« 23. On syphilise mieux et plus vite, mais plus dou-
«loureusement, une personne en lui inoculant à la fois,
«ou même successivement, plusieurs chancres d'un pus
«très-actif et surtout constamment régénéré, pourvu qu'on
«sache éviter le phagénénisme.

« 24. La meilleure formule de syphilisation pour un
«individu qui n'a jamais eu d'accident syphilitique con-
«siste : 1° à lui inoculer par une seule piqûre un pus de
«force inférieure, et à le conduire (par des inoculations suc-
«cessives de son pus, isolées et à huit ou dix jours d'inter-
«valles, puis par des inoculations également de son pus,
« rapprochées et multipliées) jusqu'au moment où celui-ci
«ne lui sera plus inoculable ; 2° à multiplier et à rappro-
«cher ensuite les inoculations d'un pus de forme de plus
«en plus supérieure.

« 25. Quand un individu a des accidents primitifs, on

«peut commencer par lui inoculer son propre pus, et con-
«tinuer comme précédemment.

«26. Quand un individu a des accident constitutionnels,
«on se comporte comme dans le cas d'un individu qui n'a
«jamais eu de syphilis, sauf à élever rapidement les for-
«mes du pus au fur et à mesure qu'on les reconnaît insuf-
«fisantes.

«27. Mais, dans tous les cas, la piqûre doit être le plus
«étroite et le plus superficielle qu'il est possible, afin de
«ne pas provoquer inutilement l'agrandissement d'un chan-
«cre. En effet la pustule initiale du chancre circonscrit
«toujours exactement la solution de continuité qui a été
«faite. Celle-ci est une figure inscrite dans un cercle que
«représente la pustule. Ainsi, toutes choses étant égales
«d'ailleurs, plus la piqûre d'inoculation est étroite et su-
«perficielle, moins les chancres deviennent étendus.

«29. La syphilisation est un renfort de l'organisme,
«elle augmente l'appétit et la puissance d'assimilation des
«organes. *Elle peut être opposée à d'autres maladies que
«la syphilis, et notamment au cancer.*

«41. Pour combattre un ulcère phagédénique par la
«*syphilisation*, il faut presque toujours faire intervenir
«un pus d'une forme supérieure ou inférieure, suivant le
«cas, à celle du pus de cet ulcère. L'essentiel est d'obtenir
«des chancres dont le pus s'absorbe aisément. Le pus qui
«ne s'absorbe pas *phagédénise*, celui qui s'absorbe *syphi-
«lise ;* il syphilise d'autant plus qu'il est d'une forme plus
«élevée.

«50. Bien loin de pouvoir produire des accidents con-
«stitutionnels, la *syphilisation* les fait disparaître quand
«ils existent.

«51. *Pour tirer tout le parti possible de la syphilisa-*

« *tion, il faut manier le virus prudemment et hardiment*
« *tout à la fois.*

 « 55. *L'immunité à laquelle on arrive par la syphilisa-*
« *tion n'a rien de passager* ni de commun avec une idiosyn-
« crasie particulière. »

 M. Auzias-Turenne termine ainsi son œuvre :

 « 60. Enfin, au double point de vue de la science et de
« la pratique, le fait et la *doctrine* de la syphilisation font
« presque table rase des idées syphilographiques régnantes
« ou débattues jusqu'ici. La résistance que rencontre la sy-
« philisation est proportionnelle à la masse des ruines
« qu'elle amoncelle. » (Voir *Gazette médicale de Paris,*
1851.)

 Les idées de M. Auzias n'allaient pas vite, peu de monde
s'en occupait, on considérait tout cela comme un rêve,
quand parut le mémoire de M. Sperino, médecin en chef
du *Philocôme* de Turin. On se rappelle quelle sensation
produisit sur le monde médical cette publication inattendue.
Parmi les médecins, les uns crurent fermement, les autres
nièrent avec résolution ; les plus sages se contentèrent de
douter, ne pouvant pas penser qu'on eût fait *tant de bruit
pour rien.* On trouvera, à la fin de notre *Introduction*, le
résumé du mémoire de M. Sperino, que nous ne reproduisons pas ici, pour ne pas allonger outre mesure un article déjà trop long. En somme, M. Sperino prétendait
avoir parfaitement guéri par la syphilisation 52 prostituées
infectées de vérole.

 Depuis M. Zelaschi a publié dans *la Gazetta dell' Asso-
ciazione medica degli Stati sardi,* à la date du 1er décembre 1851, un fait de syphilisation qu'il regarde comme
très-concluant ; le voici en résumé : on peut le diviser en

deux périodes. Il s'agit d'une femme portant un chancre
induré, datant déjà de trente-cinq jours au moment où elle
fut confiée aux soins de M. Zelaschi. Le 22 juin, on commence la syphilisation, à peu près selon la méthode de
M. Auzias-Turenne. Les accidents, loin de s'amender,
s'aggravent considérablement ; il survient un bubon. Le
14 août, une syphilide se montre, et un peu plus tard, une
périostite sur le tibia. La syphilisation avait été abandonnée,
et on l'avait remplacée par un traitement antiphlogistique
extrêmement débilitant : celui-ci, à son tour, fut mis de
côté, et, le 20 août, on recommença la syphilisation,
mais d'une manière plus active. M. Sperino donna lui-
même ce conseil à M. Zelaschi. Du 20 août au 19 octobre,
on a fait, si nous avons bien compté, 158 inoculations :
les dernières ne réussirent pas ou presque pas. A partir du
31 août environ, les symptômes s'amendent, et la malade
paraît guérie vers la fin de septembre, après un traitement de quatre mois environ, plus de 200 inoculations,
cinq mois de durée totale de la maladie. — Il est vrai qu'à
partir du 20 août le mal s'est amendé ; mais la vérole n'est
pas éternelle, et elle finit bien par se guérir le plus souvent,
et certes on avouera que les chancres ne durent pas ordinairement cinq mois. — En somme, cette observation nous
paraît plaider bien peu en faveur de la syphilisation, et
cependant elle est présentée comme un type de réussite.

M. Marchal (de Calvi) avait, à son tour, essayé la syphilisation sur les militaires du Val-de-Grâce : un ordre supérieur a interdit ces expériences ; elles sont toutes incom-
plètes, M. Marchal a même perdu ses notes ; nous n'en
parlerons donc pas.

Enfin M. Sperino vient de publier, tout dernièrement,
quatre cas de syphilisation qui, selon lui, doivent dissiper

tous les doutes. Pour l'instruction de nos lecteurs, nous en citons un au hasard.

«Angela Cerrutti, âgée de seize ans, de tempérament «lymphatico-sanguin, de bonne constitution, menstruée «irrégulièrement depuis deux ans, entra à l'hôpital, le «9 mai 1851, affectée d'un ulcère primitif *induré*, sur la «partie interne et inférieure de la grande lèvre droite, de «la largeur de 1 centimètre environ, et de deux autres «ulcères primitifs non indurés à l'orifice vaginal, enfin de «plusieurs petites excroissances sur les caroncules myrti-«formes. Elle était malade depuis quinze jours, et pour la «seconde fois.

«Il y a quatre mois, elle avait pris 120 pilules, de cha-«cune un demi-grain, de proto-iodure de mercure, pour «se guérir d'un ulcère primitif vulvaire, aussi induré.

«Le 12 mai, après lui avoir donné des purgations, et «fait prendre un bain, on commença les expériences en «pratiquant, sur la région hypochondriaque droite, trois «inoculations avec le pus pris sur son ulcère vulvaire in-«duré. Il en résulta, le second jour, trois petites vésicules «qui, le troisième jour, étaient converties en pustules en-«tourées d'une aréole inflammatoire.

«Le 15, on réitère trois inoculations avec le même pus, «et on en obtient trois pustules.

«Le 22, trois nouvelles inoculations avec du pus que «l'on a dû prendre à une autre femme, parce que l'ulcère «vulvaire paraît déjà modifié.

«Le 26, des trois inoculations pratiquées le dernier jour, «une seule a produit la pustule.

«On les répète en nombre égal le 29, et il en résulte «trois pustules. Les ulcères de la première inoculation ont «12 millimètres environ de largeur; ceux de la seconde,

« de 8 à 10 millimètres. Les suivants sont plus petits. Quel-
« ques-uns de ces ulcères offrent l'induration caractéris-
« tique ; l'ulcère primitif induré de la vulve est en voie de
« réparation.

« Le 3 juin, on pratiqua trois nouvelles inoculations
« avec résultat positif. L'ulcère induré de la vulve est en-
« tièrement cicatrisé ; l'induration y persiste, bien que di-
« minuée ; les ulcères de l'orifice vaginal sont encore ou-
« verts.

« Le 7. Depuis ce jour jusqu'au 1er juillet, on a fait, en
« sept fois, seize piqûres avec le pus pris à des ulcères en
« voie de progrès existant chez d'autres femmes ; mais on
« n'en a obtenu que quatre pustules abortives.

« Les ulcères provenant des inoculations du 22 , du 26 ,
« du 29 mai et du 3 juin, ne gagnèrent pas en largeur plus
« de 3 à 4 millimètres, et se cicatrisèrent vers la fin de juin,
« en même temps que celles des premières inoculations. Les
« ulcères vulvo-vaginaux étaient guéris vers le milieu de
« juin. L'induration, qui avait persisté après la cicatrisation
« de l'ulcère de la grande lèvre droite, disparut peu à peu ;
« au commencement de juillet, il n'en restait plus de trace.

« Le 2 juillet, on fait deux piqûres qui sont suivies de
« deux pustules.

« Le 3 , on en répète trois qui donnent le même résultat
« positif.

« Du 9 au 21 juillet, on pratique, à cinq reprises, dix-
« huit piqûres, et toujours on en obtient de petites pustules
« qui s'ulcèrent et ont encore les caractères classiques, mais
« guérissent en peu de temps (huit à douze jours), ne lais-
« sant que peu de traces de leur existence.

« Le 26 , on inocule sur trois points le pus provenant des

«ulcères produits par l'inoculation du 3 juillet ; cela donne
«lieu à trois pustules plus petites que les précédentes.

«Le 27, huit inoculations, et quatre le 30.

«Le 4 août, on voit douze petites pustules. Les ulcères
«inoculés les 2 et 3 juillet sont déjà desséchés et cicatrisés.

«Le 30 juillet, on excise une excroissance oblongue qui
«siégeait à l'orifice vaginal ; il en résulte une plaie presque
«linéaire, longue de 12 à 15 millimètres.

«Le 31, on applique sur cette plaie du pus d'un ulcère en
«voie de progrès, en ayant soin de tenir la malade en ob-
«servation pendant une demi-heure, afin qu'elle ne se lave
«pas. On réitère cette application pendant trois jours con-
«sécutifs ; la plaie demeure toujours rouge, et le 4 août,
«elle est parfaitement cicatrisée.

«Du 4 au 22 août, on pratique encore, en cinq fois,
«vingt inoculations avec du pus bien choisi ; il n'en résulte
«que six pustulettes abortives, guéries en cinq ou six jours.

«Le 13 septembre, quelques petites excroissances de l'o-
«rifice vaginal, qui avaient été excisées dans le mois d'août,
«ayant inspiré une crainte fondée de les voir récidiver, on
«voulut garder jusqu'à ce jour la malade à l'hôpital. Du-
«rant ce laps de temps, on lui donna quelques bains sulfu-
«reux. Rien n'étant apparu à la vulve, on lui permit de
«sortir, après quatre mois et quatre jours de séjour.

«Aucune maladie ne vint interrompre le cours de l'expé-
«rience ; il ne se manifesta non plus aucun symptôme de
«syphilis constitutionnelle, et la jeune fille sortit en par-
«faite santé.

«Six cicatrices sur les régions hypochondriaques sont
«les plus visibles. Les autres, bien qu'en grand nombre,
«sont petites ; toutes d'ailleurs s'effacent de jour en jour.
«Du reste, toutes les inoculations ont été faites sur les

«régions épigastriques , sous-mammaires , latérales et infé-
«rieures du thorax , laissant la plus grande partie de l'ab-
«domen intacte.

«Cette fille a été enregistrée au nombre des malades
«presque syphilisées.» (*Gazette médicale de Paris*, 1852,
p. 510.)

Une chose frappera tous nos lecteurs dans cette observation, c'est le nombre des chancres indurés que présente la
malade. Évidemment la vérole n'est pas à Turin ce qu'elle
est à Paris. Chez nous, on n'observe jamais deux fois le
chancre induré ; à Turin, ce phénomène se répète et se
reproduit indéfiniment. Chez nous , le chancre induré
de la femme disparaît très-vite , il passe le plus souvent
inaperçu ; à tel point que des observateurs sérieux ont
cru qu'on ne l'observait jamais , et que par conséquent
l'induration ne précédait pas fatalement la vérole constitutionnelle. A Turin, au contraire, rien n'est simple comme
d'observer ce chancre induré, et même il dure très-longtemps, car celui de notre malade, entrée à l'hôpital le
9 mai, n'a disparu que le 1er juillet, malgré la syphilisation.—Évidemment, nous le répétons , ce n'est pas là notre
chancre avec induration. — Il est probable que M. Sperino
n'a eu à traiter qu'un chancre simple, pour lequel la malade
est restée quatre mois à l'hôpital, et contre lequel on a pratiqué 79 inoculations. — Si , malgré ces 79 inoculations , à
la suite desquelles cette femme n'est que *presque syphilisée*,
on n'a pas observé de vérole constitutionnelle, c'est que,
le chancre primitif n'étant point véritablement induré , les
accidents constitutionnels ne devaient pas se montrer.

Toutes les observations de M. Sperino sont à peu près
recueillies de cette façon.

Tels étaient les documents offerts par la syphilisation ,

lorsque, à propos du fait de M. L***, s'ouvrit à l'Académie de médecine cette discussion fameuse que tout le monde a suivie avec tant d'intérêt. C'est, pour notre compte, avec quelque regret que nous avons vu entamer cette discussion. Comment, en effet, raisonnner sur quelque chose d'aussi vague, quand les matériaux manquent absolument. On lutte bien avec un corps, mais non pas avec son ombre. — Cependant ces séances de la savante compagnie n'ont point été infructueuses : après les succès de la syphilisation, on a déroulé la liste de ses revers ; on a appris que la vertu préservatrice de l'inoculation des chancres, si elle existe réellement, ne dure pas bien longtemps ; enfin on a pu voir, dans une pareille question, quand les débats ont duré plus d'un mois, que les syphilisateurs sont restés à l'écart, ne présentant aucun sujet réfractaire, ne publiânt en France aucune observation concluante, obligés même sans doute de se mettre à l'abri derrière l'obscurité du débat ; nous avons pu voir enfin qu'ils n'étaient pas de bonne foi.

Quand nous disons qu'ils n'ont rien produit de nouveau, nous devons ajouter cependant que quelques-uns ont fait un certain bruit d'une pièce émanant de la commission, nommée par l'Académie de médecine de Turin, pour suivre les expériences de M. Sperino, et présenter un rapport sur les faits de syphilisation. Voyez-vous, disaient-ils, qu'on ne juge pas aussi vite que vous, on étudie, on examine ; donc il y a quelque chose dans notre doctrine. C'est possible. Pour nous, en lisant cette pièce, nous nous sommes demandés dans quel but elle avait été publiée, car jamais document plus insignifiant ne fut lancé dans un moment aussi solennel. La commission fait l'éloge de la persévérance, d'une sage lenteur : très-bien ! Mais ce n'est point de cela qu'il s'agissait. Son opinion est arrêtée, il ne lui reste plus qu'à coordonner les matériaux, à recueillir la fin de cinq ou six observations, et elle ne laisse rien présager de son jugement futur ou tout au moins de ses opinions actuelles....

Nous avons dit que la discussion s'était engagée à propos du fait de M. le D^r L*** : le voici d'après le rapport officiel de M. Bégin.

«Afin de préciser exactement les faits, votre commission a convoqué le 30 novembre M. L*** ; après avoir entendu, avec un grand intérêt, son récit, elle a minutieusement examiné sa personne, et a reçu de lui une note écrite, dont je vais reproduire sommairement les principaux détails.

«Dans le but de donner une plus grande exactitude à un moyen hygiénique proposé contre les chancres dont la durée ne dépasse pas le dixième jour, M. L*** se fit, pendant les mois de décembre 1850 et janvier 1851, tous les cinq jours à peu près, une inoculation de pus chancreux, dont il obtenait la cicatrisation dans les quatre jours, au moyen de lotions avec l'eau fraîche.

«Trois mois après cette première série d'expériences, le 2 mai, un ami de M. L***, également médecin lui-même, le consulta pour un chancre induré qu'il avait contracté dix-sept jours auparavant, et qui siégeait à la rainure de la base du gland. Après un peu plus d'un mois d'existence, le 17 mai, ce chancre était cicatrisé : le traitement mis en usage n'est pas indiqué.

«Vingt-trois jours plus tard, se montra sur l'ami de M. L*** une roséole que des douleurs avaient précédée, et qui s'accompagna bientôt d'engorgement des ganglions cervicaux postérieurs du côté gauche, des ganglions sous-maxillaires des deux côtés, et des ganglions axillaires superficiels et profonds du côté droit. Presque en même temps, c'est-à-dire le septième jour de l'éruption cutanée, apparurent à chaque amygdale une ulcération profonde, et à la longue des gerçures. Cet organe, de même que l'ensemble de la cavité buccale, était peu enflammé.

« Ces nouveaux accidents furent guéris en trente-quatre jours à dater de la manifestation de la roséole.

« C'est pendant cette période, le vingt-deuxième jour de l'existence des chancres amygdalins, que notre expérimentateur résolut de s'inoculer la matière qu'ils fournissaient. A cet effet, deux heures après avoir bien nettoyé la surface de l'amygdale gauche, il y recueillit la sérosité à peine purulente qui venait de se former, et l'inséra, avec une lancette neuve, par une piqûre très-superficielle, à la face antérieure de son bras gauche.

« Les dix premiers jours depuis l'inoculation se passèrent sans que rien de particulier fût observé; mais le lendemain, M. L*** aperçut une petite papule de la grandeur d'une tête d'épingle, d'un rouge rosé, d'une dureté remarquable, sans aréole ni douleur, même en y touchant très-fortement.

« Vers le quinzième jour, cette papule, progressivement agrandie jusqu'aux dimensions d'une lentille, se couvrit de croûtes, qui se réunirent en une seule, sous laquelle existait une sérosité rougeâtre.

« Cette sérosité fournit à M. L... la matière de quatre inoculations qui furent répétées pendant vingt jours, tous les cinq jours; ce qui forma un total de vingt introductions successives de produit morbide.

« Cependant l'ulcère primitif, aplati et conservant la forme ronde, atteignait la grandeur d'une pièce de 1 fr., lorsque tout à coup, quarante-cinq jours après la première inoculation, survint, avec des douleurs lancinantes, avec une accélération du pouls, jusqu'à 130 pulsations à la minute, un commencement d'inflammation et d'induration des bords de l'ulcère, et il se forma des cordes dures, radiées, qui se couvrirent de papules.

«Sans qu'aucun traitement spécial fut intervenu, l'ulcère diminua ensuite. A trente-sept jours de l'invasion des derniers accidents, se manifestèrent dans les jambes, le sternum et les côtes, des douleurs rhumatoïdes qui retinrent l'expérimentateur au lit pendant cinq jours, puis cédèrent tout à coup sous l'influence d'une sueur abondante, suivie de l'éruption de papules, en grande quantité, sur tout le tronc.

«A dix jours de là, le 10 octobre, l'auteur de cette curieuse observation se disposait à commencer un traitement hygiénique ainsi qu'il l'appelle, lorsque son attention fut attirée sur la doctrine de la syphilisation. Il s'enquit du fondateur de cette pratique, et rapporte ainsi l'entretien qu'il eut avec lui.

«Pour syphiliser un homme, lui aurait-il été dit, et «pour le guérir de la syphilis constitutionnelle, il faut tout «au plus neuf inoculations faites avec trois pus différents. «On choisit d'abord un bon pus, puis un moins bon, puis «un mauvais. Avec chacun de ces pus, on fait trois inocula-«tions, à une semaine d'intervalle à peu près, ce qui suffit «à syphiliser un homme pour ce pus (1). Après ces neuf «inoculations, on peut prendre du pus d'un chancre le plus «phagédénique, sans produire aucun résultat par l'inocu-«lation. Ces inoculations doivent être faites avec une lan-«cette ayant la forme d'une très-grosse aiguille, et en pi-

____

(1) Encore un nouveau moyen de syphiliser! Et puis on vous dit qu'on n'a pas suivi les règles..... Mais lesquelles donc faut-il suivre?

«quant jusqu'au vif, ce qui a le très-grand avantage de ne
«faire qu'un petit trou, dans lequel le pus chancreux s'é-
«tend très-lentement, tandis qu'avec les lancettes ordinai-
«res, on fait une plaie triangulaire qui donne tout de suite
«naissance à un chancre très-étendu.

«En conséquence de ces assurances et de ces explications, notre jeune médecin se soumit publiquement, le
17 octobre dernier, dix-sept jours après l'éruption générale de papules qui termina la seconde phase de ses expériences, à une inoculation nouvelle, au côté externe du
bras gauche, pratiquée par l'auteur même de la doctrine
syphilisatrice. Le pus fut pris au deuxième chancre d'un
monsieur en cours d'expérience lui-même; ce chancre da-
tait de vingt jours, et provenait du soixantième chancre à
peu près d'un autre individu (1). que, huit jours plus tard,
on présentait comme syphilisé.

«Malheureusement, à huit jours de là, ce chancre ino-
culateur était devenu phagédénique; il y avait eu erreur;
le pus ne possédait pas les qualités voulues, et l'expérience
risquait de manquer dès l'origine.

«Impatient de corriger cette erreur, M. L... se hâta de
se faire pratiquer, toujours publiquement, avec une lancette, deux inoculations nouvelles, l'une au bras gauche,
au-dessus de la première, l'autre au prépuce avec du pus
d'un chancre primitif tendant au phagédénisme.

«Il serait impossible de suivre l'auteur de cette narra-
tion dans la minutieuse énumération qu'il trace des inoculations qui succédèrent à cette dernière. Les dates, les pro-
venances du pus, les régions sur lesquelles les insertions

____

(1) Il n'y a qu'un instant, il suffisait de neuf chancres pour syphiliser un
homme.

31

eurent lieu, sont notées avec le plus grand soin; rien ne manque aux généalogies des différents ulcères. Ce qui suffira, pour l'Académie, c'est de savoir que vingt chancres furent ainsi déterminés à des intervalles très-irréguliers, tantôt avec des épingles, tantôt avec des lancettes, par l'auteur lui-même ou par d'autres personnes; les trois dernières inoculations ne dataient que de deux jours, lorsque M. L... se présenta devant votre commmission.

«De ces chancres, douze avaient pour origine la première inoculation ou ses produits, et huit la seconde inoculation, celle du chancre primitif, ou ses descendants.

«L'auteur résume les faits observés sur lui-même dans les propositions suivantes.

«1° Des douze chancres ayant la première origine, ceux qui ont excédé le dixième jour sont tous devenus phagédéniques, à l'exception d'un seul placé à la verge.

«Des huit autres provenant de la seconde source, un seul qui se trouvait au centre du phagédénisme est devenu phagédénique.

«2° Le phagédénisme des premiers chancres n'a pas été atténué par les chancres qui ont suivi.

«3° Le phagédénisme tient en partie au siége des chancres.

«4° Les premiers chancres n'influent en rien sur la grandeur des suivants, et réciproquement; seulement le développement des derniers se ralentit.

«5° Enfin les inoculations n'ont pas eu d'influence directe sur le développement de la syphilis constitutionnelle.

«Ces commémoratifs étant constatés, M. L... s'est prêté avec la plus grande complaisance à l'examen de sa personne.

«Ce jeune médecin est âgé de vingt-neuf ans, blond,

d'une structure élancée , d'un tempérament lymphatique et nerveux. Jusqu'à l'époque de ses expériences , il a joui d'une bonne santé et n'a jamais eu d'affection vénérienne. On remarque sur lui les lésions suivantes :

« 1° Au bras gauche, cicatrice encore légèrement indurée du chancre n° 1, lisse, rougeâtre, non douloureuse, et de l'étendue d'une pièce de 1 franc. En dehors de cette cicatrice , au côté externe du membre , et sur une ligne à peu près verticale, neuf plaies chancreuses , dont quatre à fond grisâtre , étendues, encore en progrès ou seulement stationnaires , et cinq d'un aspect moins défavorable , ou en voie de réparation plus ou moins avancée.

« 2° Au bras droit, six ulcères, dont quatre présentent un caractère phagédénique térébrant, très-prononcé, et les deux autres offrent de moins mauvaises dispositions.

« 3° A l'avant-bras gauche , trois piqûres datant de deux jours , déjà rouges , mais non encore ulcérées.

« Sur les deux bras , par suite du rapprochement des piqûres d'inoculations , plusieurs ulcères sont devenus confluents ; une inflammation aiguë et douloureuse les entoure ; la suppuration qu'ils fournissent est abondante ; le fond de la plupart d'entre eux est grisâtre , leurs bords sont épais, non indurés, mais taillés à pic et légèrement dentelés. L'ensemble de ces lésions présente , ainsi qu'on le dit en chirurgie, un mauvais aspect.

« 4° Sur tout le corps, et particulièrement sur le tronc , est répandue une éruption abondante, consistant en papules squameuses , cuivrées , et sur quelques points en pustules d'ecthyma plat ou lenticulé , dont quelques-unes présentent, sous leurs croûtes, un commencement de suppuration.

« D'ailleurs, sauf un certain degré d'amaigrissement et

un aspect de souffrance générale, la santé de M. L... paraît satisfaisante ; il est rempli de courage et de confiance, et annonce l'intention de recourir enfin contre la maladie, déjà ancienne et devenue sérieuse, aux moyens réguliers de la thérapeutique. »

Certes, pour faire pendant aux observations de M. Sperino et aux assertions de M. Auzias-Turenne, le fait de M. L... n'était pas mal choisi et pouvait donner à réfléchir. Les syphilisateurs ne s'en sont pas même émus un seul instant. Par cela que M. Auzias n'avait fait que la première inoculation et pas les autres, il a rejeté toute responsabilité, et ses amis ont crié à l'injustice, qu'on opposât à sa doctrine un fait auquel il n'avait trempé qu'*un tout petit peu*. Mais, en vérité, est-ce donc que M. Auzias, en inventant la syphilisation, aurait gardé pour lui seul le secret de sa pratique ? Quoi ! une fille publique se syphilise au hasard, les bagnes sont peuplés de syphilisés, et un médecin ne saurait pas s'inoculer avec un peu de méthode ! Mais quelle est donc cette méthode ? La bonne est-elle le n° 1, ou le n° 2, ou le n° 3 ? M. Sperino aussi en a deux qui ne sont pas celles de M. Auzias. M. Marchal, dans sa *seconde lettre à l'Académie,* propose aussi la sienne. Encore une fois, quelle est la bonne ? ou bien seraient-elles toutes également mauvaises ?

D'ailleurs le fait de M. L... n'est pas le seul de son genre, en voici quelques autres que la discussion a révélés :

Un M. J..., élève en médecine, fut syphilisé pendant plusieurs mois, sans interruption, et *secundum artem*. Il put se croire désormais à l'abri de l'infection, ce qui ne l'empêcha pas de contracter un chancre dans des rapports avec une femme suspecte. Chose assez remarquable, à propos de la théorie de la syphilisation ! M. Auzias-Turenne crut devoir cautériser lui-même ce chancre ; après quoi M. J... fut de nouveau syphilisé. Ce jeune homme tomba alors dans un état profond de chloro-anémie et mourut enfin d'un érysipèle, alors qu'il portait encore au bras des chancres non cicatrisés d'inoculation. — Sans doute la syphilisation n'est pas la cause de cet érysipèle, mais ne peut-on pas redouter qu'elle n'ait été la cause de sa terminaison fatale !

La maîtresse de ce jeune homme fut syphilisée très-longtemps sans aucun bénéfice pour sa santé : quand son amant mourut, elle alla enfin consulter M. Ricord, lui demandant d'être soumise au traitement ordinaire de la vérole.

Nous ne citons pas tout ; mais nous ne pouvons nous empêcher de rappeler que M. P..., étudiant en médecine, a écrit, pour dire qu'il s'était guéri par la syphilisation de la vérole constitutionnelle. Or, le jour même où il écrivait sa lettre, nous l'avons vu à l'hôpital Cochin, et il portait une magnifique syphilide squameuse palmaire des mieux caractérisées. Il y a plus, M. P..., à ce sujet, nous disait que s'il n'était point guéri de sa syphilis constitutionnelle, c'est qu'il était réfractaire à toute inoculation ; qu'il ne trouvait pas de pus *assez supérieur ;* que s'il parvenait à en trouver, il serait bien vite débarrassé de ce que nous appelions sa vérole constitutionnelle.

Nous devons signaler aussi l'expérience tentée par M. Gosselin pour savoir ce qu'il y avait de fondé dans la théorie de la syphilisation. Malgré les soins les plus attentifs et les plus minutieux, M. Gosselin ne put vérifier aucun des résultats si pompeusement annoncés par les syphilisateurs.

Enfin M. Diday, qui serait plutôt un partisan qu'un adversaire de la syphilisation, a fait connaître le fait suivant :

«Il vient, dit-il, de se passer sous mes yeux, à Lyon, un fait malheureusement plus significatif que des lectures académiques..... Je dois à la vérité de dire, dès à présent, qu'un individu jeune, sain et bien portant jusque-là, affecté d'un chancre primitif phagédénique récent au gland, a été soumis, dans l'espace de six semaines, à plus de 80 inoculations successives, réitérées tous les trois, quatre ou cinq jours, au nombre graduellement progressif de 6 , 10 , 12 et 18 chaque fois, sans qu'il ait retiré de l'opération, conduite selon les règles que M. Sperino a suivies , d'autres bénéfices que 1° l'agrandissement continu de son chancre primitif; 2° la conversion des *dernières* pustules d'inoculation en chancres phagédéniques ; 3° le développement de symptômes secondaires (papules cuivrées , céphalée , engorgement des ganglions cervicaux postérieurs) qui commencèrent à se manifester au bout des six semaines d'expérience, et après 70 inoculations au moins. (*Gaz. méd.,* 1851 , p. 816.)

Tout cela, en présence du silence ou de simples affirmations des syphilisateurs, prouvait évidemment qu'il y avait dans leurs prétentions une exagération inqualifiable, et que leur méthode n'était pas exempte de dangers. Tout cela d'ailleurs, la raison l'avait dit avant les faits. Quoi ! disait-on, pour guérir la syphilis , il faut commencer par saturer l'individu de syphilis ! Quoi ! pour empêcher un mal qu'on peut, à la rigueur, facilement éviter, il faut commencer par le donner, ce mal , dans les circonstances les plus défavorables ! Cela était au moins étrange. — Et que nous importe la théorie ? répondaient les novateurs ; les faits sont là, et devant les faits , il faut s'incliner. Lisez le mémoire de M. Sperino. — Et c'est ce qui faisait justement que les hommes prudents doutaient : comment supposer que tout cela n'était qu'erreur, car nous n'osons pas dire que ce fût de la fraude. Mais, après les faits révélés à l'Académie de médecine, il n'est plus possible de douter, et il faut rejeter de toutes ses forces une doctrine insensée et funeste. Il est important, il est indispensable, de mettre en garde contre elle les jeunes gens, toujours prêts à se prendre à ce qui sort un peu des règles ordinaires, et se présente à l'aide d'un sophisme et de beaucoup de bruit.

Poursuivons cette étude, et montrons mieux encore toute la nullité de cette prétendue doctrine.

Certes nos lecteurs ont pu voir qu'elle se présentait franchement ; tout y paraît mûrement élaboré, c'est l'œuvre d'une conviction profonde et désormais arrêtée : *on devrait syphiliser tout le monde*, dit M. Auzias. Eh bien, qui le croirait ? au premier choc, les syphilisateurs abandonnent la plus grande moitié de leur doctrine, celle, comme on va le voir, sur laquelle repose l'édifice ; nous voulons parler de la syphilisation préventive. Désormais on ne devra plus inoculer que les vérolés. M. Auzias déclare que sa plume a été plus loin que sa pensée ; il repousse absolument l'inoculation de la syphilis comme méthode préventive.

Et pourquoi donc abandonner ce point ? Nous avouons, pour notre compte, n'en pas bien saisir la raison.

L'auteur aurait-il craint que, s'il continuait à soutenir la syphilisation comme traitement préventif, l'Académie ne passât immédiatement à l'ordre du jour, sans se donner la peine de la discuter ?... — Cette crainte ne nous paraît pas fondée. L'Académie s'est montrée bienveillante jusqu'à l'excès ; elle a écouté tous les orateurs avec la même patience, sinon avec le même intérêt, M. Depaul comme M. Bégin, M. Malgaigne comme M. Ricord. Nous l'avons

vue d'ailleurs, quand on a voulu interrompre la discussion :
de peur qu'on ne l'accusât de l'avoir étouffée, elle a dé-
cidé presque à l'unanimité qu'elle continuerait, et, comme
de nombreux travaux étaient en souffrance, il fut résolu
qu'on consacrerait à la doctrine nouvelle une séance supplé-
mentaire. — Si donc les syphilisateurs ont craint la rigueur
de l'Académie, ils nous paraissent avoir eu tort.

Serait-ce qu'ils auraient tremblé devant le reproche
d'immoralité qui leur avait été adressé? Ils auraient eu
tort également. Le médecin n'a qu'un rôle, celui de guérir les maladies, ou mieux de les prévenir. En prévenant
la syphilis, on aurait rendu à l'humanité le plus grand service qu'homme lui eût jamais rendu, et personne ne taxe-
rait d'immorale une pratique qui préserverait une génération toute entière d'un horrible fléau ; une pratique qui
préserverait la génération future d'un mal dont elle ne peut
être responsable ; une pratique qui régénérerait en quelque
sorte le genre humain tout entier.... Non, si cette pratique
était vraie, elle n'aurait point à craindre le reproche d'immoralité.

Quelle raison donc, encore un coup, a pu faire abandonner aux syphilisateurs la syphilisation préventive?
Serait-ce, par hasard, qu'elle n'est point aussi innocente
qu'ils le disent? Serait-ce, comme on l'a dit, qu'ils donnent bel et bien la vérole, au lieu d'en préserver? Oui, il
faut l'avouer sans détour, car c'est là la vérité ; oui, voilà
la raison qui leur a fait abandonner la syphilisation préventive. Mais, si la syphilisation préventive donne la syphilis, à quel titre donc garderait-on la syphilisation curative?
et à quoi pourrait-elle être utile? De deux choses l'une : — ou
bien la syphilisation préserve de la vérole sans la donner,
et alors on pourrait l'inoculer à tout le monde, car elle n'of-

frirait aucun danger, et elle serait d'une très-grande utilité ; — ou bien, au contraire, la syphilisation donne la vérole, sous prétexte d'en préserver ou d'en guérir, et alors il faut la rejeter, la stigmatiser sous quelque nom qu'elle se présente, comme le fruit immonde d'une imagination en délire.

Il est encore un fait cependant que nous ne pouvons passer sous silence, parce qu'il est intéressant, et surtout parce qu'il donne un semblant de raison aux idées syphilisatrices. Ce fait, signalé depuis longtemps déjà, à peu près dans les mêmes termes, par M. de Castelnau, est celui-ci : après un nombre plus ou moins considérable d'inoculations successives, l'individu, sous le coup d'une sorte de *saturation vérolique,* semble, pour le moment, insensible ou presque insensible à de nouvelles doses de virus. C'est là, comme l'a très-bien fait observer M. Michel Lévy, un fait curieux, qui peut aider, jusqu'à un certain point, à élucider la question, si obscure, de la contagion en général, mais qui, à aucun titre, ne légitime les conséquences que les syphilisateurs ont voulu en tirer. D'ailleurs cette immunité, combien de temps dure-t-elle? L'école syphilisatrice disait qu'elle persistait autant que la vie; les faits sont bientôt venus lui donner le démenti le plus formel. On a déjà observé un très-grand nombre de récidives à Turin; à Paris, on avait présenté M. L... comme le type du syphilisé, il y a à peine un an, et à cette date, en effet, il paraissait très-difficile de l'inoculer. Aujourd'hui, ce jeune docteur se plaît à le constater lui-même, l'inoculation fournit sur lui des chancres comme chez tout le monde. Cette saturation syphilitique serait donc de fort courte durée.

En résumé : les syphilisateurs n'ont pas pu produire un

seul cas de vérole guérie par la syphilisation. — Tous les individus prétendus syphilisés ne sont tout simplement que des individus vérolés, chez lesquels la vérole marche absolument comme chez ceux qui n'ont subi aucun traitement. C'est là ce qui ressort des faits que nous avons pu voir et examiner.

Nous en avons assez dit pour prouver que la syphilisation, comme doctrine, n'est pas même une ombre; — comme pratique, qu'elle peut avoir des conséquences désastreuses.

La discussion de l'Académie de médecine, à laquelle ont pris part, comme rapporteur, M. Bégin; MM. Ricord, Velpeau, Michel Lévy, Lagneau, Larrey, Gerdy, contre la syphilisation, et MM. Malgaigne et Depaul, pour la syphilisation, s'est terminée par un vote unanime de la savante société (MM. Malgaigne et Depaul se sont abstenus de voter) sur la conclusion suivante du rapport de M. Bégin :

«En conséquence, j'ai l'honneur de proposer à l'Académie de déclarer par un vote qu'elle approuve les principes exposés dans le rapport de la commission, en ce qui concerne la pratique de la syphilisation, comme moyen prophylactique et comme méthode curative de la syphilis.»

On comprend que les principes du rapport étaient le rejet absolu de la syphilisation.

FORMULAIRE.

CHAPITRE PREMIER.

AFFECTIONS VÉNÉRIENNES NON SYPHILITIQUES.

§ Ier. — USAGE INTERNE.

Tisanes, potions et émulsions.

Les tisanes, qui formaient, il y a encore peu d'années, une partie essentielle du traitement de la blennorrhagie, sont aujourd'hui, et à juste titre, considérées, pour la plupart, comme inutiles. Toutefois les tisanes astringentes rendent, dans un grand nombre de cas, de véritables services ; les tisanes émollientes sont utiles aussi dans les blennorrhagies très-inflammatoires ; mais alors c'est à l'inflammation qu'elles s'adressent, et nullement à l'élément spécial de la maladie.

N° 1. — Eau de gomme.

Gomme arabique en poudre....	12 gram.
Eau bouillante.	1000 —
Sucre en poudre.	100 —

N° 2. — Tisane d'orge et chiendent.

Orge. . . . . }
Chiendent. . . . . . } āā . . . . 20 gram.
Eau. . . . . 1000 —

N° 3. — Tisane d'uva ursi.

Feuilles d'uva ursi. . . . . 15 gram.
Eau bouillante. . . . . 1000 —

Faites infuser pendant une heure, passez et ajoutez :

Sel de nitre. . . . . 1 gram.

Cette infusion, qu'on édulcore souvent avec le sirop de bourgeons de sapin , convient surtout dans les cas où la blennorrhagie s'accompagne d'un peu de cystite du col.

N° 4. — Tisane de cachou (p. h. p.).

Cachou concassé. . . . . 8 gram.
Eau bouillante. . . . . 2000 —

Faites infuser pendant une heure et passez.

N° 5. — Tisane astringente.

Feuilles d'uva ursi. . . . . 15 gram.
Racines sèches de bistorte. . . . 10 —
Eau bouillante. . . . . 1000 —

Faites infuser pendant une heure et passez.

On édulcorera cette tisane avec le sirop suivant :

Sirop de ratanhia. . . . . 200 gram.
Teinture de cachou. . . . . 32 —

Cette tisane ainsi édulcorée nous a réellement rendu les services les plus signalés, dans les cas de blennorrhée persistante. — Nous y ajoutons souvent, chez les personnes faibles, du sirop de quinquina.

N° 6. — Émulsion simple.

Amandes douces. . . . .   45 gram.
Amandes amères. . . . . n° 3
Sucre blanc. . . . .   60 gram.
Eau. . . . . .1000 —
Eau distillée de fleurs d'oranger.   60 —

A boire dans la journée.

Cette émulsion sert surtout de véhicule à divers médicaments, tels que le copahu, le camphre, etc. etc.

N° 7. — Émulsion astringente de Cadet.

Gomme arabique. . }
Sirop de Tolu. . . . } $\overline{aa}$. . . . . 40 gram.

Triturez le tout ensemble dans un mortier de porcelaine, et ajoutez peu à peu d'abord

Résine de copahu. . . . . 30 gram.

Puis

Eau de roses. . . . . 200 gram.
Esprit de nitre dulcifié. . . . .   4 —

Moitié le matin et le reste le soir, pendant cinq ou six jours.

Cette émulsion, qui a joui d'une très-grande réputation, est aujourd'hui à peu près tombée dans l'oubli. Il n'en est pas tout à fait de même de la potion de Chopart, dont nous allons donner la formule; cependant le goût désagréable

de cette dernière la fait tous les jours de plus en plus abandonner.

N° 8. — **Potion balsamique de Chopart** (f. b. p.).

Baume de copahu. .
Alcool rectifié. . . .
Sirop de Tolu. . . . } āā. . . . . . 60 gram.
Eau de menthe. . . .
Eau de fleurs d'orang. /
Alcool nitrique. . . . . 8 —

A prendre 3 à 6 cuillerées par jour, en trois fois, dans la blennorrhagie.

On comprend de reste que lorsqu'on a à sa disposition
le copahu solidifié par la magnésie, et surtout les capsules,
cette heureuse invention de notre époque, on ait à peu
près complétement abandonné l'usage de cette potion, dont
le goût est réellement repoussant.

N° 9. — **Émulsion de copahu** (f. h. p.).

Baume de copahu. .
Eau de fleurs d'orang. | āā. . . . . . 30 gram.
Eau de laitue. . . . . }
Sirop de pavots bl. . /
Gomme arabique. . . . . 10 —
F. s. a.

A prendre 3 à 6 cuillerées par jour, en trois fois.

**Mixtures, opiats, bols, pilules, poudres, etc.,
antiblennorrhagiques.**

N° 10. — **Copahu solidifié** (*Mialhe*).

Baume de copahu. . . . . 500 gram.
Magnésie calcinée. . . . . 30 —
Mêlez.

Il faut huit à dix jours pour que la solidification s'opère.
10 à 20 grammes par jour dans du pain azyme, en trois fois.

N° 11. — **Électuaire antibleunorrhagique.**

Copahu. . . . . 50 gram.
Essence de menthe. . . . . 1 —
Hydrochlorate de morphine. . . . . 0,05 —
Tourteau d'amandes douces . . . . q. s.

Mêlez, divisez en neuf doses ; à prendre 3 chaque jour.

N° 12. — **Opiat antigonorrhéique** (*Swediaur*)

Résine de copahu. . . . . 25 gram.
Sucre en poudre. . . . . 200 —

Mêlez et ajoutez peu à peu

Sirop de sucre. . . . . }
Mucilage de gomme arabique. . } āā. . . . . q. s.

Faites du tout une masse homogène et de consistance d'opiat.
— 5 à 10 grammes matin et soir.

N° 13. — **Opiat de Larrey**.

Térébenthine de copahu. . }
Sucre. . . . . } āā. . . . . 200 gram.
Gomme arabique. . . . . 50 —
Laque carminée. . . . . , ... 5 —
Eau de menthe poivrée. . . . . q. s.
F . s. a.

Matin et soir, 5 à 10 grammes enveloppés dans un morceau
d'hostie mouillée. — Contre les gonorrhées rebelles.

Nº 14. — **Pilules de copahu.**

Copahu solidifié officinal. . . . . q. s.
Pour faire des pilules de 30 centigrammes qu'on roulera dans la magnésie carbonatée.

De 10 à 30 par jour.

Nº 15. — **Bols astringents** (*Lagneau*).

Baume de copahu. . . . . 12 gram.
Cachou pulvérisé. . . . ⎫
Sang-dragon pulvérisé. ⎬ $\overline{aa}$. . . . . 16 —
Colophane choisie pulvérisée. 32

F. s. a. des bols du poids de 0,50 chacun.

De 12 à 36 par vingt-quatre heures, dont un tiers le matin, autant vers le milieu du jour, et le reste le soir en se couchant.

Nº 16. — **Mixture brésilienne** (*Lepère*).

Baume de la Mecque épaissi . . . . . 150 gram.
Copahu épaissi. . . . . 400 —
Extrait de safran. . . . . 1 —
Mêlez.

32 grammes par jour, en deux fois.

On peut remplacer le baume de la Mecque par le baume de térébenthine du mélèze ; on l'épaissit, ainsi que le copahu, en le faisant bouillir avec de l'eau, pour chasser une partie de l'esssence.

N° 17. — Pilules de Sainte-Marie.

Conserve de roses. . . . . 100 gram.
Baume de copahu. . . . . 25 —
Sang-dragon. . . . . 10 —
Calomel. . . . . 3 —

Faites des pilules de 0,30.

Pour terminer la gonorrhée. — Quatre ou six par jour.

N° 18. — Poudre de cubèbe.

Cubèbe en poudre. . . . . . . de 15 à 30 gram.

A prendre en trois fois, le matin, vers midi, et le soir, dans un verre d'eau sucrée.

N° 19. — Électuaire de cubèbe.

Cubèbe en poudre. . . . . 15 gram.
Sirop de sucre. . . . . q. s.

A prendre en trois fois dans la journée, dans du pain azyme.

A toutes les formules dans lesquelles le cubèbe ou le copahu est administré seul, nous préférons de beaucoup celles où ces deux médicaments sont unis. Voici celle qui nous réussit le plus souvent.

N° 20. — Opiat antiblennorrhagique.

Copahu. . . . . ⎫
Cubèbe en poudre. . ⎬ āā. . . . . 12 gram.
Diascordium. . . . . 2 —
Essence de menthe. 0,10
Conserves de cynorrhodons. . . . . . q. s.

A prendre en trois fois dans la journée, dans du pain azyme.

On peut rarement dépasser cette dose; il faut, au contraire, assez fréquemment la diminuer.

Nº 21. — **Autre** (*Diday*).

Baume de copahu. . . . . 12 gram.
Poivre cubèbe. . . . . 18 —
Poudre de jalap. . . . . 3 —
Gomme-gutte. 0,30
Sirop de roses pâles. . . . . q. s.

Pour faire un opiat, que l'on prend en deux ou trois fois dans la journée. .

Nº 22. — **Électuaire de cubèbe et copahu.**

Copahu. . . . . 30 gram.
Poudre de poivre cubèbe. . . . . 45 —
Essence de menthe. 0,50
Alcool nitrique. 1
Sucre en poudre. . . . . q. s.

A prendre en trois ou quatre jours, en trois prises chaque jour, enveloppé dans un pain azyme.

Nº 23. — **Autre** (*Cazenave*).

Copahu. . . . . , ... 10 gram.
Poudre de cubèbe. . . . . 120 —
Teinture de vanille. . . . . q. s.
Mêlez.

Dose : 4 gram. répétés trois fois par jour.

Nº 24 — **Sirop de cubèbe** (*Puche*).

Sirop simple. . . . . ⎱
Extrait alcoolique de cubèbe. ⎰ āā 300 gram.

Mêlez et faites évaporer d'abord au bain-marie d'un alambic,
puis à bain-marie découvert, jusqu'à ce que vous ayez ramené le
sirop à son poids primitif.

Nº 25. — **Pilules astringentes** (*Swediaur*).

Kino en poudre fine. . . . . 4 gram.
Baume de Canada. 8   —

Mêlez, et avec q. s. de poudre de tormentille, faites des pilules
de 0,25.

4 matin et soir, dans le traitement des blennorrhagies rebelles.

Nº 26. — **Autre** (*Capuron*).

Cachou en poudre. . . . .   1 gram.
Alun. 0,30   —
Opium. 0,10   —

Mêlez, et avec q. s. de sirop de roses rouges, faites des pilules
de 0,25.

1 ou 2 par jour, vers la fin des blennorrhagies.

Nº 27. — **Pilules calomel** (*Ricord*).

Calomel à la vapeur. . . . . 1 gram.
Poudre de feuilles de ciguë. }
Savon médicinal. . . . . } $\overline{aa}$ . . . 2   —

Pour 20 pilules.

On commence par une, et on augmente graduellement
tous les quatre ou cinq jours, jusqu'à ce que le malade en
prenne 4 ou 5. — Contre les engorgements du testicule à
la suite de l'épididymite.

N° 28. — **Pilules de Gama.**

Extrait de ciguë. . . . . 40 gram.
Protochlorure de mercure. 10   —
F. s. a. 400 pilules. De 1 à 6 par jour. — Mêmes usages.

N° 29. — **Opiat antileucorrhéique** (*Tissot*).

Conserve de roses rouges. . . . . . 1000 gram.
  —   romarin. 50   —
Mêlez et incorporez exactement
Poudre de quinquina. 25   —
  —   macis. 8   —
  —   cachou. 2   —
Huile essentielle de cannelle. . . . 3 gouttes.
Mêlez.

8 grammes matin et soir.

N° 30. — **Pilules d'opium et de camphre.**

Extrait thébaïque. . .)
Camphre. . . . . . .) āā. . . parties égales.
F. s. a. des pilules de 10 centigrammes.
Une pilule ou deux, tout au plus, dans les vingt-quatre heures.

Excellent moyen à opposer aux érections qui accompagnent la chaude-pisse, principalement dans la chaude-pisse cordée.

Lavements.

N° 31. — Lavement au copahu (*Ricord*).

Copahu. . . . .   25 gram.
Jaune d'œuf. . . . .   n° 1.
Extrait gommeux d'opium. . . .   0,05 gram.
Eau.   200   —

On donne le copahu en lavement quand il ne peut être toléré par l'estomac.

———

N° 32. — Autre (*Velpeau*).

Copahu. . . . .   15 gram.
Mêlez avec jaunes d'œuf. . . . . .   n° 1.
      Ajoutez peu à peu
Décoction de guimauve. . . . . . .   300 gram.
Laudanum de Sydenham.   1   —

On augmente successivement la dose de copahu.

———

§ II. — Usage externe.

Injections.

N° 33. — Injection de zinc et tannin.

Sulfate de zinc. . . . .)
Tannin. . . . . } $\overline{aa}$ . . . . .   5 gram.
Eau. 1000   —
Laudanum de Rousseau.   15   —
      Mêlez.

Cette injection est celle qui nous a le plus fréquemment réussi, et à toutes les époques de la blennorrhagie, aussi bien au début qu'au milieu et à la fin ; elle nous a réussi très-souvent aussi dans les blennorrhées , ainsi que dans les vaginites peu intenses. — Suivant les cas, on diminue ou on augmente les doses du tannin et du sulfate de zinc.

N° 34. — **Injection de sulfate de zinc** (f. h. p.).

Sulfate de zinc. . . . . 1,30 gram.
Eau distillée. . . . . 200 —
Laudanum de Sydenham. . . . 2 —

Dissolvez le sulfate de zinc dans l'eau et ajoutez le laudanum.

On peut supprimer le laudanum , diminuer ou augmenter la dose de sulfate de zinc.

Fréquemment employée dans la blennorrhée.

N° 35. — **Injection de sulfate de zinc et d'acétate de plomb** (*Ricord*).

Sulfate de zinc. . . . . }
Sous-acétate de plomb. } $\overline{aa}$. . . . . 1 gram.
Eau. . . . . 200 —

Trois fois par jour.

N° 36. — **Autre** (*Poulain*).

Sulfate de zinc. . . . . 2 gram.
Dissolvez dans
Eau distillée. . . . . 500 —
Ajoutez
Extrait de saturne. . . . . 30 gouttes.

N° 37. — Injection de Pringle.

Sulfate de zinc. . . . . ⎫
Alun calciné. . . . . . ⎬ āā. . . . . 10 gram.
Faites dissoudre dans
Eau pure. . . . . 500 —
Injection assez puissante contre la leucorrhée.

N° 38. — Injection au sulfate de fer.

Sulfate de fer. . . . . 10 gram.
Eau. . . . . 500 —

Cette injection nous a très-souvent réussi contre la leucorrhée ; nous la recommandons d'une manière spéciale. Elle a d'ailleurs le grand avantage d'être facilement à la portée des malades même les plus pauvres.

N° 39. — Injection avec le nitrate d'argent.
Injection abortive (*Ricord*).

Nitrate d'argent. . . . . ℥ 0,50
Eau distillée . . . . 100 gram.
Mêlez.

Cette injection doit être faite avec une seringue de verre et parcourir tout le canal de l'urèthre, où on la laissera séjourner une minute environ. Une injection suffit tous les jours, pendant deux ou trois jours. On peut porter la dose de nitrate d'argent à 1 gramme.

On sait que nous ne sommes pas partisans de cette méthode de traitement.

Nº 40. — **Autre** (*de Beney*).

Nitrate d'argent   0,60
Eau . . . .   30 gram.
Mêlez.

Une seule injection suffit ordinairement.

Nº 41. — **Injection simple.**

Azotate d'argent   0,15
Eau distillée. . . . .   60 gram.
Mêlez.

Nous n'employons jamais cette injection contre la blennorrhagie, mais nous en faisons fréquemment usage dans les circonstances suivantes :

On trouve un assez bon nombre de blennorrhées qui, quoi qu'on fasse, sont rebelles et persistent indéfiniment : la goutte militaire est le type de cette affection, d'ailleurs très-variable dans sa forme. On réussit quelquefois à en débarrasser le malade en lui donnant une inflammation aiguë de la muqueuse de l'urèthre, et pour cela nous faisons usage de l'injection ci-dessus. Comme on le comprend de reste, l'écoulement devient d'abord beaucoup plus abondant; mais, après trois ou quatre jours, il diminue et cesse quelquefois entièrement pour ne plus revenir.

Cette formule est aussi très-utile, soit en injections, soit en lotions, dans la balano-posthite.

Nº 42. — **Injection saturnine.**

S.-acétate de plomb liquide. . . . .   15 gram.
Eau-de-vie . . . .   30 —
Eau distillée . . . .   500 —
Extrait thébaïque   0,50
Mêlez.

Ces injections avec l'acétate de plomb sont surtout utiles dans les cas de vaginite aiguë ou de leucorrhée ; elles ne sont pas cependant sans utilité dans la blennorrhagie.

N° 43. — **Autre** (*Ricord*).

S.-acétate de plomb . . . .   10 gram.
Eau. 1000   —

On peut porter graduellement la dose d'acétate à 50 gram. contre les vaginites.

N° 44. — **Autre.**

Sous-acétate de plomb . . . .   12 gram.
Eau. 500   —
                    Mêlez.

Employée surtout dans la balanite.

N° 45. — **Injection anodine** (*Girtanner*).

Opium pur . . . .   1 gram.
Faites dissoudre dans
Eau pure. 300   —
Et ajoutez
Acétate de plomb liquide   1   —

N° 46. — **Autre.**

Camphre. . . . .   2 gram.
Jaune d'œuf . . . . n° 1.
Eau. . . . . 500 gram.

N° 47. — Autre.

Têtes de pavots . . . . 2 gram.
Feuilles et tiges de morelle . . . . . 2 —
Eau . . . . 500 —
Faites bouillir pendant un quart d'heure, passez, et ajoutez
Extrait d'opium. . . . . 1 gram.

Collyres.

Nous ne donnons ici que la formule du collyre au nitrate d'argent à haute dose ; c'est le seul en effet qu'on puisse songer à employer contre la conjonctivite blennorrhagique. Tout autre serait trop peu actif, et ne ferait que donner au mal le temps de produire des ravages irrémédiables.

N° 48. — Collyre au nitrate d'argent (*Velpeau*).

Nitrate d'argent. . . . . 2 gram.
Eau distillée. . . . . 30 —

Il faut d'abord nettoyer le globe de l'œil avec de l'eau simple ; on fera bien, pour cela, de faire des injections dans l'intérieur de l'œil. On laisse alors tomber entre les paupières quelques gouttes de la solution ci-dessus, de telle manière, si c'est possible, que la cornée soit à peine touchée, et que le liquide pénètre au contraire dans tous les replis de la conjonctive. — Ces lavages sont répétés trois fois dans la journée. Au bout de vingt-quatre heures ordinairement, le mal est enrayé ; il faut cependant continuer encore quelques jours.

Afin de prévenir tout contact du liquide caustique avec la cornée, des praticiens préfèrent promener sur la conjonctive, dans toute son étendue, un pinceau trempé dans la dissolution. — Pour notre compte, nous préférons souvent cette dernière méthode, mais elle est loin d'être toujours applicable.

Onguents.

N° 49. — Pommade résolutive.

Onguent mercuriel double . . . . . 30 gram.
Ext. de belladone }
— thébaïque. . } $\overline{aa}$. . . . . . . 2 —

Mêlez très-exactement les extraits avec la pommade.

On fait, avec beaucoup d'avantages, des onctions sur les testicules dans les cas d'orchite subaiguë, ou dans les cas d'orchite aiguë, alors que, sous l'influence des antiphlogistiques, l'inflammation commence à diminuer.

N° 50. — Pommade iodurée (f. h. p.).

Iode . . . . 5 gram.
Iodure de potassium. . . . . 15 —
Axonge. . . . . 120 —

Broyez avec soin l'iode et l'iodure de potassium; ajoutez une partie de l'axonge, et broyez longtemps; ajoutez le reste de l'axonge, et mélangez par trituration.

Très-bonne préparation dans les cas d'orchite chronique. — Cette pommade est très-fréquemment employée en frictions contre l'induration ganglionnaire.

Emplâtres.

Les emplâtres dont nous allons donner les formules sont très-utilement employés dans les cas d'orchite chronique; on en enveloppe le testicule, comme nous l'avons dit à l'article *Épididymite*.

N° 51. — Emplâtre de ciguë.

Résine de pin.	470	p.
Poix blanche.	220	—
Cire jaune.	320	—
Huile de ciguë.	64	—
Feuilles vertes de ciguë.	1000	—
Gomme ammoniaque.	250	—

N° 52. — Emplâtre de Vigo cum mercurio.

Emplâtre simple.	1250	p.
Cire jaune.	64	—
Poix-résine purifiée.	64	—
Gomme-résine ammoniaque.	20	—
Bdellium.		
Oliban. $\overline{aa}$	20	—
Mirrhe.		
Poudre de safran.	12	—
Mercure.	375	—
Térébenthine.	64	—
Styrax purifié liquide.	192	—
Huile volatile de lavande.	8	—

F. s. a.

CHAPITRE II.

AFFECTIONS VÉNÉRIENNES SYPHILITIQUES.

§ Ier. — USAGE INTERNE.

Tisanes.

On ne doit pas faire, à propos des tisanes antisyphili-tiques, les réflexions que nous avons faites sur les tisanes prétendues antiblennorrhagiques. A la rigueur cependant, on peut, sans grands désavantages, se passer entièrement de toutes ces tisanes; mais ce serait se priver d'auxiliaires utiles. Les tisanes amères, en un mot, et les tisanes sudo-rifiques, ne guérissent pas par elles-mêmes, mais elles ai-dent l'action curative du mercure et abrégent la longeur du traitement.

Nº 53. — Tisane amère (f. h. p.).

Espèces amères. . . . . 8 gram.
Eau bouillante. . . . . 1000 —
Faites infuser pendant une heure et passez.

Nº 54. — Tisane de gentiane (f. h. p.).

Racine de gentiane incisée. . . . . 4 gram.
Eau bouillante. . . . . 1000 —
Faites infuser pendant deux heures et passez.

N° 55. — **Tisane sudorifique** (f. h. p.).

Bois de gaïac râpé. . . . . 60 gram.
Racine de salsepareille. . . . . 30 —
—   sassafras. . . . . 8 —
—   réglisse. . . . . 10 —
Eau. q. s.
Pour obtenir un litre de tisane.

N° 56. — **Autre.**

Espèces sudorifiques. . . . . 50 gram.
Faites digérer pendant quatre heures dans
Eau. . . . . 1000 —
Passez et ajoutez
Sirop de salsepareille composé. . . . 50 —

N° 57. — **Autre** (*laxative*).

Gaïac râpé. . . . . 30 gram.
Salsepareille. . . . . 15 —
Sassafras. . . . . $\left.\right\}$ $\widetilde{aa}$. . . . . 5 —
Réglisse. . . . . $\left.\right\}$
Séné. . . . . 15 —
Eau. . . . . q. s. p. ½ litre.
F. s. a.

N° 58. — **Autre** (*Feltz*) (v. p. 297).

N° 59. — **Autre** (*concentrée*) (p. 1).

Salsepareille coupée. . . . . 250 gram.
Faites bouillir dans
Eau. . . . . 4000 —
Jusqu'à réduction de. . . . . 2000 —

Ajoutez

Gaïac râpé. . . . . . . }
Écorce de garou. . . . } aa. . . . . 10 —

Enfin faites infuser pendant une demi-heure

Salsafras coupé. . . . . . }
Réglisse ratissée et coupée. } aa. . . . 50 —

Ajoutez et passez.

N° 60. — **Autre** (*Dupuytren*).

Squine coupée. . . . . }
Gaïac. . . . . } aa. . . . . 60 gram.
Salsepareille. . . . . . }
Eau. . . . . 1500 —
Sirop de Cuisinier. . . . . 120 —

Faites bouillir les racines jusqu'à réduction à 1 kilogramme de liquide; passez et ajoutez le sirop.

N° 61. — **Autre.**

Racine de saponaire sèche. . . . . . 45 gram.
Feuilles de saponaire. . . . . 30 —
Eau. . . . . 3000 —

Faites bouillir jusqu'à réduction d'un tiers.

N° 62. — **Autre** (*Zitmann*). N° 1.

Salsepareille. . . . . 400 gram.

Faites digérer pendant vingt-quatre heures dans

Eau. . . . . 24000 —

Ajoutez

Sucre d'alun (alun 4, kino 1). . . 50 —
Calomélas doux. . . . . 15 —
Cinabre. . . . . 5 —

Faites bouillir jusqu'à la réduction d'un tiers et ajoutez

Feuilles de séné. . . . . 100 —
Racine de réglisse. . . . . 50 —
Anis. . . . .}
Fenouil. . . . .} $\overline{aa}$. . . . . 15 —

Laissez infuser quelques instants, passez.— Un demi-litre matin et soir.

N° 63. — Autre (Zitmann). N° 2.

Résidu de la décoction précédente.
Plus
Salsepareille. . . . . 200 gram.
Faites bouillir dans
Eau. . . . . 9000 —
Ajoutez
Écorce de citron. . . .}
Cardamome. . . . . . .}
Cannelle. . . . .} $\overline{aa}$. . . . . 10 —
Réglisse. . . . .}

Passez ; un demi-litre au milieu du jour.

Ces deux préparations ont été beaucoup vantées contre les affections syphilitiques, et jouissent encore aujourd'hui d'une réputation méritée. Si on réfléchit à leur préparation, on comprendra, en effet, qu'elles doivent avoir une efficacité réelle.

N° 64. — Décoction lusitanienne.

Salsepareille. . . . . . .}
Santal rouge. . . . . . :} $\overline{aa}$. . . . . . 90 gram.
  — blanc. . . . . . .}
Réglisse. . . . .}
Mézéréon. . . . . . .} $\overline{aa}$. . . . . . 15 —
Bois de roses. . . . .}
Gaïac. . . . .} $\overline{aa}$. . . . . . 30 —
Sassafras. . . . . . .}
Sulfure d'antimoine. . . . . 60 —

Faites infuser pendant vingt-quatre heures dans

> Eau bouillante. 5000   —

Faites réduire à 2500 grammes sur un feu doux.— De **1** livre et demie à **4** livres par jour.

N° 65. — **Tisane de Vigarous**.

Salsepareille coupée. . . . . 200 gram.

Gaïac râpé. . . . .
Squine. . . . .
Sulfure d'antimoine (dans un
   nouet). . . . . $\overline{aa}$. . .   50 —
Aristoloche longue et ronde.
Jalap. . . . .
Polypode de chêne. . . . . .

Noix fraîches avec leur brou concassées.   n° 12.

Faites bouillir le tout dans

> Eau. 6000   —
> Vin blanc. 2000   —
> Jusqu'à réduction à. 5000   —

Jetez la décoction bouillante sur

Séné mondé. . . . . . .
Sassafras coupé. . . .
Iris de Florence. . . . $\overline{aa}$. . . . . .   50 —
Anis vert. . . . .

Ce produit est étiqueté n° **1**.

Le marc est traité de nouveau par un litre un quart de vin blanc et huit litres d'eau. On passe et on étiquette n° 2.

On donne dans la journée deux ou trois verres de la première tisane et cinq ou six de la seconde.

Préparation utile chez les personnes qui ne peuvent pas supporter les préparations mercurielles.

Nº 66. — **Tisane de Pollini** (réformée).

Salsepareille coupée. . . ⎫
Squine. . . . . ⎬ āā. . . . . . 50 gram.
Pierre ponce pulvérisée. ⎭
Sulfure d'antimoine (dans un nouet). 100 —
Brou de noix sec. . . . . 350 —

Faites bouillir lentement dans

Eau. . . . . 7000 —
Jusqu'à réduction de. . . . . 3500 —

Passez, laissez reposer et décantez.

Demi-verre toutes les heures. — Contre les syphilides.

Nº 67. — **Tisane de quassia amara** (f. h. p.).

Quassia amara. . . . . 8 gram.
Eau bouillante. . . . . 1000 —

Faites infuser pendant deux heures et passez.

Nº 68. — **Tisane de houblon** (f. h. p.).

Fleurs de houblon. . . . . 8 gram.
Eau bouillante. . . . . 1000 —

Faites infuser pendant une heure et passez.

Nº 69. — **Tisane de chicorée sauvage** (f. h. p.).

Feuilles de chicorée. . . . . 12 gram.
Eau bouillante. . . . . 1000 —

Faites infuser une heure et passez.

Nº 70. — **Tisane de quinquina** (f. h. p.).

Écorce de quinquina. . . . . 20 gram.
Eau bouillante. . . . . 1000 —

Faites infuser trois heures, passez et décantez.

N° 71. — **Tisane de mézéréon**.

Écorce de racine de mézéréon. . .   30 gram.
Eau. 2000   —
Faites réduire à
Eau. 1000   —
Et ajoutez
Racine de réglisse. . . . . , .   30   —
Pour deux jours.

Sirops.

N° 72. — **Sirop sudorifique** (*Ricord*).

Salsepareille hachée. ⎫
Gaïac rapé. . . . . . ⎬ ãã. . . . . 200 gram.
Eau commune. 2000   —

Faites macérer vingt-quatre heures, réduisez à moitié sur un feu doux, passez avec expression et ajoutez

Sucre blanc. . . . . 1000 gram.
Pour édulcorer les tisanes.

De 50 à 150 gram. par jour.

N° 73. — **Rob ou sirop antisyphilitique** (*Bouchardat*).

Salsepareille. . . . . 2000 gram.
Feuilles de séné.. 100   —
Anis. . . . . ⎫
Canelle. . . . . ⎬ ãã. . . .   50   —
Rob de sureau.   100   —
Sucre. 4000   —
Eau. . . . . q. s.

Coupez et concassez la salsepareille, placez-la dans un vase clos avec le séné; épuisez ces substances par une suffisante quantité d'eau que vous renouvellerez jusqu'à l'épuisement ; employez pour cela une digestion à 60°, convenablement soutenue ; évaporez les colatures dans un alambic, à feu modéré ; quand elles sont réduites à 2 kilogrammes, délayez le rob de sureau, clarifiez, faites fondre le sucre, et versez chaud sur un nouet contenant les anis et la cannelle concassés.

On en administre cinq ou six cuillerées par jour, chacune dans un verre de tisane appropriée.

Le *rob de Giraudeau de Saint-Gervais* (*rob Laffecteur*) paraît se rapprocher beaucoup de la formule précédente, car voici ce dont on le suppose composé :

N° 74. — Sirop de salsepareille.

Salsepareille..	1000 gram.
Bourrache.	64 —
Roses pâles.	64 —
Anis.	64 —
Sucre.	1000 —
Miel blanc.	1000 —

F. s. a.

60 ou 100 grammes par jour.

N° 75. — Sirop de Larrey.

Salsepareille.		2000 gram.
Baies sèches de sureau.		1000 —
Gaïac.		500 —
Squine.	ãã.	50 —
Sassafras.		
Follicules de séné.	ãã.	60 —
Bourrache.		
Sucre.		1200 —
Eau.		q. s.

F. s. a.

On y ajoute quelquefois, mais sur l'ordonnance spéciale du médecin seulement, pour 500 grammes de sirop, 0,25 d'extrait gommeux d'opium, autant de sublimé corrosif et d'hydrochlorate d'ammoniaque.

C'est une des préparations les plus utiles et le plus fréquemment employées contre la syphilis.

N° 76. — Sirop de Cuisinier (voir la formule p. 296).

N° 77. — Sirop de Portal.

Racine de gentiane . . . . 20 gram.
    — garance. . . . . 10 —
Écorce de quinquina. . . . . 10 —

Faites infuser dans q. s. d'eau, passez, filtrez et ajoutez

Sirop de sucre. . . . . 1500 gram.

Cuisez s. a. D'autre part

Racine de raifort. . . . . 20 —
Sucre de cresson. . . . . 60 —
Suc de cochléaria. . . . . 60 —
Sucre blanc. . . . . 220 —
f. s. a.

On ajoute à ce sirop, suivant le besoin, 0,05 de deuto-chlorure de mercure; mais, d'après ce que l'on sait de l'action du soufre des plantes crucifères sur les substances métalliques, il est évident que ce sel se trouve de suite décomposé. (Bouchardat.)

N° 78. — Sirop de Plenck.

Mercure révivifié du cinabre. 1,20
Gommé arabique. 4,00
Sirop de chicorée avec rhubarbe. . . q. s.

Triturez dans un mortier de verre, et lorsque le mercure sera bien mêlé aux autres substances, ajoutez

Sirop ci-dessus. . . . . 45 gram.

Une cuillerée à café matin et soir.

N° 79. — Sirop mercuriel (*Lagneau*).

Mercure. 1,30
Gomme arabique en poudre. 30
Sirop de rhubarbe composé. 30

Triturez dans un mortier de verre, jusqu'à ce que le mercure soit parfaitement éteint, et ajoutez

Sirop ci-dessus. 48

15 à 30 gram. par jour.

Comme on le voit, ce sirop est une simple modification du sirop de Plenck.

[N° 80. — Sirop éthéré d'acétate de mercure (*Virey*).

Acétate de mercure. . . . . 4 gram.

Dissolvez dans très-peu d'eau, et ajoutez

Éther nitrique. . . . . 8 —
Sirop de gomme. . . . . 500 —

15 à 45 gram. par jour.

[N° 81. — Sirop d'Iodhydrargyrate de potassium (*Puche*).

Iodhydrargyrate de potassium. . . 1 gram.
Teinture de safran. . . . . 10 —
Sirop de sucre. . . . . 489 —

De 25 à 100 gram. par jour dans une tisane appropriée.

Très-bonne préparation contre les accidents secondaires tardifs et contre les accidents tertiaires.

N° 82. — Sirop antisyphilitique composé (*Puche*).

Iodhydrargyrate de potassium. . . . .   1 gram.
Iode. . . . .   1 —
Iodure de potassium. . . . .   20 —
Sirop de coquelicot. . . . . 478 —

De 25 à 100 gram. par jour dans une tisane.

Mêmes indications que le précédent, avec cette différence toutefois que, tandis que le premier s'adresse de préférence aux accidents secondaires, celui-ci convient surtout aux accidents tertiaires, même anciens.

N° 83. — Sirop de deuto-iodure ioduré de mercure (*Bouligny*).

Bi-iodure de mercure. . . . .   1 gram.
Iodure de potassium. . . . . 50 —
Eau. . . . . 50 —

Dissolvez, filtrez au papier, puis ajoutez

Sirop de sucre blanc à 30°. . . . . 2400 —

De 15 à 30 gram. par jour.

Mêmes indications que le précédent.

N° 84. — Sirop ioduré (*Ricord*).

Sirop de salsepareille. . . . . 500 gram.
Proto-iodure de potassium. . . . . . 16 —

M. s. a.

De trois à douze cuillerées par jour, dans un décocté amer.

Contre les accidents tertiaires et les accidents secondaires les plus tardifs.

Nº 85. — Sirop antisyphilitique.

Sirop de salsepareille composé. ⎫
 —   chicorée. . . . . ⎬ āā 100 gram.
Sirop d'iodure de fer. . . . . . . ⎭
Iodure de potassium. . . . . 25 —
Infusion de feuilles de noyer. . . . 600 —

Faites dissoudre l'iodure de potassium dans l'infusion de feuilles de noyer, et incorporez-le s. a. aux divers sirops.

Ce sirop, avec lequel on édulcore une tisane sudorifique ou amère, nous a rendu de grands services dans les accidents tertiaires de la syphilis, principalement dans les cas de syphilis invétérée chez les individus lymphatiques ou même scrofuleux, et dans les scrofuloïdes.

Nº 86. — Sirop de chlorure d'or (*Chrestien*).

Chlorure d'or et de sodium. . , . . . 0,05
Sirop de sucre. . . . . 200 gram.

Faites dissoudre le sel dans très-peu d'eau, et mêlez.

Trois cuillerées par jour.

Pilules.

Nº 87. — Pilules d'onguent mercuriel (*Lagneau*).

Pommade mercurielle double . . . 4 gram.
Poudre de guimauve . . . . 3 —

F. s. a. 144 pilules.

3 par jour. — Contre les accidents secondaires.

| N° 88. — **Pilules de Sédillot.**

Onguent mercuriel (avec parties égales
    de graisse et de métal). . . . . 30 gram.
Savon médicinal. . . . . : . . . . . . 20 —
Amidon ou poudre de réglise. . . . . 15 —

Faites une masse qu'on divisera en pilules de 20 à 30 centigr. —
De 2 à 9 par jour.

———

N° 89. — **Autres** (*Biett*).

Onguent mercuriel . . } $\overline{aa}$. . . . . . 5 gram.
Poudre de salsepareille }

Mêlez et divisez en 50 pilules. — De 1 à 3 par jour.

———

N° 90. — **Autres de Plenck.**

Mercure. . . . . . } $\overline{aa}$. . . . . . . 5 gram.
Ext. de ciguë. . . }
Miel. . . . . } $\overline{aa}$. . . . . . . 10 —
Poudre de réglisse. }

Mélangez jusqu'à extinction et faites des pilules de 0,10. — 2 à 6
dans la journée.

———

N° 91. — **Pilules bleues.**

Mercure. . . . . . } $\overline{aa}$. . . . . . . 3 gram.
Conserve de roses. }
Poudre de réglisse. . . . . 1 —

Triturez ensemble, et faites, après l'extinction du mercure, des
pilules de 0,15. — De 2 à 5 par jour.

———

N° 92. — Pilules suédoises.

Calomel. . . . .   6 gram.
Sulfure noir de mercure.)
Kermès minéral . . . . .) āā. . .   4 —
Mie de pain . . . .   q. s.

F. s. a. 144 pilules. — 3 à 4 par jour.

N° 93. — Pilules mineures d'Hoffmann.

Calomélas. .)
Mie de pain.) āā. . . . .   1 gram.
Miel . . . .   q. s.

Mêlez et faites 72 pilules.

N° 94. — Pilules majeures d'Hoffmann.

Sublimé corrosif . . . .   1 gram.
Mie de pain. . . . .   20 —
Eau distillée. . . . .   q. s.

F. s. a. 216 pilules.
Une matin et soir.

N° 95. — Pilules de Dupuytren.

Sublimé corrosif   0,40
Extrait d'opium.   0,50
— de gaïac. . . . .   6 gram.

F. s. a. 40 pilules. — A prendre 1 à 3 par jour.

N° 96. — Pilules mercurielles (*Cullerier*).

Sublimé corrosif. . . . .   1 gram.
Farine de froment. . . . .   15 —
Gomme pulvérisée . . . .   2 —
Eau distillée. . . . .   q. s.

Faites des pilules de 0,15. — 2 matin et soir.

N° 97. — **Autres** (*Bielt*).

Ext. alcoolique d'aconit.   0,30
Sublimé corrosif.   0,10
Poudre de guimauve.   0,40

Pour 8 pilules. — De 1 à 4.

N° 98. — **Autres** (*Hahnemann*).

Mercure soluble de Hahnemann. . .   1 gram.
Thridace.   3   —

F. s. a. 40 pilules. — 1 , puis 2 par jour.

N° 99. — **Pilules ou dragées de Keyser.**

Acétate de protoxyde de mercure. .   0,60
Manne en larmes . . . .   12 gram.

Mêlez et f. s. a. 72 pilules. — 2 matin et soir en augmentant
graduellement.

N° 100. — **Pilules de proto-iodure de mercure** (*Ricord*).

Proto-iodure de mercure.)
Thridace . . . .) āā. . .   3 gram.
Ext. thébaïque.   1   —
Conserve de roses.   6   —

F. s. a. 60 pilules. — 1 ou 2 par jour. — 3 ou 4 dans l'iritis
syphilitique.

Le proto-iodure de mercure remplace aujourd'hui , à
juste titre , dans un très-grand nombre de cas, les autres
préparations mercurielles à l'intérieur.

No 101. — **Autres** (*Biett*).

Proto-iodure de mercure . . . . . .   2 gram.
Ext. de gaïac . . . .   4 —
Thridace. . . . .   3 —
Sirop ou poudre de salsepareille . .   q. s.

Faites une masse que vous diviserez en 72 pilules.

1 puis 2 par jour.

———

N° 102. — **Pilules de deuto-iodure de mercure** (*Magendie*).

Deuto-iodure de mercure.   0,05
Ext. de genièvre.   0,50
Poudre de réglisse. . . . .   q. s.

Mêlez et faites 8 pilules, dont on donnera d'abord 2 le matin et
2 le soir, puis 4 le matin et 4 le soir.

———

N° 103. — **Pilules de cyanure de mercure** (*Parent*).

Cyanure de mercure.   1   gram.
Ext. de buis. 0,50
Extrait d'aconit. ⎫
                  ⎬ āā. . . . .   10 gram.
Sel ammoniac. . ⎭
Essence d'anis. . . . .   24 gouttes.

Mêlez et divisez en 400 pilules. — 1 le matin et 1 le soir.

———

N° 104. — **Pilules de Sainte-Marie.**

Protonitrate de mercure cristallisé.   0,50
Ext. de réglisse. . . . .   2 gram.

Mêlez et faites 60 pilules. — 2 à 5 par jour.

———

N° 105. — **Pilules de Biett.**

Phosphate de mercure. . . . .   2 gram.
Ext. de fumeterre. . . . .   4 —
Mêlez et divisez en 48 pilules. — De 1 à 2 par jour.

N° 106. — **Pilules de chlorure d'or** (*Chrestien*).

Chlorure d'or et de sodium   0,25
Sucre. . . . .   30 gram.
Mucilage de gomme adrag. . . . .   q. s.
F. s. a. 60 pilules. — 2 chaque jour.

N° 107. — **Autres** (*Pierquin*).

Oxyde d'or.   0,60
Ext. de saponaire . . . .   4 gram
Mêlez et faites 60 pilules. — 1 à 8 par jour.

N° 108. — **Pilules d'iodure de potassium.**

Iodure de potassium. . }
Extrait de noyer. . . . } āā. . . . . . . parties égales.

F. s. a. des pilules de 0,20. — De 5 à 12 par jour.

Nous n'ordonnons que rarement ces pilules, mais elles nous ont rendu des services chez certains malades qui ne pouvaient prendre l'iodure de potassium sous aucune autre forme.

N° 109. — **Pilules de chlorure double de mercure et de morphine** (*Bouchardat*).

Chlorure de mercure et de morphine. . 1 gram.
Poudre de réglisse. . . . . 2 —
Sirop de gomme. . . . . q. s.
F. s. a. 72 pilules. — Une le matin et une le soir.
Élever successivement la dose.

N° 110. — Pilules d'iodure double de mercure et de morphine
(Bouchardat).

Iodure de mercure et de morphine. . . 1 gram.
Poudre de réglisse. . . . . 2 —
Miel. q. s.

F. s. a. 72 pilules.

On en prendra une chaque soir ; on élèvera successivement la dose, pour combattre les douleurs nocturnes et les syphilides. (Bouchardat.)

Pastilles.

N° 111. — Pastilles de mercure saccharin *(Lagneau)*.

Mercure révivifié de cinabre. . . . . . 60 gram.
Gomme arabique. . . . . 30 —
Sucre en poudre. . . . . 300 —
Vanille. . . . . 4 —

F. s. a. 576 pastilles, qui contiennent chacune dix centigr. de mercure.

N° 112. — Autres *(Lagneau)*.

Muriate de mercure doux (calomel). . 30 gram.
Sucre en poudre. . . . . 450 —
Mucilage de gomme adrag. } āā. . . . q. s.
Eau de fleurs d'oranger. . . }

Faites une pâte que vous diviserez en 1152 pastilles, d'un demi-grain de calomélas.

De 8 à 12 pastilles.

Nᵒ 113. — **Autres** (*Lagneau*).

Sublimé corrosif. . . . . 4 gram.
Sucre. 500 —
Mucilage de gomme adrag. ⎫
Eau de fleurs d'oranger... ⎭ aa. . . . q. s.

F. s. a. des pastilles d'un huitième de grain de sublimé.
De 1 à 4 par jour.

Nᵒ 114. — **Pastilles de proto-Iod. de mercure** (*Corbel-Lagneau*).

Proto-iodure de mercure. . . . . 2 gram.
Acétate de morphine. 0,30
Pâte de chocolat à la vanille. . . . . . . 30 —

F. s. a. 72 pastilles. — Depuis 1 jusqu'à 6.

Nᵒ 115. — **Pastilles de cyanure d'or** (*Chrestien*).

Cyanure d'or. 0,10
Pâte de chocolat. . . . . 30 gram.

F. s. a. 24 pastilles. — 1 à 4 par jour.

Poudres.

Nᵒ 116. — **Poudre de Plummer.**

Calomel porphyrisé. . . . . 1 gram.
Soufre doré d'antimoine. . . . . 2 —

3 à 5 décigrammes par jour. — Accidents secondaires.

Nᵒ 117. — **Poudre de Cheyne.**

Sulfure de mercure noir. ⎫
Magnésie carbonatée. . . . ⎭ aa. 0,25
Sublimé. 0,02

Mêlez.

En une seule fois le soir en se couchant.

N° 118. — **Poudre au muriate d'or et de soude** (*Chrestien*).

Poudre de lycopode ou d'iris. 0,10
Muriate d'or et de soude. 0,05
Mêlez exactement.

On divise cette dose d'abord en **15**, puis en **14**, **13**, **12**, et même 8 parties, en commençant par les plus faibles.

On fait une fois chaque jour des frictions sur la langue et les gencives avec une de ces parties.

N° 119. — **Poudre de cyanure d'or** (*Chrestien*).

Elle se prépare et s'emploie comme la précédente.

N° 120. — **Poudre de mercure saccharin** (*Lagneau*).

Mercure. . . . . 8 gram.
Sucre blanc. 16   —

Triturez jusqu'à extinction complète du mercure ; divisez le mélange en 43 parties égales.

Syphilis des enfants ou des personnes délicates, auxquels on la donne dans une tasse de chocolat ou de café.

N° 121. — **Poudre de Clark.**

Calomélas. 0,07
En frictions buccales, à répéter trois fois le jour.

N° 122. — **Autre** (*Clark*).

Calomel. 0,20
Bol d'Arménie. 0,60
Divisez en 4 doses ; à employer dans la journée, en frictions.

Solutions.

Nº 123. — Liqueur de Van Swieten.

Deutochlorure de mercure. . . . . . .   1 gram.
Eau pure. 900   —
Sucre. 100   —

Dissolvez le sublimé corrosif dans l'alcool, et ajoutez ensuite l'eau distillée.

Une cuillerée à bouche dans un verre d'eau ou de tisane.

La liqueur de Van Swieten est tous les jours encore employée, cependant on lui préfère en général aujourd'hui les préparations de proto-iodure de mercure.

Nº 124. — Liqueur mercurielle normale (*Mialhe*).

Eau distillée. . . . . 500 gram.
Sel marin. . . . . }
— ammoniac. . . . . } $\overline{\mathrm{aa}}$.   1   —
Blanc d'œuf. . . . . nº 1.
Sublimé corrosif. 0,30

On bat le blanc d'œuf dans l'eau distillée ; on filtre, puis on fait dissoudre les trois composés salins dans l'eau albumineuse, et l'on filtre de nouveau.

Deux ou trois cuillerées à bouche dans un verre d'eau sucrée.

Nº 125. — Solution d'iodhydrargyrate d'iodure de potassium (*Limousin-Lamothe*).

Iodhyd. d'iodure de potassium.   0,80
Eau distillée. . . . . 500 gram.

De 8 à 60 grammes graduellement dans les vingt-quatre heures.

N° 126. — **Solution cyanurée** (*Parent*).

Cyanure de mercure. 0,40
Eau distillée. . . . . 500 gram.

5 à 10 grammes par jour, dans un verre de lait ou d'eau de gruau, et dans les même cas que la liqueur de Van Swieten.

N° 127. — **Solution de deuto-iodure de mercure** (*Lagneau*).

Deuto ou proto-iodure de mercure. . . 1 gram.
Alcool à 36°. . . . . 45 —

- Dix à vingt gouttes dans de l'eau sucrée.

N° 128. — **Éther mercuriel** (*Chéron*).

Sublimé. . . . . 1 gram.
Dissolvez dans
Éther sulfurique. . . . . 40 —

Six à douze gouttes dans un véhicule convenable. Contre la syphilis secondaire compliquée d'affections nerveuses.

N° 129. — **Élixir antivénérien** (*Wright*).

Résine de gaïac en poudre. . . . . 72 gram.
Serpentaire de Virginie concassée. . . 12 —
Piment en poudre. . . . . 8 —
Opium coupé en petites parties. . . 4 —

Laissez macérer toutes ces substances pendant trois ou quatre jours dans

Alcool à 22°. . . . . 1000 —
Passez au travers d'un linge, dissolvez ensuite
Deutochlorure de mercure. . . . . . . 2 —
Puis filtrez.

30 grammes par jour dans un litre de tisane de salsepareille.

N° 130. — Solution d'iodure de potassium (*Cooper*).

Iodure de potassium. 0,15
Tisane de salsepareille. . . . . 50 —

A prendre, trois fois par jour, contre les chancres primitifs simples.

Il est évident que cette formule ne peut, en aucune façon convenir : l'iodure de potassium est sans action, ou à peu près, sur les accidents secondaires, et, contre les accidents tertiaires, la dose est beaucoup trop faible. — Voici la solution que nous employons contre ces derniers :

N° 131. — Iodure de potassium. . . . . 1 gram.
Tisane de salsepareille. . . . . 500 —

A prendre dans la journée. On augmentera graduellement la dose d'iodure de potassium jusqu'à 3 grammes.

---

§ II. — Usage externe.

—

Pommades et liniments.

N° 132. — Pommades mercurielles (voir p. 281).

N° 133. — Cérat mercuriel (f. h. p.).

Onguent mercuriel. . . . . 30 gram.
Cérat jaune. . . . . 90 —
Mêlez par trituration.

Pour panser les chancres et les ulcérations syphilitiques. — Mauvais moyen.

N° 134. — **Mélange antisyphilitique** (*Pihorel*).

Onguent mercuriel. . . . . 3 parties.
Sulfure de chaux. 1   —
Mêlez.

On fait une friction tous les soirs, en se couchant, avec 4 grammes de ce mélange, qu'on étend avec un morceau de peau, à la partie interne des deux jambes ou à la partie antérieure des avant-bras. Le lendemain on lave les parties frictionées avec de l'eau de soude ou l'eau de savon. Par ce procédé, la salivation n'est pas à craindre : des malades qui salivaient avec une friction de moins de 2 gr. ont cessé de saliver avec des frictions de 4 grammes du mélange.

Traitement général.

N° 135. — **Onguent mercuriel composé.**

Onguent mercuriel double. . . . . . . 40 gram.
Chaux éteinte. . . . . 10 —
Sel ammoniac. . . }
Soufre sublimé. . . } $\overline{aa}$ . . . . 15 —
Mêlez.

Employé dans le traitement de la syphilis, comme l'onguent mercuriel ordinaire, à l'hôpital de Toulon. Il tache moins le linge et n'occasionne pas, dit-on, la salivation. (Bouchardat.)

N° 136. — **Pommade de deutoxyde de mercure** (*Biett*).

Deutoxyde de mercure. . . . . 2 gram.
Axonge. . . . . 30 —
Camphre. 0,10
Mêlez.

Dans les affections papuleuses du visage.

Nº 137. — **Autre** (*Monod*).

Oxyde rouge de mercure. . . . . 2 gram.
Camphre. . . . . 5 —
Axonge. . . . . 40 —
F. s. a.

Employée avec succès contre les syphilides et les affections chroniques de la peau avec vive démangeaison.

———

Nº 138. — **Pommade de sulfure de mercure** (*Biett, Alibert*).

Sulfure de mercure. . . . . 2 gram.
Camphre. 0,50
Cérat simple. . . . . 30 —

Contre les éruptions vésiculo-pustuleuses chroniques.

———

Nº 139. — **Pommade antisyphilitique** (*Rust*).

Calomel. . . . . 4 gram.
Opium en poudre. . . . . 2 —
Axonge. . . . . 15 —
Mêlez.

Contre les ulcérations secondaires de la peau.

———

Nº 140. — **Pommade de protochlorammoniacal** (*Biett*).

Protochlorammoniacal de mercure. 2 gram.
Camphre. 0,50
Cérat amygdalin. . . . . 30 —
Mêlez.

———

N° 141. — **Pommade résolutive** (*Biett*).

Protochlorure de mercure.)
Acétate de plomb. . . . .) āā. . . . . 3 gram.
Axonge purifiée. . . . . .30 —
Camphre. 0,50
Mêlez.

Résolutif des tubercules.

N° 142. — **Cérat au précipité blanc** (*Gibert*).

Cérat opiacé. . . . . 50 gram.
Précipité blanc. . . . . 2 —
Mêlez.

Pustules plates et ulcérations secondaires.

N° 143. — **Pommade de Cirillo.**

Sublimé corrosif. . . . . 4 gram.
Axonge. . . . . 32 —
F. s. a.

N° 144. — **Pommade au cyanure de mercure** (*Biett*).

Cyanure de mercure. 0,20
Axonge. . . . . 30 —
Mêlez.

Contre les ulcérations secondaires.

N° 145. — **Autre** (*Ricord*).

Cérat opiacé. . . . . 30 gram.
Cyanure de mercure. . . . . de 0,05 à 0,10.
M. s. a.

Dans quelques cas d'ulcérations, à la période de progrès, qui ont de la peine à se dépouiller de la couche diphthéritique ; elle convient peu si l'ulcération est irritable , car elle donnerait lieu à de vives douleurs.

N° 146. — **Autre** (*Ricord*).

Cérat soufré. . . . . 30 gram.
Turbith minéral. . . . . 1 —
Goudron. . . . . 4 —
M. s. a.

N° 147. — **Autre** (*Ricord*).

Cérat soufré. . . . . 30 gram.
Calomel à la vapeur. . . . . 2 —
Axonge. . . . . 4 —
M. s. a.

Ces deux préparations sont très-utiles contre les éruptions sèches et abirritatives de la peau : pityriasis, ichthyose, lichen , lèpres vulgaires ou syphilitiques.

N° 148. — **Pommade de proto-iodure de mercure** (*Biett*).

Proto-iodure de mercure. . . . . 1 gram.
Axonge. . . . . 30 —
Mêlez.
1 gram. pour une friction.

N° 149. — **Pommade de bi-iodure de mercure** (*Biett*).

Bi-iodure de mercure. 0,60
Axonge. . . . . 30 —
Mêlez.
Contre les syphilides, ainsi que la précédente.

N° 150. — **Pommade au chlorure d'or** (*Chrestien*).

Chlorure d'or. 0,60
Axonge. . . . . 30 —
Mêlez.

En friction à la dose d'un gramme.

N° 151. — **Pommade d'iodure de potassium** (f. h. p.).

Iodure de potassium. . . . . 5 gram.
Axonge. . . . . 40 —
Mêlez.

Contre les engorgements ganglionnaires et du testicule.

N° 152. — **Pommade d'iodure de potassium ioduré**
(f. h. p.).

Iode. . . . . 5 gram.
Iodure de potassium. . . . . 15 —
Axonge.. , ... 120 —
Même usage, mais plus active.

N° 153. — **Pommade iodure de plomb** (f. h. p.).

Iodure de plomb. . . . . 5 gram.
Axonge. . . . . 40 —
Mêlez.

Mêmes indications.

N° 154. — **Emplâtre de ciguë et iodure de plomb** (*Ricord*).

Emplâtre de ciguë. . . . . 250 gram.
Iodure de plomb. . . . . 30 —

Mêlez, et étendez sur un morceau de peau de grandeur convenable.—Employé dans le traitement des bubons, et surtout dans les engorgements des testicules.

N° 155. — Miel mercuriel.

Mercure doux. . . . . 5 gram.
Miel blanc. 60
F. s. a.
On l'applique en topique sur les ulcérations de la gorge.

N° 156. — Miel au proto-iodure de mercure (*Biett*).

Miel de Narbonne. . . . . 120 gram.
Proto-iodure de mercure. . . . . . . 10 —
On en touche légèrement les ulcérations syphilitiques.

N° 157. — Liniment muriatique (*Lagneau*).

Acide hydrochlorique. . . . . 4 gram.
Huiles d'amandes douces. . . . . . . 30 —
Contre les taches cutanées, suites de pustules vénériennes.

Gargarismes.

N° 158. — Gargarisme adoucissant.

Eau de guimauve . . . . 200 gram.
Miel de Narbonne . . . . 40 —
Laudanum de Rousseau. 0,50

Pendant la période très-inflammatoire des chancres de la bouche et de la gorge, et des ulcérations secondaires.

N° 159. — Gargarisme antivénérien (*Lagneau*).

Eau d'orge. . . . . 180 gr.
Miel . . . . 60 —
Liqueur de Van Swieten . . . . 30 à 60 gr.
F. s. a.
Ulcérations secondaires.

N° 160. — **Autre** (*Ricord*).

Décoction de ciguë et morelle . . . .   250 gram.
Deutochlor. de mercure   0,10

On augmente la dose jusqu'à 0,05 par 30 gram. de décoction.

N° 161. — **Gargarisme de cyanure de mercure** (*Parent*).

Cyanure de mercure   0,50
Décoction de guimauve. . . . . . .   500 gram.

F. s. a.

N° 162. — **Gargarisme ou lotion iodurée** (*Ricord*).

Eau distillée. . . . .   200 gram.
Iodure de potassium.   0,50
Teinture d'iode . . . .   4 gram.

Mêlez.

On augmente progressivement et simultanément la teinture d'iode et l'iodure de potassium.

Contre les ulcérations tertiaires de la gorge et des fosses nasales et aussi pour le pansement des ulcérations de la peau.

N° 163. — **Gargarisme chlorhydrique** (*Ricord*).

Eau de laitue. . . . .   150 gram.
Miel rosat . . . .   50 —
Acide chlorhydrique . . . . .15 gouttes,

Ulcérations secondaires et tertiaires, salivation.

Lotions. — Bains.

N° 164. — Lotion mercurielle (*Rust*).

Bichlorure de mercure . . . .   0,15 à 0,30
       Faites dissoudre dans
Eau distillée . . . .   q. s.
Ajoutez
Ext. de ciguë . . . }
  —   camomille. } ãã . . . .   4 gram.
Teinture d'opium   0,24
Miel rosat . . . .   15 gram.

Appliquez deux à trois fois par jour au moyen d'un pinceau. Dans les cas rebelles, on remplacera la teinture par opium brut, 0,13. — Contre les ulcères syphilitiques de l'arrière-bouche, du nez et des parties sexuelles.

N° 165. — Eau phagédénique.

Deutochlor. de mercure   0,40
       Faites dissoudre dans
Eau pure. . . . .   12 gram.
Ajoutez
Eau de chaux. . . . .   125 —
       Agitez chaque fois.
Pour lotionner les chancres et les ulcères indolents.

N° 166. — Eau phagédénique noire.

Calomel . . . . , . .   4 gram.
Opium en poudre . . . .   2 —
Eau de chaux . . . .   375 —
     Mêlez et agitez chaque fois.

      Mêmes usages.

N° 167. — **Eau rouge** (*Alibert*).

Deutochlor. de mercure. . . . . . .   4 gram.
Faites dissoudre dans
    Eau distillée. . . . .   500 gram.
Ajoutez
    Racine d'orcanette . . . .   4 —
Passez après un quart d'heure de macération.
50 gram. en lotion dans les dartres syphilitiques.

N° 168. — **Solution de sublimé** (*Ricord*).

Eau distillée. . . . .   30 gram.
Deutochlor. de mercure . . . . . .   1 —

Pour la cautérisation des surfaces vésiquées dans le traitement des bubons.

N° 169. — **Fomentation de teinture d'iode** (*Ricord*).

Eau distillée. . . . .   100 gram.
Teinture d'iode . . . .   5 —

On peut augmenter la dose de teinture jusqu'à 25 gr.
Employé dans le traitement des bubons, de l'hydrocèle qui accompagne l'épididymite, etc.

N° 170. — **Pédiluve mercuriel.**

Sublimé   0,20
Faites dissoudre dans
    Eau pure . . . .   1000 gram.
Contre les exostoses et les tumeurs syphilitiques.

N° 171. — **Bain au sublimé** (*Beaumé*).

Sublimé . . . . 16 gram.
Faites dissoudre dans
    Alcool. . . . . 120 gram.
Versez dans une baignoire en bois contenant
    Eau. . . . . q. s.

On augmente graduellement la dose, on peut la porter jusqu'à 50 grammes.

Très-bon moyen contre les syphilides rebelles ou invétérées.

Poudres.

N° 172. — **Poudre fumigatoire mercurielle** (*Lagneau*).

Cinabre pulvérisé. .)
Encens. . . . . } ãã. . . . . . 30 gram

N° 173. — **Autre.**

Mercure doux . . . . 8 gram.
Sucre. . .)
Encens . . } ãã. . . . . 16 —
    Pulvérisez exactement.

De 1 à 2 gros par fumigation.

N° 174. — **Poudre de Thieullier.**

Mercure cru . . . . 500 gram.
Soufre 120
    Triturez pendant huit ou dix heures.

    1 gros pour chaque fumigation.

Caustiques et cathérétiques.

N° 175. — Pâte arsénicale de frère Côme ou de Rousselot (*Codex*).

Arsenic porphyrisé. . . . . 1 part.
Sang-dragon. . . . . . } āā . . . . 2 —
Cinabre porphyrisé. . }
Mêlez.

N° 176. — Poudre de Vienne.

Potasse caustique à la chaux. . . . . . 50 part.
Chaux vive. . . . . 60 —
F. s. a.

N° 177. — Trochisque de minium.

Sublimé corrosif. . . . . 8 part.
Minium. . . . . 4 —
Mie de pain. . . . . 32 —
Eau distillée. . . . . q. s.
F. s. a. des trochisques de minium.

N° 178. — Poudre caustique (*Plenck*).

Oxyde rouge de mercure
  pulvérisé. . . . . } āā . . . . . 10 gram.
Alun calciné en poudre. }
Sabine pulvérisée. . . . . 40 —
Mêlez.

Ces divers caustiques servent soit pour ouvrir les bubons, soit pour découvrir des trajets fistuleux, soit pour cautériser les ulcères et réprimer les chairs, soit enfin pour des indications spéciales que nous ne pouvons pas signaler ici, mais que nous avons notées dans le courant de l'ouvrage.

Il en est de même des autres caustiques simples :

> Acide nitrique mono-hydraté.
> Nitrate d'argent.
> Nitrate acide de mercure.
> Beurre d'antimoine.
> Potasse caustique.
> Sulfate de cuivre, etc. etc.

Nº 179. — **Poudre d'alun et sabine.**

Alun. . . . . }
Sabine. . . . . } $\overline{aa}$. . . . . parties égales.
Mêlez.

En saupoudrer les végétations.

CHAPITRE III.

MÉDICATION ADJUVANTE.

1º **Ferrugineux.**

Nous avons dit plusieurs fois qu'il était souvent utile, à la fin des chaudes-pisses ou des véroles, de réconforter l'individu à l'aide des préparations toniques, fer, quinquina, etc. etc. Voici quelques formules :

N° 180. — **Pilules de Blaud.**

Sulfate de fer. . . . . 10 gram.
Carbonate de potasse. 10   —

Mêlez, et avec suffisante quantité de poudre de réglisse, de gomme adragant, et de sirop simple, faites 50 pilules. — 1 le matin, 1 le soir. On élève la dose à 30.

N° 181. — **Pilules de Blaud modifiées.**

Sulfate de fer pur cristallisé. . . . . . 10 gram.
Pulvérisez, faites sécher à l'étuve à une température de 40°; mêlez alors avec

Cabonate de potasse sec. . . . . 10 gram.
Miel. 5   —
Poudre de guimauve. . . . . q. s.

Faites une masse qu'on divisera en 100 pilules. De 1 à 10 par jour.

N° 182. — **Pilules de Vallet.**

Sulfate de fer cristallisé pur. . . . . . 500 gram.
Carbonate de soude pur. 580   —
Miel. 300   —
Sirop de sucre. . . . . q. s.

On mêle les dissolutions de sulfate de fer et de carbonate de soude additionnées de 30 grammes de sirop par 500 grammes de liquide. On laisse déposer dans un flacon à l'émeri; on décante, on lave avec de l'eau sucrée; on égoutte sur une toile imprégnée de sirop de sucre. On exprime, on mêle avec le miel; on évapore en consistance d'extrait pilulaire. On fait des pilules de 2 décigrammes avec gomme q. s.

De 2 à 10 pilules par jour.

Nº 183. — **Pilules de lactate de fer.**

Lactate de fer. . . . .   1 gram.
Poudre de guimauve. . . . .   1 —
Miel. . . . .   q. s.
Pour 20 pilules.

Nº 184. — **Pastilles de lactate de fer.**

Lactate de protoxyde de fer. . . . . .   25 gram.
Essence de menthe. . . . .   1 —
Sucre Raguenet. . . . . 500 —
Eau distillée de menthe. . . . .   q. s.

F. s. a. des pastilles à la goutte de 50 centigrammes.—De 6 à 12
dans la journée.

Nº 185. — **Pastilles au citrate de fer.**

Citrate de fer. . . . . . . }
Acide citrique. . . . . . } āā. . . . . . 10 gram.
Essence de citron. . , ... 10 gouttes.
Sucre Raguenet. . . . . 200 gram.
Eau. . . . .   q. s.

F. s. a. des pastilles à la goutte de 50 centigrammes. — Dose 5
à 6 pastilles et plus.

C'est la préparation ferrugineuse la plus active et la plus
agréable ; nous la conseillons, de préférence à toutes les
autres.

Nº 186. — **Vin chalybé** (*Soubeiran*).

Tartrate de protoxyde de fer . . . .   1 gram.
Acide tartrique. . . . .   1 —
Vin blanc . . . . 1000 —

On triture le tartrate et l'acide tartrique dans un mortier de porcelaine ou de verre; on ajoute le vin blanc et l'on filtre s'il est nécessaire.

N° 187. — Sirop ferrugineux et ratanhia (*Ricord*).

Sirop de Tolu . . . . 500 gram
Carbonate de fer . . . . ⎫
Extrait de ratanhia. . . ⎭ āā . . . . 10 —
De 4 à 6 cuillerées par jour.

N° 188. — Chocolat ferrugineux.

Fer réduit. . . . . 100 gram.
Pâte de chocolat . . . . 5 kilogr.
M. s. a.

2° Préparations de quinquina.

N° 189. — Vin de quinquina.

Quinquina gris. . . . . 64 gram.
Faites macérer pendant vingt-quatre heures dans
Alcool à 36° . . . . q. s.
Et jetez le tout dans
Vin. . . . . 1000 —
Laissez macérer pendant vingt jours et filtrez.
De 50 à 100 gram. le matin, avant déjeuner.

N° 190. — Bière de quinquina (*de Mutis*).

Quinquina jaune pulvérisé . . . . . 50 gram.
Sucre . . . . 250 —
Eau. . . . . 3000 —

Laissez le tout fermenter pendant quatre ou cinq jours et filtrez.
3 ou 4 tasses par jour.

On y ajoute quelquefois

Alcool . . . . 250 —

N° 191. — **Tablettes de quinquina.**

Poudre de quinquina . . . . 64 gram.
————— cannelle. . . . . 8 —
Sucre blanc . . . . 440 —
Mucilage de gomme adragant . . . q. s.
F. s. a.
5 à 6 tablettes par jour.

N° 192. — **Pilules d'iodure de fer et de quinine.**

Proto-iodure de fer. . . . . 5 gram.
Sulfate de quinine. . . . . 1 —
Miel . . . . 1 —
Poudre de réglisse. . . . . q. s.
F. s. a. 50 pilules.
De 2 à 6 par jour. — Élever progressivement la dose.

N° 193. — **Sirop d'iodure de fer et de quinine.**

Iode . . . . 5 gram.
Fer. . . . . 2 —
Eau . . . . 20 —

Faites digérer à une douce chaleur jusqu'à ce que la liqueur soit
incolore; filtrez et mêlez avec

Sirop de sucre . . . . 1120 —

Ajoutez d'autre part

Sulfate de quinine. . . . . 1 —

Dissous dans

Eau acidulée. . . . . 10 —
A prendre par cuillerées.

CHAPITRE IV.

Traitement que l'expérience nous a démontré être le plus généralement efficace dans les divers cas d'affections vénériennes.

Nous allons exposer maintenant, avec le plus de brièveté possible, les méthodes de traitement que nous employons dans l'immense majorité des cas.

Les formules que nous allons donner se trouvent déjà dans notre formulaire, mais non pas dans le même ordre, et au milieu de beaucoup d'autres. Nous indiquerons d'abord celles qui sont applicables aux individus adultes, bien constitués et bien portants d'ailleurs. Nos lecteurs savent déjà combien le sexe, le tempérament, les idiosyncrasies, les maladies concomitantes, les climats, les saisons, etc. etc., doivent apporter de modifications et même de changements dans la méthode thérapeutique. Nos exemples ne seront donc que des types autour desquels doivent se ranger, en s'en rapprochant ou en s'en écartant plus ou moins, les cas particuliers que le médecin seul est apte à juger. — Dans un deuxième chapitre, nous indiquerons les formules qui conviennent plus spécialement aux enfants.

TRAITEMENT

DES AFFECTIONS VÉNÉRIENNES CHEZ L'ADULTE.

MALADIES VÉNÉRIENNES NON SYPHILITIQUES.

Blennorrhagie.

§ Ier. — BLENNORRHAGIE CHEZ L'HOMME.

1° Blennorrhagie commune avec inflammation médiocre.

Dès le premier jour, on fera prendre au malade la mixture suivante :

> Copahu. . . . . 20 gram.
> Cubèbe. . . . . 10 —
> Magnésie. . . . . q. s.

A prendre dans les vingt-quatre heures, un tiers le matin, un tiers vers midi, un tiers en se couchant.

On fera faire en même temps les injections suivantes :

> Tannin. . . . . }
> Sulfate de zinc. . . . . } āā 2 gram.
> Eau. . . . . 400 —

Sauf les doses qu'il faut augmenter ou diminuer, selon les cas, ce traitement doit être continué pendant toute la durée du mal, et quelques jours après.

Comme tisane, on ordonnera soit du chiendent, soit du raisin d'ours, etc., édulcoré avec le sirop suivant :

Sirop de Tolu. . . . . , ... 250 gram.
Cachou. . . . . 10 —
Mêlez.

Peu ou pas même de bains tièdes; en été, vers la fin du mal, les bains froids seront très-utiles.

2° Blennorrhagie très-inflammatoire.

Calmer d'abord l'inflammation (sans s'occuper de l'écoulement) par les antiphlogistiques : tisanes délayantes, bains, sangsues, saignée générale, cataplasmes, diète, repos. Lorsque l'inflammation sera tombée, que la blennorrhagie présentera seulement les symptômes sub-inflammatoires communs, on commencera le traitement ci-dessus, seulement on ne fera pas aussitôt usage des injections.

3° Chaude-pisse cordée.

Le point capital, dans cette forme de la blennorrhagie, c'est l'existence des érections si douloureuses et si fréquentes. Assez souvent liée à une chaude-pisse très-inflammatoire, la cordée accompagne, dans beaucoup de cas, la chaude-pisse simple. Dans le premier cas, il faut d'abord calmer l'inflammation par les antiphlogistiques, puis faire prendre le soir, en se couchant, une ou deux des pilules suivantes :

Extrait thébaïque. . . . . 1 part.
Camphre. . . . . · · 2 part.

F. s. a. des pilules de 5 centigrammes.

Dans le second cas, on débutera d'emblée par ces pilules.

Il va sans dire que, quant à l'écoulement, le traitement est celui que nous avons déjà indiqué.

4° **Blennorrhée.**

L'usage des balsamiques est désormais inutile ; il faut s'adresser aux injections, et, dans quelques cas, au traitement général, fer, quinquina, etc. Les formules d'injection qui nous ont le plus souvent réussi sont les suivantes :

Injections au tannin et sulfate de zinc, comme ci-dessus.

Injection au sulfate de zinc :

        Sulfate de zinc. . . . .   2 gram.
        Eau de roses. 300   —
        Laudanum de Sydenham.   4   —
                    Mêlez.

Injection à l'acétate de plomb.

        Acétate de plomb. . . . .   5 gram.
        Eau de roses. 250   —
        Laudanum de Sydenham.   4   —

Injection au nitrate d'argent, quand on veut faire passer l'état chronique à l'état aigu :

        Nitrate d'argent.   0,20
        Eau. 50   —
                    Mêlez.

Les injections avec le gros vin rouge du Midi réussissent souvent très-bien.

5° Balanite.

Le copahu et le cubèbe sont entièrement inutiles ; le traitement doit être simplement local. — Si l'inflammation est excessive, repos, diète et antiphlogistiques. — Si le gland peut être découvert, le laver souvent avec de l'eau saturnée, et promener simplement sur lui le crayon de nitrate d'argent. S'il y a phimosis, faire souvent, entre le gland et le prépuce, des injections avec l'eau blanche, ou une solution de nitrate d'argent, à 0,05 pour 30 grammes d'eau distillée.

---

§ II. — BLENNORRHAGIE CHEZ LA FEMME.

1° Uréthrite.

Copahu et cubèbe, selon la formule suivante :

    Copahu. . . . . 12 gram.
    Cubèbe. . . . . 6 —
    Magnésie. . . . . q. s.

En trois fois, dans les vingt-quatre heures.
Mêmes tisanes que dans la blennorrhagie de l'homme.

2° Blennorrhagie vulvaire.

Lotions fréquemment répétées avec l'eau blanche chaude, légères cautérisations avec le nitrate d'argent.
Ni copahu ni cubèbe.

3º **Vaginite.**

Cautérisation, tous les trois jours, avec le nitrate d'argent; — bourdonnets de charpie introduits dans le vagin et renouvelés matin et soir.

Ou bien

Injections avec la solution suivante :

> Sulfate de fer. . . . . 10 gram.
> Eau. . . . . 500 —

Après chaque injection, introduire dans le vagin une certaine quantité de poudre d'amidon.

On peut remplacer cette formule par celle des injections au tannin et au sulfate de zinc;

Ou bien

Irrigations continues avec l'irrigateur vaginal.

Ni copahu ni cubèbe.

4º **Blennorrhagie de l'utérus.**

Cautérisation du col et de sa cavité avec le crayon de nitrate d'argent; — injections comme ci-dessus; irrigations continues avec l'irrigateur vaginal.

Ni copahu ni cubèbe.

Dans ces trois derniers cas, boissons rafraîchissantes, repos absolu des parties malades.

Épididymite blennorrhagique.

Mouchetures avec la lancette suivant la méthode de M. Velpeau et de M. Vidal.

Ou bien

Sangsues le long du cordon ;

Ou bien

Compression suivant la méthode de M. Fricke. Dans tous les cas, repos absolu au lit, les bourses parfaitement relevées ; tisanes émollientes, grands bains tièdes.

Sur la fin de la maladie, pour hâter la résolution, faire des onctions sur la partie avec la pommade suivante :

> Iodure de potassium. . . . . 8 gram.
> Extrait de ciguë. . . . . 4 —
> Cérat saturné. . . . . 30 —
> Mêlez.

Ophthalmie blennorrhagique.

Cautérisation directe avec le crayon de nitrate d'argent, ou bien instiller deux fois par jour, entre les paupières, une goutte du collyre suivant :

> Nitrate d'argent. . . . . . . de 0,60 à 2 gram.
> Eau distillée. . . . . 30 —
> Mêlez.

Sangsues autour de l'orbite et saignée générale ; — irrigations continues ou fréquemment répétées.

Purgatifs drastiques, ou mieux calomel à l'intérieur.

Tisanes émollientes.

Arthrite blennorrhagique.

Vésicatoires volants ; compression ; purgatifs, tartre stibié à l'intérieur, à dose rasorienne. — Dans quelques cas rares, sangsues autour de l'articulation.

Tisanes diurétiques ; repos absolu de la partie malade.

Prostatite blennorrhagique.

Traitement antiphlogistique général et local, demi-bains, lavements émollients.

AFFECTIONS VÉNÉRIENNES SYPHILITIQUES.

Syphilis primitive.

1° Chancre simple.

A. *Traitement abortif.*

Cautérisation profonde avec la pâte de Vienne, la potasse caustique, les acides minéraux. — Elle ne peut réussir que dans les quatre ou, au plus, les cinq premiers jours de l'existence *réelle* du chancre.

B. *Traitement curatif.*

Pansement avec le vin aromatique, renouvelé deux fois par jour ; cautérisations légères avec le crayon de nitrate d'argent.

Pas de traitement mercuriel général.

2° Chancre inflammatoire.

Traitement antiphlogistique général ; boissons délayantes, diète, sangsues. — Placer celles-ci de telle façon que les piqûres ne puissent pas être baignées par le pus de l'ulcération, sous peine de les voir s'inoculer et se changer en véritables chancres.

3° Chancres gangréneux.

Traitement des affections gangréneuses en général : toniques, quinquina et fer à l'intérieur, quinquina en poudre sur les ulcères, etc.

4° Chancres phagédéniques.

Cautérisations profondes avec la pâte de Vienne, la potasse caustique ou l'acide nitrique mono-hydraté.— Pansements avec le vin aromatique à la chute des eschares. — Ouvrir de bonne heure les trajets fistuleux, s'il s'en est montré.

Dans aucun de ces cas, on ne devra donner le mercure à l'intérieur.

5° Lymphangite.

Ouvrir l'abcès de bonne heure et se comporter ensuite comme nous avons dit pour le chancre, attendu que l'on n'a affaire en définitive qu'à un véritable chancre sans induration.

6° **Adénite ou bubon.**

Repos au lit , diète , antiphlogistiques et principalement les sangsues : ici , comme pour le chancre inflammatoire , nous conseillerons de les placer de telle façon que les piqûres ne puissent pas être baignées par le pus , si la suppuration survient. — Quand celle-ci s'est manifestée, ouvrir l'abcès de bonne heure. Si le bubon devient phagédénique, gangréneux , etc. , on se comportera comme nous l'avons dit à propos du chancre.

S'il se fait des trajets fistuleux , on doit les découvrir de bonne heure par l'incision , ou mieux , par l'excision de leur paroi supérieure.

Syphilis constitutionnelle.

1° **Accidents secondaires.**

Induration sous-chancreuse , ganglions indurés , syphilides , ulcérations des muqueuses , etc.

Dans tous ces cas , il faut s'adresser au traitement mercuriel général et aux tisanes dites sudorifiques : ainsi la salsepareille , la saponaire , ou mieux , les amers, la douce amère , la gentiane ; mais la partie essentielle du traitement consiste dans les mercuriaux. — Voici la formule que nous employons dans l'immense majorité des cas :

        Proto-iodure de mercure. . . . . . . 0,02 gram.
        Extrait de gaïac. 0,10   —
           —   thébaïque.. 0,02   —
        Conserve de cynorrhodons. . . . . . q. s.
Pour une pilule.

On donne d'abord une pilule tous les jours ; puis, au bout d'une semaine, deux, et huit jours après, trois. Nous nous en tenons, dans la plupart des cas, à cette dose que nous continuons jusqu'à la disparition des accidents : après ce temps, nous en donnons encore deux tous les jours, pendant deux ou trois semaines. — Dans certains cas, on peut porter jusqu'à cinq la dose de ces pilules, dans les vingt-quatre heures. — Chez les femmes, nous varions ainsi notre formule :

<pre>
Proto-iodure de mercure. .)
Extrait thébaïque. . . . . . . } . . . 0,03
    —   de gaïac. 0,10
Conserve de cynorrhodons. . . . . q. s.
</pre>
Pour deux pilules.

Comme chez les hommes, nous en faisons prendre une d'abord, puis deux et puis trois.

Nous ne sommes pas si exclusifs dans notre traitement, que nous n'employions aussi quelquefois les pilules de Dupuytren. Celles-ci conviennent surtout chez les individus très-forts, qui sont profondément sous le coup de la vérole. — Les enfants et les femmes supportent bien mieux le proto-iodure de mercure que le sublimé.

Syphilides.

Bains. — Dans les syphilides, on a fréquemment l'occasion d'ordonner des bains de sublimé. En voici la formule :

<pre>
Deutochlorure de mercure. . . . . . . 15 gram.
          Faites dissoudre dans
Alcool. . . . . q. s.
</pre>
Jetez le tout dans l'eau du bain.

Le malade devra rester une heure dans le bain. On peut augmenter la dose de deutochlorure et la porter jusqu'à 30 et 40 grammes.

Fumigations. — Dans les syphilides très-rebelles, et surtout dans les formes ulcératives, on a quelquefois recours aux fumigations mercurielles. Chacun sait que l'on trouve dans les grandes villes, soit dans les hôpitaux, soit dans les établissements privés, des appareils tout prêts pour prendre des fumigations. Dans les campagnes, où le praticien n'a pas les mêmes ressources, nous lui recommandons le moyen suivant:

On fera asseoir le malade sur une chaise un peu élevée, les pieds reposant sur un tabouret; on l'enveloppera d'une large couverture hermétiquement fermée autour du cou, et de manière que la tête seule soit libre et à l'abri des vapeurs mercurielles. On aura deux pelles chauffées à blanc qu'on disposera sous la chaise du malade, et sur chacune desquelles on projettera, en soulevant un peu la couverture, 15 grammes de cinabre pulvérisé. — On laissera le malade exposé à la vapeur du mercure de 20 à 30 minutes.

Iritis syphilitique.

Saignée, sangsues autour de l'orbite. — Donner le mercure à haute dose, de manière à amener une prompte salivation; on pourra faire prendre deux et même trois des pilules suivantes dans la journée:

Proto-iodure de mercure. . . . . 1 gram.
Extrait thébaïque. 0,75
— de gaïac. . . . . 2 gram.
Conserve de roses. . . . . q. s.
F. s. a. 25 pilules.

On fera autour de l'orbite des onctions avec la pommade suivante :

> Onguent mercuriel double. . . . . . . 30 gram,
> Extrait de belladone. . . . . 8 —
> Mêlez.

Pédiluves fortement sinapisés. — Purgatifs drastiques.

2° Accidents tertiaires.

Les tisanes amères et l'iodure de potassium à l'intérieur constituent le traitement général des accidents tertiaires de la vérole (orchite, tumeurs gommeuses, affections des os, etc. etc.). Voici comment nous administrons ordinairement l'iodure de potassium :

> Sirop de coquelicots. . . . . 300 gram.
> Iodure de potassium. . . . . 20 —
> Mêlez.

Une cuillerée à bouche tous les matins, pendant les dix premiers jours, puis une cuillerée à bouche matin et soir, pendant toute la durée du traitement. — Chez les femmes, au lieu de 20 grammes d'iodure de potassium, on n'en prescrira que de 10 à 15 pour la même quantité de sirop, et on fera prendre une seule cuillerée à bouche d'abord, puis deux.

Orchite syphilitique.

Outre le traitement général, on emploiera localement, comme fondant, l'emplâtre de ciguë ou la pommade d'iodure de plomb.

Tumeurs.

Nous employons, comme fondant, contre les tumeurs gommeuses, les exostoses, les périostoses, etc. etc., la pommade suivante :

Iodure de potassium. . . . ⎫
Extrait de ciguë. . . . . . ⎬ $\overline{a}\overline{a}$ . . . 8 gram.
Axonge. . . . . 30 —
Mêlez.

Ulcérations tertiaires.

Au lieu de les cautériser, nous les pansons avec la solution suivante :

Iode. . . . . 5 gram.
Iodure de potassium. . . . . 10 —
Eau. . . . . 500 —
Mêlez.

TRAITEMENT

DES AFFECTIONS VÉNÉRIENNES CHEZ LES ENFANTS.

Nous ne pouvons pas indiquer les diverses formules pour les enfants, à tous les âges ; nous allons prendre pour type les enfants d'un an et au-dessous, et ceux-ci représentant l'unité, le tableau suivant indiquera quelles devront être les doses suivant les âges jusqu'à vingt ans.

Enfants d'un an ou au-dessous. . . 1
—   de deux ans. . . . . $1\,^1/_2$
—   de trois ans. . . . . $2\,^1/_4$
—   de quatre ans. . . . . $3\,^1/_2$
—   de six ans. 5
—   de dix ans. 7
—   de quinze ans. 10
—   de vingt ans. 15

Au-dessus de vingt ans, la dose doit être celle d'un adulte.

Voici maintenant les doses que nous donnons aux enfants de moins d'un an.

Balanite et vaginite.

Faire des lotions et des injections avec l'une des deux solutions suivantes :

Sulfate de fer. . . . . 10 gram.
Eau. . . . . 1000 —
         Mêlez.
Sous-acétate de plomb. . . . . . . 10 gram.
Eau. 1000
         Mêlez.

Syphilis héréditaire et constitutionnelle.

—

1° Accidents secondaires.

Donner tous les matins, à l'enfant, une cuillerée à café de la solution suivante :

Proto-iodure de mercure. 0,025
Eau. 100
Sirop diacode. . . . . - . . . 25
Mêlez.

La solution suivante remplit le même objet, mais elle est moins bien tolérée :

Deutochlorure de mercure. 0,010
Eau.. 100
Sirop diacode. 25
Mêlez.

Après huit jours de traitement, on pourra donner une cuillerée à café, matin et soir, de l'une ou l'autre de ces deux solutions.

———

Bain de sublimé.

Deutochlorure de mercure. . . . . . . 1 gram.
Esprit-de-vin. . . . . q. s.
Eau. . . . . 12 litres.
Mêlez.

On laissera l'enfant 15 minutes seulement dans le bain ; peu à peu cependant on l'y laissera plus longtemps, mais jamais plus d'une demi-heure.

2° Accidents tertiaires ou scrofuloïdes.

L'iodure de potassium et l'huile de foie de morue pure ou additionnée d'un centigramme d'iode par 15 grammes d'huile sont les véritables spécifiques de ces accidents. Nous supposons un enfant de sept à quinze ans, car c'est à cet âge surtout que se manifestent les scrofuloïdes ; on lui donnera tous les matins :

Une cuillerée à bouche d'huile de foie de morue pure ou additionnée d'iode,

Ou bien

Une cuillerée à bouche de la solution suivante :

    Iodure de potassium. . . . .   4 gram.
    Eau. 100   —
    Sirop de gentiane.   25   —
                     Mêlez.

On pourra, avec ménagement, augmenter ces doses et arriver à donner une cuillerée à bouche matin et soir.

Ces enfants se trouveront aussi très-bien des tisanes amères édulcorées avec le sirop suivant :

    Sirop d'iodure de fer. . . . . . .   100 grammes.
      — de feuilles de noyer. . . .   300   —
      — de quinquina.   100   —
                  Mêlez.

TABLE DES MATIÈRES.

PREMIÈRE PARTIE.

MALADIES VÉNÉRIENNES NON SYPHILITIQUES.

DEUXIÈME PARTIE.

MALADIES VÉNÉRIENNES SYPHILITIQUES.

TITRE III. — SYPHILIS HÉRÉDITAIRE.

APPENDICE.

DE LA SYPHILISATION.

PREMIÈRE PARTIE.

SECONDE PARTIE.

FORMULAIRE.

TABLE DES MATIÈRES

PAR ORDRE ALPHABÉTIQUE.